国医大师李济仁教授简介

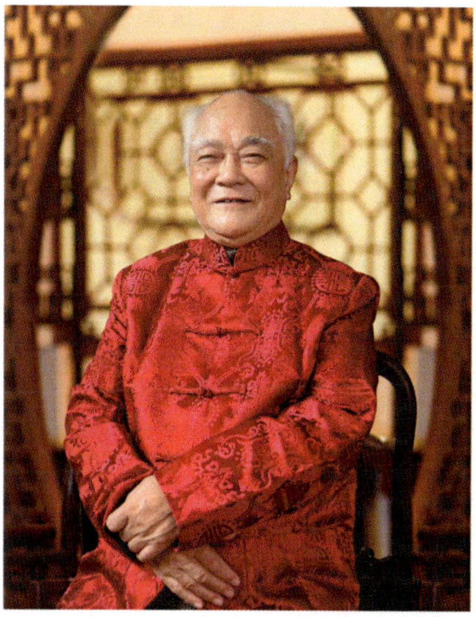

李济仁，1930年12月出生，安徽省歙县人。为全国首批“国医大师”，首批“全国500名老中医”，首批国家级名老中医学术经验继承人指导老师，首批全国硕士学位授予研究生指导老师，首批“中国百年百名中医临床家”，首批全国博士后流动站指导老师，首批国务院政府特殊津贴获得者。国家级非物质文化遗产新安名医“张一帖”第十四代传承人。

现为皖南医学院唯一终身教授、“四大名师”之一，并与弋矶山医院建院以来的吴绍青、沈克非等专家并列为“一代名医”。

现任世界中医药学会联合会方药量效研究委员会会长，世界中医药学会联合会风湿病专业委员会名誉会长，获中华中医药学会终身成就奖，中华中医药学会终身理事，世界中医药学会联合会文化专业委员会第一届理事会顾问。

李老精研《黄帝内经》与新安医学，是新安医学研究的开拓者与临床实践的创新者。在融合新安医家汪机固本培元与“张一帖”健脾和营学说基础上，创立“平衡寒热，扶元培土”学说。业医60余载，擅治中医内科、妇科疾病，对痹病、痿病、肿瘤、脾胃病、心肾病、肝胆病，屡起重症沉疴。

在痹证与痿症的医治上创立“痹痿统一论”，研发治疗痹证的“清络饮”验方，获中国发明专利一项，美国发明专利一项，发表SCI论文二篇。目前“清络饮”研究获“863”计划、国家自然科学基金等五项国家课题资助。

李老主持的“新安医家治疗急危难重病症经验的研究”、“新安名医考证研究”等多项课题获省科学技术奖三项、省高校与卫生厅科学技术奖五项。独著、主编《济仁医录》《痹证通论》《新安名医考》《痿病通论》等学术著作14部，发表论文百余篇。

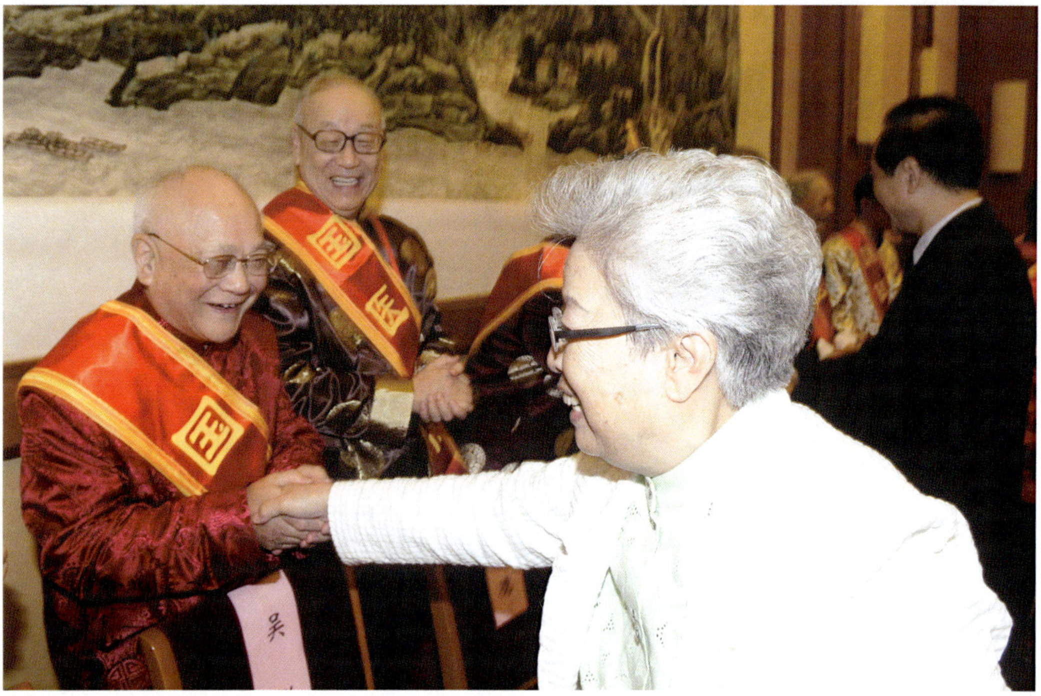

吴仪副总理与李老亲切交谈

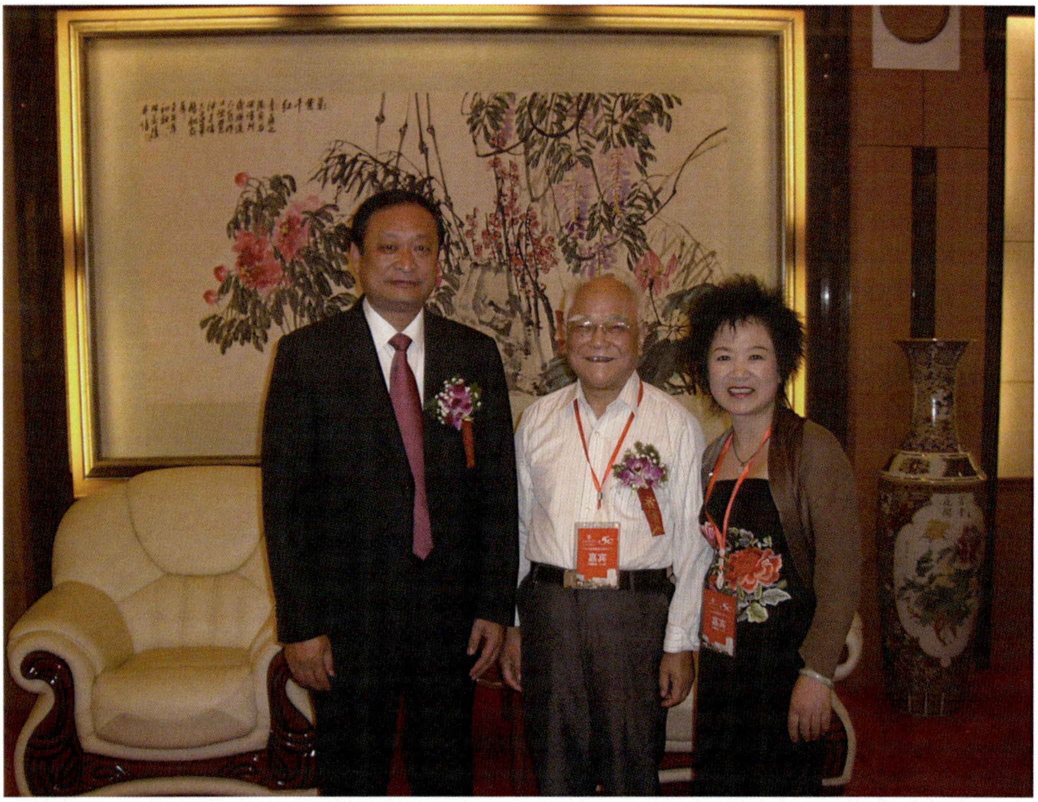

国家中医药管理局王国强局长与李老合影

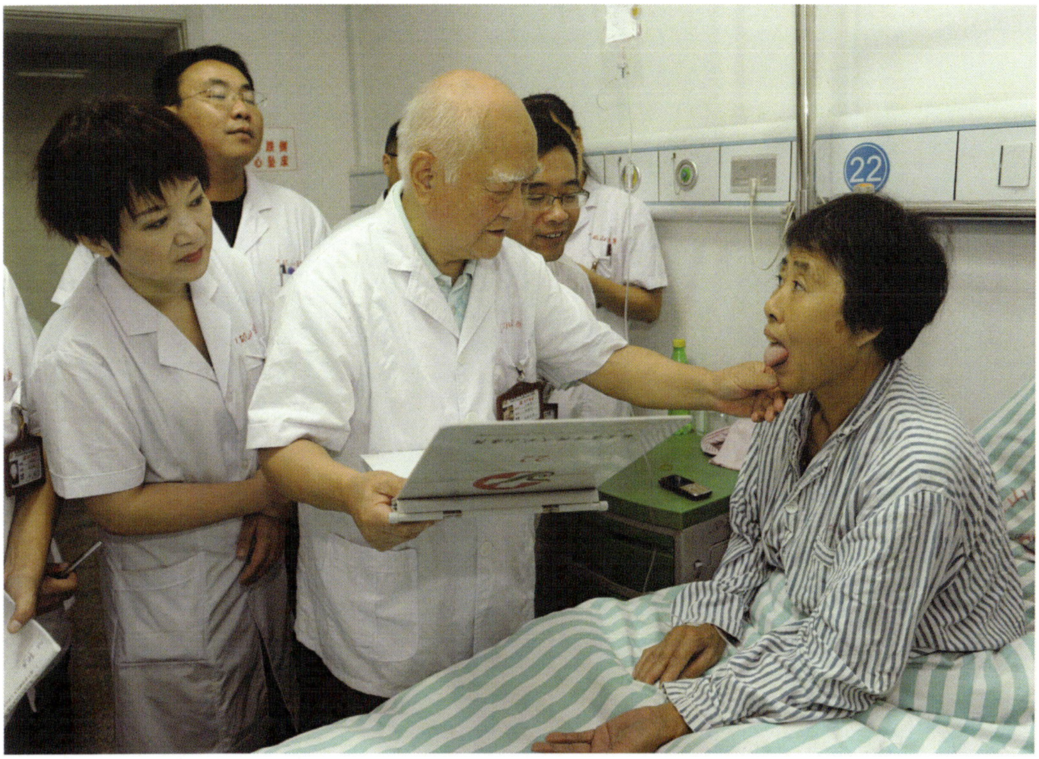

李老在查房

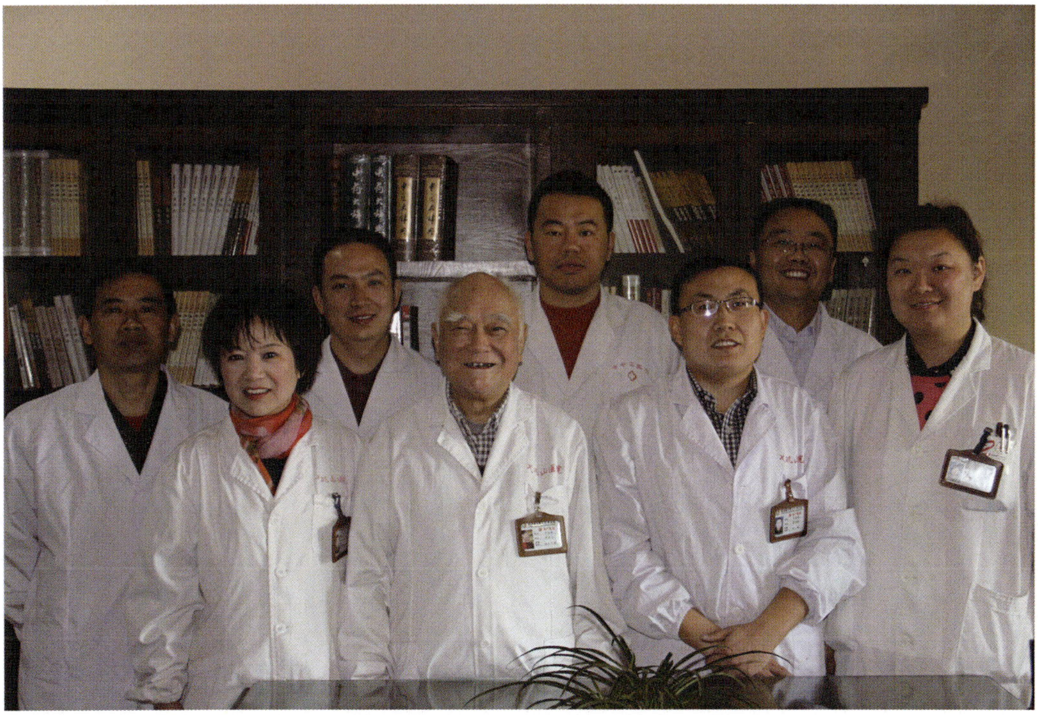

李济仁国医大师工作室部分成员合影

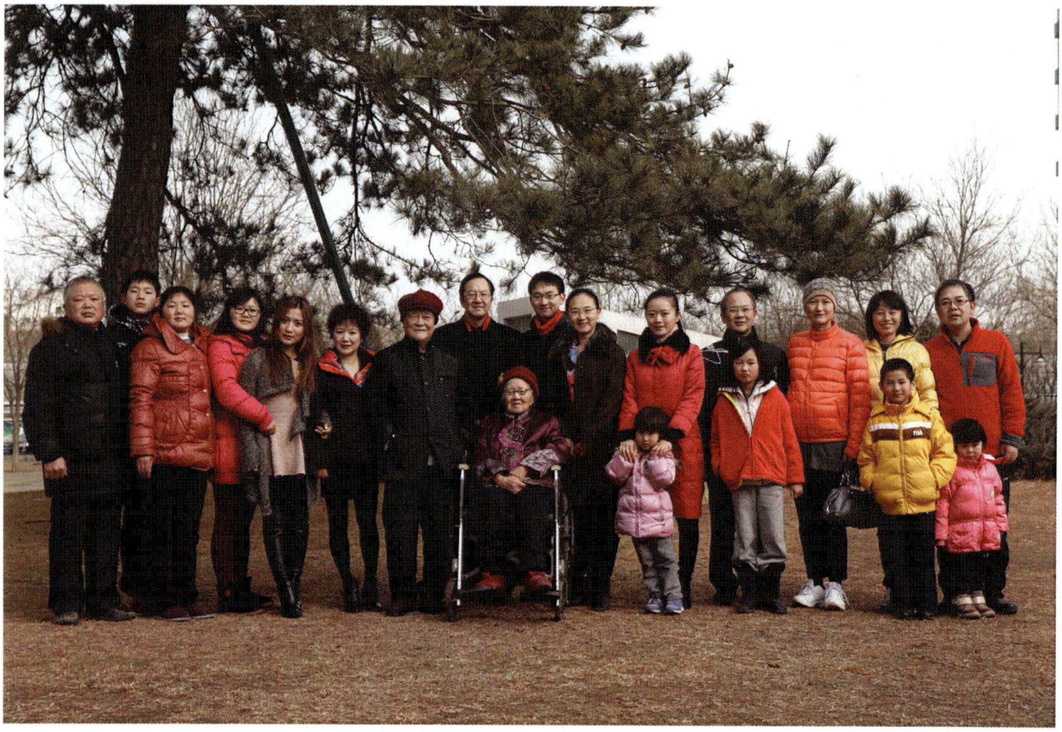

全家福

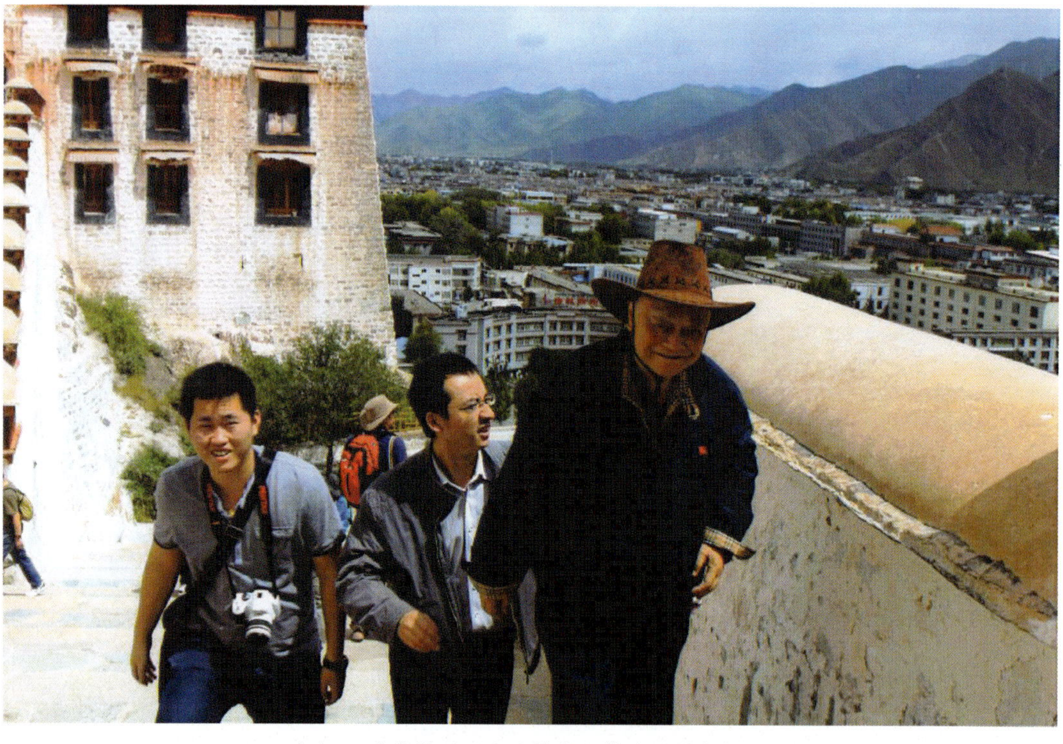

李老 84 岁高龄登上布达拉宫，体力不输年轻人

国家出版基金项目
NATIONAL PUBLICATION FOUNDATION

“十二五”国家重点图书出版规划项目

国医大师临床研究

中华中医药学会　组织编写

李济仁中医时间医学研究与临床应用

李济仁医学文集

李济仁　主编

李　艳　执行主编

科学出版社
北京

内 容 简 介

该书是“十二五”国家重点图书出版规划项目《国医大师临床研究·李济仁医学文集》之一，获得国家出版基金项目资助。全书分为上、下篇两部分。上篇系统地介绍了中医时间医学的源流、特点、医案以及与现代时间医学研究的联系和区别，中医时间医学研究中若干问题的探讨；中医对人体节律的认识，利用时间医学知识诊断疾病，探讨常见症状与病证的变化节律、疾病变化的时间预测、时辰针灸与临床时辰治疗法；因时养生等内容。下篇侧重于临床实用，详细介绍了药物、针灸等时间治疗方法在临床的实践运用，通过对多种病症大量应用时间医学知识诊治疾病案例的评析与思考，分析总结了医家的时间诊疗思路及经验，为临床因时诊治、用药提供了参考。

该书适用于中医师、中西医结合医师、养生爱好者参考阅读。

图书在版编目（CIP）数据

李济仁中医时间医学研究与临床应用／李济仁主编．—北京：科学出版社，2015

（国医大师临床研究·李济仁医学文集）

国家出版基金项目·“十二五”国家重点图书出版规划项目

ISBN 978-7-03-046505-4

Ⅰ．①李…　Ⅱ．①李…　Ⅲ．①生物节律-应用-中医治疗法-研究　Ⅳ．①R228

中国版本图书馆 CIP 数据核字（2015）第 285519 号

责任编辑：丁　毅　鲍　燕／责任校对：张小霞

责任印制：赵　博／封面设计：黄华斌　陈　敬

科学出版社 出版

北京东黄城根北街 16 号

邮政编码：100717

http://www.sciencep.com

涿州市般润文化传播有限公司印刷

科学出版社发行　各地新华书店经销

*

2016 年 1 月第　一　版　　开本：787×1092　1/16

2025 年 4 月第六次印刷　　印张：23 1/2　插页：2

字数：557 000

定价：118.00 元

（如有印装质量问题，我社负责调换）

《国医大师临床研究》丛书编辑委员会

《李济仁中医时间医学研究与临床应用》编委会

主　　编　李济仁

执行主编　李　艳

执行副主编　王　秀　廖圣宝

编　　委　(按姓氏笔画排序)

王　秀　吕　坤　朱向明　李　艳

李　梢　胡怡芳　胡剑东　胡剑北

倪　寅　傅南琳　储承志　廖圣宝

《国医大师临床研究》丛书序

2009年6月19日，人力资源和社会保障部、卫生部和国家中医药管理局在京联合举办了首届“国医大师”表彰暨座谈会。30位从事中医临床工作（包括民族医药）的老专家获得了“国医大师”荣誉称号。这是新中国成立以来，中国政府部门第一次在全国范围内评选国家级中医大师。国医大师是我国中医药事业发展宝贵的智力资源和知识财富，在中医药的继承创新中发挥着不可替代的重要作用。将他们的学术思想、临床经验、医德医风传承下来，并不断加以发展创新，发扬光大，是继承发展中医药学，培养造就高层次中医药人才，提升中医药软实力与核心竞争力的重要途径。

为了弘扬中华民族文化，广泛传播和充分利用中医药文化资源，满足中医药人才队伍建设的需要；进一步完善中医药传承制度，将国医大师的学术思想、经验、技能更好地发扬光大。科学出版社精心组织策划了“国医大师临床研究”丛书的选题项目，这个选题首先被新闻出版总署批准为“十二五”国家重点图书出版规划项目，后经科学出版社遴选后申报国家出版基金项目，并在2012年获得了基金的支持。这是国家重视中医药事业发展的重要体现，同时也为中医药学术传承提供良好契机。国家出版基金是国家重大常设基金，是继国家自然科学基金、国家社会科学基金之后的第三大基金，旨在资助“突出体现国家意志，着力打造传世精品”的重大出版工程，在“弘扬中华文化，建设中华民族共有精神家园”方面与中医药事业有着本质和天然的相通性。国家出版基金设立6年来，对中医药事业给予了持续的关注和支持。

作为我国成立最早、规模最大的中医药学术团体——中华中医药学会长期以来为弘扬优秀民族医药文化，促进中医药科学技术的繁荣、发展、普及推广发挥了重要作用。本丛书的编辑出版工作得到了中华中医药学会的大力支持。国家卫生和计划生育委员会副主任、国家中医药管理局局长、中华中医药学会会长王国强亲自出任丛书主编。

作为中国最大的综合性科技出版机构，60年来科学出版社为中国科技优秀成果的传播发挥了重要作用。科学出版社为本丛书的策划立项、稿件组织、编辑出版倾注了大量心血，为丛书高水平出版起到重要保障作用。

本丛书同时还得到了各位国医大师及国医大师传承工作室和所在单位的大力支持，并得到了各位中医药界院士的支持。在此，一并表示感谢！

本丛书从重要论著、临床经验等方面对国医大师临床经验发掘整理，涵盖了中医原创思维与个性诊疗经验两个方面。并专设《国医大师临床研究概览》分册，总括国医大师临床研究成果，从成才之路、治学方法、学术思想、技术经验、科研成果、学术传承等方面疏理国医大师临床经验和传承研究情况。这既是对国医大师临床研究成果的概览，又是研究国医大师临床经验的文献通鉴，具有永久的收藏和使用价值。

文以载道，以道育人。本丛书将带您走进“国医大师”的学术殿堂，领略他们深邃的理论造诣、卓越的学术成就、精湛的临床经验；本丛书愿带您开启中医药文化传承创新的智慧之门。

《国医大师临床研究》丛书编辑委员会

2013年5月

前　言

《中医时间医学》于1990年出版，已25年了。随着时间的推移，国医大师李济仁教授对中医时间医学的见解也在不断深化、不断升华，故在他的指导下，我们及时总结中医时间医学蓬勃发展的新成果，对《中医时间医学》进行了修订，将该书再版。

本书再版充实的内容主要是我们通过流行病学调查研究方法、实验室研究方法、临床观察研究方法等取得的第一手资料。新增内容主要集中在临床时间病学与时间方药方面，诸如临床常见病、多发病，风湿病、胃病、胆病、哮喘、月经病等的发病和变化节律及形成的原因；右归饮、加减续命汤、柴枳合剂等中药方剂实验研究得出的择时应用方案等。使本书做到既有理论研究参考作用，又有临床实用价值。

原主要著作者胡剑北教授于《中医时间医学》1990年出版后到因病辞世前，二十多年来虽为研究提出与创建新学科——“中医形体医理学”，寻求中医理论与临床的人体形体基础，创新中医基础理论做好中西医结合基础工作而忙碌。但仍潜心于时间医学的研究，孜孜不倦，在长期系统地深入研究中医时间医学过程中，提出了“临床时间病学”的学科概念，对中医时间医学的形成与构建做出了卓越的贡献。

本书是在胡剑北、李济仁主编的《中医时间医学》、胡剑北编著的《中西医结合时间治疗学》的基础上进行修订的，修订版可能无法尽善尽美，但凝聚了我们皖南医学院中西医结合研究中心这个求实创新、团结友爱的学术团队的辛勤汗水和集体心血。本书新增内容为博士研究生魏学礼、李梢、姚成增和硕士研究生姚利钱、石建喜、段长农、周云静等共同探索取得的成果，在此谨表达诚挚的谢意，愿他们在未来的研究中取得更大的成就。同时，感谢国医大师李济仁教授在八十又五的高龄仍然不辞辛劳，亲自指导本书的修订，使本书的学术性更加严谨。

编　者

乙未年季夏于芜湖

目　录

上篇　中医时间医学基础

下篇　中医时间医学的临床应用

上篇　中医时间医学基础

第一章 绪 论

自从1729年法国天文学家德曼仁公布了植物叶片随昼夜变化而周期变动的结果以来，生物学界对生命节律的研究日益重视，人们已认识到节律性是生命的重要特征。随着研究的深入，1937年在瑞典Rannely召开了国际生物节律学术会议，1950年时间生物学宣告诞生。不久，时间医学在时间生物学的基础上应运而生。

时间医学主要研究人体生理活动、病理改变过程中存在的周期节律性，了解节律形成过程、周期节律变化的大小、周期时间长短、节律变化图式及节律之间的相互关系。已经发现人体生理活动、病理变化过程中多数存在昼夜节律（24小时左右）、亚日节律（周期约在20小时）、超日节律（周期长于28小时）以及周节律（7日节律）、月节律（28～30日）、年节律等。

人体节律是如何形成的呢？各种节律的发生是否同步？通过对100位刚出生婴儿的研究发现，婴儿6周后才开始有心跳和体温的节律变化，3周后夜睡昼醒的节律出现，4周后尿量始见昼多夜少的节律，2～3个月后尿中钾、钠的排泄量出现昼夜节律，6个月后肾功能节律性才产生，而体温的昼夜变化节律直到出生后2年才完全形成。大量的资料又证明早产儿比足月儿的生理节律发生得迟。由上可知，各种节律的发生有早晚不同，既具有先天遗传性，又具有后天生成性，两者均需自然环境的影响；与生俱存的节律需自然外界环境周期变动的同步因子的激发，后天生成的节律则是人体对自然环境活动变化及饮食的适应结果。有趋向认为，外界自然环境对人体节律的影响莫过于光照变化所导致的昼夜周期变动，昼夜光暗改变使人们“日出而作，日落而息”，形成了昼醒夜睡的节律，而睡醒节律与机体神经内分泌活动节律有关。如生长激素在睡眠时分泌，清醒时则分泌停止。肾上腺皮质激素的分泌模式随睡醒节律变化而变化。迷走神经在夜晚睡时兴奋性加强，昼醒时则交感神经兴奋。神经内分泌的活动节律又影响了机体其他生理病理活动，如人们早晨生机勃勃，充满活力，即所谓“朝气蓬勃”正是形容这种变化的景况，这与清晨肾上腺皮质激素分泌量多、交感神经兴奋有关。一般疾病常见夜晚发作或加重，如发热夜甚、心肌梗死、心绞痛、慢性肺源性心脏病患者夜睡中出现呼吸暂停且憋气症等也均多在夜间发生，这与夜间肾上腺皮质激素分泌减少、迷走神经兴奋性增强、冠状动脉张力增加等有关。对于机体千变万化的各种各样的节律，有关研究专家已经理出头绪，初步发现松果体、视交叉上核等是人体的生物钟，神经系统、内分泌系统是人体时间结构组织。它们的工作程序是自然外界周期变化的影响因素（主要是光照改变），不断调定强化机体的生物钟，生物钟将周期变动信息传递给神经内分泌等时间结构组织，再传递给相应的组织器官，后者在生物钟和时间结构组织的调节下，依照自身的需要与特征，产生各自的活动节律，组成了一个和谐而有节奏的生命活动交响乐。

时间生物学、时间医学指出了机体在不断的、有节奏的变化活动中生长、发育，这种新观点猛烈地冲击了法国生理学家Claud Bernard（1813～1878）提出的机体内环境的恒定说和美国 W. B. Cannon（1871～1945）根据应激状态立即引起肾上腺分泌肾上腺素的发现而创立的体内自身稳定的内稳态原则，使医学面临着一次重大变革。它促进了医学的发展，临床指导意义很大，为预防疾病、保健益寿提供了新的方法，也为临床认识疾病，准确地诊断以及选择最佳用药、针刺、手术等治疗时间提供了依据。如人们发现某些疾病当未出现临床显见症状的早期，已表现有某些生理节律的紊乱，从而为早期诊断开辟了新途径。一些疾病在临床上常有共同表现，鉴别诊断困难，而节律研究发现各病生理生化检测的某些项目指标，变化节律明显有异，提供了鉴别诊断方法的新内容。节律研究使人们能够及时了解疾病动向，以便采取防治措施，选择最佳时间施治用药，给人们带来了很多意想不到的好处。适时用药可在尽可能较少地干扰人体正常生理活动情况下，最大限度地发挥药物的治疗作用，减免药物的毒副反应，或减少药物应用剂量和使用次数，使医患双方均获益。如晨间8时一次服用全日或两日剂量的肾上腺皮质激素，适应了机体肾上腺分泌皮质激素的节律，减少了对垂体分泌促肾上腺皮质激素（ACTH）的反馈抑制，为患者造福不浅。然而，尽管国际时间药理学学术会议已经召开，新硎初试，揭示了很多因时用药治疗的机理，临床也开始采用，但毕竟积验不多，故现代时间医学在临床应用方面尚有待努力发展。

值得自豪的是，中国古代医家在公元前数世纪就已开始了对生命节律性的探索。经过数千年的临床实践，使中医因时诊治的经验积累甚丰，形成了“因时制宜”法则，这对现代时间医学研究来说正好是个借鉴，中医宝贵的临床应用经验弥补了现代时间医学的不足。意义还不仅于此，中医典籍有关记载将人类对时间生物学、时间医学的探索提前了数千年，动摇了国外认为1729年法国天文学家德曼仁关于植物叶片昼夜变化的观察记录是现存世界上最早的时间生物学文献的观点。中国传统医学的古老与宝贵在时间医学方面又一次得到证实，引起了国外研究时间生物学、时间医学的专家学者们的震惊，并纷纷进行相关研究。如子午流注学说，美国人 Wesson 以脏器功能节律变化时间验证，发现基本符合现代医学关于脏器节律活动的时间性。美国生物学家 Goldberg 1973 年研究了阴阳学说及其节律，发现阴阳节律与 cAMP 与 cGMP 这一对环核苷酸的功能作用及水平高低变化的昼夜节律有一定关系，使人体阴阳节律研究有了进展。近几十年来，国内对中医学中有关传统节律说及因时诊治说开展了文献整理、理论探讨、临床验证、实验研究等，取得了很大进展，并有新观点、新见解问世。中医时间医学作为一门新学科，终于诞生了。它的出现是现代中医发展的结果，并充实了现代时间医学内容，成为中西医结合、现代科学向中医学渗透的桥梁和途径。

中医时间医学以“因时制宜”法则为基础。古代中医学家发现人生活在自然环境之中，时时受自然环境变化的影响并与之息息相应，并特别注意到光照变化，光照的有无和强弱是人体阳气变化的重要同步因子，此与现代时间医学研究发现光照周期变化对人体节律影响较大的认识基本一致。对人体在环境影响下所表现的同步节律变化的探索，使中医得出了“人与自然相应”的著名论断，在此基础上形成了人与自然为一整体的整体观，该观点与辨证论治共同成为中医学两大特色。更为可贵的是，古代中医将人与自然相应有周期活动节律这一探索结果用以指导临床，最后落实到防病治病过程中，制定了“因时制宜”的诊治法则。

因时制宜法则产生于临床实践，确切地说，主要产生于临床治疗活动中，故对治疗的指导意义尤为明显，今人对该法则的阐释与理解也逐渐局限到治疗用药上。中医时间医学基于因时制宜学说，故也明显带有偏重因时施治的重要特征。如子午流注学说是中医对时间医学主要内容之一，它阐述了人体气血流注经脉脏腑活动的旺衰节律，但它内容的体现及服务对象主要在于按时取穴针刺治疗上。国外将子午流注说作为整个中医学中时间医学内容的缩影，称该学说为“中国钟”学说，似乎也发现了中医时间医学的这个特点。其他如因时顺势施治法则，因时迎病截治法，用寒远寒、用热远热法，春夏养阳、秋冬养阴法等，构成了中医时间医学的主要内容与特色，在临床上发挥了巨大作用，这也正是国外研究者对中医时间医学极为重视并认真研究的原因之所在。

因时制宜法则是古代医家探索自然变化对人体的影响而得出的认识，而人体的卫气运行节律、营气运行节律、脉象变动节律、五脏病慧静甚节律、六经病欲解时节律等，也是探索自然环境周期变化影响人体周期节律活动的结果。这些节律说已成为中医时间医学的重要组成部分。由于主要产生于对临床病证的观察，生理节律往往由病理节律现象推知，故中医虽然认为节律大致可分为生理节律和病理节律两种，若欲将其严格地区分为生理节律和病理节律似乎不是一件很容易做到的事。事实上，这些节律往往是生理、病理节律的综合，只是有所偏重罢了，实难以截然划分。这也是中医时间医学的特色之一。

当然，比之因时制宜法则指导下的因时治疗内容，中医对人体生理、病理节律说的阐述则相对较少，这是中医整体观影响的结果。由于将人体作为一个整体看待，人体各种节律也就被归为几大类，如各脏腑、五体、五窍等组织器官活动节律就被归为五脏节律之中。若从现代时间医学研究方法看，中医节律研究与利用节律知识指导临床施治，两者有脱节，似有不相称的感觉，有些因时制宜治疗方法很难有节律理论为凭据。然而，这些未能从理论上阐明，或虽有理论推导阐释但存在多处令人不可相信、甚至互相矛盾的治疗方法，却有较大的应用价值，并未发现其在临床上所发挥的作用受到影响。

不可否认，由于理论研究的不足，因时制宜法则及中医关于人体节律的探索虽有自己的特色和一定的应用价值，却因其始终脱离不了对现象的直观描述，并且仅仅从哲学角度、应用哲学概念与术语来论述，而得不到尽快地升华拓展。人为推导内容较多，术语使用单调而重复，对各种不同节律认识几乎均用阴阳气血概念术语论述，使节律的多样性、复杂性不易区分，常常混淆不清，增加了研究的难度和理解的困难，因而阻碍了发展。研究中医时间医学不仅需要总结归纳临床经验，扩大临床应用，还应认真加强理论研究，在探究机理上下工夫，这样的工作肯定艰巨而复杂。欣慰的是人们已经开始采用现代科学经常采用的实验研究方法，结合传统的临床研究方法，按照合理的科研设计方案进行卓有成效的工作了。

目前，中医时间医学研究主要分三大方面。

一、文献研究

这方面工作主要在于继承。虽然继承不是发展，但是与发展有关，只有在继承的基础上才能发展，此项工作很必要。据统计，国内近年有关文献整理方面的论文有 600 ~ 700 篇，为临床实验研究提供了珍贵的资料。

二、临床研究

临床研究分两个方面。

(1) 验证传统学说与方法，如对春夏刺浅、秋冬刺深的针刺因时经验的临床验证，证实有一定的科学根据。

(2) 通过对古代学说的研究，创立新方法。如人体生物节律针灸法，即在古代按时取穴针刺法的基础上，通过临床探讨总结的按时取穴针刺的新方法。

三、实验研究

如通过按时取穴针刺大白鼠等动物实验，了解不同时间针刺对机体的影响，为按时取穴针刺求索科学根据。又如动物实验观察右归饮、桂枝汤、延胡索作用的昼夜节律，为中药的择时应用提供依据。还有如观察鼠类等实验动物生理生化指标的变动与月亮圆缺变化的相关关系，探讨月亮变化对生物节律的影响等。

在研究方法上，目前最常采用的是结合现代时间医学研究成果阐释论证中医时间医学的一些节律说，并指导中医因时用药。如有人根据肾上腺皮质激素与中医肾阳的关系，按皮质激素分泌节律高峰在清晨，提出有类皮质激素样作用的补肾中药清晨服。按哮喘、慢性支气管炎夜晚发作的节律性，提出晚上临睡服用止咳化痰中药。按心血管病易在夜间发作的节律性，要求服益气养心、活血化瘀药，定时在上半夜等。对疾病旦慧、昼安、夕加、夜甚的变动则试以肾上腺皮质激素分泌节律探讨等。最能体现这种研究方法特点的是中药月经周期服用法，该法汲取现代时间医学对妇女月经月周期生理变化与时间分期的认识，择期采用中药施治的方法，其疗效好、不良反应少，与西药人工周期疗法相比较，疗效一旦出现则持久巩固、不易反复。在采用中药月经周期疗法中，用药时间与治疗疾病内容也有不同，根据具体病情而有经前服、经后服、经前经后分服，以及整个月经周期均服等。对经闭不孕症已总结出月经周期用药的六日疗法，服药次数少而疗效高。该疗法不仅用于月经病的治疗，还用于排除泌尿系结石、痤疮等病的治疗。还有根据月亮盈亏变化与月经生理周期变化的关系，在月亮盈亏不同时间调治月经病的方法等。这是现代时间医学与中医时间医学相结合的结果，应当引起重视，加以提倡。

中医时间医学应用现代科技新知识、新技术、新方法进行研究，取得了很大成功，为中医时间医学的发展带来了希望。这方面的例子很多：如对脉象节律，古代限于条件，只能通过手指触觉凭经验感知，以器皿形状、动物动态等加以比喻描述，使人们很难理解与掌握。有关脉象形成机理，也只能以一年四季阴阳变化等术语概念笼统模糊地解释。阴阳学说以中医现代研究结果分析，包罗万象，内容很广，几乎将机体所有内容都包括在内，而分属阴阳两方面。其中究竟哪些因素影响并参与脉象年节律形成呢？通过采用现代科学仪器脉搏仪，描记出脉搏的波形及其出现的时间，同时结合心血管功能检测仪检查与生化检验结果，综合气象因素，将所获数据图像综合时间因素考虑，发现四季脉象的确存在不同，此在脉搏图形上可客观地观察到。形成机理与气温、气压、心血管功能、激素水平等变化有关。这种客观科学地探测脉象节律对临床诊断、理论教学均裨益良多。

类似脉象节律研究的方法，应是中医时间医学研究经常采用的方法之一，目前已越来越多地被采用，这是可喜的现象。倘若不在这样的研究方法上去努力，而仅仅停留在应用阴阳五行学说去解释、去论证、去探讨，是不符合时代要求的，指望中医时间医学有一个大发展，亦很难达到。本书内容中，有多处仍以一些作者自己感到还要加以改进的理论作为解释的依据，一方面因为目前完全抛弃阴阳五行说还难以做到，另一方面也说明用现代科技手段与方法研究中医时间医学的工作做得很不够，资料难以搜集，故而两方面内容兼收并蓄，加以论述。

展望中医时间医学发展前景，令人乐观，不仅所有传统精华将会得到系统归纳整理，而且在临床研究中也一定会涌现出新观点、新见解、新方法。随着研究的深化、内容的增加，临床更加广泛地应用，中医时间医学的分支，诸如中医时间生理学、中医时间病理学、中医时间诊断学、时间中药药理学、中医时间治疗学、中医时间养生学、时间气功学、中医时间医学研究方法学等均将一一问世。

第二章 中医时间医学源流

因时制宜地认识人体生命活动与疾病的发生发展、诊断治疗，是中医特色之一。随着现代时间生物学的崛起，因时制宜的法则与内容又被称为中医时间医学，其源远流长。

第一节 战国及战国前时期

早在殷商甲骨卜辞中就有有关记载，如“旬无祟？王病（疾）首，中日羽（彗）”意即“这一旬没有祸患吗？王头痛，何以中日而除”，中日即日中午时左右。对于人体疾病变化的预测结合自然周期变动的时间进程来认识，可谓现在已知最早的中医时间医学思想内容。继后《周礼·天官》有时间与疾病关系的记录“四时皆有疠疾，春时有痟首疾，夏时有痒疥疾，秋时有疟寒疾，冬时有嗽上气疾”等。提示古代医家已认识到一年四季的不同变化周期，影响着人体疾病的部位、病类，性质，使疾病的发生也呈现出年节律。约在战国时期成书的、马王堆汉墓出土的医学帛书与竹简中，有关时间医学的内容较多，要求人们养生要注意时间，施治要择时，药物的采收、制作也要有时间选择。在时间选择上，极其重视平旦（清晨太阳刚出地平线时）。如其在治疗“白处”（有皮肤色素消失症状的皮肤疾患，类似现在白癜风类病变）病时，内服药物要求“旦服”，即清晨服，外用药物“以旦未食敷药”，即在清晨进食前敷用等。

这个时期的时间医学虽然处在最初始阶段，尚未形成理论体系，但对后世影响很大。如《黄帝内经》（简称《内经》）中“故春气者病在头”、“秋善病风疟”等，与《周礼》记载有关。“诊病常以平旦”的诊病法，“寅时面向南”的气功锻炼等，则与马王堆医书养生重视平旦的内容有关。这一时期的时间医学初步探讨与记载，为后世，主要是《内经》的较系统的时间医学理论，提供了临床实践观察的资料，奠定了一定的基础。

第二节 秦汉时期

秦汉时期是中医时间医学发展中的重要时期，系统的时间医学理论产生于该时期，时间医学理论在临床上的运用有了较多的突破，成为辨证论治的重要内容之一，表明该时期时间医学发展的史料主要是《黄帝内经》、《伤寒杂病论》等。代表人物主要是东汉人张仲景。

《黄帝内经》在总结前人经验的基础上，较系统地提出了中医时间医学基本理论，首次归纳描述了人体多种节律。如人体阴阳昼夜节律、年节律，营卫之气运行的昼夜节律，人体气血流行灌注经脉脏腑的昼夜节律及月节律，四时五脏发病节律，五脏病彗静甚昼夜节律，愈甚持起年节律，脉象变动年节律，色泽变动年节律等。制订了时间治疗学的基本原则，如针刺疗法的冬季闭塞，少用针石；针刺深浅，以时为齐；针刺补泻，因时迎随等。药物施治中的用寒远寒，用热远热；春夏养阳，秋冬养阴；先其发时而治，顺势择时施治等。对疾病发生与死亡进行预测，提出了因时养生、择时锻炼、诊法常以平旦等时间医学内容。引进了十二时、十二辰、百刻计时等计时方法，应用阴阳五行学说阐述时间医学现象，初步确定了中医时间医学的基本概念、术语、内容及在临床应用的基本原则与方法。据统计，《黄帝内经》中包含有时间医学内容的篇章几近该书的一半，并有多篇专论，如《四气调神大论》、《脏气法时论》、《四时气》、《顺气一日分为四时》、《四时刺逆从论》、《岁露》、《八正神明论》等。归纳分析《内经》对人体节律的形成与描述的认识，其特点是重视四季变化、月亮盈亏、太阳光照的影响。《内经》可属当今关于节律成因的外生论派。

《伤寒杂病论》对时间医学的贡献主要在于以下几方面。

（1）对部分病证的时间变化做了较深入的研究。如指出了阳明病“日晡潮热”，风湿病身痛，发热证“日晡所剧”，黄汗证“暮躁不得眠”，女劳疸“手足中热，薄暮即发”、“日晡所发热，而反恶寒”、妇人热入血室证之“昼日明了，暮则谵语”，干姜附子汤证误用汗下法后“昼日烦躁不得眠，夜而安静”等病证变化的时间性，对疾病诊断裨益良多。

（2）在施治上提出了春宜吐、秋宜下、春夏宜发汗等汗吐下三法的适用季节。如十枣汤“平旦温服”，寒饮患者冬夏难治，宜春、秋治之等。

（3）对疾病欲解时间进行了观察分析与总结，提出了六经病在昼夜之中的欲解时。如太阳病欲解时在9～15时，阳明病欲解时在15～21时，少阳病欲解时在3～9时，太阴病欲解时在21～3时，少阴病欲解时在23～5时，厥阴病欲解时在3～7时等。此系根据疾病阴阳属性和部位与昼夜阴阳变化时间结合研究后提出的。其他尚有如“伤寒三日，脉浮数而微，患者身凉和者，是为欲解，时在夜半”的记载等。对疾病欲解的总规律，《伤寒论》做了总结：“夜半得病，明日日中愈；日中得病，夜半愈。”前者“以阳得阴则解也”，后者则“以阴待得阳则解也”。凡此，对后世均产生了很大影响。

东汉的张仲景可谓是我国第一位深入研究临床时间医学并进行详细记录的著名医家，他的贡献集中体现在《伤寒杂病论》中，阐述了伤寒六经病部分病理节律，提出了辨证论治注重时间的观点，补充了《内经》注重择时针灸，而少因时药治的不足。他将《内经》时间医学理论用于指导临床，对时间医学在临床的广泛应用做出了重要贡献。

除了《内经》、《伤寒杂病论》，华佗《中藏经》对时间医学也有颇多论述。如“阳病则旦静，阴病则夜宁，阴阳运动，得时而宁；阳虚则暮乱，阴虚则朝争，朝暮交错，其气厥横”；劳伤“昼感之则病荣，夜感之则病卫，荣卫运行，内外交运，而各从其昼夜也”；小肠有积“则当暮发热，明旦而止也”；以及五更时酒调药末服之治疗肛肠病变等。

综上所述，秦汉时期是时间医学发展中的重要时期，产生了系统理论，做了大量临床病证因时变化观察，在择时施治，疾病变化的时间预测上积累了经验；为时间医学的深入研究与广泛应用奠定了基础。

第三节　晋隋唐时期

该期对时间医学的发展所做的工作主要在因时施治和摄生方面，并促进了宋金元时期进一步从临床探讨时间医学和重视时间医学的应用性研究。

《小品方》系晋人陈延之所著，该书因时施治的记载颇多。如治疗消渴止小便频数方要求夜间服，治疗伏梁心积方则早晨服，治疗黄疸用麻黄一味“冬月用酒，春宜用水煮之”。

《备急千金要方》是我国重要的古医籍之一，作者孙思邈对时间医学很重视，故该书有关内容丰富，不仅在药物施治上强调择时，对针刺时机也做了限定。如用人参汤安食下气、理胸胁、并治客热时，应在早晨至午后、晡时之间服用，黄昏及夜间不宜用之；治失精，多睡，目䀮䀮症，则在平旦服羊脂汤；治风痱用荆沥汤，宜午后进服。而对用地黄煎退虚热则应时而用不同剂型，“平时水煎服，四五月间则作散剂服”。《备急千金要方》关于因时用药还归纳总结为“病在四肢血脉者，宜空腹而在旦；病在骨髓者，宜饱满而在夜”。凡滋补药宜在平旦服等。《备急千金要方》对针刺穴位的时机也有限定，如针刺治肺病“春当刺少商，夏刺鱼际，皆泻之；季夏刺太渊，秋刺经渠，冬刺尺泽，皆补之”等。

《外台秘要》对药物的因时使用也有丰富的记载，如治咳嗽气喘的上气咳方，认为夜卧服之效佳，可解除多年痼疾。疗痃癖方则平旦温服，可增强药物作用等。该书对病变的发生还从时间角度予以阐发，如关于脾咳的形成，释为在脾应旺之季夏时“而脾气虚不能旺”，恰逢寒气伤之而咳嗽等，对后世医家认识疾病与防治疾病有积极的参考意义。

该期重视因时养生，如《备急千金要方》对练气功者强调“每旦夕而向午”，因旦夕二时是自然界阴阳转换之时，“日旦五更初暖气至，夕则冷气至”，而“一切万物中代谢往来，如昼夜之更迭”。应时而练气功，可获较好效果。《外台秘要》则指：“人不得每夜食”，“夫吃生肉鲙，必须日午前……午后阴阳交错，人腹中亦顺天时，不成癥积，亦能霍乱矣”，以及“野鸡春月以后不堪吃，葵性滑，夏不堪吃”等。此期还有专著论及四时摄生，如唐朝郑景岫的《南中四时摄生论》，穆殷的《四气摄生论》等。

归纳该期研究特点与成就，主要是在因时养生方面做了较多的工作，并应用中医理论对因时养生的机理做了阐解，补充了《内经》因季养生思想内容，出现了因时养生专著。对因时用药也进行了探讨，总结了临床经验，提出了新的见解。

第四节　宋金元时期

宋金元时期是中医时间医学发展的又一个鼎盛时期。该期重视时间医学的应用及研究，在前人理论的指导下，重点从临床角度对时间医学予以探讨，总结了许多因时诊治的宝贵经验，系统地提出了子午流注学说，形成了独特的按时取穴针刺法。代表医家主要是李东垣、朱丹溪、王好古、何若愚等。

《普济本事方》是宋人许叔微用方经验总结，其中亦不乏他人的独到经验，该书采方简要、论理清晰，并记载了大量强调服药时机的内容。如养血地黄丸宜夜卧服，辰砂远志丸要夜卧生姜汤送。治历节肿满疼痛时宜五更初温水下，实脾散可治脾元虚浮，服药应在中午，治历风手指挛曲的萆麻丸则宜平旦服，治梦遗用猪苓丸则于未申时冷酒服。归纳之，凡治疗肠虫症、肠道病变、水肿及肢节疼痛等病变的药物，一般要求清晨服；养血、安神、平肝等药，则要求夜卧服；健脾益气药在中午时分服。金·张元素、元·朱丹溪在《医学启源》、《丹溪治法心要》等著作中，总结有因时药物加减的内容。张元素认为凡治病，春宜加防风、升麻，夏加黄芩、知母、白芍，秋加泽泻、茯苓，冬加桂枝、肉桂等；治潮热时，辰戌时发者宜加羌活，午间发加黄连，未时发加石膏，申时发加柴胡，酉时发加升麻，夜间发加当归根。朱丹溪用补阴丸时，于冬季加干姜，夏季加砂仁；用小温中丸治黄疸与食积，则春加川芎，夏加苦参或黄连，冬加茱萸或干姜。除了对方药因时选择应用外，元·王好古还结合临床体会和前人治疗经验对汗吐下等治法的使用时间提出新的见解。他认为汗法宜在午前用，可借助人体午前阳气旺盛，阳气向上向外的作用力以利发汗；下法宜在午后用，以借助午后人体阳气内敛，阴气渐盛，阴气向下向内的作用力以利攻下。王好古在《阴证略例》中还记载了他在临床因时施治病案多例，疗效颇佳。王氏所论可谓《内经》因时顺势施治法的具体发挥。

该期对疾病的诊断也注意结合时间去鉴别，并用以指导用药。如丹溪认为鼓胀者，朝宽暮急者为血虚，暮宽朝急者为气虚。对咳嗽的诊断则认为上半日嗽多者有胃火，午后嗽多者为阴虚，五更嗽多者有食积，黄昏嗽多者为火气浮于肺，夜嗽多者为阴虚火旺等，并提出了相应的治疗方药。丹溪上述见解引起了后世医家重视，如明·虞抟在《医学正传》，薛己在《校注妇人良方》，清·江之兰在《医津一筏》中均对此加以引用阐发论证。其他如许叔微发现脚气病春夏易发、秋冬易愈，消渴病秋冬易发、春夏易愈等，对临床也有参考意义。

值得提出的是金元四大家的李东垣也是一位中医时间医家。他在《脾胃论》、《内外伤辨惑论》、《医学发明》、《兰室秘藏》等书中留下了大量的时间医学内容。李东垣非常重视季节变化对人体的影响，总结了很多因季选方用药的经验，如冬不用白虎，夏不用青龙；春宜服补中益气汤，夏宜服清暑益气汤，秋宜服升阳益胃汤，冬宜服神圣复气汤等。他根据发热的不同时间进行诊断，如日西甚者为肺热，日中甚者为心热，夜热甚者为脾热，寅卯时热者为肝热。他以阴阳学说解释了昼夜不同时间发热的病机，昼则发热，夜则安静，是阳气自旺于阳分也；昼则安然，夜则发热烦躁，是阳气下陷于阴中也……；昼则发热烦躁，夜也发热烦躁，是重阳无阴也。李东垣在中医时间医学的发展中发挥了一定的作用，其对时间医学的深入研究还影响到其弟子罗天益，后者所著《卫生宝鉴》中丰富的时间医学内容，说明了罗氏继承师意，亦为中医时间医学名家之一。

被现代国外时间医学研究者称为“中国钟”学说的子午流注学说在此期产生。该学说的出现使时间医学的研究向前迈进了一大步，从临床实践中充分证明了时间医学的应用价值与研究意义，对提高针灸疗效，深入了解人体生理节律具有不可低估的作用。以子午流注学说为指导的按时取穴针刺法共有五种：纳甲法、纳子法、养子时刻注穴法、灵龟八法、飞腾八法。除了纳子法外，其他四法均产生于此期。如纳甲法、养子时刻注穴法始于南宋，首见于金人何若愚所撰《子午流注针经》；飞腾八法首见于元人王国瑞

《扁鹊神应玉龙经》，灵龟八法也初步形成，见于窦汉卿的《针经指南》等。子午流注学说关于脏腑经络气血流注旺衰的认识对后世有重要影响，不仅成为指导按时取穴针刺的基本理论，而且突破了《内经》仅仅类比自然变化来认识人体生命节律的研究方法，通过临床实践去认识总结探讨人体生命节律，形成系统理论并用以指导临床实践。

宋金元时期对时间医学的发展归纳起来有以下几点贡献。

（1）重视从临床实践探讨人体生命节律，在方法学上有了突破。

（2）强调了时间医学知识的临床应用。在方药的因时选择与运用方面做了大量的研究，提出了因季加减药物的具体内容，在因时、诊断方面也有建树。

（3）提出了子午流注学说，对人体脏腑经脉气血旺衰活动节律有了系统归纳，创立了按时取穴针刺法。

第五节　明清时期

明清时期的时间医学研究广泛，更为重视从临床实践进行时间医学的研究，验证宋金元时期的研究成果，涌现了许多新见解、新方法，使时间医学更趋完善。代表医家主要有虞抟、高武、薛己、汪必昌、叶天士等。

此期对子午流注学说的研究从临床验证到机理探讨及新方法的形成等均做了大量工作。明·高武在《针灸聚英》中首次提出了按时取穴针刺的纳子法，该法较前人总结的纳甲法、养子时刻注穴法更便于掌握与运用，影响更深广，对按时取穴针刺法的研究做出了较大的贡献。徐凤的《针灸大全》则对元·窦汉卿《针经指南》中关于灵龟八法的内容予以整理，且首次以灵龟八法名之，使灵龟八法得以流传，成为临床常用的按时取穴针刺法之一。

注重时间因素鉴别诊断疾病是明清医家研究时间医学的特色之一。如对咳嗽、潮热、痛证、抽搐等症状，均从时间上分辨各种病变所引起。如虞抟《医学正传》中载“早晨发搐，此肝木太旺，当补肾抑肝；日午发搐，此心火太旺，当补肝泻心；日晚发搐，此是肺病，当补脾而抑心肝；夜间发搐，当补脾抑心”等。同一发搐证因发病时间不同而诊断与治法不同。又如清·汪必昌《医阶辨证》中对潮热从发作时间上鉴别诊断：午前潮，午后止者为阳虚；午后潮，夜半止者为阴虚；遇夜身微热，早起如常为血虚；大腹部热，入暮开始至平旦止为大肠有宿食潮热。对痛证，凡痛如锥刺，日轻夜重者为瘀血；而痛延上下，郁闷不安，日重夜轻者为气滞。此外，汪氏还认为虚劳者夜发寒热，困怠少气；内伤肝肾者，夜多盗汗，昼少精神，眼花耳鸣。薛己在《校注妇人良方》中对瘙痒证，凡午前作痒的诊属气虚，午后作痒的诊属血虚；对咳嗽晨间痰多者诊属脾气虚；夜间谵语者视为血分有热等，均系临床总结的因时诊断的宝贵经验。

此期同时诊断的要点是：以阴阳分，则凡昼日发作或加甚之疾为阳分病；夜晚发作或加甚者为阴分病。以脏腑分，则上午及日中病作者属心肝脾之患，午后及夜间病作者多属肺肾之疾。以气血分，上午或白昼病增而夜间则减者多为气分病，午后或夜晚病加而白昼症轻者多为血分病。后代医家基本准此而因时诊断。

择时用药的研究于明清也有所发展，有的根据方药的服用季节提出因时药物加减法。

如李时珍在《本草纲目》中专列“四时用药例”认为春夏秋冬季节不同，所用药物的寒热温凉四气与升降浮沉四性应有相应的选择，其基本观点是寒热温凉药气应逆于四季之气。如春温宜加用凉药，秋凉宜加用温药，夏热宜加用寒药，冬寒宜加用热药。升降浮沉宜顺于四季之气，如春夏气升发宜加有升发作用的药物，秋冬气沉降宜加用有沉降作用的中药，其目的是顺从人体生理活动特点以不干扰或尽量减免药物对人体的影响。李时珍所论，实际上是对先人因时用药经验的总结。《医学正传》对因季加减药物有具体内容，如对四物汤要求春倍川芎、夏倍芍药、秋倍地黄、冬倍当归。治疗诸郁证时，春需加用防风，夏加苦参，秋冬加吴茱萸。根据病变不同确定服药时机的内容有：不能近视者宜晨服地黄丸，不能远视则卧服定志丸；治痨瘵宜五更服药；眼疾、头痛患者宜在临卧用药等；痰饮患者宜在鸡鸣平旦之时用药利痰。根据药方不同而选用服用时机的内容有：坠痰丸宜鸡鸣时服，石膏羌活散、三圣丹、神效明目汤、明目细辛汤、控涎丹临卧服，左金丸宜清晨服等。明人杨瀛州指出补肾药宜晨服等。

明清之际治疗疾病每喜数方同用，为了利用人体生理、病理变化节律择时施治用药，医家常采取分服的方法，使治疗既针对疾病的复杂性，又宜于各方择时应用。如《校注妇人良方》、《临证指南医案》、《杏轩医案》等书中对肝脾郁怒、元气下陷、湿热雍滞者，朝服归脾汤，夕服加味逍遥散；肝气滞、脾气伤者，晨用补中益气汤，夕服芦荟丸等。综合分析明清之际药物择时施用的经验为：凡治阳分、气分病变，具有温阳、益气、健脾等方药主张清晨、上午服，因上午阳气渐生而旺，补气温阳药可借助人体阳气欲盛之势，发挥药物作用；凡治阴分、血分病变，具有滋阴养血、滋养肝肾的方药多主张黄昏、夜晚服，因黄昏、夜晚时阴气渐生而盛，用滋阴养血药可乘人体阴气欲盛之势，发挥药物的治疗作用。

此外，唐宗海在《血证论》中阐述了瘀血发热昼夜节律性，出血证发作的年节律。赵献可在《医贯》中解释了阴阳病变昼夜轻重变化的机理及施治方法。吴鞠通在《医医病书》中有午后发热篇，专论午后发热病因，指出午后发热既有属阴虚者，也有因阴邪自旺于阴分而身热者。其他如吴达的《医学求是》、张志聪的《侣山堂类辨》、吴鞠通的《温病条辨》等著作中均有因时诊治的医案，阐解古人时间医学的论述等，在时间医学研究中均有参考价值，可发挥一定的作用。

明清之际时间医学的贡献是进一步发展完善了子午流注学说，提出了纳子法等新的按时取穴针刺法。对疾病的因时诊断做了大量工作，注重根据自然并昼夜变化分析与鉴别诊断病变。根据药性、病性等择选服药时机，从中总结出数方同用、择时分服的施治新方法。

第六节 新中国成立以来

此期有关时间医学的研究最初主要在按时取穴针刺法的继承与整理，出版著作有承淡安的《子午流注针法》，吴棹仙的《子午流注说难》，以及散见于医著医案中的临床应用经验。因时诊断与用药也在名医医案中屡见不鲜，如施今墨的因时诊治医案等。

此期时间医学的大发展主要是20世纪70年代末以后，首先由四川开始引入国外时间生物学和时间医学学说，并对中医学中有关内容全面展开发掘探讨。《内经》中时间医学内容的探讨，引起国外同行的震惊，并将 1982 年国际时间生物学时间医学奖授予中国研究人员，从而掀起了我国研究的高潮。国内医家纷纷涉足该研究领域，主要有北京的王玉川、程士德、王洪图、张年顺、宋乃光，吉林的刘冠军，上海的何裕民，广东的司徒铃、罗颂平，江苏的宋为民，四川的宋开源、吴今义，安徽的胡剑北等。此期研究的方法主要是对古代医学文献的发掘整理，应用现代科技手段与方法验证古人所论，并以现代时间生物医学理论论证中医时间医学的科学性和发现存在的问题。如在临床分组对照比较按对取穴针刺法的应用价值，已发现子午流注学说在指导诊断、择时针刺用药等方面有一定的意义，如按对针刺尺泽穴治疗脑血栓取得满意的结果。人们还采用光电、皮温、皮肤电阻、同位素示踪法等发现了人体经脉活动确有因时变化性，穴位局部也有类似改变，提示按时取穴针刺法有一定的生理节律基础。胡剑北采取比较研究法对目前流行的五种按时取穴针刺法进行研究，发现五法因取穴方法、用穴时机、用穴数目等方面的差异而存在互相矛盾、互相否定的现象，提出了质疑，并经实验证实，指出了进一步深入研究的思路与方法，提出了“人体生物节律针灸法”这一新的中西医结合时间针灸法；对目前存在的多种节律说的生理和病理归属与应用上的混乱现象的探讨，也将使时间医学研究深化。罗颂平对月经与月亮盈亏变化间相关关系的调查，说明月亮变化对妇女月经有影响。上海采用现代科学方法揭示了四时脉的存在与形成机理。岳美中根据不同的发病时间诊治厥逆证，效果较好。蔡抗四验证了《伤寒论》六经欲解时，证实古人所论有临床依据。此外，根据传统中医某些内容总结形成的“冬病夏治法”、“月经周期疗法”等，在临床应用较广，疗效较好。上海钱永益、福建陈俊鸿对人体疾病死亡时间的调查研究，已肯定了不同病变死亡的时间性，其与昼夜不同时期的变化有相关关系。更多的人根据古人经验结合个人体会，进一步完善发展了按时服药法和择时针刺法，先后有脏气法时针法与日运法针法问世，尤其在结合现代时间生物医学成果制订中药适时应用方面有了不少新经验、新观点。

此期的研究特点是应用现代时间生物学、时间医学理论与成果发掘整理中医时间医学，研究中采取了现代科技方法与手段。在观察效果中，已经注重对多病例的对照综合分析，使研究结果不仅限于对个别现象的直观描述，而是经统计学处理，探讨这些现象中的规律与本质，使之科学性更强。

1988 年在我国成都市召开的国际时间生物学与时间医学学术会议，对推动我国的相关研究起到了很大的作用。其后，1990 年在烟台市、1991 年在成都市、1995 年在芜湖市、1996 年在沈阳市，均召开了时间生物学与时间医学学术会议。筹建了中西医结合学会时间生物医学专业委员会，并于 2004 年在海南海口市召开了第一次筹建会并召开了学术会议，2006 年在苏州召开了成立大会，我国时间生物医学学术组织正式诞生了，现已召开了 4 次学术年会。

目前国内研究时间生物学与时间医学的代表人物与方向主要有：沈阳药科大学以李经才教授为首的研究队伍在褪黑激素研究方面做了大量工作；华西医科大学目前在王正荣教授的领导下，进行了近日钟基因的基础与心房肽近日节律性的应用基础研究；成都中医药大学宋开源教授领导的研究团队在研究轮班制对人体节律的影响、时差综合征方面取得了一定的进展；南昌大学医学院余万霞教授在肝癌的临床时间生物节律、时间节律的应用研究方面特色明显，成绩令人瞩目；苏州大学医学院童健教授、山东省医学科学院药物研究所抗衰老研究中心赵子彦研究员等在褪黑激素等基础研究方面均有所建树；苏州大学的王晗教授在生物钟对发育与生殖中的作用机制方面卓有成效；北京中医药大学金光亮、郭霞珍教授等在研究精神病变的时间节律，内分泌激素的季节性分泌节律等方面思路、方法最为成熟，并有了一定的成果；中山医科大学肿瘤治疗中心在冼励坚教授的带领下，对癌肿进行了时辰化疗，有关临床应用有效地提高了化疗抗肿瘤的作用；皖南医学院定理药理研究室宋建国教授开展了时辰药理学的研究，在中枢神经系统药物的时间毒理学方面做了大量工作，特别是在庆大霉素、中药桂枝汤的时辰药理研究方面有独到之处；皖南医学院中西医结合研究中心胡剑北教授主要进行了临床常见时间疾病的调研，对高血压、心脏病、哮喘、风湿病、胆囊病、糖尿病、胃病、脑血管病等疾病的发病节律的流行病学调查研究，初步发现了这些病变发生发展的节律情况，并开展了相关实验研究，提出了“临床时间病学”学科概念，对进一步开展临床防治工作有了初步的基础。

第三章 中医关于人体节律的认识

第一节 人体阴阳节律

阴阳是事物的两种属性,是从各种具体事物中体现出来的。阴阳说明事物之间相互对立、相互转化、相互依赖、相互消长等关系，阴与阳所代表的事物属性不同，不可互换，如上与下、左与右、天与地、动与静、出与入、升与降、浮与沉，乃至昼与夜、明与暗、热与寒、火与水、外与内等，前者均属阳，后者均属阴，属阳者不可以阴代表，属阴者不可以阳代表。阴阳所代表的事物可见有特定性和共性。阴阳学说的内容，尤其是各自代表事物的特性及其相互关系，可以说明人体内生命活动过程中物质与功能及物质与物质、功能与功能之间各自的特性与相互之间的关系，古代医学家就将其引入到医学中来，成为中医基础理论之一。其与非医学范畴的阴阳学说虽有共同之处，又具有特定的内涵。以人体功能与物质言，则功能为阳，物质为阴。功能中有兴奋性的活动和抑制性的活动，前者属阳，后者属阴。而支配兴奋性活动的物质属阳，支配抑制性活动的物质属阴。

人体的物质与功能如同阴阳的互相消长一样，也互相作用，此长彼消，此消彼长，并有一定的时间周期性，此即形成人体阴阳节律。人体阴阳节律有年节律、昼夜节律两种。

1. 人体阴阳年节律

《素问·厥论》说："春夏则阳气多而阴气少，秋冬则阴气盛而阳气衰。"说明阴阳年节律中阳气是由春始升，夏季最盛，秋天渐衰，冬天最弱。阴气则由秋天开始渐生，冬季最盛，春天减弱，夏季最弱。关于阳气和阴气开始生盛和开始衰减的具体时日，《素问·脉要精微论》说："是故冬至四十五日，阳气微上，阴气微下；夏至四十五日，阴气微上，阳气微下。"阴阳之气的盛衰以冬夏二至后四十五日时为变化转折之日。阴阳年节律变化可在人体脉象上反映与感知，如《素问·脉要精微论》说："四变之动，脉与之上下，以春应中规，夏应中矩，秋应中衡，冬应中权……阴阳有时，与脉为期。"四季阴阳变动使脉象出现相应的改变，春脉软弱轻虚而滑，如规之象，圆活而动；夏脉洪大滑数，如矩之象，方正而盛；秋脉浮毛，轻涩而散，如衡之象，其取在平；冬脉沉石，如权之象，其势下垂。阴阳年节律在人体的变化还可反映和感知于：春夏阳盛之时人体皮肤疏松，腠理开启，汗大泄等阳热外泄之象；秋冬则人体皮肤致密，腠理闭塞，汗少、肉坚涩等阳气内敛之象等。

由于人体阴阳存在年节律变化，为适应该节律以维持与不干扰节律正常活动，古代医家提出了"春夏养阳，秋冬养阴"的学说，从养生与治疗方面体现出人体阴阳年节律的存在。人体阴阳年节律的发现既是临床养生、治疗、诊断等实践活动过程中，观察、归纳人体四季变化的结果；也成为搞好养生、提高疗效、提供诊断思路的指导思想。按春夏养阳、秋冬养阴方法锻炼身体，调摄精神，选择饮食，可使养生效果增加。以人体阴阳年节律变化为依据创立的“冬病夏治法”在治疗好发于冬季、属阳虚、阴寒方面的病变，如老年慢性支气管炎、类风湿关节炎、哮喘、脾胃虚寒证等，被证明有较好的疗效，福建、上海、安徽等地均在临床上广泛应用。在诊断上，据人体阴阳年节律，机体在冬季阴阳失调而病者，多表现为阴气盛而阳气衰，这除了与人体生理上阴阳盛衰年变化节律有关外，还与冬季多寒邪伤阳有关。在夏季机体阴阳失调而病者，则多表现为阳气盛而阴气衰，这也与夏季多热邪伤阴有关。关于人体阴阳年节律在诊治上的作用因后面有关章节将详细介绍，此处不再赘述。

2. 人体阴阳昼夜节律

公元前四五世纪成书的《黄帝内经》对人体阴阳昼夜节律记载最早，内容较多。如《素问·生气通天论》中说“故阳气者，一日而主外，平旦人气生，日中而阳气隆，日西而阳气已虚，气门乃闭”。阳气在一日之中有生、隆、虚的时间变化。《灵枢·营卫生会》篇说：“日中而阳隆为重阳，夜半而阴隆为重阴。故太阴主内，太阳主外，各行二十五度分为昼夜。夜半为阴隆，夜半以后为阴衰，平旦阴尽，而阳受气矣。日中为阳陇，日西而阳衰，日入阳尽而阴受气矣，夜半而大会，万民皆卧，命曰合阴，平旦尽而阳受气，如是无已，与天地共纪。”

《内经》的阐述可见阴阳在昼夜之中各有盛衰之时，白天阳气旺盛，夜晚阴气旺盛。阳气在白天各时间分期中旺盛趋势与程度又有区别：平旦时，阳气渐盛，延续至整个上午阳气均处于旺盛上升阶段，至日中阳气隆盛达白天最高峰，午后阳气仍处旺盛时，但逐渐减弱，整个下午都处于渐减渐衰阶段，至黄昏日入阳气衰减明显，入夜阶段，阳气继续下降，夜半时达最低，夜半后阴气开始呈欲生之势，平旦又开始新的阳气旺盛周期。阴气在夜晚各时间分期中旺盛趋势与程度区别是，夜半前黄昏后阴气渐渐生旺，夜半阴气最隆盛，夜半后至平旦前阴气虽旺而渐弱，平旦至日中阴气更衰，日中阴气最少，午后至黄昏阴气又复呈欲生之势，黄昏后阴气又生渐旺，开始新的周期活动（图3-1）。

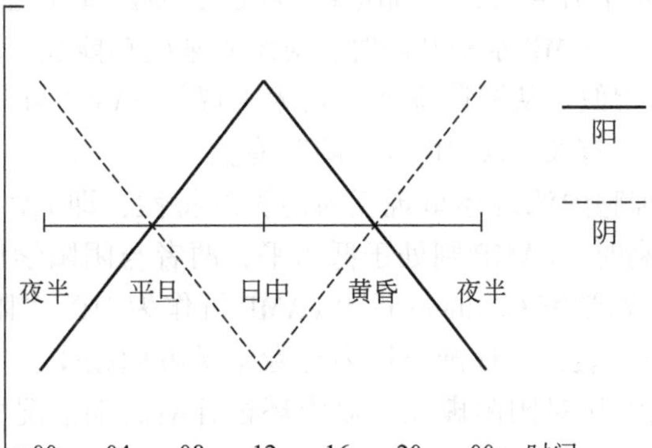

图3-1 《内经》人体阴阳昼夜消长示意图

阴阳在昼夜之中的旺盛还有部位分布上的不同，与阴阳旺盛程度互相呼应，两者以阳气分布变化为显。阳气在白昼旺盛，阳主外，故白昼以在体表活动为主，暮夜衰减则入内。阴气在夜晚旺盛，阴主内，故夜晚以在体内活动为主。

阴阳相互对立，又相互依赖，故阴阳盛衰活动周期又非单独进行，阳气旺盛时，阴气必然衰减；阴气旺盛时，阳气必然衰减，且在程度上也相呼应，日中阳最隆盛，阴则最为衰弱，夜半阴最隆盛，阳则最为衰弱。

人体阴阳昼夜节律是人与自然息息相应的结果。《素问·金匮真言论》说："平旦至日中，天之阳，阳中之阳也；日中至黄昏，天之阳，阳中之阴也；合夜至鸡鸣，天之阴，阴中之阴也；鸡鸣至平旦，天之阴，阴中之阳也，故人亦应之。"《灵枢·营卫生会》篇在描述阴阳节律变化中也提及此系"人与天地共纪"的结果。所谓阳中之阳，前之"阳"指白天，后之"阳"指阳气上升渐旺；阳中之阴，前之"阳"仍代白昼，后之"阴"则指阳气降低渐至衰弱；阴中之阴、阴中之阳，前之"阴"指代夜晚，后之"阴"为阴气渐生旺盛，后之"阳"则为阴气渐衰时。人体阴阳节律与自然界昼夜阴阳变化可见同步，主要是自然环境周期变化影响的结果。

人体阴阳昼夜节律可通过阳气在人体温煦抗邪的作用感知，如人体正常体温白昼升高，夜晚降低，白天肌肤温暖，夜晚则肌表觉凉，自感微有畏寒，这是阳气昼夜衰减变化在温煦机体上的反映。人体阴阳昼夜节律还可以从脉象的昼夜变化节律现象得以认识。正常人脉象从平旦至日中有浮滑大的趋势，浮滑大是脉动明显的脉象，属阳脉；黄昏至合夜则向沉弦小脉转化，沉弦小是脉动相对不明显的脉象，属阴脉。脉象变化节律与人体阴阳昼夜节律变化趋势基本相似。

以上关于人体阴阳年节律、昼夜节律应以阴阳所代表的物质与功能的量、作用强弱、分布部位等方面的周期变化为对象加以理解，否则陷入阴阳字面上的抽象理性概念的认识，难免会认为中医阴阳盛衰节律的不可思议性，而不能正确理解中医关于人体阴阳节律的论说。现代有关人体阴阳物质基础的研究及其节律变化的探讨，有益于对阴阳节律的客观存在提供证明。

应用现代医学理论知识和实验研究方法进行研究，很多专家学者发现，人体细胞环核苷酸为第二信使，其中环腺苷酸（cAMP）和环鸟苷酸（cGMP）是一对对细胞调节作用相反的物质，cAMP 水平升高时，对细胞某些功能起加强或促进作用，此与中医阴阳学说中"阳"的作用相似；cGMP 水平升高时，对细胞某些功能起减弱或抑制作用，与中医阴阳学说"阴"的作用相似。从阴阳虚证的临床表现与 cAMP 与 cGMP 的关系（表 3-1）也可证明 cAMP 与"阳"有关，cGMP 与"阴"有关。

cAMP 与 cGMP 在细胞内浓度还呈现互为消长的特性，即 cAMP 升高时，cGMP 通常处于低水平；cGMP 升高时，cAMP 则处于低水平，两者与阴阳学说的动态也相似。鉴于此，1973 年首由美国生物学家 Goldberg 提出 cAMP 可作为中医"阳"的物质代表，cGMP 可作中医"阴"的物质代表，并逐渐被国内外专家学者们接受，成为从生物分子水平研究阴阳学说的开端。我国从对阴阳虚证与血中环核苷酸波动情况相关关系的探讨，证明了 cAMP 确可代表阳，cGMP 可代表阴（表 3-1）。

表 3-1　cAMP、cGMP 和阳虚、阴虚临床症候关系

脏器或组织	cAMP、cGMP 的生理作用	阳虚（cGMP 占优势）的临床症候	阴虚（cAMP 占优势）的临床症候
心血管	cAMP 使兴奋，cGMP 使抑制	脉细缓	脉细数
消化道平滑肌	cGMP 使兴奋，cAMP 使抑制	大便溏薄五更泻	大便干结
支气管平滑肌	cGMP 使兴奋，cAMP 使抑制	慢性支气管炎严重者多阳虚	–
皮肤黏膜血管	cGMP 使收缩	四肢发冷、舌质淡面色白	手心发热、面红耳赤、舌质红、
唾液腺	cGMP 促进分泌	唾液淀粉酶活性下降	口干喜饮
肝糖原分解	cAMP 促进分解	畏寒基础代谢低	怕热、糖耐量低

cAMP 与 cGMP 两种物质的消长变化的时间周期节律性是 cAMP 白天升高，夜晚降低；cGMP 夜晚升高，白天降低，两者升高降低是逐渐进行的。从时间上看，整个过程均与阴阳昼夜节律相似。1977 年 Lowe11 和 Kopp 等测定了 3 个正常人 24 小时尿中 cAMP 和 cGMP 的变化规律，三人将测定结果的均值绘成示意图（图 3-2）与笔者绘制的中医人体阴阳昼夜节律变化图相比较（图 3-1），趋势基本一致。提示中医人体阴阳昼夜节律说有一定的物质基础。

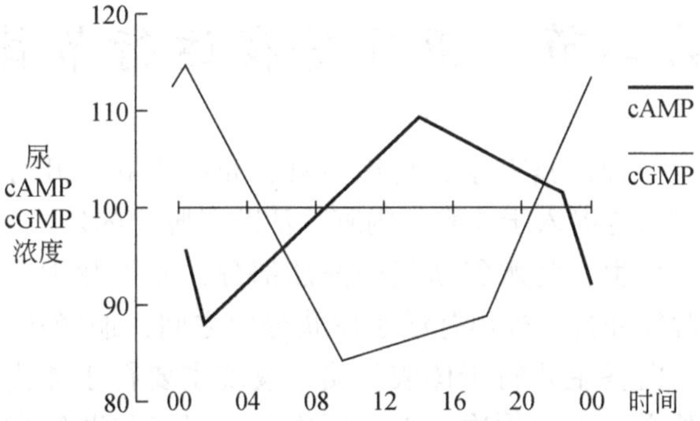

图 3-2　3 个正常人 cAMP、cGMP 尿浓度昼夜变化均值图

肾上腺皮质激素在体内的作用类似中医阳气的作用，皮质激素在体内减少可出现阳虚畏寒、面色㿠白、精神不振、喜热食、脱发、舌淡白、苔薄白、脉迟弱等症状，如席汉综合征等，经外源性皮质激素的补充可改善与消除上述阳虚表现，皮质激素故可作为中医“阳气”的又一物质代表。我国学者沈自尹教授等测定了 10 例正常人血 11-羟皮质类固醇昼夜变化，其平均曲线（图 3-3）变化与中医阳气变化曲线趋势一致。国外有对 3 例正常人尿 17-羟皮质类固醇的昼夜变化观察，结果其曲线（图 3-4）变化也同中医阳气昼夜变化曲线趋势。血 11-羟皮质类固醇、尿 17-羟皮质类固醇均是肾上腺皮质激素在体内中同分子的代谢产物，这些物质的变化进一步说明皮质激素可作为中医“阳”的物质代表，也反映了“阳”气确存在昼夜节律改变。

从皮质激素的类阳作用及其类阳昼夜变化节律现象可知，人体阴阳昼夜节律并非是古人毫无根据的臆测，而是临床观察研究的结果。其他还有人体正常体温昼高夜低、基础代谢率也是白天高于夜晚、呼吸脉搏昼快夜缓、血压昼高夜低、末梢血流昼快夜慢等均可用以说明人体阴阳昼夜节律。此外有人从唾液的生化指标探讨人体阴阳昼夜节律，发现唾液淀粉酶活性在白天 11 时、15 时和 19 时较高，而在清晨 7 时、夜间 23 时、3 时

较低。此外唾液中 Na^+、K^+及免疫球蛋白 A（IgA）等均有相应阴阳节律的昼夜变化。关于人体昼夜变化的研究结果越来越多，充分肯定了人体活动存在昼夜改变的事实。阴阳学说是对人体脏腑组织等实质及其功能活动的高度概括，人体阴阳昼夜节律故也是对人体生命节律现象的总结归纳。

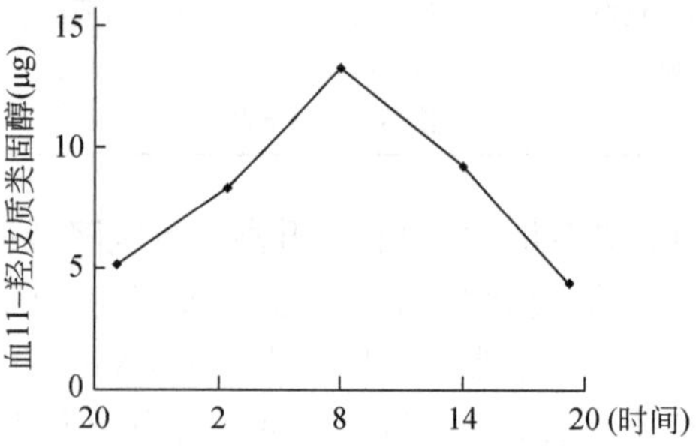

图 3-3　10 例正常人血 11-羟皮质类固醇均值昼夜变化曲线

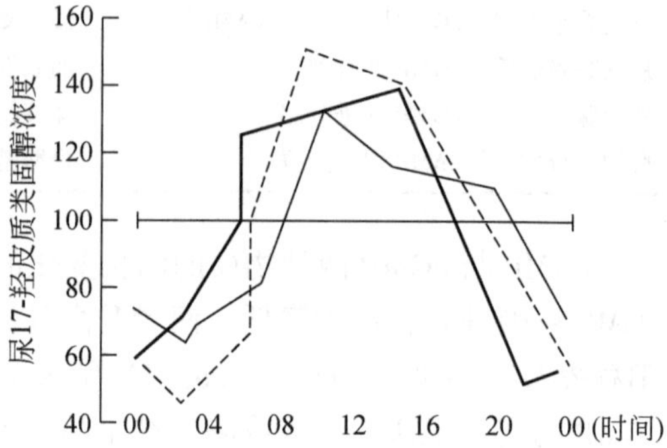

图 3-4　3 个正常人尿 17-羟皮质类固醇浓度昼夜变化曲线

第二节　卫气昼夜运行节律

卫气是人体正气的一种，具有温养组织器官、充润皮肤、开合腠理、护卫人体、抵御外邪入侵等功能，其循行出入于体表与内脏，活跃于脉管内外。

卫气是水谷精气所变生，为水谷精气中浓浊部分，先入脉中，后散于脉外，与营气偕行而内入五脏，与营气分行，外出弥散于皮肤分肉之间，遍泽皮毛。其循行机体内外、五体五脏有时间周期。白昼主要行于体表经络，夜晚主要行于体内五脏，昼行于经络二十五周次，夜行于五脏亦二十五周次。五十周次后，卫气与营气相会，再进行第二日的循行。每日平旦时卫气由睛明（眼睛旁穴位）内出，渐次行于足太阳经、手太阳经、足少阳经、手少阳经、足阳明经、手阳明经，再入足少阴经后，复循行至目为一周。二十五周次后，白昼将尽，夜晚已临，卫气开始内入五脏，由足少阴注入肾，肾再注入心，心注于肺，肺注于肝，肝注于脾，脾复注于肾为一周，循行二十五周次后又复行于目，开始白天的部位循行（图 3-5）。卫气在人体内外阴阳不同部位的循行是严格按照昼夜变化进行的，与太阳活动同步。如《卫气行》篇说："日有长短，春秋冬夏，各有分理，然后常以平旦为纪，以夜尽为始，……随日之长短各以为纪……。"

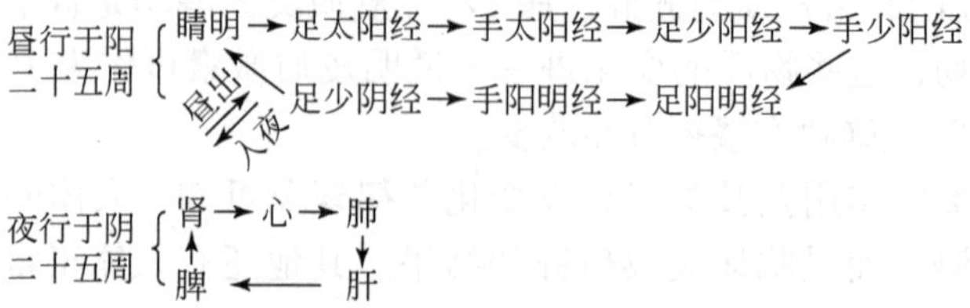

图 3-5　卫气昼夜循行示意图

《素问・八正神明论》"天温日明，则人血淖液而卫气浮，故血易浮，气易行，天寒日阴，则人血凝泣而卫气沉”。春夏秋冬四季太阳光照多少不同，昼夜分期有长短之别，而卫气的循行正是严格按照昼夜分期长短而有内外之分。因此，目前有人认为卫气的运行直接受光照度的影响，随太阳的升降而循行，中午盛于阳经，夜半衰于阴经。卫气在昼夜之中行于人体有浮沉之分，白昼在体表，五体之中；夜晚在体内，五脏之内；白昼主要循于经络，分布运行；夜晚主要在五脏之中循环灌注。有人以皮肤辉光的昼夜变化来证实卫气在体表循行的周期变动。皮肤辉光是1911年首次以科学方法证实存在的，是组织细胞的生物发光。形成机理是人体体表组织在其生物氧化过程中，高分子中的电子，当从基态向激发态跃迁又回到基态时，其能量以光子的形态释放出来而有皮肤辉光的产生。皮肤辉光大小与体温、血流量及一些生物活性物质有关，并呈正比。因此，皮肤辉光可似中医卫气的性质。经研究发现健康人皮肤辉光鞘大小的日夜变化规律，从晚上到白日由小变大、由弱变强，和卫气日夜运行变化规律一致。

卫气不仅有昼夜循行分布的周期变化，还有月、年变化节律。当月圆或夏季时人的卫气畅行充实，月缺或冬季时人的卫气滞涩行艰而气少，收缩于内，内著骨髓。对手指皮肤辉光值的测定，亦发现夏季高于冬季。

关于卫气昼夜运行节律的应用，古人认为人类睡醒节律是卫气运行节律控制的，故用以解释人类寤寐机理。《灵枢·大惑论》说：“夫卫气昼日常行于阳，夜行于阴，故阳气尽则卧，阴气尽则寤。”卫气行阳行阴有昼夜不同之规律，故人体也有昼醒夜睡之节律。如果人体卫气昼夜运行节律发生紊乱，人类睡眠节律也会发生改变，出现多寐或少寐的现象。如《灵枢·大惑论》说：“故肠胃大，则卫气行留久，皮肤涩，分肉不解，则行迟，留于阴也久，其气不精则欲瞑，故多卧矣；其肠胃小，皮肤清以缓，分肉解利，卫气之留于阳也久，故少卧焉。”人之多睡是卫气不行于阳，久留于阴之故；人之少寐则系卫气不入行于阴，久留于阳之故。倘若因心事不宁或邪气干扰而打破卫气运行规律，影响卫气入阴，结果可致少寐或不寐。因此，用药治疗失眠可用导行卫气入阴来解释其机制。以卫气入夜于阴循行节律指导用药，则催眠药物夜晚临睡服。

以卫气运行节律指导选择施治时间除了上述夜睡服用催眠药外，古人还提出了按卫气循行部位的昼夜变化选择施治时机，其方法是：三阳经及体表、五体病变宜在卫气行阳之际，即白昼治之；病在五脏，宜在卫气入内循行之际，即夜晚治之。如《灵枢·卫气行》篇说：“刺实者，刺其来也，刺虚者，刺其去也。此言气存亡之时，以候虚实而刺之。是故谨候气之所在而刺之，是谓逢时。病在于三阳，必候其气在于阳而刺之；病在于三阴，必候其气在阴分而刺之。”以《内经》所论，临床对皮肤肌肉、关节、毛发等病变可考虑白天用药，对心肝脾肺肾等五脏病变，可考虑夜间睡卧时用药。如本书因时施治章节中，关于肝脏病变，如肝炎可利用睡卧肝血流量增加时用药，能提高疗效。

此外，卫气运行节律还可解释为什么人体于夜晚之际常易患病，故应在夜晚卫气行里，表卫不足，病邪易于侵犯之时注意保暖，防止受凉。

第三节　营气昼夜运行节律

营气，顾名思义是一种能营养人体五脏六腑、体表肢体的物质。《灵枢·营气》篇说："营气之道，内谷为宝，谷入于胃，乃传于肺，流溢于中，布散于外，精专者行于经隧，常营无已，终而复始。"《灵枢·营卫生会》篇说："中焦亦并胃口，出上焦之后，此所受气者，泌糟粕，蒸津液，化其精微，上注于肺脉，乃化而为血，以奉生身，莫贵于此，故独得行于经遂，命曰营气。"《灵枢·邪客》篇说："营气者，泌其津液，注之于脉，化以为血，以荣四末，内注五脏六腑，以应刻数焉。"从上述经文可知，营气是水谷在脾胃中化生而出于中焦，上输于肺后再输布机体内外，并经肺的作用分解为布散于外、流溢于中的气态精微物质和注于脉化为液态的赤色血液。营气在脉中循行流注，往复不止，并应"刻数"即按一定的时间周而复始地循行。"刻数"是指古代以漏水百刻来计昼夜时间的方法（参阅附录），漏水一百刻为一昼夜。《灵枢》提出营气循行以应刻数，指的是营气运行的昼夜节律。

营气昼夜循行于各经脉的顺序，据《灵枢·营气》篇记载是：手太阴肺经──→手阳明大肠经──→足阳明胃经──→足太阴脾经──→手少阴心经──→手太阳小肠经──→足太阳膀胱经──→足少阴肾经──→手厥阴心包经──→手少阳三焦经──→足少阳胆经──→足厥阴肝经──→督脉──→任脉──→复行于手太阴肺经，开始第二日的运行。

从《灵枢·营气》篇论述得知营气循行于十四经脉即十二正经合任督二条奇经。每日由阴转阳，由阳转阴，由里出表，由表入里，循行不止。但《内经》虽说"应刻数焉"，营气循行有时间性，但各经脉流注的具体时间内容未见提及。到了宋金元与明初时期，针灸医家通过对临床现象的归纳与个人体验的总结，遂据《内经》内容将十四经昼夜循行改为十二正经昼夜循行，除去了任督二经，此修正是依据《灵枢·经脉》篇关于十二经脉脏腑交接贯通的结构说为基础的，并认为昼夜可分为十二时辰，每一时辰有一经脉脏腑是气血循行流注的最盛时，其时经脉脏腑功能旺盛，经穴处于开启状态，易于接受针刺治疗，可取得较好疗效，从而形成与完善了营气昼夜运行节律说，又可称谓十二经脉脏腑气血功能昼夜旺衰节律。修改后的节律最早见载于明朝高武的《针灸聚英》中。

营气昼夜运行节律每日于清晨寅时由手太阴肺经开始开旺，以后每隔一时辰（即今两个小时）依序转换一经脉脏腑开旺，至次晨丑时结束，此为一昼夜循环周次。各经脉脏腑开旺次序与时间见表3-2。

表3-2　经脉脏腑功能旺衰时辰节律表

十二经脉	手太阴经	手阳明经	足阳明经	足太阴经	手少阴经	手太阳经	足太阳经	足少阴经	手厥阴经	手少阳经	足少阳经	足厥阴经
脏腑	肺	大肠	胃	脾	心	小肠	膀胱	肾	心包	三焦	胆	肝
旺时	寅	卯	辰	巳	午	未	申	酉	戌	亥	子	丑
衰时	申	酉	戌	亥	子	丑	寅	卯	辰	巳	午	未

不在开旺期间的经脉脏腑则处于气血功能相对衰减时，且在一日之中经脉脏腑有其最弱最衰时辰，通常在功能最为旺盛后的第六个时辰。经脉脏腑最衰弱的次序亦如开旺顺序。如足少阴肾经午后酉时最旺，酉后第六个时辰为卯时，卯时即是肾经最衰时，卯前为寅时，寅时则系膀胱经最衰时，肾经最衰时在其后，如同膀胱经申时开旺后接肾酉时开旺顺序。关于各经脉脏腑气血功能最衰时见表 3-2。

由于营气昼夜运行节律密切关联于针刺疗法中按时取穴等治疗方法，对临床指导意义较大。现代还发现该节律在诊断、用药、练功、养生等方面的应用价值，故研究者颇多，现代实验室研究与临床应用已初步证实该节律有客观物质基础，具有一定的科学性。

上海中医研究所应用光子数量测定仪，观察经络气血在二十四小时中的运行状态，初步发现当气血运行至肺经寅时，双侧肺经光子发射的数量测定值是对称的，而在其他时辰则不对称，其余经络的光子数量测定与此类似，其时间周期性同于古人所论。司徒铃等根据十二经脉脏腑气血流注次序，用经络测定仪测定了两名健康人在二十四小时内各经所有俞穴的导电量，发现各经在气血流注之时，其导电数值均高于气血流注已过之时，结果与营气运行节律相符。此外人们还以心电图、肌电图、血流图等为指标观察证实了十二经脉脏腑存在古人所说的时辰节律变化。

宋氏从肾脏的稀释浓缩功能的时间变化探讨了营气运行节律说中肾经在酉时旺盛的客观性，对 10 例健康成人的尿渗透浓度和尿量的测定，取平均值绘制十二时辰尿渗透浓度和尿量曲线（图 3-6），结果发现尿渗透浓度与尿量曲线的时辰波动幅度均较大，且两曲线形成类似剪刀形，尿渗透浓度与尿量间呈显著负相关（$\gamma=-0.28$，$P<0.01$）。傍晚酉时尿渗透浓度降到谷值，平均为 331±117［mosm/（kg · H_2O）］（平均值±标准差），夜间亥时达峰值。正常人尿量曲线峰值在酉时，其谷值在亥时。尿量在酉时增加与肾血流量增多及肾小球滤过率增加有关，也可因肾髓质的尿浓缩功能被抑制有关。低渗则与尿量增多及尿浓缩功能受抑制有关，从而出现低渗多尿。

英国学者 Wesson 对一组健康人肾小球滤过率和肾血流量的测定证明：尿量在酉时增加与肾脏上述的两项功能变化有关，从整个膀胱经旺盛的申时，延续到肾经旺盛的酉时，肾小球滤过率和肾血流量持续增加，而峰值在 17 时，即肾经开旺之酉时。肾与膀胱在化气利水作用上相互配合，两者互为表里。

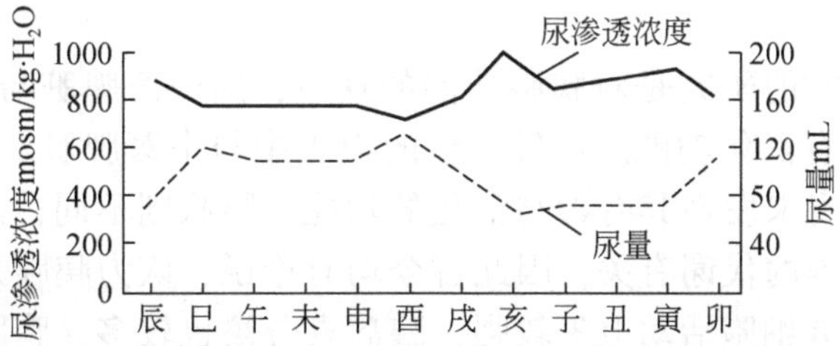

图 3-6　10 例正常人昼夜十二时辰尿渗透浓度和尿量曲线

对膀胱经在申时、肾经在酉时旺盛的观点，古人可能限于历史条件和当时的科技水平，只能从可观察的尿量分析肾主水液、司小便的昼夜功能变化得出。宋氏和 Wesson 的实验研究结果证明古人所论有一定的科学道理。

值得提出的是国外对尿中某些成分浓度的昼夜变化观察发现，尿中钠、钾排泄峰值在18时左右（图3-7），即酉时，且比二十四小时平均值高150%～200%，更可说明问题的是酉时尿中钠、钾排泄量最大时，血清中钠钾却处于一日之中的偏低值（图3-7）。一般正常人血清中钠、钾在昼夜之中浓度变化较小，尿中排泄量则变动幅度较大。故无论从血、尿中钠、钾的昼夜变动模式，还是浓度变化幅度，均不能认定是血中浓度的变化导致了尿中浓度的变化，实际上该变化是肾脏功能活动旺衰变化主动产生的结果，而不是被动地受血中 Na^+、K^+浓度变化或血量的变化所影响的结果，提示中医酉时肾旺的论点不仅存在科学道理，而且应予重视，深入研究，以期更大发现。

Wesson在研究中还发现上午5时半即卯时，肾小球滤过率和肾血流量最小，其时正好是肾经最衰时，说明古人关于经脉脏腑衰弱时辰的认识也有一定根据。

对肺经旺于卯时的研究，现代用气道阻力、支气管对组织胺的反应来认识。气道阻力同胸内气体和压力差的高峰是在上午5时，支气管对组织胺的反应性约在上午4时显著增加，上午4、5时均属肺经旺盛的寅时。

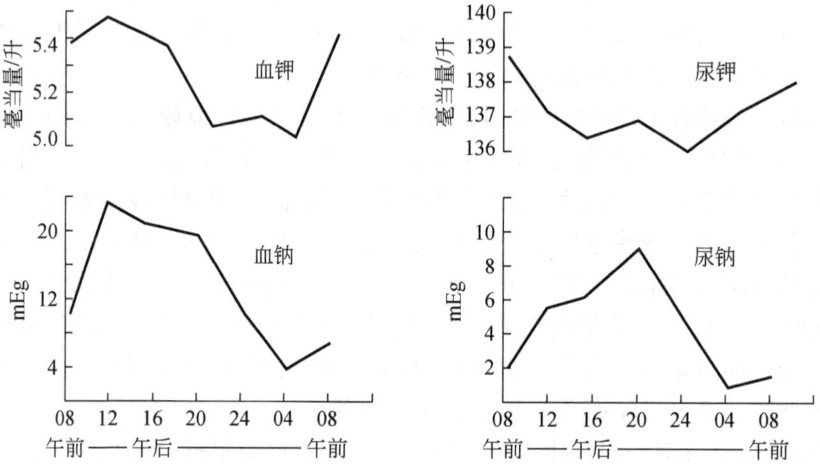

图3-7　4名健康人血钠、钾及尿钠、钾昼夜变动均值曲线

对心经旺盛于午时的研究是对心率的观察。心率在上午11时至下午1时之间有一突然加快的过程，其时正是午时，而在晚上11时至夜半12时之间，心率急剧下降，正好是心经最衰的子时。

对脾经旺盛于巳时的研究是对胰腺功能的观察，因中医脾脏与现代医学脾脏不同。中医认为脾主运化，有消化功能。现代医学的内脏中与中医脾脏对应的只有胰腺与脾，而现代所说脾脏目前尚未发现其有参与消化的功能。胰腺则不同，该脏内外分泌均与饮食的消化、吸收及营养的代谢有关，因此古今均有论说，认为胰腺是中医脾脏实质内容之一。研究证明胰岛B细胞活动上午较强，胰岛素分泌也较多。胰腺对口服葡萄糖和静脉内注射甲苯磺丁脲（B细胞刺激剂）的反应上午9时为高，胰岛素敏感试验结果也如此。

对胆汁分泌的观察也发现：在夜间高于白昼，子夜呈峰值。

营气昼夜运行节律对临床诊断、治疗时的指导价值也很大，如子午流注纳子法就是以此节律择时取穴针刺。在几种按时取穴针刺法中以纳子法应用最广，以此节律择时施灸、用药的研究也正在广泛开展。按该节律指导诊断，尤其是对疑难杂症的辨别取得成功的报道越来越多，本书后面章节有较详细的介绍。充分证明营气昼夜运行节律，即十二经脉脏腑气血功能昼夜旺衰节律的科学性、实用性。

第四节　冲任脉的月节律

冲、任二脉属奇经八脉。冲脉起于少腹胞中，分为前后支，后支经会阴部向后上行于脊椎。前支经会阴部向外上行过气冲穴处，与足少阴肾经交会，再沿着脐旁上行，穿过横膈，至咽喉，环绕口唇。冲脉为五脏六腑之血海，是气血通行的要冲，故称“冲”脉。任脉也起于少腹胞中，由会阴出腹行于躯体前正中线，上行至咽喉，颏部，环绕口周，分行两目下。“任”有容任的内涵，它容纳诸阴经之脉气，总任一身之阴经，所以称任脉为“阴脉之海”。任古时通妊，任脉因有妊养胎儿的作用，故而名“任”。

冲任二脉与妇女月经关系密切，只要冲任二脉气血充盛，脉道通畅，在天癸的作用下，月经就会产生。所谓月经，经者常也，月指日期即每 28 日为一月。从月经每月行经一次可知，冲任脉中气血充溢的周期也是月周期。

《素问·上古天真论》说：“（女子）二七而天癸至，任脉通，太冲脉盛，月事以时下。”女子约在十四岁由于天癸已至，冲任二脉通畅，气血开始定时充溢，此时胞宫发育成熟，在冲任二脉的作用下，作为经血溢出部位，月经方始产生。月经的表现主要是阴血外溢。张景岳设问：“然经本阴血，何脏无之?”他分析认为“惟脏腑之血，皆归冲脉，而冲为五脏六腑之血海，故经言太冲脉盛，则月事以时下，此可见冲脉为月经之本也”。

冲任二脉开始气血充溢，定时外泄的节律并不规则，有一调整过程，故经血初潮后开始一段时间，月经常常不规则，有的经血初潮后直至半年以后才见第二次经潮，经过一段时间，冲任脉气血充盈，节律明显，月经按期而潮。冲任脉月节律变化是：月经来潮后，气血亏虚，脉闭而不畅，继而冲任脉逐渐接受来自五脏六腑的阴血，气血渐渐充满，脉道渐因血冲而通畅。到达下一次月经来潮前，冲任脉气血满盈，经脉通畅，胞宫内膜渐薄，最后破裂，阴血外溢而月经来潮。冲任脉气血可见是逐渐满盈的，一个月周期中有亏虚、渐盛、满盈的不断变化过程，并因心主血、肝藏血、脾统血、肾精化血四脏与血生成贮藏输布的生理特点，冲任脉月节律变化受此四脏的功能调节。

冲任二脉到了妇女四十五岁左右因气血充溢不足及全身阴脉俱见虚衰的影响下，其月节律也逐渐紊乱，终至消失，月经也就闭绝不潮。如《素问·上古天真论》说：“（女子）七七任脉虚，太冲脉衰少，天癸竭，地道不通，故形坏而无子也。”由于冲脉为十二经之血海，任为阴脉之海，气血汇聚之处，冲任脉调节阴血的节律由周期而动到变化莫定，不仅造成月经紊乱，还会出现头痛、烦躁、多怒、失眠、忧郁、浮肿等全身症状，直到冲任二脉月节律消除，月经完全闭绝，机体经过一段时间的适应，症状方可逐渐消除。

冲任脉为什么会有周期节律呢？经过妇女月经周期与月亮盈亏变化周期的对照观察，冲任脉月节律的形成可能系月亮月变化周期所影响，两者在周期长短上几乎一致，如 28 日的月经周期与“恒星月”，周期的 27.321 661 日和“朔望月”周期的 29.530 588 日很相似，恰在两者之间。而月满和月满前后是行经的高峰时期。据对 1600 名妇女行经时与月相关系的调查发现行经每月在阴历 11～15 日有 661 人（41.33%），在 16～20 日为 373 人（23.32%），共计 1034 人，占总数的 64.65%。若以月满日为中心，则可发现行经时间呈正态分布，越靠近月满其人数越多。经统计学处理有高度显著性差异（$P<0.01$）（图 3-8）。《素问・八正神明论》说："月廓满，则血气实……是以因天时而调血气也。"《灵枢・岁露》也曰："人与天地相参也，与日月相应也，故月满则海水西盛，人血气积。"《内经》所论表明，古人已认识到人体血气在月亮满圆时最充盈。冲任脉为十二经之血海，气血为月经来潮的基本物质，气血充溢，汇聚于海由满而溢，遂行冲任脉下循胞中而经潮。由此可见，正常人类女性行经时间与月亮盈亏时间一致，在月满日左右来潮，这是与自然相适应的结果，所谓"人与天地相参也，与日月相应也"，"因时而调血气也"。这种月亮盈亏周期变化作用影响就是女性所产生的适应性生理现象——冲任脉节律形成并不是得到加强的重要因素。

关于月经与月亮的关系，古代医家已描述了这种现象并作了探讨。如张介宾在《类经》中曰："月属阴，水之精也，教潮汐之消长应月。人之形体属阴，血脉属水，故其虚实沉浮亦应于月。"李时珍在《本草纲目》中说："女子，阴类也，以血为主，其血上应太阴，下应海潮，月有盈亏，潮有朝夕，月事一月一行，与之相符，故谓之月水、月信、月经。"吴崑在《医方考》中说："月，天之阴也，以月而盈，以月而亏，故女子之血，亦以三十日而一下也，血之下也，同于月，故名之曰月事。"张介宾在《类经》卷三中又指出："月事者，言女子经水按月而至，其盈虚消长应于月象，经以应月者，阴之所生也。"

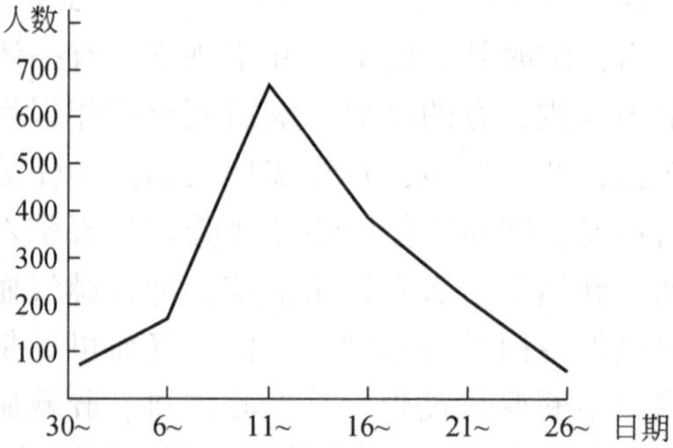

图 3-8　1600 名妇女行经时间分布图

美国专家利伯说月亮产生的强大电磁力能影响人的激素、体液和兴奋神经的电解质的复杂平衡。现代有人认为月亮能引起生物周围电磁场的变化。有人认为月亮光照控制着动物月节律，这已在好几种海生动物生活习性的观察中得到证实，人类也可能与海生动物一样受其影响。Menaker 氏兄弟则提出地球上 2/3 为海洋、1/3 为陆地，人体也大约是 2/3 液体、1/3 固体，月亮对海潮有引力作用，对人体液体也可能有引力的影响。根据引潮力公式，月球引潮力等于太阳引潮力的 2.17 倍，月球引力能如同引起海洋潮汐那样对人体中的液体发生作用，形成所谓生物潮，Menaker 氏兄弟所说有一定理由。现代医学已发现月亮不同时期中人体血液 pH 有相应波动，这种波动甚而可造成肺结核大咯血。满月时，内分泌最旺盛，看来月亮对冲任脉节律的影响及妇女月经周期的建立涉及生物电磁场、月亮光照及引潮力作用等诸方面，是对人体内分泌、神经系统及机体组织综合作用的结果。

月亮对冲任脉节律的形成及月经来潮的影响还与人体肾气、冲任脉畅通及胞宫发育有关，只有在肾气充盛，冲任脉畅通、充实，胞宫发育成熟并有“天癸”的协调，月亮的作用才能影响人体，产生冲任脉节律和月经，并使行经时间和月亮盈亏时间保持一致。诚如前述，通常女性 14 岁左右肾气充盛，冲任脉已盛且畅，胞宫发育成熟并有天癸产生，易在月亮影响作用下，月经初潮，并基本保持在月满日左右行经。倘若初潮年龄小于 13 岁，或大于 16 岁，则示肾气、冲任脉、胞宫、天癸等存在不足，或肾气不充，或冲任脉未盛不畅，或胞宫发育延迟，或“天癸”虽有产生但不能发挥协调作用，这些妇女经潮时间就难以与月相关。探讨证实，初潮年龄越接近 14 岁，行经时间和月亮盈亏时间越易有一致性。随着初潮年龄的推迟，月经来潮时间亦离月满日越远，经统计学处理各年龄组之间有非常显著性差异（$P<0.01$），可见行经时间和月亮盈亏时间的一致性，受初潮年龄迟早的影响（图 3-9）。

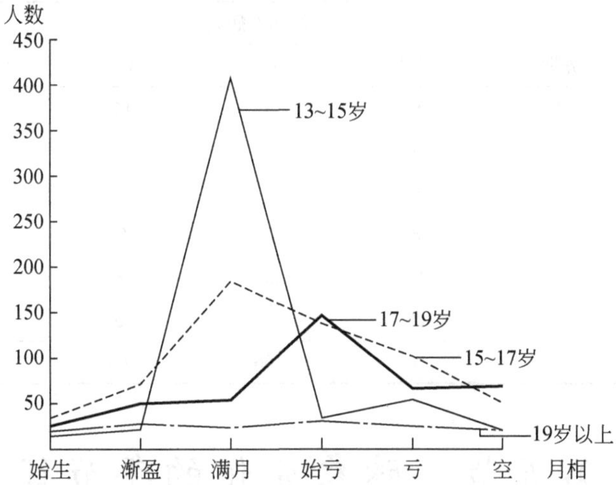

图 3-9　1600 名妇女不同初潮年龄行经时间与月相关系

对 442 位患有月经病妇女的行经时间调查提示月经病以月亏、月空时为最高，以月满前后为最低，也就是说，月经病好发于行经时间在月亏、月空之妇，提示月经来潮不在月满者机体可能存在月经病潜在病态。调查发现一般痛经、经闭、月经后期多发于行经在上旬者，经统计学处理有非常显著性差异（$P<0.01$）（表 3-3）。为什么月经病好发于月亏、月空经潮之妇呢？前面谈到，妇女初潮年龄是影响行经时间与月亮盈亏时间一致的因素，若不能在 14 岁左右初潮，说明肾气、冲任脉、胞宫、天癸等的发育生长均欠顺利，成为今后月经发病的隐因，此其一。《素问・八正神明论》说：“月始生，则血气始精，卫气始行；月廓满，则血气实，肌肉坚；月廓空，则肌肉减，经络虚，卫气去，形独居。是以因天时而调血气也。”《灵枢・岁露》篇曰：“人与天地相参也，与日月相应也。故月满则海水西盛，人血气积，肌肉充，皮肤致，毛发坚，腠理郄，烟垢著，当是之时，虽遇贼风，其入浅不深。至其月廓空，则海水东盛，人血气虚，其卫气去，形独居，肌肉减，皮肤纵，腠理开，毛发残，腠理薄，烟垢落，当是之时，遇贼风则其入深，

其患者也卒暴。”根据以上《内经》所论，妇人在月亏空时，属生理性月周期中虚弱时间，抵抗外邪能力下降，此时妇女又遇月经来潮，使气血更虚，机体自身调节能力及抗御外邪能力均处于十分低下的状态，疾病也就易于发生，此其二。上述两种因素的综合就使得月亏、月空经潮之妇，好发月经病变。至于痛经，月经后期多发于经潮在下旬者，崩漏、月经先期多发于经潮在上旬者尚待探讨。

以上探讨的冲任脉节律对月经形成的影响，在临床上有指导意义。根据初潮在14岁左右易与月亮周期一致，并在今后的岁月中少有月经病发生的现象，临床可运用药物适当调整少女初潮期，对14岁尚未经潮者，可用补肾，调理冲任脉促其经潮，对经潮年龄早及月经病者，若其经潮不在月满者，利用行经时间在月满前后月经病发病率低的规律，调整月经周期，尽量使行经时间在月满日左右，进而再分别进行辨病、辨证施治。这不仅可使月经病发病减少、减轻，还可能有利于机体对药物作用敏感，取得较好的疗效。临床对这种治法已有应用，实践证明该方法有效，值得推广。

表3-3　442例月经病发病与月相关系

月相	月经病发病数					总数
	先期	后期	痛经	闭经	崩漏	
始生	10	9	10	14	14	61
渐盈	9	8	7	12	12	52
满月	5	6	2	3	3	21
始亏	7	8	6	5	5	33
亏	9	15	26	26	41	108
空	8	28	55	55	61	167
合计	48	74	106	106	136	442

第五节　脉象变化的年节律

脉象是中医创造的诊察疾病的重要手段。古代医家很早就发现脉象存在年变化节律，这种节律变化表现在春夏秋冬四季脉象在脉位、脉形、脉势等方面不同，并运用取象比类的方法，予以详细描述。

以某些动物四季活动特征描述四季脉象部位深浅、态势。《素问·脉要精微论》说：“故持脉有道，虚静为保，春日浮，如鱼之游在波；夏日在肤，泛泛乎万物有余；秋日下肤，蛰虫将去；冬日在骨，蛰虫周密，君子居室。”对脉位除了直接用人体骨、肉、皮肤等不同组织层次的五体名称说明其在四季深浅变化外，还以鱼、虫的四季活动变化比喻脉象深浅部位的不同和脉象态势的特征。如为说明春天脉象在肤表浅位，还有时隐时现、微露微伏交替出现的脉动特性，而以鱼游在水波中，春天多浮游在上，时隐时现的状况喻之。夏脉在肤充实而无虚沉之象，遂以夏季万物有余的茂盛之状喻之。秋脉在肤下肌肉之中，部位较夏脉为深，并有继续下沉，脉动不明显的态势，乃以将欲入蛰之虫，活动减少之状喻之。冬脉沉至骨，脉动须用力手按方始可察，且见脉周皮肤肌肉紧缩，故以蛰虫隐伏少动，人处于居室内，外出活动较少的状况喻之。

以度量衡器具的形状与作用描述四季脉象。如春脉上下来去有圆滑之象，犹如可用画圆之"规"器来度量；夏脉脉动上下来去明显，方方正正之态，似可以画方形之"矩"器度量；秋脉脉动上下左右轻微摇摆，似可挪"衡器"即秤杆之平直摆动；冬脉沉伏深里，下沉趋势明显，上下摆动不著，犹如"权器"（秤砣）下沉重伏等。诚如《素问·脉要精微论》所说："四季动，脉与之上下，以春应中规，夏应中矩，秋应中衡，冬应中权。"

以对琴弦、钩吻、毛发、石块等物的触觉，形容四季脉象的形态。春脉细直绷紧，如按琴弦；夏脉来盛去衰，如抚钩吻，弯曲升降，上下起伏明显；秋脉如触毛发，有浮散感；冬脉如触石块，有坚挺沉实感。如《素问·平人气象论》说："春脉微弦，夏脉微钩，秋脉微毛，冬脉微石。"《素问·玉机真脏论》说："春脉软弱轻虚而滑，端直以长，故曰弦，反此者病。夏脉来盛去衰，故曰钩，反此者病。秋脉轻虚以浮，来急去散，故曰浮，反此者病。冬脉来沉以搏，故曰营（石），反此者病。"

综合以上脉象在四季中的变化特征是：春天脉位较浅，轻按可得，有轻虚细直圆滑感；夏天脉位更为浮浅，触之肌肤即得，有柔韧感，上下起落较大，脉来势盛，鼓指感明显，脉去势衰，指感稍弱；秋天脉位较深，须用力按之始得，有平直感，并微有上下左右浮动；冬天脉位最深，须用力深按压始得，有沉紧感，脉动左右上下变动不显，较固定。对四季脉动速率未见有次数多少变化的记载，可能与脉率在四季中变化不大或变动不规律有关。

运用现代科技手段观察脉象四季变化的结果证实脉象年节律改变确实存在。对 16 例 18～35 岁正常男青年，使用 MX-3 型脉象仪和 H-MX-3C 型换能器连接心电图机测录左脉图，每人连续测试一年二十四节气，以能代表四季的春分、夏至、秋分、冬至四个节气日所测脉图分析，图像出现压（$P_{出}$），亦即以最初出现完整图像时按脉指压力进行比较，示冬春时"$P_{出}$"较大、脉偏沉，夏秋时"$P_{出}$"较小、脉偏浮，四季之间有显著差异（$P<0.05$），说明四季脉象存在脉位深浅变化。脉图波幅各参数有明显的季节性变化趋势，并呈有规律地周期改变。主波幅 $h1$ 在夏季最高，冬季最低，春秋两季则分别处于由低到高和由高列低的过渡阶段。经 F 检验，四季之间 $h1$ 有非常显著差异（$P<0.01$），冬夏之间相差约 1/3，故夏脉切诊较洪大，冬脉切诊较沉细，四季脉象存在脉动态势改变。在脉形上则见夏至脉图主波高而稍宽，冬至主波低而较窄，春分、秋分介于两者之间，但四季脉图形态基本一致（图 3-10）。

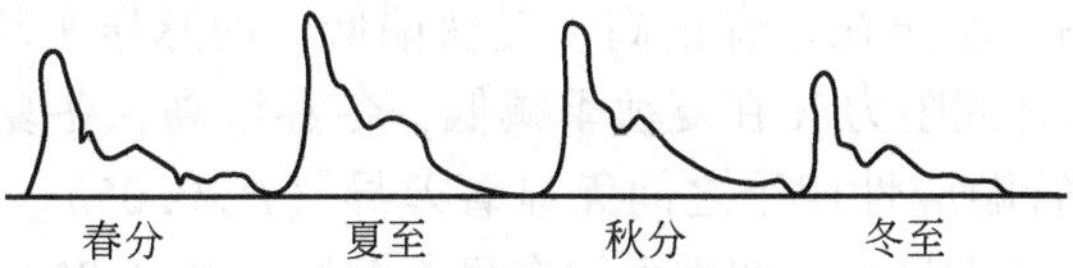

图 3-10　正常青年男女四季脉图

上述实验结果证实中医关于脉象年节律变化的描述是客观的。

脉象年节律是如何形成的呢？掌握脉象年节律有何意义呢？

脉象是人体脏腑功能活动的反映，脏腑功能活动出现季节性变化，脉象也就随之有相应的改变。肝气应春，心气应夏，肺气应秋，肾气应冬，故春见肝脉弦象，夏见心脉洪大象，秋见肺脉毛象，冬见肾脉沉象。人与自然相应，在自然环境春暖夏热秋凉冬寒的气温变动影响下，人体气血春夏趋向于表、腠理疏松，秋冬趋向于里、皮腠致密，并有在人体不同组织层次的特征，所谓“春气在经脉，夏季在孙络，秋气在皮肤，冬季在骨髓中”反映在脉象上就有脉位深浅，感觉明显与不明显，脉动形态等变化，所谓“四时之动，脉与之上下”。综上所述，脉象年节律变化成因归于四季变化对人体气血、脉道、脉道周围组织的影响。

现代对脉象年节律变化的机理探讨认为，气温、气压对人体皮肤、肌肉、血管、血流量、流速等影响是脉象变动的因素。当外界环境气温升高，气压偏低时，人体体表血管因外压减少，温度升高而扩张，血流量增加，血流速加快，加之其时皮肤肌肉松弛，脉象就会呈现出浮大现象。当外界环境气温低，气压偏高时，人体体表血管因外压增大，温度偏低而收缩，血流量减少，流速缓慢，加之其时皮肤肌肉收缩，脉象就会呈现沉细现象。经选择气温、气压、湿度三大气候要素，观察分析其与脉图变化的相关关系，三种气候变化均与脉搏主波幅变化相关。在气温高、气压低、湿度低时则 λ1 增大，反之则 λ1 减小。温度与四季脉图参数变化见图 3-11。气温 T、气压 P、相对湿度 Hu 四季变化见图 3-12。

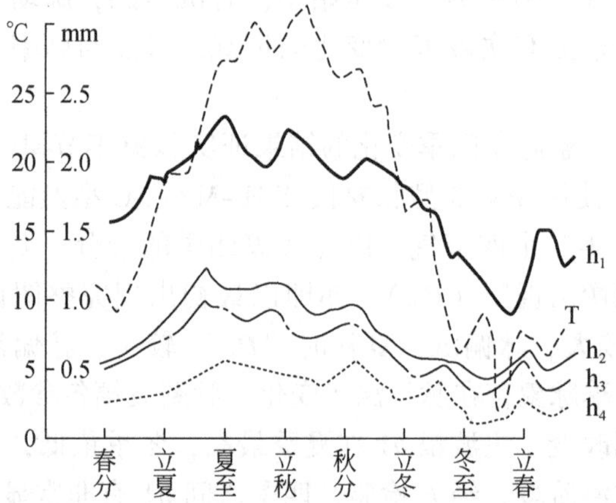

图 3-11　四季脉图参数变化及等温度的关系

从图 3-12 看，气温气压的年变化节律明显，其与 λ1 变化趋势基本相符。湿度 Hu 变化无规律，推测气温与气压的年节律改变是脉象年节律形成的重要因素之一。

对心血管功能检测，血压在冬春偏高、夏秋偏低，动脉压平均值四季之间有非常显著差异（$P<0.01$）。总外周阻力 R 在夏秋季减低，冬春增高，冬夏之间有显著差异（$P<0.05$），心排血量、血管顺应性四季之间无显著差异（$P>0.05$）。尿儿茶酚胺 24 小时排量的测定为夏季最低、冬季最高，四季之间有显著差异（$P<0.05$）。儿茶酚胺尿排量高反映了机体交感神经兴奋性强和肾上腺髓质分泌功能旺盛，机体总的反应表现为血管收缩，血压增高，总外周阻力加大；排量低则反之。从血流动力学角度来看，脉搏波上升的速度受心输血量、心室射血速度、动脉阻力和弹性的影响。

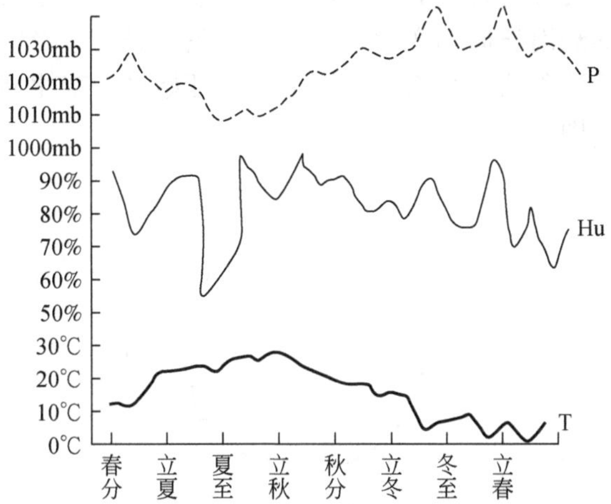

图 3-12　气温 T、气压 P、相对温度 Hu 四季变化

上述人体心血管生理活动的研究，反映了总外周阻力的年度变化节律与脉象变化关系最大。故人体脉象节律是正常人在气候因素影响下，通过神经–体液因素的调节，使血管舒缩状态发生年节律变化，导致外周阻力节律改变而产生的。冬季血管收缩，外周阻力增加；夏季血管舒张，外周阻力减低；春秋则分别递减、递增，呈现于切诊的桡动脉上就有了四季脉象的不同（图 3-13）。

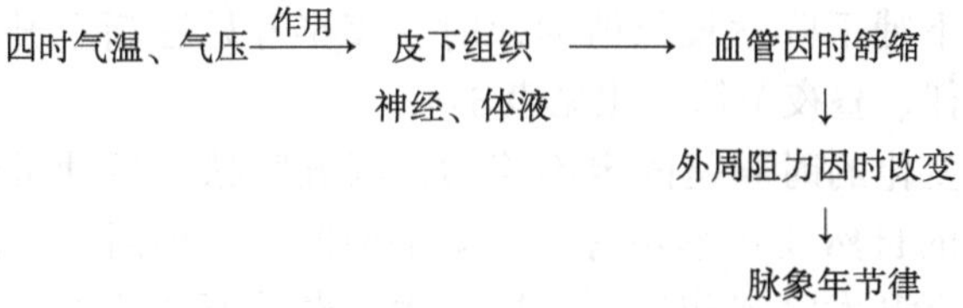

图 3-13　四时影响脉象年节律机制

了解与掌握脉象的正常年节律变化，有利于正确分析脉象，防止误诊。如春脉似鱼在波、时隐时现，夏季在肤，秋季在肤下，冬季在骨等四时脉位深浅不同的脉象，是为常脉，反映机体生理调节功能正常。若夏日在骨，冬日在肤的脉位即属异常。又如春夏应脉大而浮，秋冬应脉沉而细，若现《素问·平人气象论》谓“春夏而脉瘦，秋冬而脉浮大”，则为逆四时脉，反映机体生理调节功能不足或紊乱，是疾病的征兆。根据四时五脏常脉脉象的季节位移，还可判断病变的脏腑病位，如夏见弦脉是为肝病可能等。

第六节　五脏精气活动节律

五脏精气是脏腑活动的物质基础，是生长化收藏变化的动因。五脏精气活动量有周期性盛衰消长的变化节律，其盛衰消长共有五种不同状态，古人采用“休、王、相、死、囚”五个词分别表达。王，表示五脏精气活动量达最高峰。死，表示精气活动量的最低值。相，是精气活动量开始逐渐上升，量值在死、王之间。休，为精气活动量开始下降。

囚，则精气活动量下降更为明显。休、囚精气活动量值介于王、死之间，而依次递减。

五脏精气活动量盛衰消长周期变化是精气活动量上升，达峰值，再经开始下降和下降明显两个阶段，最后达谷值，继而又逐渐上升，开始又一变化周期，如此反复，周而复始。如示意图所示（图3-14）。

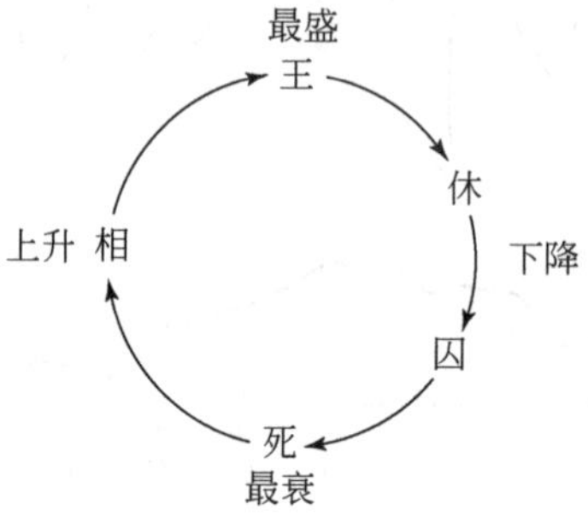

图3-14 五脏精气消长示意图

五脏精气活动量盛衰消长变化周期有年和昼夜两种。年节律以一年分为五季，每季有五脏相应的精气活动量大小的变化。如肝脏精气活动量在春天最盛为王时，夏天开始下降为休时，长夏继续下降为囚时，秋天下降达最低值为死时，冬天开始逐渐上升为相时。昼夜节律则十二时中平旦、日中、日仄、下晡、夜半五时为分期，各时的五脏精气活动量大小变化不同。如肝脏精气活动量在平旦最盛为旺时，日中开始下降为休时，日仄继续下降为囚时，下晡下降达最低值为死时，夜半开始逐渐上升为相时。五脏精气活动量盛衰消长的年节律、昼夜节律变化见表3-4。

五脏精气活动量变化的时间是固定不移的，因五脏精气活动量的改变与时令和昼夜中旦午暮夜不同时间的自然变化影响有关，某脏何时相、何时王，总是在旦午暮夜或时令的某时。如肝脏具有升发宣泄作用，其性若木，春季万物萌发，肝脏功能合春令而加强。又如肾脏具有封藏作用，其性若水，冬季万物凋零，闭藏土中，肾脏功能合冬令而有增，此即肝在春令精气活动量呈“王”态，肾在冬令精气活动量呈“王”态的固定时间。平旦为万物萌醒之时，少阳升发之际，肝脏升发性能与之相符，自然与人体变化同性相加，故肝脏固定在平旦时精气活动量处于最盛属王的状态。夜半为万物入睡少动之际，精气内藏而不外泄，肾脏封藏性能与之相符，自然与人体变化同性相加，故肾脏固定在夜半时精气活动量处于最盛属王的状态。

表3-4 五脏精气活动节律周期表

时间		五脏精气活动量				
年	昼夜	肝	心	脾	肺	肾
春	平旦	王	相	死	囚	休
夏	日中	休	王	相	死	囚
长夏	日仄	囚	休	王	相	死
秋	下晡	死	囚	休	王	相
冬	夜半	相	死	囚	休	王

以上是五脏精气活动正常的变化时间，若时间上发生更移，即便精气活动在量上及变化图式上未变，也属不正常状态。如肾不在冬王，而在春王；不在夜半王，而在平旦王等，皆提示肾脏病态改变。

受春夏秋冬长夏，以及平旦、日中、日仄，下晡、夜半等时间的制约，五脏精气活动盛衰消长的顺序也被限定。如春令肝王，春之后为夏，夏令心王，故心王在正常情况下必须继肝王之后发生。昼夜之中心王也是继肝王之后。余脏及休囚死相也依此类推。五脏精气活动的这种节律变化的时间顺序特点，古代医家喻之为"神转不回"。如唐朝医家王冰说："夫血气应顺四时，递迁囚王，循环五气，无相夺伦，是则神转不回也。回，谓却行也，然血气随王，不合却行，却行则反常，反常则回而不转也。回而不转，乃失生气之机矣。"若五脏精气活动的变化不循上述顺序则意味着脏气与时令不合，机体已成病态。

关于五脏精气活动量变化顺序除了受自然界时令变化影响外，还与五脏之间精气盛衰消长变化的互相影响有关。通常在某一时间中，五脏精气活动量状态各不相同，有王、有休、有死、有囚、有相等，何脏为休，何脏为死，也有限定。如春令肝王，则心相、脾死、肺囚、肾休。余脏见表3-4。此亦属五脏精气活动量的"神转不回"，若违反此规定也是病变的表现。关于五脏精气"神转不回"的活动量大小变化是生物界中普遍规律之一，若逆回倒转，犹如桃李开花当在春天，若隆冬季节，桃李反花，则其反花之株木，往往在来春不能再度开花，且多枯萎而死。人体五脏精气活动若"神转却回"，机体则必病作而受损。综合五脏精气活动正常与异常变化特征如表3-5。

表3-5　五脏精气活动正常与异常节律特征

	正常节律特征	异常节律特征
时令	与时令相合	不合时令
次序	依肝心脾肺肾顺序	不依肝心脾肺肾顺序
方向	神转不回	倒转逆回
王气	当王则王	不当王而王或当王不王

五脏精气活动节律的临床意义有以下几方面。

（1）用以指导了解五脏病好发于特定时令的内因。《素问·咳论》说"五脏各以其时受病，非其时各传以与之"，五脏各以其气当王之时受邪而发病，若非其气当王之时而发病，那么该脏的病邪是由他脏传变而来的。说明疾病好发的季节性与五脏精气活动有关。

（2）说明病势进退。五脏病有愈甚持起的年节律变化和慧静甚昼夜节律变化，这是五脏精气活动节律变化影响的结果，说明疾病不仅受阳气作用的影响，表现为旦慧昼安夕加夜甚的昼夜节律，还因疾病深入五脏，与五脏精气相作用的"脏独主其病时"所表现的五脏病变变化的特殊节律。

（3）测知病变预后。若病变呈现脏独主其病时，其疾病变化节律与五脏精气活动节律基本一致，说明五脏精气活动尚循正常节律进行，精气活动神机未失，犹可救药。一且五脏病势进退与五脏精气节律活动不相符时，则示五脏精气节律活动已受影响，病变危重，预后不良。

（4）指导择时用药。根据在五脏精气活动影响下五脏病势进退时间节律性，可在病甚前及时用药，扶助五脏精气，抑制病邪侵害。

第七节　新生儿出生时间与季节、月亮相位及昼夜变化节律的关系

十月怀胎，一朝分娩。分娩时间与自然界周期变化存在着相关关系，这是中医“人与自然相应”的整体观的体现。深入研究之，对优生学及预测产时有一定意义，对进一步了解自然界变化对人体的生理活动的影响有参考价值。目前的研究主要在于探讨分娩时间与季节、月亮相位及昼夜的关系。

分娩与季节：1979 年，对 1460 例产妇的分娩时间调查统计发现，四季产妇顺产率春夏为 69%，秋冬为 79%。将顺产百分率作统计学处理，结果 $P<0.001$，有非常显著差异。说明秋冬与春夏相较，前者顺产率高。

分娩与月亮相位：对 10 年共 40 255 例新生儿出生时间进行处理，首先将以阳历计算出生时间归算为太阴月日期，然后采用“同相位相加法”，把相同太阴月日期，初一，初二……各日的出生人数进行累加，按累加数随太阴月日期标出分布曲线（图 3-15）。

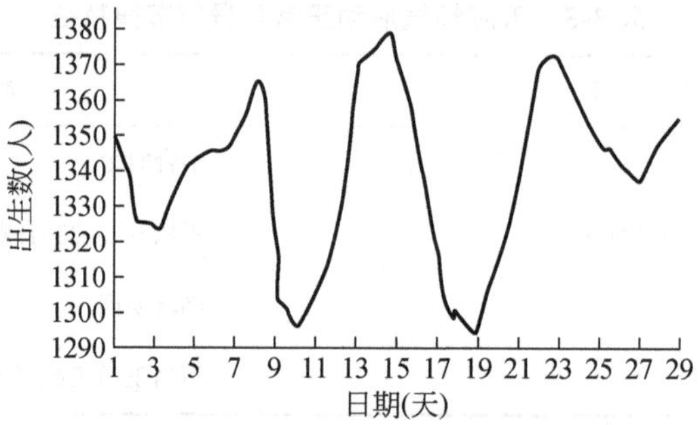

图 3-15　出生数随太阴月日期分布

从图 3-15 中可见，在一个太阴月里，人的出生数有较明显的变化规律，出现四个峰值和四个谷值。最高峰较平均值高出 7.1%，最低谷值较平均值低 5.1%，最高峰值与最低峰值相差 12.2 %。该图还显示了四个峰值分别位于太阴月的初一、初八、十六和二十三。

在太阴月中，初一固定为朔日，而月亮的其他相位由于日、月、地球三者的相对运动，在太阴月的日期上并不是固定的。调查者经对 1980 年 1 月至 1985 年 12 月被调查的日期中共含有 74 个整太阴月的月亮相位时间分析，结果成图 3-16。

从图中 1980～1985 年 74 个太阴月中朔、上弦、望、下弦在太阴月日期的对应分布可以看出，朔固定在初一，上弦多在初八，望多在十六，下弦多在二十三。将图 3-15 的结果对照分析可见，人的出生数偏多的日期正好对应于月亮的朔、上弦、望、下弦四个相

位，其中以望月出生人数最多。

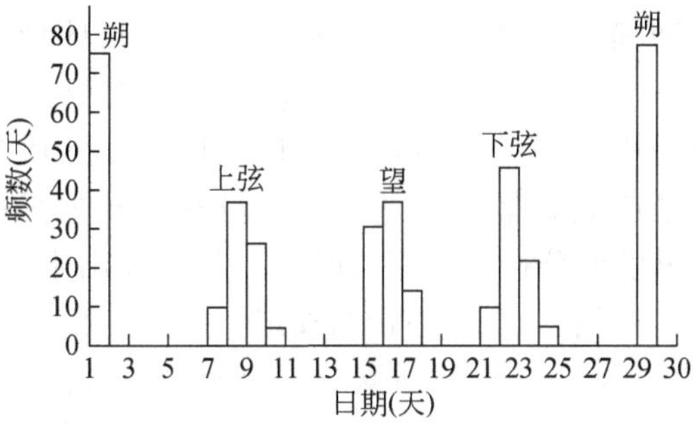

图 3-16　朔、上弦、望、下弦随太阴月日期分布

分娩与昼夜：黄慕君对南京铁道医学院附院妇产科 1964 ~ 1979 年间自然分娩的 14 058例新生儿出生时间进行了统计分析。他按《内经·顺气一日分为四时》篇所论，将昼夜分为平旦（4 ~ 8 时）、日中（10 ~ 14 时）、日西（15 ~ 19 时）三个时间变化阶段，每阶段 4 小时，结果：平旦出生数为 2725 人，占 39.43%，日中出生数 2285 人，占 32.82%，日西出生数为 1932 人，占 27.75%。经统计学分析，三个时间阶段出生数之间有显著差异，平旦组>日中组>日西组。

黄氏又将昼夜按《内经》所说，分为阳中之阳、阳中之阴、阴中之阴、阴中之阳四个时期，每期 6 小时，观察比较出生数，结果：四个时期的人数是阴中之阳与阳中之阳时（下半夜与上午）多于阴中之阴时（上半夜），后者又多于阳中之阴时（下午）等。

以上结果可见，新生儿出生数在阳气开始生发和阳气隆盛的时候，即下半夜至中午这段时间，明显高于阳气最弱、阴气最盛的时候，即下午至上半夜。而阳气生发的平旦最多，阳气隆盛的日中次之，阳气已虚的日西最少。李啸红对 1982 年出生的 1816 名新生儿，按全日 24 小时中每一小时出生的人数进行统计，发现：凌晨 1 时，即下半夜的开始是分娩高峰，此与黄氏调查结果基本吻合。

上面几项调查报告说明了以下几个问题，四季变化对分娩有影响，说明对受孕时间也有影响。如秋冬分娩数较多，推算受孕时间则多在冬末春初，且秋冬顺产率高，似可表明其时是易于受孕时间，并对新生儿出生时有利。分娩在月亮相位中望月最多，据怀孕后预产期推算法回推，则其受孕时间以朔及上弦月期间为多，妇女月经来潮在满月左右，经潮后 15、16 日正是排卵时间，其时也正是朔、上弦月时间。

国外也有调查统计报道，发现满月时新生儿出生数多。为什么满月时新生儿出生多呢？根据满月时月经来潮也多的现象推论，满月时，月亮引潮力较大，对人体体液引力作用也大，加上孕妇血容量较正常人平均约增加 1500ml，血液较稀，胎儿被包裹在羊水中，则更易于受月亮对液体引力作用的影响。月亮对地磁，并通过地磁改变对地球上气候的影响等诸多因素综合作用下，使新生儿足月时于月满日来到人间。关于上述月球引力、地磁改变、气候变化等诸因素在分娩中究竟作用如何尚属新课题，有待深入探讨。

分娩与昼夜的关系早已被细心的医生所注意，运用阴阳学说论其机理，则下半夜至中午这段时间为人体阳气作用为渐生而盛时，不仅从量上讲较下午与上半夜为多；从作用趋势看，该时处于生升而旺时，而午后则处于渐降而衰时，故下半夜起机体阳气渐生而盛，功能活动增强，促进了分娩活动的产生。具体地讲，分娩是人体生理活动之一，是气血循环周流出入的一种特定的表现形式，需要人体多方面功能活动的参加。阳气代表了人体活动中兴奋的、强烈的作用方面，虽然讲分娩活动是复杂的，有很多原因促成，但分娩是产妇艰辛劳作的过程，没有活动加强的机体，就不可能使胎儿正常娩出。以中医阴阳学说分析，在阳气旺时，新生儿出生数多是可以理解的。

现代医学研究发现，女子在入夜左右情绪安定，尤其在晚上9时左右，机体处于放松状态，肾上腺素类激素分泌减少，皮质激素分泌也处于谷值，子宫收缩活动减弱，并处于相对舒弛状态，对胎儿作用小，这些均可为午后及上半夜分娩胎儿数少的原因。以阴阳学说论，此时阳气渐弱而衰，机体活动力下降，机体促使胎儿娩出的力量不足，故而新生儿出生数下降。

总之，揭开分娩时间节律之谜，对分娩生理会产生新的认识，对优生学的研究也有促进，其研究意义可超出时间医学范畴。

第八节　疾病的旦慧、昼安、夕加、夜甚节律

一般疾病在昼夜之中均有病情波动，古代医家对此观察总结为“旦慧、昼安、夕加、夜甚”疾病变动节律，意即疾病发生后，患者多数在早晨感觉病情减轻，神气爽快；白昼较安静，病情继续减轻稳定，部分症状可暂时消除而恢复正常；傍晚病势渐渐加重，白昼消除或减轻的症状又复出现或加重；夜间病势最甚，不仅已有的病症加剧，某些危重的症状在此时突然发作，有时还可导致死亡。

笔者在临床中对此节律很有体验，如对小儿外感热病，常见家长在夜间抱来就诊，询之知家长虽白天已经觉察小儿外感，但未见发热，以为小恙，不来求医。黄昏时则小儿开始发热，至在热势渐高，方始着急而来医治。小儿外感发热热退时间常在平旦，汗出而身凉，故对夜半以后接近凌晨的发热小儿，只要体温未超过40℃，一般不予退热药，待其热势因时缓缓自退，可防止服药退热引致大汗。对221例发热患者的观察分析证明，发热的昼夜变化趋势确符“旦慧、昼安、夕加、夜甚”节律。观察的病种有上呼吸道感染（含急性扁桃体炎）56例，急性支气管炎8例，慢性支气管炎并感染（并发肺气肿、肺源性心脏病）17例，肺炎111例，伤寒6例，泌尿系感染7例，其他16例，每人每日测体温6次（亦即4小时一次）为一例次，结果见表3-6。

表3-6　221例患者发热时间分布

时间	2时	6时	10时	14时	18时	22时
最高体温例次	10	13	21	108	164	85
最低体温例次	19	120	156	38	29	35

从表 3-6 中可见，体温高峰出现时间以午后 14～22 时为多，共 357 例次，占 89%，次晨 2～10 时较少，共 44 例次，占 11%。经统计学处理，下午的 2 时、6 时、10 时与上午的 2 时、6 时、10 时的体温高峰出现例次，均有非常显著性差异（$P<0.01$），而体温最低所出现的时间，以上午 6 时、10 时为多，共 276 例，占 69%，经统计学处理，与其他各时间例次有非常显著差异（$P<0.01$）。若将 221 例不同时间体温波动情况绘成曲线图可见其热势有明显的昼夜节律改变（图 3-17）。

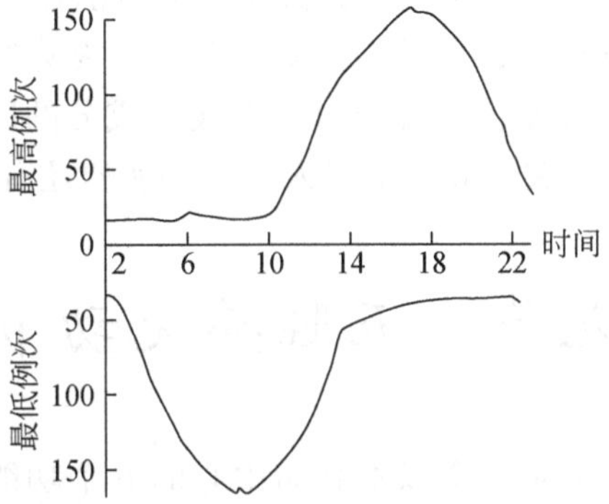

图 3-17　221 例不同时间体温波动曲线

肝脏病变，如肝炎常有食欲缺乏的临床表现，经十数年的临床观察，发现多数患者早餐食欲尚可，尤其进食半流汁时，中餐基本正常，但喜欢饮菜汤，夜餐食之较少，食后腹胀也明显，若上半夜再加用一餐则腹胀更为明显。肝炎患者早中晚三餐情况与疾病的旦慧、昼安、夕加、夜甚节律相似。一些痛证患者也常是昼安夜甚。如坐骨神经痛患者，白昼虽痛但可忍受，入夜痛加，半夜可因痛而辗转反侧不能入眠，甚则不得不起床活动，以求减轻疼痛。胆石症所具有的胆绞痛多在午后渐起，初觉右上腹不适，渐至隐痛，半夜常绞痛突然发作。旦慧、昼安、夕加、夜甚节律，在神志病变方面表现突出。有位中年女工素患高血压，不慎于夏夜由凉竹床上跌下，以后每至午后即觉神志逐渐昏迷，晚上 8 时左右发展至人事不省，2～3 小时后逐渐清醒，平旦与上午一如常人。精神病患者多在夜间病情加重或突然发作。该节律还可见于心绞痛、伤寒。一些病变具有专在夜间发作的特点，如夜游症、夜尿。夜间结核病中毒症状加重、哮喘、青光眼疼痛、脑栓塞等发生，均可证明旦慧、昼安、夕加、夜甚节律，源于实践，以疾病客观变化为基础。

疾病为什么会呈现旦慧、昼安、夕加、夜甚的变化呢？《内经》认为是“人气”昼夜节律变化的结果。如《灵枢·顺气一日分四时》篇说：“朝则人气始生，病气衰，故旦慧；日中人气长，长则胜邪，故安；夕则人气始衰，邪气始生，故加；夜半人气入脏，邪气独居于身，故甚也。”早晨患者感到症减神爽是因人气早晨生发，功能逐渐活跃，邪气衰退；日中病情安静是因人气已经隆盛，正能胜邪，邪气亦衰；傍晚病情加重是因人气开始收敛，功能渐渐衰退，邪气也相应地开始增强，夜半病情最重或突然发作是因人气闭藏于内，功能更趋衰退，邪气乘虚而作。

人气的昼夜节律、邪气昼夜的盛衰变化密切相关于疾病的昼夜变化节律。但何谓“人气”？有的认为指的就是“阳气”，因阳气有抗邪作用，阳气节律变化也类似。有认为指卫气，因卫气也具有抗邪作用，且卫气的昼夜节律是昼行于阳经，夜行于阴经，与人气节律也相似。有认为“人气”不同于阳气和卫气而独立存在，三种说法孰是孰非，尚无定论，有待探讨。

从目前研究分析人气的生长收藏的节律与血中皮质激素浓度变化的昼夜节律相似，而皮质激素有抗感染、抗过敏作用，故皮质激素可能是人气的物质代表。如前述221例发热患者的调查发现午后2～10时是热势最高的时间，而其时正是皮质激素逐渐减少并达一日之中最低浓度之时，两者正好同步有相关关系。但目前还不能肯定“人气”完全等同于皮质激素，一些疾病在昼夜中，旦慧、昼安、夕加、夜甚的变化与迷走神经的兴奋性昼夜改变、免疫功能的昼夜节律、血管张力及血液中成分的因时增减等有关，还与致病因子在昼夜之中的活动变化有关。故关于“人气”的实质还有待揭示。

第九节　五脏病变动节律

根据中医脏象学说，五脏是一个以本脏为中心的五个功能结构系统，不仅包括心肝脾肺肾五脏本脏，还包括与五脏相关的五体、五窍、六腑等。

以心为中心的功能结构系统包括：心主血脉，开窍于舌，其荣在面，心与小肠相表里，心为君主之官，神明出焉等。故心病包括心、小肠、血管、舌、神志等，还包括“诸痛痒疮，皆属于心”的病理变化。

以肝为中心的功能结构系统包括：肝主筋，开窍于目，其荣在爪，肝与胆相表里，肝藏血，肝主疏泄，性喜条达，肝者将军之官，谋虑出焉等。故肝病包括筋、目、爪、肝胆等脏腑及血、情志等病变，还包括“诸风掉眩，皆属于肝”的病理变化。

以脾为中心的功能结构系统包括：脾主肌肉，主四肢，开窍于口，其荣在唇，脾与胃相表里，脾统血，脾主运化，脾主思。脾脏以《难经·四十二难》说“脾重二斤三两，扁广三寸，长五寸，有散膏半斤”，可能指的是现代医学中胰脏。从胰脏部位上看，位于中焦，接近于胃，从功能上看，胰是消化系统的主要脏器之一，与脾主运化功能关系密切，因此脾病应包括胰、胃、脾、四肢肌肉、口唇、血液、饮食消化等方面的异常，还包括“诸湿肿满，皆属于脾”的病理改变。

以肺为中心的功能结构系统包括：肺主皮毛，开窍于鼻，肺与大肠相表里，肺主气，司呼吸，主肃降，通调水道，肺主宣发等。故肺病应包括呼吸、水液代谢、鼻、毛发、皮肤、肺、大肠等方面的异常，还包括“诸气膹郁，皆属于肺”的病理变化。

以肾为中心的功能结构系统包括：肾主骨生髓，开窍于耳，其荣在发，肾与膀胱相表里，肾司二便，主前后二阴，肾藏精，与胞宫、冲任二脉相系等。故肾病包括骨、发、脑髓、耳、肾、膀胱、心、二阴、精液、生育等方面的病变，还包括“诸寒收引，皆属于肾”的病理变化。

五脏病变的一般变动节律也有旦慧、昼安、夕加、夜甚的变动情况，只是当病邪深入五脏，“脏独主其病”时，脏腑病变“是必以脏气之所不胜时者甚，以其所胜时者起也”，循着各脏病变的性质特点而有各自的时间变化特征，本节要介绍的正是“脏独主其病”时，五脏病变的年节律变化和昼夜节律变化。

1. 五脏病变年节律变化

中医对五脏病变的年节律变化观察较多，体会也深。如东风生于春，病在肝，俞在颈项；南风生于夏，病在心，俞在胸胁；西风生于秋，病在肺，俞在肩背；北风生于冬，病在肾，俞在腰股；中央为土，病在脾，俞在脊。又如春季多病，忽忽善怒，眩冒巅疾……胁痛而吐，肝之病也；夏季暑热易扰心神，故多病中暑、暑厥；秋气收杀，人若不应，则易患喘咳，肺之病也；冬寒伤阳，肾的气化每有不足，则易见浮肿等患。《素问·金匮真言论》说："春善病鼽衄，仲夏善病胸胁，长夏善病洞泄寒中，秋善病风疟，冬善病痹厥。"不同的脏腑病变有不同的发病病位和性质，发病的季节各不相同。

对临床众多繁杂的五脏病变化，《素问·脏气法时论》将其年变化的规律归纳如下：病在肝，愈于夏，甚于秋，持于冬，起于春；病在心，愈于长夏，甚于冬，持于春，起于夏；病在脾，愈于秋，甚于春，持于夏，起于长夏；病在肺，愈于冬，甚于夏，持于长夏，起于秋；病在肾，愈于春，甚于长夏，持于秋，起于冬。

上述五脏病年节律中所谓"愈"指疾病痊愈或症状暂时消失。"甚"指病情加重，"持"指疾病暂无进退，"起"指疾病发作起始。

对五脏病愈、甚、持、起的年节律变化，《内经》主要以五行生克的脏腑与四时关系、脏腑与脏腑之间的关系来论，包括五脏精气活动年节律变化的影响作用。所谓"夫邪气之客于身也，以胜相加，至其所生而愈，至其所不胜而甚，至于所生而持，自得其位而起"。以肝脏病变为例，肝在春为自得其位而起病；肝在夏，夏属火，肝木生火，是至其所生故病愈；肝在秋，秋属金，肝木受克于金，是至其所不胜而病甚；肝病在冬，冬属水，水生木，是至其所生而病持。五脏病变年节律变化与五脏精气活动情况很密切。如《灵枢·本神》篇说："心死于冬，肝死于秋，脾死于春，肺死于夏，肾死于长夏。"与五脏甚时正好吻合，说明五脏病甚时与五脏精力活动量极度低下有关，因"死"代表了精气活动量最低的状况（注意，此处"死"的含意，不是死亡）。仍再以肝脏为例，肝脏精气活动量是春天最盛为王，夏则次之为休，长夏更次之为囚，秋天最衰为死，冬天又逐渐回升为相；其对肝病的影响则秋天病重，冬天基本稳定，夏天复常或症状消除。但春天肝脏精气为王时，却反而是肝病易于发病之时则系何因呢？

一般来讲，某脏在某季功能旺盛是该季气候变化与某脏功能活动特点相宜有关。如通常认为：心者通于夏气，故夏天心气始长；肺者通于秋气，则肺在秋时收敛；肝者通于春气，肝气在春始生；肾者通于冬气，则肾在冬时闭藏；脾者通于长夏，故在长夏脾气旺盛。倘若某季气候变化剧烈，失之常规，或合之脏器虚羸，或禀赋不足，或久病损伤，五脏不能适应时序变化，则反易在其生理活动相宜且活动较甚之季节发病。《素问·咳论》说："五脏各以其时受病。"其时，即五脏所主之季节也，时气太过不及均可成为致病邪气。姚止庵说："五脏……虚则应王不王，邪乘盛而入，五脏之受病，反在应王之时，故云各以其时受病也"，"乘秋则肺先受邪，乘春则肝先受之，乘夏则心先受之，乘至阴（长夏）则脾先受之，乘冬则肾先受之"。此即肺病起于秋，肝病起于春……五脏病反在其五脏精气活动为王时发病的机理。

应用五行生克说结合五脏精气活动量变化（两者经合用而形成五行休王学说）来归

纳推断五脏病愈、甚、持、起的年节律变化，并用以阐述其机制，未免有失牵强，似乎以偏概全，但临床确见某些病的变化情况与五脏病年节律有相符之处。

冠心病心绞痛发病率以冬季最高。肺源性心脏病的恶化与死亡以冬季为多。154 例肺源性心脏病死亡季节统计分析证明，冬季（11～2 月）死亡所占百分比非常显著地高于其他三季（$P<0.01$），与其他三季之间相比，死亡数差异不显著（$P>0.05$），冬季肺源性心脏病死亡占 53.9%（表 3-7），所占百分比较高，也说明了该病冬季发病率高，病情多加重。一般心脏病患者每在夏、秋二季，心悸、胸闷、气短、心绞痛等症明显或频发，正如中医所论，心病起于夏、甚于冬。

肝病起于春、甚于秋的临床情况，如慢性肝炎患者，每于春季则体乏无力、胁肋不适、食欲缺乏等症显露或加重。慢性活动性肝炎患者的肝功能及转氨酶波动有季节性变化，春季多见肝功损害加重。而急性病毒性肝炎（甲型）多见于秋季。精神病患者常表现为抑郁或躁狂，其与肝气郁结或肝阳亢盛有关。且精神病患者常在春季发作，表明肝气、肝阳等肝功能多在春季异常。一些出血证如鼻衄、肌衄、齿衄、吐血等多见于春季，此与肝藏血功能易在春季失调有关。其他如肝病死亡率以三、四月为高，时在春季等。

消化系统病变与脾病相关，常见急性肠炎、中毒性菌痢、中毒性消化不良等，多发于夏季，尤以六七月份为多（表 3-8），慢性肠炎、慢性菌痢也易在夏秋季发作与加重。这些病变有大便泄泻臭秽或黏滞，或稀水样，也有头重体困，胸脘闷胀，饮食不馨，泛恶欲吐，口中淡黏或干苦等寒湿困脾、湿热蕴脾证候。

表 3-7　154 例肺源性心脏病四季死亡情况比较表

季节与月份	死亡人数（个）	死亡百分比（%）
春（3～5 月）	34	22.1
夏（6～8 月）	17	11.0
秋（9～11 月）	20	13.0
冬（12～2 月）	83	53.9
合计	154	100

表 3-8　部分疾病好发或加重的月份

病名	好发月份											
	6	7	8	9	10	11	12	1	2	3	4	5
急性胰腺炎				—	—							
心肌梗死						—	—	—				
慢性肾炎						—	—	—	—			
风湿热					—	—				—	—	—
感冒						—	—	—	—	—		
溃疡病						—	—	—	—			

续表

病名	好发月份											
	6	7	8	9	10	11	12	1	2	3	4	5
慢性支气管炎							—	—	—			
精神病											—	—
化脓性皮肤病	—	—	—									
青光眼							—					
视网膜剥离	—	—	—									
糖尿病				—	—	—	—	—	—			
哮喘					—	—	—	—	—			
伤寒			—	—	—							
菌痢	—	—	—	—	—							
病毒性肝炎				—	—	—						
血丝虫病							—	—	—			
百日咳	—	—	—	—	—							

现代研究发现胰腺的外分泌功能夏季最低，故易于夏季发生消化功能低下。消化系统病变多发于夏、秋之交，与病在脾、起于长夏说相吻合。

肺病，如肺结核、肺癌、白喉等，以秋季死亡率高，说明肺病易发或加重于秋季。支气管哮喘在每年的10月份多发，晚春夏初时也是哮喘好发季节。有人曾对上海地区吸入型（外源性）哮喘患者观察两年，通过对选择的9个气象因素进行遂次回归分析，挑选了最优因素，求出观察期的回归方程，结果发现在日平均气温为15～25℃，哮喘发作例数开始随日平均气温的升高而渐增多，当日平均气温为21℃时，发作例数最多，当日平均气温超出21℃，随着日平均气温的升高，发作人数又渐减少。21℃一般多见春夏、夏秋之交，提示肺病易在夏秋二季病发或病重。

慢性肾炎多在冬季病重，死亡率也以冬季为高。钱氏等调查了上海市第三人民医院19年中因慢性肾炎而死亡的病例共336例，其季节分布见表3-9。

表3-9　336例慢性肾炎患者死亡月份分布

月　份	1	2	3	4	5	6	7	8	9	10	11	12
死亡数	35	29	37	31	28	25	29	24	22	19	19	38

从表3-9看，按季节分，冬季（12～2月）死亡人数最高，共102人，秋季（9～11月）最低，共60人。这可能因冬季易感冒，同时“天寒则腠理闭，气湿不行，水下留于膀胱则为溺”（《灵枢·五隆津液别论》），体表排泄减少，加重了肾脏负担；感冒又诱发慢性肾炎发作，肾功能下降，故冬季死亡较多。尿毒症后期常为肾阳衰竭，其死亡多在12月。肾主骨，齿为骨之余，属肾系统。龋齿的发生也有季节性，在美国以晚冬早春发病高，此与日照、紫外线辐射、血中维生素D和磷的含量等在冬季明显减低有关。可见

肾病者，起于冬有一定的临床意义，至于肾病甚于长夏说，尚无明证。

2. 五脏病变昼夜节律变化

五脏病变的昼夜节律变化，以《素问·脏气法时论》论之最早，每脏在昼夜之中有"慧、静、甚"三种因时变动，各脏变动时间如下：肝病者，平旦慧，下晡甚，夜半静；心病者，日中慧，夜半甚，平旦静；脾病者，日昳慧，日出甚，下晡静；肺病者，下晡慧，日中甚，夜半静；肾病者，夜半慧，日昳甚，下晡静。

五脏病变昼夜变化的时间节律是中医根据临床体验，运用五脏精气活动节律变化说、五行生克说，结合十二时归纳总结的。其形成因素是：本脏精气活动的节律变化和脏脏之间活动变化的相互影响。前者常以五脏精气活动节律说解释之，后者多以五行生克说解释之。由于在解释五脏病昼夜变动节律成因中，五脏精气活动节律说与五行生克说紧密相关，两者又被合称为五行休王说。

现以肝病为例，应用五脏精气活动节律说和五行生克说来阐释其时间变动情况。

肝病昼夜变化是平旦慧、下晡甚、夜半静。以五脏精气活动变化节律论，肝脏精气王于平旦，囚于下晡，相于夜半，所以肝病患者在早晨较为轻松，日落前病情加重，夜半时病势平稳。以五行生克论其成因中脏脏之间的影响，平旦时肝木生发之时，肺金旺于下晡，不在平旦，肺金不能克肝木，故肝病平旦慧。下晡为肺金旺，肝木反处于衰时，故肝病甚于下晡。夜半为肾水旺，水能生木，且肝木于夜半又处在生发渐旺时，故肝病在夜半静。

人体是一个复杂的机体，有多种节律。将五脏病昼夜变动节律与子午流注节律、六经病欲解时节律比较对照，发现五脏甚时均不在其他节律说所论的脏器活动旺盛时和病变欲解时。一般认为脏器功能旺盛时，抗病力强，疾病欲解，五脏病甚时不在五脏功能旺盛时，这是理所当然的。有趣的是从产生年代看，三种节律说相去甚远。五脏甚时在春秋战国时期，首见于《黄帝内经》；六经病欲解时在东汉，见于《伤寒论》；子午流注说最终完善在明初，见于《针灸聚英》，而最早见于宋金元时期。这些产生于不同时代，出于不同医家之手，应用于临床不同目的的节律说，互相之间在五脏病甚时间上不相矛盾，说明五脏病甚时绝不是某个医家闭门造车之作，而是古代医家积众多临床之现象，应用当时的归纳演绎法——五行生克说加以总结而成，并经千年之实践检验，不宜轻易否定。为强化这一认识，再从子午流注说与六经病欲解时阐述的功能旺盛时来分析。子午流注与六经病欲解对脏器功能旺盛时认识有不同（表3-10），它们之间的不同与两者所阐述的节律对象不同有关。子午流注节律论述的是人体气血流行灌注脏腑经脉的节律，六经病欲解时则是通过对六经病欲解时间的论述间接阐明人体卫气运行节律和人体阴阳活动节律。然而尽管它们阐述的对象不同，有精、气、血之分，阐述的方式不同，有直接和间接之异，但与五脏病甚时不重合，在精、气、血活动旺盛时五脏病变无加重的认识，则绝不是巧合所能解释的。以常理论之，人体精、气、血活动有旺盛时，亦必有衰减时，五脏病甚时既然与多种节律说所论脏腑功能活动旺时不矛盾，则肯定在其他节律说所论脏腑功能活动衰减时。也就是说五脏病甚时与人体精、气、血等功能活动不足有关，其时机体抗病能力低下，自我调节能力不足，导致疾病加重或发作等。

表 3-10　五脏病甚时与子午流注、六经病欲解说有关内容对照表

脏名	五脏病甚时	子午流注五脏旺时	六经病欲解说三阴经欲解时
肝	下晡（15～17 时）	丑时（1～3 时）	寅时（3～5 时）
心	夜半（23～1 时）	午时（11～13 时）	丑时（1～3 时）
脾	日出（6～8 时）	巳时（9～11 时）	子时（23～1 时）
肺	日中（11～13 时）	寅时（3～5 时）	子时（23～1 时）
肾	日昳（13～15 时）	酉时（17～19 时）	丑时（1～3 时）

注：五脏属六经中三阴经脏，故以三阴经欲解时对照之

以上所论说明了机体精、气、血不足之时，就是五脏病加甚之际，精、气、血活动旺衰有周期波动性，故五脏病有加甚的时间节律性。当然，在应用五行生克说归纳五脏病甚时之说中，可能有五行生克说推导的痕迹，但就总体而论，五脏病甚时是临床经验的总结、人体节律的反映，现代临床与实验研究已发现部分病变与五脏病慧、静、甚的昼夜变动节律基本相符。

心病昼夜变化节律：心病者日中慧，平旦静，夜半甚。即：属于心的脏象系统的病变一般有平旦时病情停止发展，相对静止于既未继续好转，又未继续发展的阶段。日中时病情有所减轻，患者精神爽慧。夜半时病情发作或加甚。临床发现心脏病患者多见早晨病情稳定，白昼病情减轻，很少发作，晚上则病情加重，或发作。对变异型心绞痛患者的观察发现，休息时，尤其以夜间和凌晨容易发作，并伴有心电图 S-T 段的抬高。钱永益等报告心肌梗死患者夜间发作死亡多。冠心病心绞痛患者夜半多见。病窦综合征夜间症情加重，患者往往因心动过缓，胸闷气短而醒来并坐起。这与夜间睡眠时迷走神经紧张性增高，易使冠状动脉痉挛，心肌缺血、缺氧有关。

诸痛痒疮，皆属于心。痛证属心病范围，一般疼痛都以夜甚为主要特点，如脉管炎疼痛发作多在夜间。“诸血者，皆属于心”、“心主血脉”、“主神明”等。故脑血管意外如脑栓塞、脑血栓形成、脑血管痉挛、脑出血等，临床有昏迷、意识障碍、语言不利等征象，可属心病。其中除脑出血外，一般均好发于夜间。以上说明心病者夜半甚的提法应引起临床重视。

肝病昼夜变化节律：肝病者平旦慧、下晡甚、夜半静。即：属于肝的脏象系统的病变一般有夜半时病情相对静止于既未完全好转，又未继续恶化的时间阶段。平旦时病情逐步好转，患者精神爽慧，下晡时病情加重。对 80 例肝癌患者的腹痛、腹胀、发热、出血四种主要症状与时间变化的关系进行观察的结果是：上午 5 时左右，诸症基本消失，中午以后逐渐出现，并在夜半前达高峰，夜半后诸症又渐平稳而消失。将症状变化与时间的关系绘成曲线图（图 3-18），可见腹痛、腹胀、发热三条曲线在昼夜时间中基本呈“U”形，与肝病者平旦慧、下晡甚、夜半静基本符合。但四种主症各有时间特点，腹痛加重多在下午申初到夜半子时左右；腹胀在午前加重，至晚上达高峰，发热多在下午和晚上；出血（包括鼻出血、牙龈出血、消化道出血等），主要发生在早晨卯时和下午酉时。

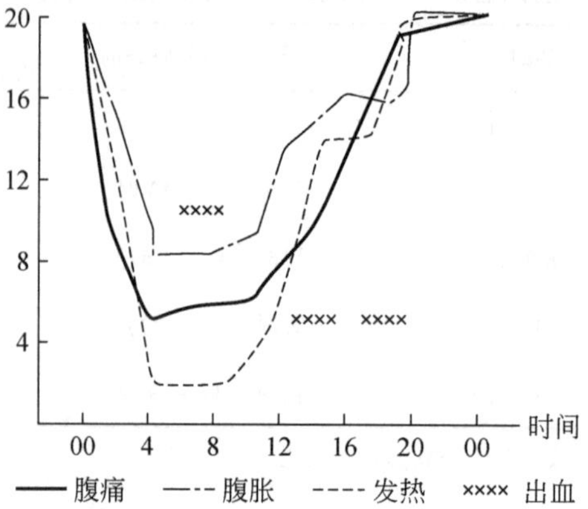

图 3-18 肝癌患者的症状与时间的关系

原发性高血压病患者多见肝阳上亢，属肝病者。对 100 例原发性高血压病患者收缩压、舒张压昼夜变动节律观察了解到 16～20 时血压最高，头晕、项强，手足紧胀或麻木等高血压症状此时也明显，此与肝病者下晡甚说有联系。笔者在临床发现，慢性肝炎患者午后常见体乏无力加重，肝区隐痛不适明显，精神不振。曾见一例肝炎后肝硬化腹水患者，腹胀每于午后 3～4 时加重。临床见多例严重肝病患者午后心烦不安，反应迟钝，昏然喜睡，给人以明显的病甚之感。肝藏血，肝火上逆可致咯血、吐血、脑出血等，肝郁化火可致妇女崩漏，叶天士说："晡刻必失血，申酉崩漏至"，"火升血溢，必在晡刻"。因肝火所逆而吐咯血者，血崩因于肝脏藏血失职者，下午病情发作者较多。由此可知，肝病者"下晡甚"之说有一定的临床意义。

肺病昼夜变化节律：肺病者日中甚、夜半静、下晡慧。即：肺的脏象系统病变在日中时病情加重或发作，夜半时病情相对静止变化不大，下晡时病情减轻。临床观察与实验研究发现，肺咯血、支气管咯血患者往往在早晨 6 时、夜晚 9 时左右。因此时肺活量减少，静脉压增高，病灶附近的受损血管易于破裂，尤其当咳嗽或其他原因致肺内压增大时，就会发生咯血。哮喘患者每易在清晨与晚间发作，中午和下午好转，此与正常人体气道阻力在中午和下午较低、夜间和清晨较高的生理昼夜节律有关。已证实哮喘患者的气道阻力昼夜节律未发生变化，与正常人一致，但哮喘者通气功能差，气道阻力中数高，振幅加大，而一秒钟用力呼气量（FEV_1）及最大呼气流速（PEFR）等的中数低，振幅亦增大，其他通气功能参数及肺换气功能均有类似表现。吸入氦-氧混合气体证明，哮喘患者气道变化与大小气道均有关，内源性、外源性哮喘患者都可表现放大的昼夜节律，使气道阻力在晨、晚间增大程度明显超过正常人。进一步研究认为，哮喘患者这种昼夜节律变化是气道平滑肌张力、血浆儿茶酚胺、cAMP 及组胺水平、β 受体、免疫反应、气道反应性及黏液纤毛运动等昼夜节律的综合，使哮喘易在早晨、晚间加重或发作，而在中午和下午减轻。对 1404 例患者咳嗽发作时间的调查发现，咳嗽易发作于夜晚初睡时。肺结核患者多在傍晚时出现低热，圆形脱发常发生在晚间等。

上述有关肺病昼夜变化情况，肯定了肺病存在昼夜变动的节律性，但尚未发现其与"肺病者，日中甚"在时间上的关联。据目前有关报道，仅发现肺病（包括大叶性肺炎、肺结核、麻疹并发肺炎、肺癌、支气管炎、呼吸衰竭、重症哮喘、白喉等）死亡人数以午时最多。因此，肺病者究竟系“日中甚”，还是“平旦、夜晚甚”，有进一步探讨的必要。

脾病昼夜变化节律：脾病者，平旦甚、日昳慧、下晡静。即：属于脾的脏象系统的病变一般有下午病情减轻好转，精神爽慧，整个夜间病情变化不明显，平旦时疾病加甚。

五更泻患者每于平旦腹痛、腹泻，泻之则舒，其他时辰则病情基本稳定不发作，具有明显的昼夜节律性。一般认为五更泻系脾肾阳虚，可用温补肾阳法作为治疗方法之一，临床常以四神丸加减主之。但是五更泻虽与肾命之火不能温煦脾土有关，其病位主要在脾，故五更泻患者巩固疗效、善后处理以健脾为主，温肾为辅，治疗时则更应考虑从脾着手。平旦五更泻，可视为“脾病者，平旦甚”的验证。

四肢关节病变晨间平旦初起时，常见手脚活动欠利加甚，尤其是类风湿关节炎患者，早晨关节疼痛明显僵硬，活动障碍显著，握力下降。因脾主四肢，四肢关节病变昼夜的变化可证明脾病昼夜变化确为“平旦甚”。低血钾性周期性麻痹患者瘫痪以肢体为主，瘫痪肢体的腱反射及肌肉电刺激反应均相应地减弱或消失，用党参、黄芪、茯苓、白术、麦冬、白芷、防风健脾益气，可使诸症悉除。说明该病责之于脾，是脾虚不主四肢的结果，故用健脾法治之则效。而该病的发作多在清晨初醒时发生，亦合“脾病者，平旦甚”之规律。震颤麻痹以肢体的远端部分为显著，手指震颤呈搓丸动作。该病可用黄芪、茯苓、甘草、桂枝、防己等健脾益气利湿之剂施治，从病位及立法施治用药上均可见其与中医“脾”有关。震颤麻痹的发病在睡眠时不发生，症状完全消失，早晨睡起时则又开始发作，其发作起始时在平旦，与中医“脾病者，平旦甚”之论基本符合。关于脾病的昼夜变化节律，古人所论足见有临床实践基础。

肾病的昼夜变化节律：肾病者，夜半慧、日昳甚、下晡静。在《素问·脏气法时论》中关于肾病甚的时间论说是在“四季”。然而据分析，脾土旺于日昳，肾水死于日昳，土克水，从肾脏精气活动本身的衰减时间和五脏之间相互影响来看，肾脏病甚应在日昳时。肾病在日昳甚还与前述各脏病变情况相应，故笔者改为“肾病者，日昳甚”。关于肾脏病病情昼夜变化的基本情况是夜半病情减轻，整个下半夜延至上午病势好转，日昳时病况加重，下晡时病情又见缓解之势。

临床发现肾炎、肾盂肾炎患者浮肿、腰酸、体乏无力、精神不振等在午后逐渐加重，夜半后症减，清晨与上午病情基本稳定。慢性肾炎的尿蛋白也以午后尿检阳性率高。肾阴不足所致阴虚内热患者每于午后面部潮红，手足心烦热，小便色黄，嗜睡，低热。以上举例可知，关于肾病变化在上午与夜半后病减可得到证实。但肾病仅在日昳至下晡这段很短暂的时间病情加甚，下晡以后即见减轻的现象并未得到证明。除了以上举例，临床经验体会也提示了所谓肾病者“日昳甚、下晡静”的说法似难成立。故有关肾病的变化节律究竟如何，尚需加强临床观察，积累资料加以归纳。

上述所举部分疾病的昼夜四季变化与中医所论基本相符，说明中医关于五脏病变的变动节律认识有深入探讨的必要。在研究中笔者发现循着古人所论的五脏病变变化多为慢性疾病，此可能是久病者易致“脏独主其病”，在人体五脏精气生理活动节律和自然环境节律变化中同步因子作用的影响下，疾病变化也随而有其节律性。笔者也发现众多病变的节律变化与古人所论在时间上有出入，但从这些疾病确存在着周期变动节律来看，古人的观点主体上是正确的，时间上出入的原因可能有多种，包括古人关于五脏病变的概念与范围和现代医学有不同。古代中医论述病变以症状及证候群为主，而症状和证候群并非单独存在现代某一病中，现代多种病变可能有同一症状或证候群，同一病变中，又存在着不同时期有不同症状或证候群的现象，中医学中同病异治，异病同治的治疗特点就是以此为基础的。现代中医临床辨治多从病证结合着手，现代医学更是以病为主体，了解疾病变动节律、结果，观察对象中一部分病变可基本等同于中医某脏病变，并可用五脏病变节律去探讨分析。另一部分则因其五脏归属问题尚未予以深入探讨和正确归纳，则难以用现代已观察到的病变变动节律的时间性去验证，出现一些似乎属某脏的病变，其变动时间与古人关于某脏病变变化的时间不一致的现象。当然，古人限于观察的方法与手段而存在非客观的臆测是不可回避的。如用五行休王学说去推测认识五脏病变的变化时间，就有其不足。尽管该学说意在反映脏腑节律间相互关系，但若不能经临床观察后得以验证，从字面上讲得似令人可信，对临床指导意义则不大，故今后应注重从临床上不断研究总结，对其临床客观性予以探明，以确定其临床指导意义，提高应用价值。此外，时过境迁，数千年来的自然环境变化，及人体适应性改变，古今人体生理病理节律是否也发生了变化等，亦是当今时间医学研究中不可忽视的问题。

第四章 因时诊断

因时诊断是根据人体生理病理节律的认识，观察病变发生、加重或减轻向愈的周期变化时间，结合临床表现，分析判断疾病的性质、部位。因时诊断要求根据病变周期变化节律，选择好最佳诊视检验时间，以便及时观察到疾病的临床特征性表现，准确诊断。

第一节 根据疾病发作周期因时诊断

1. 了解病作昼夜，分清阴阳虚实

人体阴阳气血活动旺衰与分布部位有昼夜的不同，合之自然外界阴阳盛衰的变化，影响到疾病，可使不同的阴阳属性病变在不同的时间周期中发生、改变。人体、自然、疾病之间的关系可以图4-1表示。

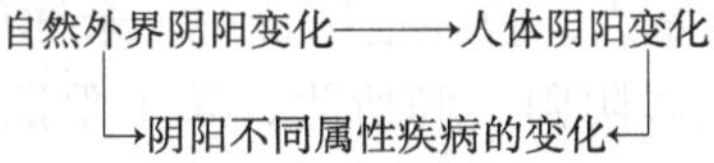

图4-1 疾病的阴阳属性变化流程

观察疾病病情加重或减轻的时间，有助于判断疾病的阴阳属性。目前已归纳总结的阴阳虚实不同属性病变在昼夜不同周期中加重或减轻的一般规律如下所述。

凡属阳盛类病变多在白昼午后加重，如肝阳上亢、肝火上炎等。凡属阴盛类病变多在上半夜加甚，如痰饮、水臌、热入营血、热入血室等。凡属阳虚类病变多在白昼，主要是上午、中午之时减轻，而在夜间，尤其是下半夜症情加重，如脾肾阳虚之夜尿、五更泻，中阳虚寒之胃脘痛，老年肾阳不足之寒喘等。凡属阴虚类病变多在午后加重，夜间主要是子夜以后减轻，如阴虚潮热等。《华佗中藏经》对阴阳不同属性病变在昼夜不同时间发病归纳为“阳（虚）病则旦静，阴（虚）病则夜宁，阴阳运动得时而宁。阳虚则暮乱，阴虚则朝争，朝暮交错，其气厥横”，可谓经验之谈。李东垣在《医学发明》中论之更详，是临床因时诊断阴阳不同属性病变的重要参考内容。他说：“夫百病昼则增剧，遇夜安静，是阳病有余，乃气病而血不病也。百病夜则增剧，昼则安静，是阴病有余，乃血病而气不病也。昼则发热，夜则安静，是阳气自旺于阳分也。昼则安然，夜则发热烦躁，是阳气下陷于阴中也……昼则发热烦躁，夜亦发热烦躁，是重阳无阴也。当极泻其阳，峻补其阴。夜则恶寒，昼则安静，是阴血自旺于阴分也。夜则恶寒，昼也恶寒，是重阴无阳也，当极泻其阴，峻补其阳。夜则安静，昼则恶寒，是病气上溢于阳中也。”

上述不同阴阳属性的病变在昼夜之中，病情变化时间不同的机理主要是夜间无论人体或自然外界均属阴盛，阴虚病性可因而得到缓解，阴盛病性则可加重，阳虚病性因阴盛所制约而症状增加；白昼自然外界及人体阳旺，故阳虚病缓解，阴虚病加重，阳盛病也加重。其规律可归纳为，阴阳虚证患者可因自然界、人体生理性阴阳旺盛时，同性相求，得到补益而症减，实证患者因生理性阴阳旺盛时，两盛相加而症状增加。

2. 注重子午卯酉，诊断阴阳失调

子午卯酉是昼夜之中的四个不同时辰，在此四个时辰中，自然界、人体阴阳活功处于相互转换的剧烈变动状态。子时由阴盛而转为阳始旺、阴渐衰，午时由阳旺而转为阴始盛、阳渐衰，卯时阳与阴持平，酉时阴与阳持平。人体在自然界长期影响下，顺应了自然界阴阳转换波动，通过自我调节，机体阴阳也逐渐有了相应的昼夜变更。在病变时，机体自我调节功能减低，对外界适应能力也有所下降，难以因时而有相应变动，患病机体病情变化就会出现明显而具特征性的表现。阴阳失调的患者病情发作就具有好发于昼夜之中子午卯酉的时间特性。注意观察子午卯酉四个时辰的病情波动，有助于诊断阴阳失调病变。

一般临床经验是，子时发病最多。有人计算在子时发病较为常见的有30余种病变，以痛证、精神神志病变、心血管病变为多，中医辨证多属胆系病变。阳虚患者，以温胆汤、正胆汤（温胆汤加酸枣仁与代赭石）、枣仁甘草汤及温阳诸方效高。在子、午两时辰均发病的多属少阳证，阴阳不相调和。主方多用小柴胡汤加减，协调阴阳。如名医岳美中曾治一例：季姓十岁女孩，每届子时与午时左右即出现合眼痴迷，四肢软瘫无力，呼之不应，但过一小时即自醒如常人，曾经他医诊视，未详何证。岳老以病发子午二时为阴阳交替之际为根据，诊断病属阴阳不和所为，属少阳证，遂拟小柴胡汤二帖而病瘥。应予重视的是仅在午时发病的不宜视为病在少阳的阴阳不和证，而用小柴胡汤加减治疗。郭氏有体会，对午时发病的患者用小柴胡汤治之无效。

3. 气血因时流注，脏腑病位不同

气血在人体脏腑中按时循序依次流行灌注，使得脏腑功能活动在一日之中有旺衰之时，这对机体病变也产生影响。根据气血流注与脏腑功能活动盛衰去观察分析疾病变化时间，故有助于诊断。如李氏诊治三例妇人崩漏案：他结合脉证，以崩漏血量为观察指标，发现三例患者各在上午10时（巳时）、中午12时（午时）、下午6时（酉时）左右量最多，根据发病时间分别在脾、心、肾三经当令之时，遂结合脉证，分别诊断为脾虚不能统血、心气虚不能控血、肾气虚不能摄血证，采用归脾汤、养心汤、六味地黄丸等方药治之而效。又如一患者夜半2~3时突发腹胀，自小腹上至大腹，每晚如此，至天明则病舒。此乃肝火内郁，肝气旺盛以致横逆犯脾所致，腹胀虽病所在脾，而病本实在肝，其诊断思路是：夜半2~3时为丑时，系肝经旺盛之时，少腹系肝经所主，肝木又有横逆犯脾之性，是以有从少腹渐上至大腹胀大之症。注重发病时间结合脉证，可较快而准确地得出诊断。再如夜半子时发作心悸气短，胸闷如堵，头晕目眩，颜面虚浮，四肢不温，脉迟缓。夜半子时为心气最衰之时，结合临床表现可诊为心阳不足、心气虚弱以致血运不畅，心脉痹阻之证。

又如李继贵应用子午流注学说诊治夜间4时昏迷案，可为因时诊断的最好例证。张某，女，44岁，1982年6月29日初诊，两个月来，每夜4点先觉心慌，四肢瘫软，全身肌肉关节如脱如解，继感头昏不支，随即昏迷不省人事，呼叫不应，无抽搐，无痰鸣，10~20分钟始醒，醒后自若不知。中医、西医曾按癫痫、厥证、神经症等论治无效。月经延期，量少色黑，苔白润脉缓。此案甚难辨证。经分析夜间4时属寅时，气血当注于肺，并将由肺始循于全身，少阳之气也在此时升发。在肺与少阳之气作用下，气血上达于脑，方能神志清明，元神得养，否则肺气不能应时转输气血，脑失所养而昏迷。治以温升少阳、补益肺气法，以黄芪建中汤合当归服六剂而病愈。可见，依时辨治的临床价值确实较大。

根据子午流注气血因时流注脏腑经脉说诊断疾病，应了解脏腑气血旺盛时，属实证的可因脏气与病气相旺而病情加重，如腹胀例。在脏腑气血衰减时，属虚证的因无脏气补益而病增，如心悸气短例。而脏气值令之时当旺不旺，往往致虚证发作，如崩漏例。此外，虚证还可在与之相关的其他脏经旺时，因虚受克制的关系而发病的提法，也值得临床重视。

4. 结合四季更替，观察舌脉常异

受四时寒暑变化的影响，正常脉象有春浮、夏洪、秋毛、冬沉的生理变化。《素问·平人气象论》说："脉得四时之顺，曰病无他。"其意为疾病变化影响及脉，若有四时之脉象显露，如春天有数、滑等病脉，但只要见有微浮弦象，虽病易治，因机体尚有顺应时气而调节的能力，提示疾病不重。反之，春应浮而反沉，是谓脉逆四时，预后欠佳，因已表现出人体生理功能极度低下，不能因天时而调节。根据四时变化观察脉象还可区别正常脉象与病脉。一般认为常脉应是不浮不沉、不大不小、不数不缓等。实际上，在天人相应作用下，人体常脉在四时各有不同，若不加区分，见春脉微浮、冬脉微沉即误以为病脉，则将误诊。

舌象在四季中因受气温、湿度、气压、饮食、起居等自然环境与人体活动等不同变化的影响而有改变。一般春天多见舌尖偏红，舌苔薄白而少，干湿适中，舌体偏瘦小。夏季则有几种变化，夏初多见舌质偏红，苔薄白而满布舌面，干湿适中，舌体偏胖；梅雨季节时，舌质嫩红多见，苔白略厚而微腻；夏末秋初，舌质略见淡白，苔薄白根微黄腻，舌体偏胖，多见齿印。秋季舌质淡红，苔薄白而略干，舌体适中。冬季舌质淡红，苔薄白而湿润，津液较多，舌体适中。观察舌脉应重视四时之变，以区分常人与患者舌象。

5. 掌握四时发病，有利准确诊断

《内经》说："春善病鼽衄，仲夏善病胸胁，长夏善病洞泄寒中，秋善病风疟，冬善病痹厥。"四时各有好发病证，临证应结合四时发病规律，诊视疾病。以小儿发热证为例：冬末春初小儿发热伴有皮肤丘疹，应多考虑麻疹；夏季发热烦渴，多饮多尿，绵延时长，应多虑及小儿夏季热；秋季发热而有浮肿、尿赤，应多考虑是否系肾炎，冬末春初发热，面颐肿大疼痛，应多考虑腮腺炎（蛤蟆肿）。

对慢性病变的因时诊断还有助于进一步判别其阴阳虚实病性。如阳虚阴盛者，其病冬重而夏轻，阴虚阳盛者，其病夏重而冬轻。

其他还有根据疾病变化的特殊周期，因时诊断，如疟疾等。

第二节　根据疾病变化周期选择诊视时机

疾病变化有不同的时间周期，在疾病显露最充分、特征性症状出现之际诊视疾病，将有助于明确诊断，故选择适当时间观察诊视患者极其重要。如《内经》对脉象提出“诊法常在平旦”，因平旦人体尚未进食，未进行较大活动，脉象受其他因素干扰少，有助于观察脉象的真实变化。足见古人已认识到诊视选择时间的重要性。

一般因时诊病应选择在病情发作或加重时，因此时变化明显，易于观察分析症状。如自诉腹胀患者，在其腹胀甚时诊察可了解其喜按拒按、按之胀减或重，以判断虚实。肢体肿胀者，可在其甚时按之有无凹陷，而区别浮肿与肤胀。对午后发热患者诊视亦宜在午后进行，观察热起时间差别，肌肤是否灼热，汗出情况，面颊是否潮红，脉象是否细数，体温测试有无异常，舌象是否偏红，苔色是否黄等。因午后发热原因种种，除了阴虚火旺、热于午后外，伏暑、燥证、湿证、湿温、瘀血、幼孩食积、阳明腑证、女劳疸、风湿、热入营血、热入血室等均有午后身热。如湿温病，午时热即起势，阳明腑证、风湿、女劳疸等多在日晡时始有热现，而热入营血证于薄暮时分热起。午后身热起因不同，其热止退又有时间差异：阳明腑证之潮热至夜即热退，阴虚潮热多在晚8时左右热渐止，而热入营血身热多延续至凌晨始退。午后身热还有虽自诉发热，亦有热象出现，如面颊潮红、溲黄、肌肤扪之灼热干燥、脉细数等，体温测之则在正常范围，如阴虚潮热者即如此。有的热象如上，肌肤扪之虽热有汗，体温测之可见稍有升高，如阳明腑证。有的热象明显，面红喘促，肌肤灼热，斑疹隐隐，体温测之升高明显，如热入营血。还有的自诉心烦不安，体乏欲睡，畏寒，体温轻度升高，肌肤扪之不仅无热感，反有凉意，如阳虚午后身热等，不一而足。以上午后身热患者多在发热休止期无明显症状和舌脉异常改变，若不选择病发之午后观察，测之体温，扪之肌肤，仅凭病家主诉，或诉之不全，或诉之有误，对诊断的准确性必然有所影响。因此，对就诊患者经认真检查，根据初步判断病性、病位后，嘱告患者在一定时间前来复诊，或医生赴病家探访尤显必要。

第三节　实验诊断应注重时间

目前，中医临床已多借助现代实验室诊断方法诊断病变，分析判断疗效等。由于人体生理活动、病理变化的时间节律性，不同时间的检验结果可能有差异，诊断时须引起重视。

1. 结合检验时间，客观判断疗效

白细胞计数是临床常见的实验室检验项目之一。正常情况下，人体外周血液中白细胞总数是下午高于上午，冬天高于夏天；若对白细胞轻度减少证患者，治疗前在上午测白细胞总数，治疗后则在下午测之，所出现的差异若不考虑正常白细胞的波动，常能误认为治疗有效。又如慢性肝炎患者，夏季肝功能常趋向好转或正常，冬季则异常或加重，这是慢性肝炎肝功能因时变化，若不从时间因素加以分析，亦会将夏季治疗用药总结成有效方药。妇女贫血、血小板减少证患者，其红细胞计数、血小板计数在月经周期的初、中、末三个不同阶段的检测结果有差别。笔者在临床发现月经来潮后几日内与来潮前几日内检验结果相差较大，尤其是治疗中出现月经闭经或延期的患者，其经前常较经后红细胞高出（400～800）$\times10^9$/L，甚至有1000$\times10^9$/L者，血小板计数则可高出（20～40）$\times10^9$/L，这是月经来潮前后失血与否所致，判断实验诊断结果应考虑时间因素，以免对治疗效果评价失误。而尽快地建立一个有时序性的人体系列正常值，对因时分析实验结果确属必要。

2. 选择检验时间，及时观察结果

诚如上述，不同时间的检验结果可因人体节律影响而改变，分析检验结果应注意时间性，而因病择时检验则是利用人体节律，注重时间变化的必要方法。如疾病有旦慧、昼安、夕加、夜甚节律，也有五脏病“慧、静、甚”节律，还有循子午流注时间的病情波动，采用检验方法辅助诊断疾病应选择好时间，最好病甚时检验，因此时变化明显，检验易现阳性结果。现代医学已有体会，可作为中医借鉴。如要检查病理性血管张力过高，应在清晨进行，因白昼代谢增强，H^+浓度增高，血管张力下降。H^+是Ca^{2+}的强力拮抗剂，血管张力受Ca^{2+}调节，H^+浓度高则不利于Ca^{2+}对血管张力的调节控制而张力下降。又如白天清醒状态检查丝虫患者血中微丝蚴是徒劳的，应在夜睡时检查，因微丝蚴夜间才活动于周围末梢血中。非发作时间检查疟疾患者血中疟原虫可为阴性，只有在疟疾发作期，才能检测出周围血中疟原虫。又如变异型心绞痛患者早晨行运动试验易出现阳性，午后即使将运动量与试验时间增加一倍以上，仍可是阴性。很多发热性疾病在发热休止期的检验结果多为正常，只有在发热期的及时检验才能发现问题。鉴于此，检验应择时进行，医生送检化验单应有时间要求，并应填写发热期、非发热期、经期、非经期等内容。检验报告单上应有检验的时间，可计至小时等，如此始能客观地反映疾病的真实情况和准确地分析判断检验结果。

3. 观察实验结果，注意节律改变

人体生命的正常活动循着一定的节律不断地周期性的变动着，部分临床症状和某些病变往往是正常节律紊乱的结果。如坐飞机飞越2个时区以上的时差反应等。临床检验结果虽数值在正常范围的并不一定就属正常无变状态，其数值波动节律图式的改变或消失也常是病态之一。如皮质肿瘤患者血中皮质激素昼夜节律完全消失，库欣综合征患者晚上11时血中皮质激素浓度升高有诊断价值。肾小球肾炎患者在病情发展时，尿中转氨酶、琥珀酸脱氢酶、细胞色素氧化酶等活性由昼高夜低的节律图式，成夜高昼低的180°的反转。某些癫狂患者有体温、尿电解质排泄率等昼夜节律的紊乱。又如肾阳虚患者，目前基本证实肾阳虚与垂体——肾上腺皮质系统兴奋性低下有关。肾阳虚患者尿17-羟皮质类固醇值均低下，对促肾上腺皮质分泌激素（ACTH）试验大多数呈延迟反应。前已介绍皮质激素分泌有一定的昼夜节律图式，血中浓度变化昼夜之中呈“U”形或“V”形、“W”形（图4-2），而肾阳虚患者的昼夜节律曲线常呈“M”形（图4-3）。

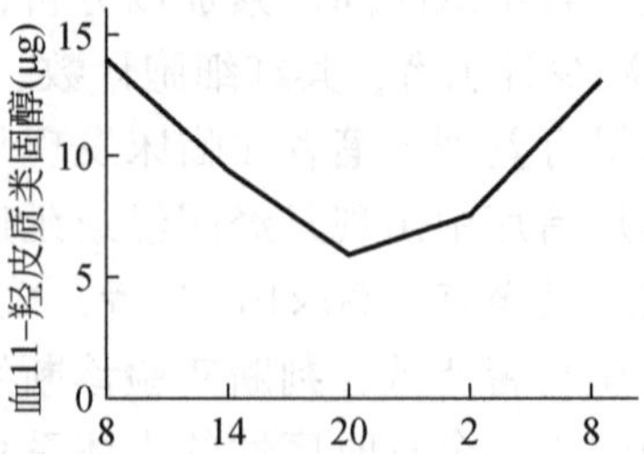

图 4-2　10 例正常人血 11-羟皮质类固醇昼夜节律（呈“U”，“V”形曲线）

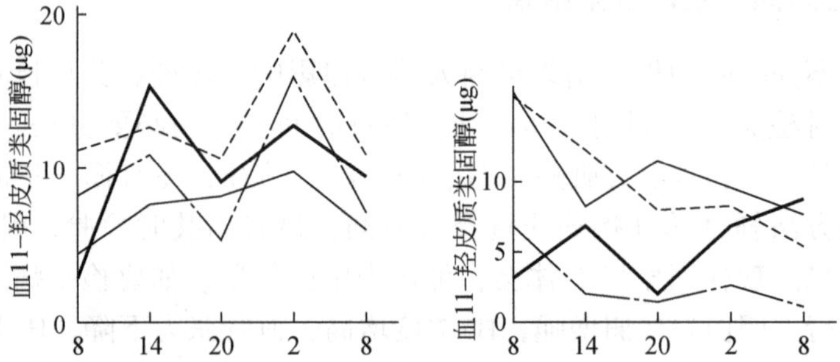

图 4-3　8 例肾阳虚患者血 11-羟皮质类固醇昼夜节律呈异常曲线

这又说明将检验项目数值的变化结合其节律波动图式的改变进行诊断，可提高准确性，并有利于鉴别诊断。人们还发现阴虚火旺的命门火衰患者，昼夜之中尿渗透浓度和尿量不仅有尿稀释和浓缩功能的明显减退，其泌尿节律也与正常人明显不同，有临床诊断价值。目前国外有人企图造成此类节律紊乱病变的动物模型，再寻找“抗昼夜节律紊乱”的药物，以调整节律，恢复常态，说明了重视节律活动图式的改变而不仅仅以数值的绝对变化来诊断病变，已成为临床不容忽视的重要问题。

第五章　几种常见症状与病证的变化节律

证候是人体疾病的反映,受机体生理活动、病理变化的左右。在机体生理活动、病理改变的节律和自然环境、致病因子周期变动的影响中，部分病变证候表现出周期变动，掌握与利用证候变动时间将有益于诊断与防治疾病，也可反馈地认识人体生理、病理变动的周期节律。

第一节　发　　热

发热是临床常见证候之一，见于许多种病变过程中，有的病变即以发热为临床主要表现。通常以体温超过37.5℃为发热。中医所论发热，其“热象”内容除了包括伴有可测出体温异常升高的一些证候外，还包括临床体温虽在正常范围，但有面部烘热、手足心热、口干口渴、心烦溲黄等临床表现。中医认为发热机理是正邪相搏或阴阳失调的结果，按其病性、病位，可分为虚热、实热、内热、外热等。一些病变的“热象”有明显的周期变动节律性，归纳如下。

1. 午后发热

午后发热表现为午前热势平稳或正常，午后热起，可延续至夜半以后渐退，特点是整个午后均见身热。如湿温证，晨起肢冷低热，自正午时起身热逐渐加甚，直至深夜之后始退。此乃阳明之热与太阴之湿蕴蒸不化、营卫失于宣通所致。因湿为阴邪，午后阴气渐盛，阴邪得阴气之助，故于午后发热。吴瑭在《温病条辨》中指出：“午后身热，状若阴虚。”表明午后身热还见于阴虚患者。清代新安名医汪必昌在其所著《医阶辨证》中亦谓：“阴虚潮热，午后潮，夜半止。”阴虚热于午后，其机理是阴气当旺不旺，阳气不能潜藏于内而外越，使临床出现热象。由于湿温证与阴虚证之热象均表现在午后身热，至夜半而退，临床应当注意鉴别。湿温证蒸蒸发热，有汗，肌肤似油腻感，头重体困，胸闷乏力，口腻不欲饮，苔腻，脉濡数等；阴虚证则燥热，面红升火，手足心热，肌肤干燥，口干口渴，舌质红，苔少或无，脉细数等。两者虽均为午后发热，但湿温证常自正午即起，阴虚证则稍迟，约在日昳左右，有时延至日晡时始热。阴虚热象在夜晚戌时（19～21时），多数消减，而湿温证多在夜半子时（23～1时）后始退。湿温证若不与阴虚证区别，妄用滋腻之剂，则邪更胶结，纠缠不清，两者鉴别实关施治之大事。秦伯未在《谦斋医学讲稿》中还提出湿温证的午后发热不可与阳明证的日晡潮热混淆，虽均热在午后，但时间有别，午后发热的湿温证若误作阳明证的日晡潮热而施治，用凉药则湿不化，用下剂则变泻利，遗患病家。

2. 日晡潮热

日晡在申时左右，为午后 3 ~5 时。凡每日定时于此期出现热象者即为日晡潮热，在晚上戌时（19 ~21 时）热退。日晡潮热多见于阳明腑证。如《伤寒论·阳明病》篇曰："伤寒若吐、若下后，不解，不大便五六日，上至十余日，日晡所发潮热，不恶寒，独语如见鬼状……大承气汤主之。"此因阳明旺于申酉戌，日晡所发潮热者，阳明经旺，抗邪力强，正邪争搏激烈而潮热，可伴全身微汗以头部为著、大便秘结、少腹胀满等证。可用大小承气汤治之，腑气一通，潮热即退。

日晡潮热还见于风湿患者。《金匮要略·辨痉湿暍病脉证第二》说："病者一身尽疼，发热日晡所剧者，名风湿，此病伤于汗出当风，或久伤取冷所致也，可与麻黄杏仁薏苡甘草汤。"黄疸患者如女劳（色欲过度）所致者亦见日晡潮热，如《金匮要略·黄疸病脉证并治第十五》说："黄家日晡所发热，而反恶寒，此为女劳得之。"黄家即黄疸患者，这类患者日晡潮热时还伴有怕冷现象，当然并非所有黄疸患者如此，犹如仲景所言，主要表现于色欲过度的那些黄疸患者。

3. 暮热早凉

暮热早凉发热常起于黄昏时分，午夜热甚，至黎明其热始退，伴见肢体冷凉之感，白昼相安无热。其证多为热邪伤及阴血，阴血伏热至皮间血应旺之时乘机发病，其时因皮腠闭密，遏邪内闭，邪不得泄，亦使其热不能骤退而热延整个晚间。此热型见于小儿夏季热，多由暑热伤及气阴，阴气虚少，至夜不能抗争暑热之邪，故而发热。小儿脾虚湿热证候也有暮热早凉表现。如钱乙《小儿药证直诀》有"入夜发热，晓则如故"，用七味白术散治验之例。血虚患者发热亦同，清·汪必昌在《医阶辨证》中说："血虚潮热，遇夜身微热，早起如常，其热胸胁甚。"暮热早凉还见于"蓄血"证，如《温病条辨·下焦》篇说："少腹坚满，小便自利，夜热早凉，大便闭，脉沉实者，蓄血也，桃仁承气汤主之。"其他如小儿疳积、肝经郁热等证之热象也有暮热早凉现象。值得提出的是暮热早凉常为温病中营血因邪热所伤的一种临床表现，是温病邪热入营的特征之一。《温病条辨·下焦》篇说："夜热早凉，热退无汗，热自阴来，青蒿鳖甲汤主之。"说明暮热早凉之热型，病变主要在阴分。

4. 身热夜甚

身热夜甚表现为白昼晚间均有发热，但白昼热势不高，至夜热甚，热甚时间多在子丑寅卯，天亮时热势有所减退，但未至正常，肢体于天亮时也无明显冷凉之感。此种热象是营阴受损的表现之一，常见于温病营分证情较重的患者。

5. 其他

发热还有上午热起、下午热减的颠倒现象，如肺痨证。仅子午时辰发热，余时热减，如阴阳失调之少阳证，多伴见恶寒乏力。阳虚发热也多在子午之分，秦伯未在《谦斋医学讲稿》中有论，认为阳虚发热以下半夜和上午常见，伴有形寒恶风、神疲懒言、饮食少味、脉大无力等证，治宜甘温退热，用补中益气汤。

第二节　五　更　泻

五更泻是一种每届黎明即出现难忍之便意，必须排便的病证，泻出物为溏便或稀水便，泻便畅快。一般患者黎明泄后，昼日及夜晚其他时间不再腹泻。因其泻便时间规律性地出现在黎明 4～5 时，故名之曰五更泻。

《丹溪心法》较早地对五更泻做了描述：“每日五更初洞泄……虽省节饮食忌口，但得日间上半夜无事，近五更其泻复作。”明代医家张景岳亦曰：“每于五更之初或天将明时即洞泄数次，有经月连年弗止者，或暂愈而复作者，或有痛者，或有不痛者。”其他如赵献可、皇甫中等医家对五更泻也有论述。

关于五更泻的病机及五更泻形成原因，古今医家均有探讨。张景岳认为五更泻乃因真阴不足、肾阳命门火衰之故，对五更泻故又称之为肾泻。他认为：肾为胃关，开窍于二阴，所以二便之开闭，皆肾脏之所主，今肾中阳气不足，则命门火衰而阴寒独盛，故于子丑五更之后，当阳气未复，阴气盛极之时即令人洞泄不止。亦有认为该病乃因脾肾不足所致，由于肾阳衰惫，火不暖土，而致脾气不固产生泄泻，晨间阳气虽微而发动，阴气欲去而尚盛，阳不敛阴，阴寒内盛而泄作，故五更泻不仅按时而作，且多泻稀水与完谷不化之物。现代有人还认为该病与肝脏也有关，分析其病机是：五更时在寅卯，寅卯在五行属木，属少阳之气，五更之时，少阳之气萌动，当脾土不足之际，逢五更则木旺而克土，土愈衰而泄泻作。此因肝而泄泻者可伴腹微痛，与因肾而作者有别。然纵观古今所论，持肾阳不足导致脾气不固致泄说为众，临床实践也证明，用温肾方药施治常能取效。可以说该病多为脾肾不足所致，部分亦与肝脏有关。

五更泻应与以下泄泻有别：无论清晨何时，起床即泻，否则不泻者，除了五更泻，昼夜其他时间亦多泄泻者；痛泄而不畅，有里急后重感者。这些均非传统所论五更泻，治疗也有不同，诊断当予重视。五更泻常见于现代医学所称慢性结肠炎、慢性肝炎、慢性肾炎及轻度甲状腺功能亢进等病程中。

五更泻的治疗多选用四神丸、真人养脏汤、附桂八味丸、五味子丸、附子理中汤等。沈氏等以补骨脂、煨肉蔻、熟附片、干姜、焦白术、砂仁、党参、木香、焦山楂、煅龙骨、赤石脂为主加减治疗 30 例五更泻患者，22 例临床治愈（自觉症状消失，大便正常，一年以上未复发），3 例显效，5 例好转。疗程最少 8 日，最多 36 日，平均 13 日。

第三节　真　心　痛

真心痛病名首见于《内经》，如《灵枢・厥病》篇曰：“真心痛，手足青至节，心痛甚，旦发夕死，夕发旦死。”包括现代医学心绞痛、心肌梗死等，临床每见于夜间凌晨发作。因这类患者多见命火不足、心阳虚怯、瘀血聚于心脉等证，由于夜间为阴中之阴，寒气重于白昼，心阳不足时，阴寒之气可乘虚时而袭，致使阳微而寒盛，心脉因寒而缩踡，缩踡则脉细急，细急则外引小络，故卒然而痛。加之瘀血属阴，“寒则凝而不流，温则消而去之”。夜间阴寒之际，瘀血加重，合之心脉缩踡，气血循流不畅，心肌无气血温煦涵养，结果有的可导致心肌坏死。

现代医学研究从心脏冠状动脉造影观察到夜间冠脉张力增高，管径较小，冠心病患者极易引起冠脉痉挛，导致心绞痛发作，白天冠状动脉呈扩张状态，张力较低，一般不易导致心绞痛发生。并发现，夜间与清晨代谢低，由代谢而产生的 H^+ 浓度亦见降低，使血管收缩；白昼代谢增高，H^+ 浓度亦随增高，使血管扩张。从分子生物学水平来看，cAMP 有改善心肌缺氧与扩张冠脉的作用（cAMP 对平滑肌的作用是扩张），cGMP 作用相反，而 cAMP 在夜间零时明显下降，2～6 时降至最低水平，以后渐高，白昼呈持续上升，午后 15～17 时达峰值，而 cGMP 变化与其相反。这些变化与心绞痛、心肌梗死等在后半夜定时发作有一定关系。

对真心痛患者的治疗，除了辨证施治用药外，重要的是需根据病变发作的时间性，采取预先服药的方法去预防与治疗。对有真心痛发作趋向的患者可在晚上 10 时左右服用适量补益心阳、活血化瘀、扩张心脉作用类药物；对已有心绞痛发作患者，在平时服药的基础上于 22 时左右定点安排或增服一次药物，可防止真心痛的发生。

预防真心痛发作的药物可用冠心苏合丸、速效救心丹、救心丸、复方丹参滴丸，以及复方丹参片、山楂丸等，亦可试用麝香止痛膏贴敷心前区，有报道可缓解或中止心绞痛。

第四节　夜　　尿

尿是人体的主要代谢产物之一。饮入于胃及体内气化过程中所产生的水液，经肺气的宣发肃降，或为汗，或在上焦的作用下流入于肾，再汇聚膀胱而出成为排出体外的尿。如《素问·经脉别论》云：“饮入于胃，游溢精气，上输于脾，脾气散精，上归于肺，通调水道，下输膀胱。”《素问·灵兰秘典论》谓：“三焦者，决渎之官，水道出焉，膀胱者，州都之官，津液藏焉，气化则能出矣。”以及“肾主水”，体内水液代谢均与肾有关。尿的生成与排泄可知是脾、肺、肾、三焦、膀胱等脏腑共同作用的结果，尤其是肾与膀胱二脏。全部生成与排出过程又依赖于体内气化作用。

正常人尿量与尿次是昼多夜少，多数人夜间基本不排尿，这与入夜后饮水量减少无关，因实验证明，即使按昼夜等量比例饮水，夜间尿量仍然少于白天。一日之中每小时尿量最多的是 15 时，这是人体正常的排尿昼夜节律。中医认为，肾与膀胱功能主要是午后 3～7 时为旺盛，正常人肾阳充足，气化正常，白昼又逢生理性阳气旺盛，故小便较多，尤以 15 时为甚。夜里肾与膀胱功能相对减弱，又逢夜间阳气生理性衰减，气化功能减弱，故小便减少。现代医学已发现肾脏生成尿液的功能在午后 3～7 时为旺。抗利尿激素是一种脑下垂体生成的减少尿液生成的激素，已发现其分泌量夜间是白昼的 2 倍，这些机体的生理节律变化导致了尿液昼多夜少的节律。

夜尿是排尿昼夜节律紊乱的表现，多见于小儿、老人及部分慢性病患者，如慢性肾炎、慢性前列腺炎等。小儿为稚阳稚阴之体，肾气未充，膀胱约束力不足，未完全形成排尿的昼夜节律故有夜尿，并常尿床。老人则因肾气已衰，膀胱约束功能衰减，尤其是肾阳虚衰，虚寒内生，气化失调，津液蒸腾有碍，而夜寒之时，人体阳气生理性减弱，肾阳虚衰更为明显，内寒湿重，水液化为尿。《灵枢·五癃津液别论》曰："天寒衣薄则为溺与气。"似同此理。肾阳不足，膀胱约束之力则减，正常排尿昼夜节律因而紊乱而见夜尿频频。慢性病变，如慢性肾炎所见夜尿，与一些患者病变过程中肾阳受损、气化失司、水液代谢失调有关。使尿液形成昼夜节律受到影响，出现夜尿。

对夜尿的治疗，应视不同情况而论。小儿夜尿，以促进肾气发育、温肾固肾为主，可用麻黄9g、益智仁12g、桑螵蛸15g、石菖蒲9g，此为6岁以上小儿用量，6岁以下酌减，麻黄于夏日应因时减量。一般最短3日，最长8日即可治愈。笔者曾试用于临床：李某，6岁，男，夜间尿床已6年，屡治无效，经上方治疗14日，遗尿停止。另有患孩13岁，尿床13年，有时每夜尿床2～3次，经中西医多种方法治疗未愈，后以此方进7剂而愈。老人夜尿宜以温补肾阳为主，有人以鱼鳔种子丸加巴戟天治疗老年夜间多溺，效果甚佳，治68例，全部治愈，多数患者服药当夜即见小便次数减少，连续服药5～7日后夜尿锐减，甚至不再起夜。方药有：鱼鳔胶500g（蛤粉炒），当归250g，淫羊藿250g，莲须250g，肉苁蓉250g，川杜仲250g（盐炒），茯苓125g，枸杞125g，潼蒺藜250g（盐炒），菟丝子250g（盐炒），怀牛膝187.5g（盐炒），补骨脂62.5g（盐炒），肉桂62.5g，熟附片90g（砂炒），巴戟天（用量不详），炼蜜为丸，每丸重5g，每日早晚各1次，每次1丸。

关于慢性肾炎夜尿，临床亦以温肾为主，兼及益气，常用附桂八味丸、桑螵蛸散等。

第五节　夜　　啼

夜啼，一般多见于新生儿或婴儿，少数幼儿、幼童（3～7岁）亦可有此证，这类患儿白天如常，每至夜间便间歇性啼哭，持续不已，夜夜如此。何因致此，目前尚无满意解释，临床常据证分型施治。

（1）心热型：啼声清亮，持续性，伴见手足躁动，口中气热，扪及手心热于手背，指纹暗紫，舌尖红质干，少苔或苔白。

（2）惊恐型：啼声尖亮，阵发性，常在睡中作惊，吮乳时咀嚼乳头，指纹青。

（3）脾肾虚寒型：啼声低沉无力，有时状如呻吟，伴如流涎，口中气冷，手足不温，吮乳少，指纹淡红或淡青，舌质淡，苔白。

（4）痰湿阻络型：啼声沉重缓慢，绵绵不已，指纹暗紫郁滞，推之不畅，舌苔白腻或白厚。

有人以蝉蜕、薄荷两药为主，据型加味，心热型加川黄连2～8g，淡竹叶2～5g；惊恐型加僵蚕3～10g，胆南星2～5g；脾肾虚寒型加炮姜3～5g，人参3～5g；痰湿阻络型加砂仁2～5g，胆南星2～5g，地龙3～6g，每日1剂，每剂分3～4次服下，治疗158例，全部治愈。最少服两剂，最多服十五剂。

脐疗法：五倍子、五味子、茶叶、面粉等制成面饼置于肚脐。

按摩治疗该证，疗效亦好，方法简便。常用手法如下所述。

分阴阳：仰掌横纹前陷处名小天心，医者用双手拇指腹侧从此处经阴阳两穴分推之

50～100次，以热为度。

运八卦：医者以拇指腹侧按摩小儿掌中8个穴位50～100次。

推板门：从小儿拇指本节推至腕关节横纹，仰掌取穴，推50～100次。

推小儿三关入虎口：从小儿示指末节命关穴侧推入虎口穴50～100次。

清肺经：仰掌自无名指端推向指根穴50～100次。

揉双承山：承山穴在腓肠分纹处，医者用双手二、三、四、五指握揉50～100次。拇指放在胫骨上固定。

以上法顺序按摩，一般两次可愈。

第六节　小儿夏季热

小儿夏季热属中医伤暑病证，是小儿夏季常见病证，多见于三岁以下体质虚弱的婴幼儿，以七八月份气候炎热之际为发病高峰。主症为发热长时间持续不退，可达2～3个月，甚至更长时间。体温多达38～40℃，常见清晨体温稍降，午后又复上升的发热节律。发热的另一特点是随外界温度高低而升降，至秋凉后，其热可不药自退，虽高热但少神昏痉厥之证，肌肤灼热无汗或少汗，烦躁不安。该病初起口渴不明显，饮食尚少，病延日久，则口渴加甚，常与发热高低成正比，饮水多，小便亦随之增多，昼夜可达数十次，色清而长，此时可伴食欲减退，精神疲乏，消瘦，面色苍白少华，口唇干燥，肢端欠温等气阴两虚见证。该病可连续二三年反复发作，但症状可逐渐减轻，病程也有所缩短。

该病病因病机主要是患儿体质虚弱，在外界暑邪作用的影响下，合之婴幼儿时期阴气未充，阳气未盛，生理活动节律调节能力发生紊乱，导致该病。

暑为阳邪，其性炎热，故见发热；暑热伤津，使未充之阴更为不足，故引水自救而见口渴多饮；热邪灼伤肺津，肺失清肃，不能宣发，故有少汗或无汗；暑热伤气，气虚下陷，气不化水，则水液趋膀胱，故尿多清长。无汗则热不得散，热盛则伤津耗气，尿多又加重阴伤，津伤而热更炽，如此反复循环，患儿身体日趋虚衰而其热长期不退，直至外界暑热清除，机体生理活动节律才能逐渐复常，诸症减退。

治疗该病应以调虚扶正为主，祛邪为辅，以助生理节律的恢复，切不可见热而肆投苦寒辛散之药。该病调虚又当重阴与气，益气养阴是为大法，而健脾养胃又是益气养阴的重点。总之，遣方用药须处处顾护脾胃，保津益气。

临床常分为暑伤肺胃、上盛下虚两型治之。

暑伤肺胃：此型在临床最为常见。多见咽红，发热不退，午后为甚，烦躁不安，口干口渴，饮水多而小便频数，色白清长，皮肤干燥，灼热，无汗或少汗，舌质红，苔薄黄，脉数。治宜养阴益气，清透暑热。常用药物有：西洋参、麦冬、石斛、山药、莲子肉、青蒿、地骨皮、银柴胡、白薇、鲜荷叶、甘草。

上盛下虚：此型临床少见。症见精神委靡，虚烦不安，面色苍白少华，低热不退，朝盛暮衰，四肢不温，纳差便溏，口渴多饮，小便频数清长，舌淡苔薄，脉细数无力。治宜温下清上。常用药物有：附子、黄连、龙齿、磁石、蛤粉，西洋参、补骨脂、覆盆子、菟丝子、桑螵蛸、乌药、益智仁、怀山药。

第七节　心　下　痞

心下痞指剑突与两肋下，脐部以上胃脘部位满而不痛，或硬，或牵及胁下痛，伴有气壅不舒，心烦不安等，发作时鼓之有声，休止时腹部柔软，按之无物。多伴有干噫，口臭厌食，肠鸣下利，有的还有恶寒汗出之证。《伤寒论》认为心下痞乃系太阳中风误用下法，或汗后复下，使表寒入里聚于心下所致，并制有半夏泻心汤、生姜泻心汤、甘草泻心汤等五个泻心汤治之。现在发现除张仲景所论，心下痞与长夏之际暑热下迫、湿气上蒸之气候有关。

对于痞证的发作时间，《伤寒论》中已提到“发作有时”，但具体时间未指明。刁氏对245例心下痞患者观察后发现，心下痞证不论痞满程度轻重，多为午后发作并逐渐加重，夜不能寐，至夜半后渐减轻，有的直至黎明得以下利而症消。早晨与上午一如常人，此早缓暮急之发作，周而复始，节律明显。临证诊断与治疗应注意结合时令与昼夜诊断。

病案：瞿某，女，26岁，1986年4月3日初诊。妊娠4个月，病1个月，症见心下痞，攻撑两胁作疼，噫气口臭，腹中雷鸣，腹部扣之如鼓，无明显压痛，发作剧时则昏厥，下午加重，夜半稍减，翌日又复如故，苔微黄，脉大无力。证属清气不升，浊阴不降，寒热错杂，滞于脘部，水气内停而成。治宜和胃消痞之生姜泻心汤，生姜12g，炙甘草、党参、黄芩、半夏各10g，黄连、干姜各5g，大枣12枚。3剂服毕，痞满大减，夜能安睡，再用4剂，诸症皆除。

关于心下痞病情波动节律的成因，主要是午后至夜间为阴气渐起之际，心下痞多为清气不升、浊阴不降、滞于脘部、水气内停所致。水气与浊阴均属阴，阴邪合之机体与自然界午后夜晚阴盛之际，更加机体清阳处于不升的病态，心下痞故见午后至夜加重，白昼上午至日中阳气渐生而盛，机体清阳随自然界阳气之升而旺，浊阴水邪势衰故病减。

第八节　呕　　血

呕血是临床常见的血证之一，与肝阴不足、肝火偏旺有关，多系上消化道溃疡、门静脉高压等病的并发症。由于气血在白天多趋于体表，夜间气血趋向于里，肝藏血，人体活动时，肝疏泄大量血液供应组织器官活动的需要，“人卧则血归于肝”，静卧时大量的血液回流归于肝与内脏。夜间人体休息安卧，内脏血液相对增多，易致胃肠脏腑受损或已处高压状态的血管破裂而出血。王氏对30例肝硬化门脉高压所致56次大呕血的住院病例分析结果是：夜间20点至次晨8点期间发生呕血的有38例次（占67.9%），白天8点至晚上20点有18例次（占32.1%），夜间发生率较白天发生率有明显差异（$P<0.01$）。

第九节　癫　　狂

癫狂，最早载于《内经》，《素问·奇病论》称该病为胎病，这是我国对该病最早的遗传学记载。《难经·二十难》说："重阳者则狂，重阴者则癫。"区分了癫和狂两类不同的症候。

癫证：精神抑郁，表情淡漠，幻想幻觉，喃喃独语，言语错乱，哭笑无常。

狂证：少卧不饥，狂妄自大，恐骂叫号，毁物殴人，越墙上屋，不避亲疏。

癫狂的临床表现说明其属于现代医学中的精神病患者。

俗话说"菜花香，痴子忙"，表明癫狂患者在油菜花开时易于复发，油菜花通常在春天3~4月开花，此时也是癫狂患者复发的高峰季节。因春三月为发陈季节，万物勃发，气候由寒转暖，人体阳气渐重，阴气渐收，阳气由冬天的收藏于内逐渐浮越于外，人体情绪亦随之宣泄。癫狂患者由于心肝火旺，阴阳失调，在春天阳气勃发时节，阴不制阳，而病情发作。上海市精神病防治总院自1958年开院以来，20年中均以3~4月份的门诊人数最多，不论初诊、复诊或夜间急性发作的精神病，均以春季发作比例高。说明到了春天精神病容易发病和复发，这可能是季节对内分泌系统，特别是对垂体所产生的影响，引起了性激素改变之故。Knobbck和Passmanicr于1957年调查1913~1948年出生的精神障碍儿童及某州立学校学生的诞生月份，发现精神分裂症患者大多数诞生于1月、2月、3月这3个月份之中。DeSawvage Noltingr将挪威8000例和英国7000例精神分裂症患者的出生月份进行对照研究，在检验季节性的正常出生率后，发现精神分裂症患者的出生率2月、3月这两个月最高，而以6月、7月最低。说明精神分裂症周期地好发于春季与患者出生季节月份有关。其原因，人们倾向于：冬季维生素C的缺乏，引起躯体组织之间至今尚未阐明的机制，使受损的子宫黏膜的修补及愈合过程受到影响，从而激化了具有精神分裂症遗传素质的致病敏感性，这样就使出生于这一季节的儿童易患精神分裂症。

癫狂不仅有好在春天发作的年节律，还有易在月圆时发作的月节律。古代巴比伦人就称精神患者叫"路那替克"（Lunatic），意即受月亮的影响。因该名较客观地反映了精神病与月亮的关系，直至今日荷兰人仍沿用此病名。现代国外经大量调查研究发现精神病患者确易于在月圆时发作，有文还曾成功地做过精神病患者大发作的预报，引起了警方的重视，对防止精神病患者发作而对社会与人类产生危害有一定参考价值。我国《内经》等医籍中对月亮影响人体的内容有详细记载，记述了古代医家发现月圆时可使人体气血趋向于表，卫气充实，人血气积，人体表现为盛实之象。由于"重阳者则狂，重阴者则癫"，阴阳已有偏盛偏虚的癫狂患者，机体病理活动受月亮盈亏影响，故而发生病情发作与休止的因月变动。

癫狂的病因多为气血凝滞、痰迷心窍，以及诸躁狂越，皆属于火，治法应以调气活血、清热降火、涤痰开窍、养血安神为法。为利用癫狂周期性休作变化，可在冬末春初及月亮圆前一周内，提前应用药物预防，并做好防范措施，防止患者毁物伤人或自损。

第十节　哮　　喘

哮喘，一般指呼吸急促，喘鸣有声，严重时张口抬肩，不得平卧。古代医家常将哮与喘进行区别，如《医学心悟》说："喘以气息言，哮以声响言。"呼吸急促者为喘，又称喘呼；呼吸时声高气粗，如水鸡在喉部鸣叫为哮，又称哮鸣。一般说来喘以虚证为多，或虚中夹实；哮以实证为多，或实中有虚。但哮喘在临床上很难区分，同一患者发作轻时似喘，重时又哮，且两者病因病机基本相似，故哮喘常合并论之。

哮喘病因有风寒外邪侵袭，肺气壅塞不宣，气逆而喘；也可因痰湿内盛，肺为痰壅，气机不利而喘哮；亦因肺肾阴盛或阳衰而哮喘，如肺气虚则气短而喘，肾主纳气，虚而失纳则少气而喘。

可见哮喘病因无外乎寒、痰湿，人体体质，阴盛阳衰等。以人体阴阳节律而论，夜晚属阴，病性属阴盛者夜间病甚，寒、痰湿属阴；阳衰者因不敌夜间阴寒之气而病增，故哮喘患者往往夜间加甚。以子午流注说论，午后5～7时为酉时，凌晨3～5时为寅时，分别为肾经与肺经经旺时，病气与经气交旺，正邪相搏，促病发作。故哮喘夜间发作，又以有的在入夜时开始发作，有的在黎明时发作，或在两个时间中均发作为时间特点。笔者采取调查表形式进行调查，调查内容有患者哮喘好发时间，末次发作、加重、缓解时间；辅助调查内容有服药情况、睡眠与哮喘发作关系等。共调查了252例患者，其中男性145例，女性107例；成人170例，小儿82例。病程1个月～50年。结果：252例哮喘患者夜间发作者187例，占总数的74.2%，白天发作者46例，占18.3%，发作加重时间不明确或昼夜喘息者19例，占7.5%。按十二时辰统计结果，发作和加重的时间曲线一致，成"V"形，高峰相位是子、丑、寅时，即午夜和下半夜的23～5时，而病情缓解时间曲线则相反，成倒置"V"形，峰值在辰、巳、午时，即上午7～13时，谷值在亥、子、丑时，即夜晚21～次日3时。哮喘患者易于夜间发作的原因，有人认为与肺功能的昼夜节律变化有关，他们观察了758例健康人肺功能的昼夜变化，发现肺功能在一日之中早晨最低，中午最高，傍晚及睡前又降低。肺功能的昼夜节律变化，使得哮喘患者晚上容易发病。也有人通过连续测定血浆中肾上腺素、组织胺、环磷酸腺苷、氢化可的松水平，并以此与同时测定的肺最大通气量对照，结果显示肺通气量、血浆环磷酸腺苷、肾上腺素水平都于凌晨4时降到最低值。这种人体生理性昼夜节律的存在，在哮喘患者身上得到了放大，即节律的振幅变大了，结合哮喘患者的气道通气改变，结果出现了哮喘发病的昼夜节律。

哮喘还有多在冬季发作的年节律，发病的峰值时间在11月份和2月份。有人对722例哮喘患者季节性发作节律调查发现，结果是在秋末春初及整个冬季发生哮喘的病例数为643，占被调查例数的89%，其中发病最多的月份在秋末的11中旬和春初的2月下旬。因冬季阳气潜藏，阴气较盛，外界空气寒冷，易于感受风寒，痰湿因阳气衰少、阴气隆盛而加重。冬季人体阳虚阴盛的年节律变化，也使肺肾阳虚阴盛症情加剧，肺肾的宣纳作用下降，哮喘发作。现代许多实验研究证明冷空气可引发哮喘患者发作。哮喘患者吸入的冷空气刺激了呼吸道中的处于病态敏感的感受器，反射性地使支气管收缩，气道阻力增加，这还与冷空气所伴有的湿度、气压，及季节性变应原等有关。其次寒冷时容易发生上呼吸道感染，产生局部炎症，从而诱发哮喘。且冬季室内密闭，空气不流通，室内空气中单位面积过敏原浓度相对增大，如屋尘、尘螨等，易于诱发过敏性哮喘。冬天患者衣着较多，睡眠时铺盖较多，由于冬季床上铺盖及衣着贮藏于箱柜中约三季，往往存在过多屋尘、滋生尘螨等过敏原。

哮喘的发作节律可知主要有冬季易发的年节律与夜间发作的昼夜节律。掌握哮喘发作节律，可在其发作前及时应用多种方法预防。人们已经采取入夜前服用止咳平喘、温肾纳气之品或支气管解痉剂、抗生素等以防止病作，收效尚可。也可采用“冬病夏治法”预防哮喘的冬季发作，并从根本上改变患者过敏体质，消除病因达到彻底愈病的目的。

第十一节 风 湿 病

风湿病在中医被列入痹证病类，早在《黄帝内经》中的“痹论”篇就记载了五体痹证的不同发病时间，如骨痹好发于冬季，筋痹好发于春季，脉痹好发于夏季，肌痹好发于长夏（至阴)，皮痹好发于秋季，古人认为这种发病的时间性是人体气血流行输布的季节性变化所致。如《黄帝内经》“四时刺逆从论”中说：“春气在经脉，夏气在孙络，长夏气在肌肉，秋气在皮肤，冬气在骨髓中。”对痹证总的发病时间节律古人也有总结，即《黄帝内经》“金匮真言论”中所说：“冬善病痹厥。”冬季是痹证的好发季节，这是因为痹证主要病因是风寒湿三气杂至。而冬季又是风寒湿三气杂至的主要季节。对痹证的昼夜节律，古人也作了观察，并有描述。如《外台秘要》指出白虎病者，其疾昼静夜发；《格致余论》发现痛痹是夜则痛甚；《证治准绳》发现行痹为昼轻夜重；《寿世保元》记载痛风者，其病昼静夜剧；《景岳全书》认为大多痛痹之证，多有昼轻而夜重者。

风湿病在临床表现主要是疼痛、关节红肿、关节功能受限，其中疼痛几乎出现于所有种类的风湿病，并贯穿于风湿病的发生、发展、转归、预后的始终。笔者根据风湿病发作时的主要症状疼痛作为观察内容，对 1607 例风湿病患者疼痛发作的时间节律进行了调研，其中男性 635 例，女性 972 例，年龄最小的为 7 岁，最大的为 82 岁，病程最短的为 25 日，最长的为 47 年。结果如下所述。

一、风湿病疼痛的年节律

1. 起病年节律

春季 3 月份起病达到峰值，秋季 9 月份为谷值。根据中医对风湿病辨证分类的起病年节律情况是，痛痹与行痹均为春>冬>秋>夏；着痹则为夏、春、冬>秋；热痹则为夏>春、冬、秋。进一步对四类痹证起病率逐季组间比较。结果：春季起病，依序为痛痹、行痹、热痹>着痹；冬季起病，痛痹>着痹、行痹>热痹；秋季起病，行痹、着痹、痛痹>热痹。以性别论，按首发月份所属季节，男性组冬春两季起病显著高于夏秋；女性组春季起病显著高于冬季，冬季起病显著高于夏秋。

2. 发病年节律

风湿病起病病程超过一年及一年以上的患者都有明显的季节性疼痛好发或加重的特点，其中又以单季好发或加重为主。风湿病疼痛好发年节律发作中在冬季达到峰值，其中尤其以 12 月为最高峰，夏季为谷值，其中尤其以 7 月、8 月为最低值。对不同种类风湿病的发作年节律调研结果是，痛痹组、行痹组好发是冬>春>秋>夏，着痹组好发是冬>春>夏、秋，而夏、秋无明显差异，热痹组为夏、冬、春>秋，而夏、冬、春三季无明显差异。四组按发作月份所属季节比较检验，结果冬季发作率：痛痹组>行痹组、着痹组>热痹组；夏季发作率：热痹组>着痹组>行痹组、痛痹组；秋季发作率：行痹组>着痹组、痛痹组>热痹组；春季四组发作率均无显著性差异。以性别论，男性组与女性组发作高峰均位于 12 ~2 月，均以 12 月为峰月，发作的谷值均位于 7 ~9 月，最低在 8 月。男女性别差异对风湿病年发作节律影响不大。

从上可知风湿病不同种类的发作与起病的年节律在模式上有较明显的差异，具体表现在首次起病以春季 3 ~5 月份为高峰，其次是 6 月和冬季 12 ~2 月。当病程达到一年或一年以上时，每年疼痛好发或加重的月份则以冬季 12 ~2 月为发作高峰，春季 3 ~5 月次之。两种节律也存在以夏秋之间 7 ~9 月为起病及发作低谷的共同点。

二、风湿病疼痛的昼夜节律

风湿病疼痛具有明显的昼夜节律性，主要表现为上午、下午、上半夜、下半夜单一时段发作或加重者占调研病例总数的 73. 76%。以风湿病疼痛昼夜发作或加重人次的比率而论，风湿病疼痛昼夜节律的变动趋势及相位特点是，下半夜为峰值时，其次为发作率基本持平的上午和上半夜，下午为谷值时，经比较下半夜>上午、上半夜>下午。不同种类的风湿病疼痛昼夜节律是行痹、痛痹、着痹三组疼痛昼夜节律的峰值均出现在下半夜，其中行痹、痛痹组的谷值且均出现于下午，着痹组的谷值则出现在上半夜。热痹组存在较强的特异性，以上午为峰值相位，下午与上半夜均为谷值时。各个种类的风湿病节律趋势经比较，行痹组昼夜发作率依次为：下半夜、上午、上半夜>下午；痛痹组是下半夜>上半夜、上午、下午；着痹组是下半夜>上午、下午、上半夜。男女不同性别的昼夜风湿病疼痛发作节律基本同步。

风湿病疼痛患者中有部分患者还具有疼痛在昼夜期间定时发作和（或）定时缓解的特点，亦即疼痛经常于某一特定时辰开始发作或缓解，并形成节律，提示风湿病疼痛存在着某种自律性。该次调查中具备这种现象的病例数共计 129 例，其中定时发作者 122 例，定时缓解者 80 例；疼痛定时发作规律为，夜昼之交 5 ~6 时为定时发作的最高峰时间，其次为下半夜的 2 ~4 时及清晨 7 时；午间前后的 10 ~13 时定时发作数仅 1 例，为谷值，17 时昼夜之交前后达到相对高峰，然后缓慢下降至 21 时后，再度上升，保持趋势直至上达凌晨最高。定时缓解规律为，上午 10 时为定时缓解的最高值，然后逐渐成下降趋势，唯夜间 22 时略有波动。比较疼痛定时发作与缓解两种节律，可见定时发作的谷值位置大致对应于定时缓解的峰值位置，两种节律基本呈负相关关系。

三、女性风湿病患者疼痛发作或加重与月经周期的关系

笔者对调研对象中女性年龄在50岁以下者还进行了风湿病疼痛节律与月经周期之间关系的研究。观察对象共计385人，结果是，风湿病疼痛在经前、经期、经后发作或加重的共198例，占行经女性风湿病患者51.43%，提示月经的周期性变化是诱发或加重女性风湿病疼痛的可能因素之一，行经期女性风湿病患者的一半存在着疼痛发作近似月经周期节律。以发作人次计，经前疼痛发作或加重者最多，其次为经期，而经后最少。

四、类风湿关节炎疼痛的节律

为了进一步了解现代疾病中类风湿关节炎的疼痛发作或加重的节律，笔者对620例类风湿关节炎患者疼痛发作或加重节律进行调研，其中男性181例，女性439例。调研统计结果显示，类风湿关节炎疼痛存在起病年节律、发作年节律、昼夜节律等。

1. 类风湿关节炎疼痛的年节律

类风湿关节炎疼痛在春季3~5月为起病高峰，其中3月份达到峰值，而夏秋之间的7~9月份为起病的谷值，其中9月份为最低。经统计学分析，冬与夏起病率有非常显著性差异。夏与秋没有明显差别。在被调查的对象中类风湿关节炎疼痛单季好发或加重者占63.82%，双季好发或加重占31.57%。单、双季好发共占95.39%，表明类风湿关节炎的疼痛的年周期变化中具有显著的季节性相位特征。以月份计，冬季12~2月为发作高峰时，其中12月份为最高，发作的低谷在夏秋之间的7~9月份，7月份达到谷值。

2. 类风湿关节炎疼痛的昼夜节律

经调研发现类风湿关节炎患者疼痛发作的比率夜间比白昼高25.22%，其中下半夜疼痛发作或加重的比率最高，下午疼痛发作或加重的比率最低。研究的数据显示，类风湿关节炎疼痛的昼夜变动节律是，上午疼痛发作率较高，下午降至低谷，入夜疼痛发作率逐步增多，下半夜达到昼夜的峰值。类风湿关节性疼痛在夜间睡眠阶段的发作情况是，晨醒时>夜间入眠时>夜醒时，差异均非常显著。但是午睡时、午醒时类风湿关节炎疼痛的发作率无明显差异。

3. 类风湿关节炎疼痛程度与晨僵持续时间的关系

晨僵与疼痛均为类风湿关节炎患者最常见的临床表现，为探讨两者之间的关系，笔者对341例类风湿关节炎患者疼痛程度与晨僵持续时间的所有数据进行统计，结果发现随着疼痛程度的逐级增强，晨僵持续时间也依次递增，两者存在显著的正相关性。

五、风湿病的择时防治

掌握了风湿病的发生与发作节律，可以说，在理论上对风湿病及其疼痛的防治上有所提示。

一是春季为预防风湿病起病的最佳季节：风湿病疼痛起病年节律表明，各类风湿病均以春季3～5月、初夏6月为起病高峰，因此3～6月是预防风湿病、降低发病率的最佳季节。考虑到部分隐性起病者，其关节疼痛等临床表现可能存在一定的滞后性，故冬季就应提前加强预防。具体措施可以对风湿病倾向的患者，如野外作业者、水下作业者、月经期、围绝经期妇女、有风湿病家族史者等，在易受风寒湿侵袭的关节等部位设置相应的保护装置（已病者日常活动时宜用护膝、护肘、夹板或支具等保护炎症关节），服用抵御风寒、温肾壮阳之品。以保持局部关节的温度，提高机体肾的“主骨”功能。

二是夏季为体质纠偏、治病求本的最佳季节：风湿病疼痛起病、发作的低谷均为夏秋的7～9月份。此时自然界阳气升旺，人体阳气有随之欲升欲旺之势，气血趋向于体表，体内凝寒之气趋向易解之态。此时要注意一方面防止避热趋凉过甚，同时也要防止暑湿郁结体内，伤津耗气，尤其长夏之季，湿气与热气交结。对已病者主要可用三伏灸贴法，改善风湿病患者的病理体质。

三是冬季为治疗风湿病择时施治的季节：由于风湿病疼痛的发作以冬季为主，因此对其进行已病的治疗主要在冬季，根据风湿病疼痛昼夜节律所示下半夜、上午发作较多，下午疼痛减轻的相位特点与其节律形成机制，对风湿病的择时治疗主要是：①清晨前后服用补阳、祛除风湿的药物，夜间前后服用化瘀祛痰、补阴为主的药物。这是因为补阳药白天服用疗效优于夜间，并适于扶助机体顺应白天阳气激发的功能活动；祛风湿药则在卫气行阳之际易于直达病所，又可借卫气行阳分以增强气化，通畅气血，缓解疼痛，故清晨服用补阳、祛风湿药可更好地发挥药物性能。夜间阴血用事，疼痛加重，故入夜应重用祛瘀活血之品。②风湿病疼痛多数于夜间发作，尤其是下半夜，因此临睡前服用一次治疗药物，并注意夜间护理。③疼痛定时发作者，可在定时发作前用药，以迎而夺之，制止病作。具体服药时间，可以药效起效时间与疼痛发作时间相应的思路进行选择。

国外在这方面所做的一些尝试可以借鉴。国外一些学者对关节炎进行了时间治疗学研究，实验药物主要是糖皮质激素、非甾体抗炎药等。对风湿性关节炎患者以低剂量强的松龙（泼尼松）分别于8时、13时、23时给药，无论上午或晚上仅用药一次，疗效与传统的一日4次给药相同。对17例风湿关节炎患者采用双盲法比较了氟联苯丙酸（氟比洛芬）200mg/日，分2次用药与分4次用药的疗效差异，结果表明每日剂量分2次给药疗效较分4次给药要高得多，且将2次剂量之一于夜间给药，可以更有效地控制患者清晨僵直及疼痛。对骨关节炎患者517例以75mg消炎痛（吲哚美辛）缓释剂进行治疗，每位患者均为自身前后对照，用药共3周，第1周8时服药，第2周12时服药，第3周20时服药，结果早上用药时不良反应发生率为32%，而夜间用药为7%，疗效（以疼痛完全消除为指标）也有明显的用药时间依赖性，8时及12时用药均为28%，夜间用药为35%。

四是风湿病治疗可采用起伏式用药法。所谓起伏式用药法，是指一日几次的用药，除了遵循择时治疗的原则外，同时还可以根据时间的不同，用药剂量的不同。因为风湿病疼痛的周期性动态变化反映了风湿病存在着因时轻重的节律特征，对此在治疗时可以考虑药物配伍组成上的适当变化与增减。尤其是对长期服用的同一药物，如皮质激素类药物，其剂量则应基于病变的固有节律，融入相应的动态因素。国外对过敏性哮喘采用不等量二次用药，也就是每日两次用药剂量不等，结果发现无论从药物效果，还是不良反应等方面，此种用药法都优于传统用药法。风湿病患者在采用激素类药物治疗时，也可以采用择时加这种不等量的起伏式用药。在采用中药治疗时，主要是服用汤药时，如何应用起伏式用药法，是个新课题。目前可以试用汤药与中成药结合的方法，在服用汤药加用中成药时，可利用中成药剂量的可变性，汤药剂量不变，中成药剂量择时变化，治疗风湿病患者。一般讲治疗风湿病的药物都具有对胃刺激的不良反应，即便中药汤药和中成药也是如此，对中成药实行起伏式给药法，不仅可节省患者的医疗费用，同时也可减少药物对消化道的不良作用。

第十二节　胃　　病

在胃肠运动方面研究表明，正常小鼠胃排空运动呈现夜快昼慢的近似昼夜节律，节律峰值在亥时，谷值在巳时，与脾经旺衰时辰相对应，电针对小白鼠胃肠运动节律有强化作用，峰值亥时电针可产生明显的促进效应，而谷值巳时效果不明显。国外有人发现正常人胃排空速率有明显的昼夜变化，晚间（20 时）的排空速率较白天（8 时）减少 53.6%，与胃腑功能的旺衰之时（辰、酉）相一致。小肠运动也有类似的节律性变化，对家兔空腹体表胃电图的振幅也表现为符合人体节律的昼夜变化，上午 7 ~ 9 时最高，晚上 19 ~ 21 时最低，白天基本高于夜间。

一、胃酸分泌节律

人体胃酸分泌存在昼夜节律，健康人和患有十二指肠溃疡者均在夜间（21 ~ 24 时）分泌最高，早上最低。正常小鼠最大胃酸分泌量也有明显的昼夜节律变化，夜间分泌的胃酸量多于白昼，峰值在亥时，谷值在巳时，巳时针刺足三里可使胃泌酸量显著增加，亥时则不明显。夜间高胃酸分泌状态在消化性溃疡病、特别是十二指肠溃疡发病机制中占有重要的地位，夜间胃酸分泌减少可使溃疡面受到的酸刺激减少，从而有利于溃疡的愈合。日间胃酸分泌不但与溃疡形成无关，而且还有显著的生理作用。而夜间单一剂量给予 H_2 受体阻断剂，如雷尼替丁可以有效地抑制夜间胃酸分泌，同时较少影响日间的胃酸分泌。有研究显示睡前的单一剂量法，在溃疡愈合速度、症状缓解和安全性上均与一日多剂量给药法相同。

二、胃病的发作节律

胃溃疡的发病具有明显的周年节律性，春、夏季低于秋冬，好发于气温骤变和天气寒冷的时节。

胃出血的发病具有多种节律。年节律的峰值相位在春季的 2 月，谷值在 8 月；昼夜节律则出血易于发生在 0～4 时及 12～16 时的时段内。也有调查发现出血好发于上午 5～8 时。

慢性胃炎的发病节律具有一定的周年节律，以夏、春季时节发病最高，且夏季发病者 HP 感染的阳性率高。

三、胃脘痛的节律

由于目前有关胃脘痛的时间节律的研究结果有不一致的现象，究竟胃脘痛的节律情况如何，为掌握第一手资料，笔者对 1844 例胃脘痛患者的发病节律进行临床流行病学调查研究。

1. 胃脘痛的年节律

胃脘痛属于常见多发病，一些患者一年中会有多次发作，因此其频数的分析应把每次发作均记入，以求准确，1844 例患者共得到 3450 人次的发作或加重时段。统计分析结果显示，南北区域无论是综合分析还是各自独立分析均未发现存在明显发作和加重的年节律。但南北不同性别之间却存在显著的发作或加重的年节律。南方区域男性发作与加重的峰值相位在阴历 12 月，女性在阴历 8 月；北方区域男性峰值相位在阴历 2 月，女性在阴历 8 月。性别对胃脘痛的年发作或加重节律具有决定性的影响。

不同证型的胃脘痛在发作或加重年节律也有一定的差异。临床辨证能确切归为相关证型的胃脘痛患者一年中有 1263 次发作。统计结果显示证型和季节之间的关系是不独立的，即不同的证型在发病季节上具有倾向性，如肝气犯胃型易发于春季，脾胃虚寒型好发于冬季。若以传统中医虚实进行分类，则肝气犯胃、湿热郁滞、气滞血瘀三型属实，脾胃气虚、胃阴不足、脾胃虚寒三型属虚，实证易发于上半年，虚证易发于下半年。

2. 胃脘痛的发作或加重的昼夜节律

统计结果显示，胃脘痛南北区域综合分析表明病情加重存在昼夜节律，峰值相位位于夜间 23～24 时。南北区域各自独立分析也显示出明显的昼夜节律，南方组峰值相位位于夜间 21～22 时；北方组峰值相位位于夜间 24～凌晨 1 时。不同性别之间也各自存在明显的昼夜节律，南方组男性峰值相位在 22～23 时，女性昼夜节律不显著。北方组男性峰值相位位于夜间 23～24 时，女性峰值不显著。可见，在昼夜节律方面，男性胃脘痛的发作或加重存在着较为明显的昼夜节律性。

3. 定时发作的胃脘痛患者的发病的昼夜节律

历代医案及现代临床报道都提到胃脘痛有定时发作的情况，本次调查共搜集到定时发作病例 237 例。统计结果显示，胃脘痛定时发作具有显著的昼夜节律性，峰值相位位于凌晨 2～3 时，与胃脘痛发作的昼夜节律峰值存在相位差。

4. 胃脘痛发作或加重节律形成的主要因素探讨

进食是人类的必需活动，人类的进食规律是后天社会环境的影响逐步形成的，刚出生的婴儿的进食周期不具有昼夜节律性。在长期的生活中，人们根据机体的生理活动和作息的需求，基本培养成一日三餐的进食习惯。为了有效及时地消化所进食物，机体中与进食有关的生理活动也随之形成了相应的活动节律，包括胆囊收缩素、胃肠肽、胃泌素等的分泌，胃酸、胃蛋白酶的分泌、胃酸的 pH 的高低，以及迷走神经的兴奋性等都因进食而有相应的变化。人们发现正常胃中的 pH 的基线是>1.63±0.34，进食可中和胃酸，使 pH 升高>3，随着胃中食物的排空，pH 又逐渐恢复到基线水平。进食影响了机体与消化有关的生理机制的活动变化，由于各季节太阳光照的时间改变，人们作息时间的变化，进食的时间也因各季起床时间不同有所不同、食物种类也因季节，以及早餐、中餐、晚餐的不同而不同，进食的量同样因早餐、中餐、晚餐而有不同。这些因素可能都是对在胃组织病变基础上，产生疼痛的时间不同有关。是胃脘痛发作或加重节律的主要形成因素之一。

睡眠与进食一样是人类的必需活动，睡眠节律也是人类后天因于光照与活动而形成的。刚出生的婴儿的睡眠觉醒活动就不具有节律性。由于睡眠，人们的体位发生了改变，如直立变为卧位，而夜间平卧位可使胃内酸度的 pH 短暂升高，使得胃内的酸度在卧位时达到最大。夜间睡眠时胃的运动频率反而有所增加，在女性尤其明显，使得胃排空作用增强，胃中食物的减少，有利于胃酸等对损伤的胃黏膜的刺激，产生疼痛。人体在由深睡期转入浅睡期时，痛觉敏感性增加，研究表明健康人痛觉的峰值在 0 ~ 3 时。结果胃病就出现了夜间发作与加重节律。

笔者的调查研究发现，男女不同性别患者之间的胃脘痛发作并非成同步变化趋势，有一定的相位差，主要表现的是男性呈现夜间胃脘痛发作与加重的节律，而女性表现不明显，这可能与性别之间的生理差异有关。如男婴对疼痛的敏感性普遍低于女婴。一般讲男性为阳性体质，异类相侵，寒邪易伤害男性；男性因露天劳作多，喜好饮酒等易感受湿热之邪。从中医角度论，寒邪、湿邪所致病变等因与夜间阴气凝重，而易在夜间发作或加重，所以男性胃脘痛易在晚间发作或加重。女子本为阴性体质，又多数喜吃鱼、蟹、蚌、凉粉、冰淇淋等阴冷之品。女性的胃内容量比男性平均小 1/4 ~ 1/3，进餐量少，易于饥饿，为充饥而喜食零食，使胃中总存留有一定数量的食物，有防止胃酸等刺激物对胃黏膜的刺激。女子痛觉敏感性高于男子，且在入夜时情绪安定，尤其在晚上 9 时左右，机体放松，肾上腺素分泌减少，皮质激素分泌处于低谷，这可能是在调研中未发现女子胃脘痛明显的昼夜节律的原因之一。

5. 利用胃脘痛发作或加重节律进行胃病防治

由于南北方胃脘痛的起病时间节律有差别，因此南北方在预防胃脘痛起病的时间方面就有所差别。其中北方预防胃脘痛起病的最佳时间在冬末春初，南方则应在春夏之交。胃脘痛好发于秋冬季节，所以应重视秋冬时节对胃脘痛的适时治疗。治疗时就注重温补脾肾阳气，对有实邪郁滞的适当加用燥湿、化瘀之品。针对胃脘痛的夜间发作或加重的节律特点，现代医学提倡临睡前服用 H_2受体阻滞剂，目的是抑制夜间的胃酸分泌高峰，减轻损伤因子对胃黏膜的直接刺激，减少疼痛的发生。为了验证择时于夜间用药对胃脘痛的治疗效果，笔者在临床运用自拟的半丁汤（半丁汤的组成：法半夏、广陈皮、川厚朴、炒枳壳、干石斛、云茯苓、公丁香、旋覆梗、延胡索）治疗胃脘痛有效的基础上，进一步采用择时服药法进行疗效观察，结果证明确实提高了原有治疗方药的临床药效。具体择时治疗方法是：即将汤药水浸半小时，然后水煎两次，两次滤出的药液合并，日分三次服用，其中一次强调在夜间9时后温热服用，药后即时卧睡，疗效颇佳，较之未采用择时服药法者，疗效明显增加。一般服用1~2剂后胃脘痛现象逐渐减轻，有的立即消失，通常再服用2~3剂巩固疗效即可。多数胃脘痛因于浅表性胃炎患者，发作时按上述方法服药治疗，有效后一般可维持疗效数月至一年，有的达数年，甚至有因此而没有再发生胃脘痛的病例。惜因所治患者多数为农民，因经济原因胃脘痛不再发作后，未再行纤维胃镜等现代医学实验室诊断技术进行确认，使得这项临床科研结果的科学性受到了一定的影响。

第十三节 胆 病

胆囊的活动存在着昼夜节律，这已经有国内外相关报道，国外发现胆汁排泄量以20~8时高于8~20时，也就是胆汁的排泄以夜间为多。我国聂氏应用B超观察了不同时间正常人胆囊面积的昼夜变化。结果显示胆囊面积以卯时（5~7时）>午时（11~13时）>酉时（3~5时）、子时（23~1时）（$P<0.01$）。丑末寅时比子时明显增大，也显示出白天大于晚上。这与国外关于胆汁排泄的观察结果应该说是一致的。但有关胆囊病变的时间节律研究国内外都报道不多，如有人报道胆石症所具有的胆绞痛多在午后渐起，然后出现隐痛，最后于半夜常绞痛突然发作。

笔者将各种胆囊病变的发病情况进行了节律调查研究，这些疾病包括胆囊结石及其并发症，急性、慢性胆囊炎，胆囊息肉，胆囊萎缩，胆囊癌，胆总管癌，胆道蛔虫等。对884例不同性别的患者发病节律进行调查，发现胆病疼痛存在年节律，包括起病年节律和发作或加重年节律。

一、胆病发作的年节律

胆病首次发作的时间节律：胆病疼痛首次发作以春季4月份为发病高峰，夏季7月份发病最低。不同性别的患者首次胆病发作中男女都是4月份为最高，夏季为最少。

胆病首次发作后再发或加重的时间节律：以单季发作或加重为主，占被调查患者的76.13%，且疼痛发作的月份也与首次发病截然不同。在首次发病少的夏季，却是再次发作的多发季节，884例胆病患者调查结果为夏季8月份是发作或加重的时候。

不同证型的胆病患者的末次发作时间节律：对可明确确定中医证型的586例胆病患者的调查研究发现，胆病患者可大致分为肝气郁滞、肝胆湿热、瘀血停着、气阴不足四型，其发病节律是：肝气郁滞型在秋季发作达高峰，肝胆湿热型在夏季达高峰，瘀血停着型好发于春秋两季，气阴不足型好发于春夏两季。

二、胆病发作的昼夜节律

对 1158 人次的胆病疼痛昼夜发作或加重节律调研结果发现，夜间发作人数明显大于白天发作人数，上半夜大于下半夜，而上下午发作人数无显著性差异。胆病疼痛定时发作以子时（23 ~ 1 时）为高峰，明显高于其他时间段，其次为下半夜，白天定时发作较少。值得注意的是，有人在论述胆石症疼痛时把脂肪饮食作为主要的诱因，而笔者的调查并未发现胆病患者餐后定时发作的人次和其他时间发作人次有不同，并经统计学处理也未发现差异性。这或许是因为医学知识的普及，胆病患者已充分注意饮食。对不同性别的胆病患者的昼夜发作时间节律研究未发现男女之间有差别。

胆病昼夜发作节律的形成可能与胆汁进入胆囊的量与时间有关，对健康人胆囊面积昼夜形态学观察发现：子时（23 ~ 1 时）最小、卯时（5 ~ 7 时）最大有关。因为胆囊面积的大小与胆汁的分泌有关，子时胆囊面积小可能此时与此时肝脏的胆汁分泌量不大，入胆的胆汁少，到了卯时肝脏有大量的胆汁分泌，由肝入胆的胆汁明显增多有关。此时胆道内压升高，胆囊紧张度高等，都可使已有病损的胆囊在内压变化的情况下产生疼痛。另外，人体在晚上睡眠时的体位使胆囊管及胆囊颈部位置最低，结石或其他异物容易在此处嵌顿从而引起疼痛。当然胆病发作的时间节律性的形成还有诸多因素的参与，但与胆囊病变密切相关的因素可能主要是以上几点。

三、胆病节律研究对胆病的防治的指导

胆病节律调查的结果提示，春季为预防胆病起病的最佳季节。可在春季未到之前的冬末之时提前预防。胆气春升，应多参加一些健身运动，调节情志，清淡饮食。已有肝胆病倾向的患者可适当服用一些疏肝利胆药物。夏季注重胆病的治疗，由于夏季是胆病再发的高峰，在春季防治的基础上适当加用一些清利湿热的饮料，特别是注意调节自己的情绪。

聂氏通过对 20 例胸胁苦满的患者，应用 B 超观测方法观察不同时间口服小柴胡汤后胆囊的收缩率、扩张率，结果提示小柴胡汤的利胆作用，在胆所主之时（子时）及相近的时辰（亥时）优于相对应的时辰（午时、巳时），从而得出亥时、子时为服用小柴胡汤的最佳时间。根据胆病发作多在夜间的节律特点，结合聂氏通过 B 超对小柴胡汤不同时辰对胆囊的收缩率与扩张率的观察发现，小柴胡汤的利胆作用在子时及相近的亥时明显优于其他时辰，进而提出胆病的最佳服药时间为亥子时。胆病的择时治疗可以选择在夜半子时与丑时用药。如对一胆石症右上腹及两胁胀痛久治无效患者，嘱患者于早晨 5 时服头煎药。结果患者服 1 剂药后，疼痛就大减。也有人报道对 30 例肝胆湿热型胆石症患者均于子时给药，结果治疗总有效率达到 96.7%。对胆病定时发作者，可采取迎而夺之疗法，可在规律性发病前服用相应的药物以防止疼痛的发作。如一例少阳胁痛患者，于早晨 6 时定时发作，后用小柴胡汤于清晨寅时（4 ~ 5 时）服头煎中药，结果疗效很好。

第六章　疾病变化的时间预测

第一节　六经病欲解时的预测

六经病指太阳、阳明、少阳、太阴、少阴、厥阴六经的病变，是用以说明外感病变的六个变化时期。张仲景在《伤寒论》中不仅提出了六经病的证候提纲，辨治方法及方药，还总结归纳出六经病在昼夜之中趋于缓解、痊愈的时间范围：太阳病欲解时，从巳至未上；阳明病欲解时，从申至戌上；少阳病欲解时，从寅至辰上；太阴病欲解时，从亥至丑上；少阴病欲解时，从子至寅上；厥阴病欲解时，从丑至卯上。现将六经病欲解时有关内容列表如下（表6-1）。

表6-1　六经病欲解时

六经病	欲解时辰	时间	阴阳消长	
太阳病	巳午未	9～15	阳盛阴衰	昼
阳明病	申酉戌	15～21	阳渐衰阴渐盛	
少阳病	寅卯辰	5～11	阳渐生而旺	
太阴病	亥子丑	21～3	阴盛阳衰	夜
少阴病	子丑寅	23～5	阴由盛而渐衰阳渐生	
厥阴病	丑寅卯	1～7	阴渐衰阳渐生	

从表6-1可知，每经病欲解时各占三时辰六小时，每经病欲解时又都有一主要时辰，包括子午卯酉这四个昼夜阴阳持平转化时辰，以及丑寅两个阴气渐衰、阳气初生渐盛时辰。并有三阳经病多在白昼欲解，三阴经病多在黑夜欲解的规律。

关于六经病欲解时的机理，江西中医学院万友生教授曾概言曰“六经病欲解时间问题是根据天人相应的理论而立说的。天之阳气旺于昼，人之阳气应之。天之阴气旺于夜，人之阴气应之，而分主其十二时辰，因此，六经病可借助于所主的时辰上的天之阳气或阴气之旺盛，使正胜邪退而病解”。万友生教授的论述阐明了三阳经病欲解时多在白昼，三阴经病欲解时多在黑夜的机理。但三阳经病实际上是在白昼的不同阶段、三阴经病是在黑夜的不同阶段欲解的。为什么会出现这种情况呢？其理如下：一日之中有昼夜阴阳的变化，而昼日不同阶段又有各自阴阳变化的不同，如平旦阳气升、日中阳气隆、日西阳气衰。根据阴阳相对规律论，平旦则阴气收，日中阴气衰，日西阴气渐生。同样夜晚也有入夜阴气生，夜半阴气隆，夜半后阴气渐衰，而阳气相对则有入夜阳气入里，夜半阳气最衰，夜半后阳气渐生等变化（参阅图1-1）。三阴、三阳经各经阴阳盛衰多少各有不同，如太阳经为阳中之阳经，太阴经为阴中之阴经，亦就是太阳经阳气相对多，太阴经则阴气相对多。少阳经虽阴阳相对持平，但发展趋势为阳欲盛而阴欲衰；阳明经也是阴阳相对持平，但发展趋势则为阳欲衰而阴欲盛；少阴、厥阴两经均是阴多于阳，但程度有不同，前者阴气更盛而阳少，发展趋势均是阴气欲衰而阳气欲盛。上述分析可见昼夜各阶段阴阳多少及变化趋势各有特点，而六经阴阳之气多少及发展趋势也各有不同。这就成为六经病在昼夜不同阶段欲解趋势的基础。伤寒病的特点主要是寒邪伤阳，包括两个方面：阳气受遏和阳气亏损。通常三阳经病机主要是寒邪阻遏阳气，三阴经病机则主要是寒邪日久或凝重致阳气亏损，故临床施治对阳经病总是以宣、和、清等法除邪复阳、祛邪扶正，对三阴经病则常以温里、补中等法补其亏损之阳而扶正祛邪。可见六经病与阳气关系密切，阳气的消长盛衰往往是六经病势进退的主要影响因素，阳气在昼夜之中的变化不同致使六经病变化相应改变。六经病欲解时间不同正是基于以上三点。

具体论之则为：凡生理阳气越旺、阴气越少的经脉，其病变则须昼夜时期中阳气最隆盛时，得天阳及人体阳气活动节律高峰时的资助而欲解；反之，若阴气越盛、阳气较少的经脉，则夜半后阳气稍有变化即可促动而病解。当然，尚需注意阴气变化多少，否则就难以理解三阴经病何以不在阳气旺盛之昼而在阴气隆盛之夜欲解的机理了。了解了以上内容，六经病欲解时的机理也就不难弄懂了。下面分述之。

一、太阳经病欲解时的预测

太阳经病欲解时在白昼巳午未时，乃因太阳经为阳多阴少经，巳午未时正是一日之中阳气最隆盛时，故太阳经被寒邪郁遏之阳气，可得到天阳之助而宣伸，其病欲解。亦可趁其势而用药，因势利导，祛邪外出。

岳美中释曰：“巳午为阳中之阳，故太阳主之，至未上者，阳过其度也。人身阴阳，合于大自然的气候，至太阳之时，人身太阳之病，得籍其主气而解。六经病亦多随其主气而解。”

【病案】

例 1 张某，女，31 岁，农民。

自述晨起即发寒战，头痛，颈项强，全身关节亦痛。寒战甚时，头额出冷汗，口干欲饮热水，大便稀，小便清长，口唇青紫，舌苔微黄，脉浮弦。此太阳病桂枝汤证也，即主以桂枝汤，嘱其第一次药在上午九点服，第二次十一点服，第三次午后一点服。结果，第一次服药后，约十一点时，寒战解除，头痛项强均减。第二次药后，身痛渐轻，第三次药后，诸症消除。到傍晚时出现口干，大便结，小便不利。遂进竹叶石膏汤三服，病愈。

本案以欲解时作为服药时间，以乘欲解之势而愈病，结果获效。桂枝汤分三次半日内服完，乃遵桂枝汤方后之服法，“半日许，令三服尽”之意。

例 2 王某，男，32 岁，1968 年 12 月 5 日诊。

畏寒发热，头痛六日，现症见汗出恶风，鼻塞干呕，苔白不渴，脉浮缓，体温 39℃，证属太阳中风症。投桂枝汤，服已须臾，饮热粥一小碗，以助药力，温服后 1 小时，患者 8 时 30 分服药，9 时盖被褥，11 时开始出汗，体温 38.2℃，13 时体温 37.5℃，15 时体温

37℃，此后体温未见回升，次日诸恙均除。退热正是巳午之际。本案通过药后每2小时测温一次，观察体温复常的变化动态，证实了太阳病于巳至未上欲解的认识。

二、阳明经病欲解时的预测

阳明经病欲解时在白昼申酉戌时，亦即酉时左右，此时阳由盛而衰，阴由衰而渐盛，阴阳遂趋持平。阳明经属阴阳持平经，阳趋衰入里，阴渐生而盛。而阳明经病变时其生理节律紊乱，阳气不衰减，不入内，阴气难生难盛，而有阳热过亢之临床表现。但逢酉时阳渐衰而阴渐盛的昼夜阴阳变化，与阳明经阴阳变化节律相似时，阳明经阴阳变化节律得以诱导而有恢复之希望，故酉时阳明经病欲解。

【病案】 高某，男，12岁，1972年4月18日诊。

其母代诉：本月10日开始畏寒发热，12日就医，药后大汗，不畏寒但恶热，热更甚，口渴，烦躁。近两日发热夜甚，甚则谵语。诊见体温38.8℃，口渴，濈然汗出，烦躁谵语，腹痛拒按，大便7日未解，小便短赤，苔黄燥，脉沉实有力，证属阳明腑证，投大承气汤。上午10时服药，12时腹痛加甚，15时得燥屎五六枚，后得极其腥臭黄水，体温38.8℃。17时37.5℃，19时37℃，23时入睡，体温正常。第2日晨起觉腹中饥，诸症除。此例阳明病热降之时，恰好是申酉戌时。

三、少阳经病欲解时的预测

少阳经病欲解时在白昼寅卯辰时。此时阳气初生渐盛，阴气渐降而衰，少阳经如春生之气，虽然也是阴阳持平时期，但阳气变化趋向旺盛，与此期自然界阴阳变化同性同向，少阳经病变故易在卯时左右得时之助而欲解。

【病案】 徐某，男，42岁，1973年9月16日诊。

寒热往来约22日，觉寒时体温37.8℃，觉热时体温39.5℃，食欲缺乏，两胁胀痛。诊体温39℃，口苦咽干，目眩，胸胁胀痛，默默不欲食，舌红少苔，脉弦，此为少阳证，投小柴胡汤。第一日于14时用药，18时体温38℃，22时38℃，直到次日均为38℃。17日复诊，仍服用小柴胡汤。12时服药，16时体温38.5℃，20时38℃，24时38℃，次日4时37.5℃，8时37℃，9月18日体温仍保持在37℃，未见复升，临床症状均消除，其热降复常之时正是寅卯辰时。

四、太阴经病欲解时的预测

太阴经病欲解时在夜晚亥子丑时，该时期阴最盛，阳最衰时，太阴经为阴中之阴经，阳气最少，但其易损而影响大，故当寒邪侵犯时，阳气损伤而主要呈阴气盛的虚寒象。夜晚子时一阳生，阴气最盛，其阴阳变化与太阴经阴阳变化相似，故太阴经阴阳变化特点常在此期不断加强，也由此期不断修正调整，维持其阴阳变化基本特征。太阴经病变时，改变了其阴阳变化之常，故在子时易得到调整复常，病变因而欲解。

【病案】

例1 武某，男，干部。

自述：每晨打喷嚏，流清涕，鼻塞，头痛憎寒，怕风干呕，已历3个月，施治不效。细询之，尚有少食，腹胀满，大便溏等症。综合舌、脉分析，证属太阴病。其所以有外感之象，乃阳虚之兆也。主以附子理中汤。嘱其白天不服药，到晚上九点开始服，在半夜一点之前服完三次药，结果6剂后病愈。

本案抓住太阴病欲解时在晚上21～1点，适时而治，使3个月缠绵之疾得瘥。不乘欲解之势，其效何以为此。

例2 曹某，女，32岁，1978年3月4日诊。

腹痛、腹泻，不思食月余。症见形羸，腹胀痛，喜温喜按，不思食，腹泻一日四至六次，泻下清稀或完谷不化，舌淡苔白，脉缓弱。证属太阴脾土虚寒，当温之，投理中丸。日三夜二服，每次二丸，四日后泻止。3月7日晚2时，知饥能食，病情至此转机，"至夜能食者，得脾阴之旺气故也"。此例病情转愈亦与太阴病欲解时相符。

五、少阴经病欲解时的预测

少阴病欲解时在夜晚子丑寅时，此时阴气虽盛，而阳气亦生，少阴经本属阴盛阳少之性，其病变的发生也取决于阴阳之间的这种盛衰相对稳定是否失调，当阴气未动而阳气虚损时，则可出现"脉微细，但欲寐"的少阴心肾阳虚、阴气更加偏胜的征象。子丑寅时阴气隆盛，符合少阴阴气盛旺，少阴阴气不乱，而其时阳气渐生，符合少阴经阳气虽少渐生的特性，故少阴阳虚患者病情此时易于缓解。

【病案】 王某，男，42岁，1979年3月19日诊。

一日之中，吐泻数十次，遂致恶寒身踡，手足厥冷，舌謇言微，阴茎亦缩，脉微，急投四逆汤加朝鲜参，配合静脉滴注。14时开始服用中药并输液，20时泄止。次晨1时30分手脚温，4时自烦，欲去衣被，脉阳微阴浮，5时舌謇、阴缩除。后调理两日而愈。1～5时，属子丑寅时，本例垂危患者转危为安正在其时，与少阴病欲解时相符。

六、厥阴经病欲解时的预测

厥阴经病欲解时在半夜至凌晨的丑寅卯时，此时阴气欲退未退，阳气初生未盛，虽有阳气之温，亦有阴气之寒，所谓乍暖还寒。但阳气处在升发之时，阴气处于沉收之际，故而总的出现阳气占据主导作用的趋势。厥阴经为阴盛阳少之经，总的发展趋势是阳进阴退。若厥阴经失其常态，则临床可见厥热胜复；寒热错杂现象。到了丑寅卯时，在自然界阴阳之气的变化影响下，失态的厥阴经阴阳变化即有复常的迹象，其时亦为厥阴病欲解时。

对100例蛔厥腹痛患者，用乌梅汤二至三日，结果有89例病在丑寅卯之际缓解，11例在其他时间缓解。蛔厥证属厥阴经病，100例蛔厥证缓解时与厥阴病欲解时符合率达89%。

上述理论与实践充分显示，六经病欲解时是古人在长期临床观察中总结出的宝贵经验，六经病的不同欲解时间，说明某个时辰自然界及人体阴阳的升降盛衰变化，有利于扶正或祛邪，病有欲解趋势与可能，临床可利用这种变化节律，预测疾病变化，掌握服药机宜，促使病变加速向愈。

第二节　病死时间预测

精气神是人体生命活动产生和变化的根据，而精气神的活动与五脏活动、气血津液的充盛流注、阴阳和调等密切相关。当五脏衰竭，或气血津液枯竭，导致“阴阳离决，精气乃绝”，生命便停止。为了防止或延缓危重患者死亡，正确地预测疾病可能死亡的时间趋向，及时采取有效措施，有可能拯患者于危亡边缘，顺利度过危险时日，赢得更多时间抢救治疗。预测病死时间已成为历代中医学家探讨的课题。

在正常情况下，人体正气的盛衰对疾病的发生、发展、变化、预后等起着主导作用。“正气存内、邪不可干”。正气虚弱则是发生疾病的根本原因。正胜邪退，疾病就好转痊愈；正不胜邪，疾病就恶化，甚至死亡。因此，认识正气盛衰存亡的变化，就成为预测疾病死期的基础。诚如前面章节提到的，人体脏腑气血活动有节律性，这种节律性又常受自然外界环境同步因子的不断影响和加强。在病理状况下，环境的变化不仅影响人体正气，同时也影响病邪。危重患者在天地间变化不利于正气的作用发挥时，人体生理节律活动处于低潮，倘若自然外界变化反利于病邪，使邪气作用增强时，患者就可能发生死亡。如人体病至阴阳极度失调时，若处于外界一年中春分、秋分、夏至、冬至和一日中的日中、夜半、平旦、黄昏之阴阳变动明显之时，外界的阴阳变化就有可能加速人体阴阳的离决，从而导致死亡。

关于死期预测方法，主要采用测天计时的方法推测人体生理病理变化，进而推测病死时日。具体方法如下所述。

（1）阴阳盛衰推测法：自然界与人体阴阳盛衰有时，据其盛衰之时，可预测疾病死亡之期。一日十二时辰之子午卯酉，一年二十四节气之二分二至，常是自然界阴阳之交的关键时刻，也是人体阴阳之气盛衰交替之时，如自然界一日之中子时和一年节气中的冬至都是由阴盛转阳之际，午时和夏至是阳盛转阴之际，所谓“子时一刻一阳生，午时一刻一阴生，冬至一阳生，夏至一阴生”，即是指此而言，而卯时与春分是阳升而盛与阴持平时，酉时与秋分是阴长而盛与阳持平时，人体阴阳与此相应。当机体发生病变时，疾病的阴阳属性受其影响，容易恶化，甚至死亡。依此可推测死亡的时间。如阴病（阴气盛而阳气少）在冬至或夜半阴盛阳衰之际，阴邪得阴助，阳气更衰，可因有阴无阳，阴阳离决而亡。阳病（阳气盛而阴气衰）在夏至或日中阳盛阴衰之际，阳邪得阳助，使阳更盛，而阴益衰，阳无所倚而散亡，亦可死亡。《素问·三部九候论》归纳说：“（阴病）主冬，故以夜半死”，“（阳病）主夏，故以日中死”。《素问·阴阳应象大论》说：“阳胜则身热，腠理闭，喘粗为之俯仰，汗不出而热，齿干以烦冤，腹满死，能冬不能夏。阴胜则身寒汗出，身常清，数栗而寒，寒刚厥，厥则腹满死，能夏不能冬。此阴阳更胜之变，病之形能也。”说明阴阳亢盛之疾患，在正常阴阳旺盛之时，使已盛之病患更盛，结果病重而亡。而阴阳虚衰之疾患，在外界正常阴阳虚衰之时，“以身之虚而逢天之虚，两虚相感”（《灵枢·八正神明论》），使已虚之疾病更虚，导致病甚而死。张景岳在注解心病死在“冬夜半，或在夏日中”时所谓：“冬月夜半，水王之极也；夏月日中，火王之极也。心火畏水，故冬则死于夜半；阳邪亢极，故夏则死于日中。盖衰极亦死，盛极亦死。有所偏盛，则有所偏绝也。”可谓总结之语。

（2）五行生克推测法：人体脏腑有五行属性，各脏腑功能变化有时间性，相互之间颇多影响，根据五行生克之理，可预测脏腑病变死亡之期。前已述及，人体五脏的精气活动不仅因一日四时和一年四季的变化而有相应的盛衰之时，五脏之间的盛衰活动的互相影响，也是导致这种盛衰变化因素之一，就是说五脏精气活动节律的产生，有自然外界同步因子的作用，也有人体五脏间相互资助或制控的作用。中医将人体五脏与时间分别归属有五行属性，再运用五行生克的关系，执简驭繁，高度概括其间的复杂性，掌握其规律。一般某脏发生病变时，当其精气活动最衰时和他脏对其制控作用最强时，再加自然环境变化不利于某脏活动时，某脏病变就可加重而死亡。预测时，将时间的五行属性与患病脏腑的五行属性按五行生克之理推算，便可测知病死时刻。如《素问·刺热》篇认为：肝热病者，气逆则庚辛死。心热病者，气逆则壬癸死。脾热病者，气逆则甲乙死。肺热病者，气逆则丙丁死。肾热病者，气逆则戊己死。庚辛时日属金，壬癸时日属水，甲乙时日属木，丙丁时日属火，戊己时日属土。肝属木，其病在庚辛时日，严重时则易于死亡，是时日五行属性克制肝木五行属性的结果，这种时日的克制包括了该时日自然环境变化不利于肝病，及制约肝脏的肺脏在该时日功能正处于旺盛时。依据脏腑之间影响关系，肺脏对肝脏病变也有不利影响，以致肝病严重时在该时日易于恶化而死亡。余脏类推。

（3）子午流注推测法：气血在经脉脏腑流行灌注有一定的时间性，当气血灌注某脏时，该脏气血流注增多，功能旺盛。对气血的因时流注，经脉脏腑也有因时承受的变化，古人谓之“开”、“闭”，气血流注与脏腑开闭有节律同步性，即当气血流注时脏腑开启而承受，气血流注过后，脏腑关闭，血流减少。气血似如海潮涨落，定时流注脏腑的节律性一旦紊乱，或脏腑当开不开，不能接受气血流注灌养则可发生病变。对已病者则因脏腑组织灌流不足而恶化。故据子午流注所论脏腑气血流注旺盛时，可测知疾病死亡时间。

以上几种预测疾病死亡的方法，已被运用于临床得以验证。如严清等将 501 例病死案的主要死因分为阴阳两大类，其中阳证 125 例，阴证 376 例。125 例阳证类患者死亡率以正午最高，占这一时期总死亡数的 38.4%，次为平旦，占 23.6%，再次为暮晚占 22.3%，最低为夜半，仅占 19.3%，是正午的一半。阳证类疾病的病死率在一日内的高低次序为：正午>平旦>暮晚>夜半。χ^2检验提示：这一分布情况具有非常显著的统计学差异（$P<0.01$）。而阴证类疾病的死亡分布情况恰恰相反，其高低次序为：夜半>暮晚>平旦>正午。正午仅占 16.2%。χ^2检验提示：差异有非常显著的统计学意义（$P<0.001$）（表 6-2）。

表 6-2　旦暮昼夜死亡例数

时期	平旦	正午	暮晚	夜半	合计	P 值
各期总死亡例数	123	99	139	140	501	
阳证类病变死亡例数	29	38	31	27	125	$P<0.01$
阴证类病变死亡例数	94	61	108	113	376	$P<0.01$

马永泉等也将 110 例死亡病案予以阴阳证类分，发现阳证多死于阳时，阴证多死于阴时的规律，符合率达 84.55%。

岳美中根据阴阳盛衰推测法成功地预测了 3 例青壮年痨瘵患者死亡时间。

吴姓青年，痨瘵证（肺结核）多年。农历岁末诊属阴阳俱虚，阳虚尤甚，治以气津双补。延至次年2月份，其脉数疾明显而紊乱，且手未扪及脉，指端就有似火焰上燎感觉。病属危侯，难以挽救，告其亲友，预测将在春分日卯时逝去。因二时均为阳与阴持平之时，患者阳虚尤甚，无力与阴持平，阴阳离绝而易亡此时。结果该青年患者确在春分日卯时去世。

李姓工人，约30岁，在唐山工作，患痨瘵证。经视舌按脉问诊，断为偏阴虚的肺痨病，初治有小效。至距秋分日十日左右，患者尚可起床活动，饮食尚好。但经细诊患者症情，恐难度秋分日酉时，家人似信非信，后来，该患者于秋分日酉时死去，时日分毫不爽。秋分酉时均系阴与阳平之日，阴虚至极患者至其时无法与阳平，以致阴阳难以平衡，离决而亡。

岳老还预测一例中年妇女虚劳证当死于春分日亦验。

岳老以其行医五十载体会，青壮年痨瘵病多因机体阴阳不足，尤以阴或阳虚衰明显时，到了一年之中春分，秋分日之卯时、酉时，阴阳不能按生理节律定时平衡。易致阴阳离绝，精气衰亡。岳老还认为老人危亡多在冬至、夏至阴阳交替之时，此因老人体内阴阳本已虚衰，难以与自然外界阴阳转换之时同步，结果人与自然不能相应而危亡。岳老经验可见，阴阳盛衰推测法值得在临床进一步验证。

关于五行生克推测法也得到临床证实，人们发现，肺病多死于日中，因日中为心火旺时，肺属金，火克金。心病多死于夜半，因夜半属肾水旺时，心属火，水克火。

对五脏病变死亡与四季关系的探讨，也发现有一定的规律性。春季因肝经病而死亡的病例高于其他各季，夏季因心经病而死亡的病例在四季中最多，肺经病则在秋季死亡最高。唯肾经病有出入，冬季死亡数不是最多，原因如何，有待探讨。有关肝、心、肺、肾各经病变死亡与四季的关系见表6-3。

表6-3　肝、心、肺、肾各经病死亡与四季的关系

季节	肝			心					肺					肾
	重症肝炎	肝癌	合计	心肌炎	风湿性心脏病	冠心病	肺源性心脏病	合计	肺炎	肺结核	肺癌	白喉	合计	肾炎
春	26	11	37	2	6	1	10	19	65	6	1	1	73	12
夏	19	7	26	1	15	0	7	23	43	5	3	1	52	12
秋	10	2	12	3	5	5	6	19	37	4	7	7	55	9
冬	18	8	26	1	10	2	4	17	36	4	2	5	47	10
合计	101			78					227					43

从目前发表的有关死亡与节气、季节、时辰的关系调查报告中，已发现节气日死亡数高于非节气死亡数。如黄慕君等调查了上海、南京四所医院21年中死亡患者4435例，发现节气日死亡数显著高于非节气日死亡数（$P<0.001$）。杨汉辉等探讨了2892例病死与

节气关系，结果节气日平均死亡0.32人，非节气日平均死亡0.24人，节气日平均死亡数高于非节气日，两者有非常显著差异（$P<0.01$）。严清等对501例病死时间分析，发现若将一日分为平旦，正午、暮晚、夜半四期，则半夜死亡数最高，正午最低，四期死亡数的高低次序为夜半>暮晚>平旦>正午，说明昼夜分期中白昼死亡数相对少于夜间。德国学者Spann对慕尼黑市死亡患者的调查也肯定了夜间死亡人数高于白昼。陈俊鸿等对1294例病死者的调查结果是夜间死亡数多于白昼，昼夜死亡数之比近似3∶4。

关于季节与死亡的关系。黄慕君等调查认为以冬季死亡总数明显高于其他三季。夏廉博对上海居民死亡的研究发现以冬季为高，尤其是处于冬末的二月份死亡人数最多，并观察到二月份是70岁以上老人死亡高峰月（图6-1）。

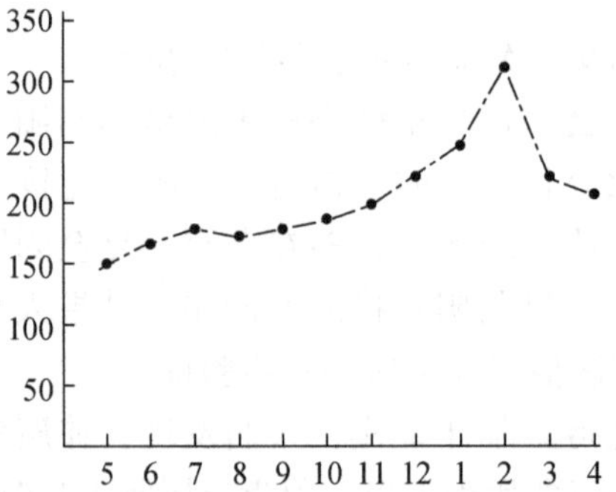

图6-1　上海市月平均死亡人数

德国的Spann及美国一些研究者也都认为死亡率冬季最高，尤以最冷的月份为多。然而，也有调查未发现死亡冬季为高的现象，经对1000多例病死人数分析发现夏季死亡数最高，其中又以六月份死亡数最多，超过调查统计的月平均死亡数1.42倍，对不同病变的死亡人数的月分布最高死亡数的研究证明，不同病变的死亡数最高的月份不同，现综合国内资料到列表6-4供参阅。

表6-4　疾病死亡高峰月份

病名	春			夏			秋			冬			（月份）
	3	4	5	6	7	8	9	10	11	12	1	2	
脑出血										—	—	—	
胃穿孔	—	—											
细菌性痢疾			—	—	—								
肠炎				—	—								
慢性肾炎										—	—	—	
肿瘤				—	—								
肺结核		—											
肝硬化	—												
冠心病							—						

续表

病名	春			夏			秋			冬			（月份）
	3	4	5	6	7	8	9	10	11	12	1	2	
各型肺炎	——	——	——										
重症肝炎	——	——	——										
风湿性心脏病				——	——	——							
慢性支气管炎										——	——	——	
血液病	——	——	——										
胆囊病				——	——	——							
中毒性消化不良				——	——								

不同性别的死亡时间也存在着差异。以昼夜论，男性死亡高峰在寅时（3～5 时）和申时（15～17 时），最低在午时（11～13 时）。女性死亡高峰在辰时（7～9 时）和戌时（19～21 时），最低在巳时（9～11 时）。女性死亡高峰比男性晚两个时辰。但无论男女均为夜间（戌～卯时）死亡数高于白天（辰～酉时），白天则下午略高于上午。夜间，男性后半夜高于前半夜，女性则前半夜高于后半夜（图 6-2）。

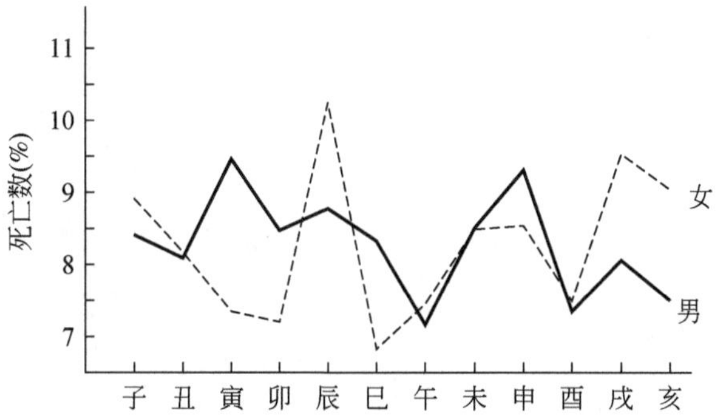

图 6-2　男女昼夜死亡曲线

以月论，男性死亡数在 3 月份最高，1 月份次之，最低是 6 月份。女性死亡数以 1 月份最高，3 月次之，最低在 7 月。但男女死亡数在 3 月份以后死亡总数均下降，6、7 月份最少，后渐上升（图 6-3）。

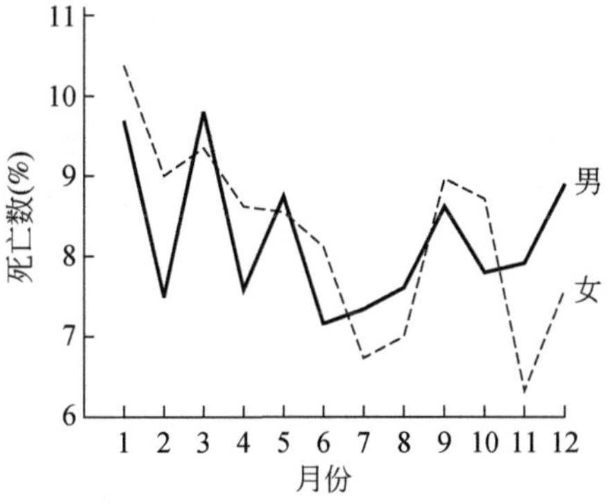

图 6-3　男女月份死亡曲线

以季节论，男性死亡高峰在冬季（11～1 月），女性死亡高峰在春季（2～4 月），夏季男女死亡数均下降。以下结果是对 1974～1984 年间 3000 例住院患者死亡数的调查（图 6-4）。

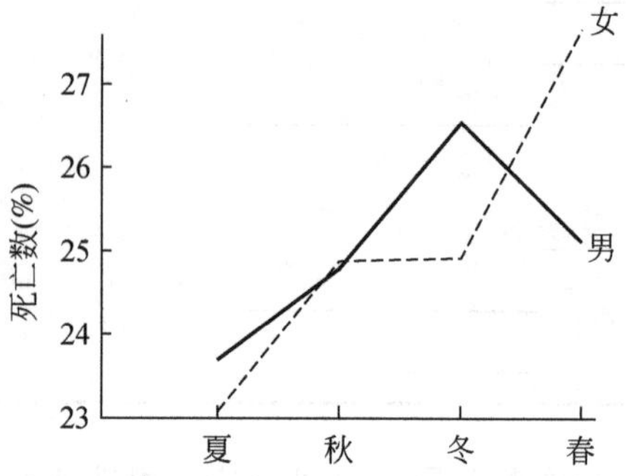

图 6-4　男女季节死亡曲线

第七章　时辰针灸治疗法

第一节　根据季节变化施用针灸的思想

机体在一年四季中有不同的变化,这些变化对针刺疗法有影响，为了更好地发挥针刺的疗效，减少对人体的损伤，古代医家提出了根据季节变化，因时施针的思想。主要内容是：冬季闭塞，少用针石，春夏刺浅，秋冬刺深。

一、冬季闭塞，少用针石

中医古代医家认为冬季不宜选用针刺疗法。如《素问·通评虚实论》说："冬则闭塞，闭塞者，用药而少针石也。"所谓冬时闭塞者，是指人体之气冬季闭藏于内，体表组织活动相对衰减，此乃人体受冬季寒冷气候变化影响的结果。如《灵枢·刺节真邪》、《素问·离合真邪论》等谓："天寒地冻则经水凝泣"，"人气在中"，气血趋向于里，人体体表"皮肤致，腠理闭，汗不出，血气强，肉坚涩"。而针石治其外，针刺及砭石是作用于人体体表，或通过人体体表组织的刺激达到调整机体阴阳的目的。人体体表组织受冬季气候的影响，对外界反应迟钝，针刺时则针感弱，疗效差，"善用针者，亦不能取四厥"。即使是有造诣的针灸家，在冬季寒冷刺激下，人体四肢表面温度下降，疗效也欠佳。在此情况下，若非用针刺疗法不可，则需先用热熨法使厥冷的四肢回温后，再施以针刺方可。诚如《灵枢·刺节真邪》谓"先熨调和其经，掌与腋、肘与脚、项与脊以调之，火气已通，血脉乃行，然后视其病"而刺之。古人将此方法称为"解结"法。亦即在冬时用针，先以热解其肢体体表血脉相对运行不畅，似有滞流停结之趋向，然后施针方效。当然，上述乃冬季用针不得已之法，临床在冬时最好采用口服药物治疗方法，因"毒药治其内"，冬季寒冷时，人气在中，气血趋向于里，有利于药物的吸收，经人体内脏发挥作用。

二、春夏刺浅，秋冬刺深

针刺的深浅，四时应有不同。如《灵枢·寒热病》说："春取络脉，夏取分腠，秋取气口，冬取经输。凡此四时，各以时为齐。"《灵枢·终始》说："春气在毛，夏气在皮肤，秋气在分肉，冬气在筋骨，刺此病者，各以其时为齐。"以上经文明确提出了春夏针刺宜浅，秋冬针刺宜深，以时为齐的基本思想。《灵枢·终始》经文"故刺肥人者，以秋冬之齐；刺瘦人者，以春夏之齐"对此论述最明确。因肥人体表脂肪肌肉深厚，一般针刺均较深，瘦人体表脂肪肌肉薄少，一般针刺均较浅。所谓“刺肥人者，以秋冬之齐，刺瘦人者，以春夏之齐”。它说明了秋冬宜深刺，春夏宜浅刺的要求。

为什么针刺深浅，要以时为据，或深或浅呢？根据我国现存最早的经典著作《黄帝内经》记载，其理由有二。

自然界四季的不同变化，会导致生活于其中的人体经气所在体表位置不同。如《素问·四时刺逆从论》说：“春气在经脉，暮气在孙络，长夏气在肌肉，秋气在皮肤，冬气在骨髓中。”并从天人相应角度进一步阐述其机理：“春者，天气始开，地气始泄，冻解冰释，水行经通，人气在脉。夏者，经满气溢，入孙络受病，皮肤充实。长夏者，经络皆盛，内溢肌中。秋者，天气始收，腠理闭塞，皮肤引急。冬者，蕴藏，血气在中，内著骨髓，通于五脏。”故针刺宜考虑四季影响下人体经气活动变化，“春夏秋冬，各有所刺，法其所在”。《难经·七十难》对此阐解甚明：“经言春夏刺浅，秋冬刺深者，何谓也？然，春夏者，阳气在上，人气亦在上，故当浅取之；秋冬者，阳气在下，人气亦在下，故当深取之。”这种以人体深浅各层次生理活动变化不同为立足点，即是春夏刺浅、秋冬刺深的理论依据之一。

邪气侵犯人体，常受到人体的抗御，因此，当人体某层次、部位抗病力强时，邪气常因受到阻碍，而滞留于该层次组织。如《素问·四时刺逆从论》曰：“是故邪气者，常随四时之气血而入客也，至其变化不可为度。”春夏人气在浅表，秋冬人气在深里，故春夏秋冬四时邪客深浅有不同，治疗故也需有所不同。“必从其经气，辟除其邪”。叶霖在注《难经·七十难》有关针刺深浅时即曰：“阳气者，谓天地之气也。人气者，谓营卫之气也。上言皮肉之上，下言筋骨之中，浅取深取，必中其病也。”此因四季病邪犯侵人体组织层次不同，针刺也应有深浅不同，可谓理由之二。

关于针刺深浅，因季而宜，有人在针刺坐骨神经痛选用环跳、秩边等穴时，发现这些穴位，尤其是环跳穴，秋冬可深刺2.5～3.5寸，甚至4寸，春夏则刺达1.5～2寸，疗效较好。如若秋冬浅刺，则疗效差；春夏深刺，则常有肌肉发紧与酸胀无力的现象发生。一般讲，春夏皮肤肌肉病变较多，秋冬筋骨关节病变加重。对皮肤病变，临床常采用皮下透刺，或是病灶周围浅层点刺方法，而对筋骨关节病变则常深刺至骨关节，甚而在骨间透刺，此亦是春夏浅刺、秋冬深刺的临床应用现象。

目前，现代医学研究发现，人体皮肤对痛觉敏感性存在季节差异，人体神经系统功能，体表血管组织的张缩及血流阻力，均因各种季节的气温、气压变化不同而不同，这些变化及由此而产生的其他改变对针刺深浅的疗效可能有不同的影响，合之四季体表发病的特性，初步提示，针刺深浅“以时为齐”的思想有临床基础和科学依据。

第二节　根据月亮盈亏施用针灸的思想

月亮对人体经络脏腑气血活动有影响，人体的某些生理病理活动会随着月亮盈亏的周期变化而改变。古代中医学家除了对妇女月经周期与月亮周期变化的相关性做过观察与研究，还对人体其他病理生理活动与月亮盈亏周期变化的相关性做了探讨，此在《内经》中有丰富的记载。如：“月满则人血气积，肌肉充，皮肤纵，腠理开，毛发浅，腠理薄，烟垢落……。”人体的气血、抗病力及体表多组织层次，均受月亮盈亏的变化影响而有相应变化。在此基础上，古代中医学家产生了根据月亮盈亏变化施用针灸的思想，其内容主要如下所述。

一、月空络虚，不宜针刺

在月亮亏空时，不宜采用针刺方法。如《素问·八正神明论》指出“月廓空无治”。为什么？该篇认为“月廓空则肌肉减，经络虚，卫气去，形独居”，故“无治”。诚如前述，针刺疗法主要是通过对人体体表组织的刺激，达到调整脏腑气血功能的目的。月亮亏空时，人体经络也随之有空虚的趋向，体表气血相对减少，针感信息传递差，人体对针刺感应小，疗效相对欠佳，甚至可发生如该篇所述的“阴阳相错，真邪不别，沉以留止，外虚内乱，淫邪乃起”的“乱经”现象，给人体带来不利的影响。

二、月生无泻，月满无补

月亏空时不宜针刺，月生、月满时则针刺，但用针补泻时间有别。一般在月初生时，针刺应避免泻法；在月满盈时，针刺应避免用补法。如《素问·八正神明论》曰：“是以因天时而调血气也……月生无泻，月满无补，月廓空无治，是谓得时而调之也。”为什么说月生无泻，月满无补是得时而调血气呢？古代医家认为“月始生，则血气始精，卫气始行；月廓满则血气实，肌肉坚”（《素问·八正神明论》）。月生期间，是人体气血渐生而旺之时，月满之时，则系人体处于气血最为旺盛之期。月生时用针少泻多补，可顺应人体气血逐渐生旺的生理活动而助之使长；月满时用针多泻少补，系顺应人体气血充溢的生理变化，不使气血充溢过度。反之若“月生而泻是谓脏虚”人体内脏气血功能有被削弱的可能，“月满而补，血气充溢，络有留血”导致实者更实，遣患无穷。

三、视月死生，以为痏数

“痏”原指针刺创痕，此以代针刺次数。所谓视月死生，以为痏数，意指根据月亮生盈亏空的周期变化，决定针刺穴位的多寡和针刺的次数。故《素问·缪刺论》说：“以月死生为数，用针者，随气盛衰，以为痏数……。月生一日一痏，二日二痏，十五日十五痏，十六日十四痏。”在月亏至月满时，针刺次数与穴位可渐递增；自月满至月亏时，则逐步递减。当然临床不可株守月生一日一痏，二日二痏之数，要领会在月亮运动的不同周期中，用穴、用针的多少应有相应变化的基本含意。古代医家认为针刺若能“以月死生为数，发针立已”，收到较好的效果。若不以月死生为数，则“针过其日则脱气，不及日数则气不泻”，于病无益，反而有害。

以上所述，根据月亮盈亏制定的施治法则，惜未引起临床上足够的重视，故研究者不多，其临床指导意义如何，尚难肯定。不过，古代中医因月施针的思想是以人体生理、病理活动同月亮盈亏变动相应的认识为基础提出来的，现代时间生物医学关于月亮盈亏与人体生命活动关系的研究，肯定并深化了中医的认识。

据现代研究初步揭示，针疗机理与人体磁生物效应有关，而月亮盈亏变化对地球磁场有影响，月亮盈亏与针刺疗法的相关关系有可能通过磁生物效应发生。现代有关研究观察结果，也揭示了月亮确可对人体产生一定的影响作用。

国外对一万多名妇女月经周期的调查，发现月经来潮恰在月圆时经量显增。

对一千例出血患者的观察，结果82%的出血危机发生在月亮1/4上弦和1/4下弦之间的日子，而圆月时最危险。此外，裘月娟分析了产后大出血1774例，消化道出血275例，结果发现月圆时出血例数多于月偏时，经统计学处理$P<0.01$，提出应加强圆月时的产后、术后和消化道出血患者的巡视。

肺结核引起的大出血多在圆月前7日内。

这些均可与中医“月廓满则血气实”的论述大致相符，也可用为针刺“月满无补”，补则人体“血气扬溢，络有留血”的依据。

小孩有一种生在面部和耳部的疮，月晦则疮衰，月初则疮盛，故又称“月蚀疮”。

月球运动对人体神经系统、情绪、孕胎率、血pH等均有影响。

人体垂体促性腺激素的分泌，肾素-血管紧张素-醛固酮系统活性，尿17-羟皮质类固醇的排泄量，胡须生长，痛阈和体重都有月周期（约30日）变化规律，其与月亮盈亏可能有关。

月亮对治疗的影响，人们已初步发现新月的第二周咽喉部充血严重，此期不宜手术，并已有满月时手术易出血的经验。

满月时，精神病患者易出现病情反复和加重。故国外自古希腊时期起至今对精神病叫Lunatic（路那替克），意即受月亮影响的病。

上海中医学院何裕民等实验观察月亮盈亏对小白鼠血象、体温等影响，结果表明：小鼠肛温，氧耗量，周围血液中的红细胞、白细胞计数等重要的生理参数，即与同一时间、相近地点的海潮潮位波动有着显著的相关性，这意味着上述生理参数及其所反映的动物功能状态可能与海水一样，受着月光的影响而表现出月节律。

月亮对人体及治疗怎样产生影响，发生作用呢？经探讨有直接与间接两种作用途径，直接作用是月球对地球上一切液体的引力作用。古人已认识到这种作用对海水的影响。《灵枢·岁露》曰：“月满则海水西盛，月廓空则海水东盛。”月亮运动引起了海水潮汐变化，如前所述，人体固体与液体的比例与地球一致，因此，月球对人体体液也具有引力作用，使人体产生生物潮汐变化，人体不同部位的水分，有的增加，有的降低。加之人体体液成分及pH发生改变，从而影响到人体生理、病理，产生与月同步的变动现象。如关于肺结核易在月圆时出血，有人就发现其与人体血液pH的变动有关。

月亮对人体影响的间接途径包括两方面：一是月球运动可引起气候变化，而气候变化对人体有明显的影响，如情绪因气候变化不同，可有不同的波动。一是如前述月球运动对地球磁场有影响，磁场是一切生物生存中始终起作用的一种物理刺激。人类是生活在一个充满各种均匀与非均匀的磁场环境之中，磁场的改变必然对机体发生作用。科学研究已发现针刺疗法与人体神经-体液因素，磁生物效应有关。以后者言，针刺不仅要选择一定的穴位，而且对穴位要有一定量的刺激，才能发生磁场效应。古代医家根据月亮盈亏选择针刺时机、补泻手法、针刺次数，很有可能与月球变化所导致的人体神经-体液因素、磁生物效应等变动有关，值得进一步深入探讨。

第三节　昼夜按时取穴针刺法

按时取穴针刺法共有五种，包括子午流注针法三种：纳甲法、纳子法，养子时刻注穴法，以及灵龟八法、飞腾八法。这五种取穴法均基于人体气血在经络脏腑中流行灌注因时衰旺的特点，认识到当经脉脏腑气血流注旺盛时，该经脉脏腑即处于功能活动的“旺时”，所属经脉上的穴位就有一二个处于“开时”；当经脉脏腑气血流注衰减时，该经脉脏腑就处于功能活动的“衰时”，所属穴位则处于“闭时”。古人经临床证实，针刺旺时经脉之开穴，可提高疗效，从而逐渐总结形成上述五种按时取穴针刺法。

一、源　　流

按时取穴针刺法的思想最早可追溯到《内经》时代，该书约成于战国～西汉时期。分《素问》、《灵枢》两部分。在《灵枢·九针十二原》中记载有针刺应掌握适当时机的内容，“知机之道者，不可挂以发；不知机道者，叩之不发；知其往来，要与之期”。所谓“机”、“期”均指的是针刺时机，全文意即针灸家必须了解经脉气血盛衰时机，然后适时刺之。《灵枢·逆顺》中有较具体的内容，“气之逆顺者，所以应天地、阴阳、四时、五行也；脉之盛衰者，所以候血之虚实，有余不足；刺之大约者，必明知病之可刺与其未可刺，与其已不可刺也”。笔者在前面有关章节中已谈到古代中医学家关于人体生理病理与日月四时变化关系的认识。《素问·八正神明论》则根据这种关系进一步指出其对临床治疗的指导作用，尤其针刺疗法：“凡刺之法，必候日月星辰，四时八正之气，气至乃刺之。是故天温日明，则人血淖液而卫气浮，故血易泻，气易行；天寒日阴，则人血凝泣而卫气沉……是以因天时而调血气也。是以天寒无刺，天温无疑……。”可见，《内经》中按时针灸的思想已经明显。《素问·针解》还指出“补泻之时者，与气开合相合也”。最早提出了气血开合的概念。唐代王冰注曰：“气当时刻谓之开，已过未至谓之合。”《内经》又称气血“开合”为“来去”，气血来则开、去则合。亦即气血流注于经脉之时，经脉脏腑亦开启容纳；气血流注过后，经脉脏腑也相应闭合不启。气血来去与经脉脏腑开启闭合相应而同步。

针刺有补泻作用，或补或泻，如迎随补泻法、呼吸补泻法等，除了在手法上有区别，还与经脉脏腑开合、气血流注来去的时机有关。对虚证补之，应在气血刚刚流过经脉脏腑，随着气血流注方向（实际上是顺着经络走行方向）刺之，并用补法。所谓“刺虚者，刺其去也”。对实证泻之，应在气血正好流注经脉脏腑时，迎着气血流注方向（实际上是逆着经脉走行方向）刺之，并采用泻法，所谓“刺实者，刺其来也”。此因气血流注衰减后，经脉空虚，虚宜补，虚而受补。其机理可能在于延迟了将合未合的经脉闭合，以利气血继续流注其中。气血正好流注时，经脉充实，实宜泻，实而受泻，其机理可能在于加速开启的经脉脏腑的气血的流注，防止经脉过早闭合，使气血潴留，瘀滞为病。在按时取穴上，《内经》关于五输穴四季选用的论述，实际上也成为后世子午流注取穴的开源。《内经》认为“井荥俞经合”五输穴的经气活动有出、溜、注、行、入等输布体表的特点，具有木火土金水五行属性，并与四季变化相应。针刺应当“春取荥穴，夏取俞穴，长夏取经穴，秋取合穴，冬取井穴”。随“四时之气，各有所在”而选穴刺之。《难经》则进一步对《内经》学说做了修正与解释。《七十四难》曰：“经言春刺井，夏刺荥，季夏刺俞，秋刺经，冬刺合者，何谓也？然，春刺井者，邪在肝；夏刺荥者，邪在心；季夏刺俞者，邪在脾；秋刺经者，邪在肺；冬刺合者，邪在肾。”将五输穴与五脏联系起来，强调了五输穴与季节有关，与五脏也有关，而三者之间的关联是通过它们的五行属性相同，变化时间一致而发生的。基本确立了针刺治疗不同脏腑病变，要选取相应穴位，还要因时而为的思想。子午流注等按时取穴针刺学说正是在此思想基础上，加以整理、深化而发展起来的，形成了以因时取用五输穴的具体选穴方法。到了隋唐，此取穴方法又与干支计时相配，推动了按时取穴针刺的加速发展，终于在宋金元时期，产生了按时取穴针刺的具体内容与方法，并出现了我国现存最早的子午流注专著，即《子午流注针法》。人们现今学习继承与在临床经常采用的子午流注针法、灵龟八法、飞腾八法等相继在此时期创立与完善。金·窦汉卿所著《针经指南》、《子午流注》；元·王国瑞的《扁鹊神应玉龙经》等有关专著的问世，使越来越多的古代针灸家投身于按时取穴针刺法的研究中去，不仅有很多医著留下医家有关论述，而且不少针灸专著转引注释了何若愚、阎明广、窦汉卿、王国瑞等专著中的内容，并有所补充与发展。如明·朱橚等编辑的《普济方》、徐凤的《针灸大成》、高武的《针灸聚英》、徐春甫的《古今医统》、杨继洲的《针灸大成》、宋·丁德用关于《难经》的注释语、李梴的《医学入门》、清·吴谦等编著的《医宗金鉴》，汪机的《针灸问对》等，使按时取穴针刺说流传广泛，也为人们今天研究这一古老的传统针法保留了珍贵的资料。

二、子午流注针法

“子午流注”名称首见于金·何若愚的《子午流注针经》，其“子午”与“流注”可能分别来源于《灵枢·卫气行》和《灵枢·九针十二原》。前者言“子午”，以示日之十二辰，说明卫气行于人身阴阳内外的昼夜变化，“日有十二辰，子午为经，卯酉为纬……阳主昼，阴主夜。故卫气之行，一日一夜五十周于身，昼日行于阳二十五周，夜行于阴二十五周，周于五脏”。后者言“流注”以示气血运动，说明经脉气血在人身流行不止，并不断汇注五输，内入五脏，以营养四肢百骸，五脏六腑。“凡二十七气上下行，所出为井，所流为荥，所注为俞，所行为经，所入为合。二十七气所行，皆在五输也，节之交，三百六十五会”。于此可知，“子午流注”，全意是人体经脉脏腑气血因时流行灌注。从何若愚《子午流注针经》内容看，其意亦在此。因此，子午流注针法是根据人体经脉脏腑气血因时流行灌注的活动制立的按时取穴针刺法。

子午流注针法共有三种：纳甲法、纳子法、养子时刻注穴法。

要掌握子午流注针法，必须要了解五输穴与五行十干之间的配合。纳甲法、养子时刻注穴法还须了解五行十干与脏腑的配合。现列表如下供参阅（表7-1～表7-12）。

从表7-1可知，属腑的阳经与属脏的阴经有两点不同：一是五输穴中阳经有原穴，阴经缺如，故阴经有时以俞穴代原穴。二是阴阳经的五输穴与五行配属不同；阳经是井金、荥水、俞木、经火、合土。阴经是井木、荥火、俞土、经金、合水。

为便于记忆，现将古人关于五输穴及十干与脏腑经脉相配合的歌诀附录于此。

表 7-1　五输穴与五行十干配合表

经别＼穴名	井	荥	俞	原	经	合
阳经六输						
	庚金	壬水	甲木	甲木	丙火	戊土
胆（甲木）	窍阴	侠溪	临泣	丘墟	阳辅	阳陵泉
小肠（丙火）	少泽	前谷	后溪	腕骨	阳谷	小海
胃（戊土）	厉兑	内庭	陷谷	冲阳	解溪	足三里
大肠（庚金）	商阳	二间	三间	合谷	阳溪	曲池
膀胱（壬水）	至阴	通谷	束骨	京骨	昆仑	委中
三焦（丙相火）	关冲	液门	中渚	阳池	支沟	天井

经别＼穴名	井	荥	俞	经	合
阴经五输					
	乙木	丁火	己土	辛金	癸水
肝（乙木）	大敦	行间	太冲	中封	曲泉
心（丁火）	少冲	少府	神门	灵道	少海
脾（己土）	隐白	大都	太白	商丘	阴陵泉
肺（辛金）	少商	鱼际	太渊	经渠	尺泽
肾（癸水）	涌泉	然谷	太溪	复溜	阴谷
心包（丁君火）	中冲	劳宫	大陵	间使	曲泽

表 7-2　五行十干与脏腑配属表

脏腑	胆	肝	小肠	心	胃	脾	大肠	肺	膀胱	肾	三焦	心包
五行	木		火		土		金		水		相火	君火
十干	甲	乙	丙	丁	戊	己	庚	辛	壬	癸	丙	丁

十天干与经脉脏腑配属歌诀（张景岳）：甲胆乙肝丙小肠，丁心戊胃己脾乡，庚属大肠辛属肺，壬属膀胱癸肾藏，三焦阳府须归丙，包络从阴丁火旁，阳干宜纳阳之腑，脏配阴干理自当。

脏腑经脉五输穴歌诀（《医经小学》）：少商鱼际与太渊，经渠尺泽肺相连。商阳二三间合谷，阳溪曲池大肠牵。历兑内庭陷谷胃，冲阳解溪三里随。隐白大都太白脾，商丘阴陵泉可知。少冲少府属于心，神门灵道少海寻。少泽前谷后溪腕，阳谷小海小肠经。至阴通谷束京骨，昆仑委中膀胱知。涌泉热谷与太溪，复溜阴谷肾所宜。中冲劳宫心包络，大陵间使传曲池。关冲液门中渚焦，阳池支沟天井合。窍阴侠溪临泣胆，丘墟阳辅阳陵泉，大敦行间太冲看，中封曲泉属于肝。

1. 纳甲法

纳甲法首见于何若愚的《子午流注针经》。该法以人体经脉脏腑气血的因时环流为基础，以日时天干，五行生克为推取方法，计算五输穴的开穴、取穴及针刺的时间。

纳甲法关于五输穴的开穴规律如下所述。

其一：以干定经，确立值日经。如甲干与胆经相配，则日干中为甲之日，该日值日经为胆经。

其二：每日首开值日经井穴，再依经穴相生关系开各经荥俞经合穴。如甲日值胆经，则首开胆经井穴窍阴穴。胆属木，小肠属火，木生火，故次开小肠经穴，此属经生经。胆经井穴窍阴为金，小肠经荥穴前谷属水，金生水，前谷继窍阴穴后开，此属穴生穴。余可类推，或参阅后面的各经主气日开穴表。

其三：每日开井穴时辰为该日第一个时干中与该日干相同的时辰，荥俞经合穴随井穴开时而变动。如甲日有甲戌、甲申两个时辰的时干与日干甲相同，其前一个含甲的时辰甲戌时即为该日井穴开时。乙日有乙酉、乙未两个时辰的时干同于日干乙，则前一个含乙的时辰乙酉时为该日井穴开时，该日荥俞经合开穴则依序继井穴开启。

其四：经穴开穴有日、时辰间隔，亦即日阳时开阳穴，阴日阴时开阴穴。凡日、时的干支在干支序数中为单数（奇数），则该日、时为阳日阳时；凡日、时的干支在干支序数中为双数（偶数），则该日、时为阴日阴时。凡阳经上穴位为阳穴，阴经上穴位为阴穴。如甲子日，甲子在干支序数中为开首，序数为1，甲子日为阳日。甲子日的甲戌时，甲戌在干支序数中分别为1和11，故甲戌时为阳时，余类推。阳穴如足少阳胆经等手足三阳经上穴位，阴穴如足少阴肾经等手足三阴经上穴位。而阳日的阴时，如甲子日乙丑时，无开穴。阴日的阳时，如丁卯日丙寅时，无开穴。因为阳日不开阴经穴，故阴时无开穴，阴日不开阳经穴，故阳时无开穴。结果就产生了每条经脉上的穴位隔日一开穴，每日隔一时辰始有一穴为开。但是阳经（或阴经）的五输穴开完后，转开阴经（或阳经）的五输穴时中间无时辰间隔，直接从上一个时辰转入下一个时辰。如由甲日胆经开穴转为乙日肝经开穴，则直接由甲日最后一个开穴时辰甲申时，转入乙日第一个开穴时辰乙酉时。乙日肝经转丙日小肠经则直接由乙日最后一个开穴时辰乙未时转入丙日第一个开穴时辰丙申时。然而在壬日膀胱经转入癸日肾经时，中间则间隔有十个时辰无开穴，此乃子午流注纳甲法天然缺陷。

其五：阳日阳经五输穴开后则接开三焦经穴，阴日阴经五输穴开后则接开心包经穴。所谓“气纳三焦，血归包络”。取三焦经五输穴方法是按“他生我”规律（“他”指三焦经五输穴，“我”指值日的阳经，“生”是按经穴的五行属性相生）。如甲日胆经等五输穴开后，则开三焦经荥穴液门。因胆属木，液门为荥水穴，水生木，符合他生我之意。心包络五输穴取穴方法是按“我生他”规律（“我”指值日的阴经，“他”指包络的五输穴）。如乙日肝经等五输穴开后，则开心包络经荥穴劳宫，因肝属木，劳宫为荥火穴，木生火，符合我生他之意。

其六：俞原同取，在五输穴与五行十干配属表中，人们已看到阳经除五输穴外还有原穴。按子午流注规定，主经的原穴一律都在俞穴开穴时同时开穴，所谓“返本还原”。阴经无原穴，则以俞穴代原穴。如胆经日在戊寅时开俞穴陷谷时，同时要开胆经原穴丘墟。又如肝经日在己丑时开俞穴太白时，要同开太冲穴，因太冲为肝经俞穴可代原穴，而太白穴系脾经俞穴，开在肝经值日时，故须离开肝经俞穴太冲。此外，壬日丙午时和癸日丁卯时又有特殊开穴规律。壬日丙午时，既要开取小肠经俞穴后溪和主经膀胱经原穴京骨，又因三焦经归属于丙，属相火，而需再开三焦经原穴阳池。癸日丁卯时，既要开心经俞穴神门和值日经肾经俞穴太溪，又因心包归属于丁，属君火，而需再开包络经俞穴大陵。

其七：合日互用，前已述及由于阳日阳时开阳穴，阴日阴时开阴穴，故阳日阴时和阴日阳时无开穴，此时可据合日互用规律开取与该日值日经相合的经脉穴位。如当甲日胆经于乙亥时（阴时）无穴开，可开取已日脾经乙亥时的穴位中封穴，反之，己日脾经丙子时（阳时）无穴开，可开取甲日丙子时前谷穴。经脉相合规律是：甲与已合，乙与庚合，丙与辛合，丁与壬合，戊与癸合。如合日在某一时辰均无开穴，可考虑应用纳子法（以后将具体介绍）方法取开穴针刺。

纳甲法开穴针刺的特点如下所述。

根据经穴生克规律选择补泻手法，纳甲法每日所开五输穴与其所属经脉有五行生克关系。如胆属木，胆经穴窍阴为井穴属金，两者有金克木，也就是穴克经关系。又如小肠属火，其井穴少泽属金，两者有火克金，也就是经克穴关系。又如胃属土，其井穴历兑属金，两者有土生金，也就是经生穴关系。两肝属木，其井穴大敦亦属木，两者五行属性相同，无生克关系。经穴之间这种生克关系，古人归纳为歌诀：甲已穴克经，乙庚经穴同，丙辛经克穴，丁壬穴克经，戊癸经生穴，补泻细推寻。

可根据十干与经脉脏腑配属关系去掌握。某日所开的五输穴与该日开穴所在经脉的五行生克关系均一致，合日互用穴也如此，只要记住上述歌诀，就掌握了经穴生克规律。

经穴生克关系是决定针刺开穴用补还是用泻的手法的根据。如“甲已穴克经”，甲日取穴针刺时，若治疗实证，需泻经之实，则应用补的针刺手法，以加强穴克经的作用；若治疗虚证，需补经之虚，则应用泻的针刺手法，以减轻穴克经作用。

此外，定时取穴针刺，为了针对病情选用适宜的穴位，可确定某穴在其开穴时定时针刺。这种方法可充分利用穴位主治效用，提高疗效。

在选取开穴施治时，应当少量配以主治效用与病情相符的穴位。

为了便利临床医家运用，现将各经主气日开穴及其时辰列表如下供参用。按本书前面介绍的方法计算出日干后，无需计算对干即可据本表在临床应用。

表 7-3　甲胆主气日开穴

时辰	甲戌	丙子	戊寅	庚辰	壬午	甲申
时间	19～21 时	23～1 时	3～5 时	7～9 时	11～13 时	15～17 时
经脉	胆	小肠	胃	大肠	膀胱	三焦
五输	井	荥	俞	经	合	荥
穴位	窍阴	前谷	陷谷	阳溪	委中	液门
五行	金	水	木	火	土	水
			同开丘墟			

表 7-4　乙肝主气日开穴

时辰	乙酉	丁亥	己丑	辛卯	癸巳	乙未
时间	17～19 时	21～23 时	1～3 时	5～7 时	9～11 时	13～15 时
经脉	肝	心	脾	肺	肾	心包
五输	井	荥	俞	经	合	荥
穴位	大敦	少府	太白	经渠	阴谷	劳宫
五行	木	火	土	金	水	火
			同开太冲			

表 7-5　丙小肠主气日开穴

时辰	丙申	戊戌	庚子	壬寅	甲辰	丙午
时间	15～17 时	19～21 时	23～1 时	3～5 时	7～9 时	11～13 时
经脉	小肠	胃	大肠	膀胱	胆	三焦
五输	井	荥	俞	经	合	俞
穴位	少泽	内庭	三间	昆仑	阳陵泉	中渚
五行	金	水	木	火	土	木
			同开腕骨			

表 7-6　丁心主气日开穴

时辰	丁未	己酉	辛亥	癸丑	乙卯	丁巳
时间	13～15 时	17～19 时	21～23 时	1～3 时	5～7 时	9～11 时
经脉	心	脾	肺	肾	肝	包络
五输	井	荥	俞	经	合	俞
穴位	少冲	大都	太渊	复溜	曲泉	大陵
五行	木	火	土	金	水	土
			同开神门			

表 7-7　戊胃主气日开穴

时辰	戊午	庚申	壬戌	甲子	丙寅	戊辰
时间	11～13 时	15～17 时	19～21 时	23～1 时	3～5 时	7～9 时
经脉	胃	大肠	膀胱	胆	小肠	三焦
五输	井	荥	俞	经	合	经
穴位	历兑	二间	束骨	阳辅	小海	支沟
五行	金	水	木	火	土	火
			同开冲阳			

表 7-8 己脾主气日开穴

时辰	己巳	辛未	癸酉	乙亥	丁丑	己卯
时间	9～11 时	13～15 时	17～19 时	21～23 时	1～3 时	5～7 时
经脉	脾	肺	肾	肝	心	包络
五输	井	荥	俞	经	合	经
穴位	隐白	鱼际	太溪	中封	少海	间使
五行	木	火	土	金	水	金
			同开太白			

表 7-9 庚大肠主气日开穴

时辰	庚辰	壬午	甲申	丙戌	戊子	庚寅
时间	7～9 时	11～13 时	15～17 时	19～21 时	23～1 时	3～5 时
经脉	大肠	膀胱	胆	小肠	胃	三焦
五输	井	荥	俞	经	合	合
穴位	商阳	通谷	临泣	阳谷	足三里	天井
五行	金	水	木	火	土	土
			同开合谷			

表 7-10 辛肺主气日开穴

时辰	辛卯	癸巳	乙未	丁酉	己亥	辛丑
时间	5～7 时	9～11 时	13～15 时	17～19 时	21～23 时	1～3 时
经脉	肺	肾	肝	心	脾	包络
五输	井	荥	俞	经	合	合
穴位	少商	然谷	太冲	灵道	阴陵泉	曲泽
五行	木	火	土	金	水	水
			同开太渊			

表 7-11 壬膀胱主气日开穴

时辰	壬寅	甲辰	丙午	戊申	庚戌	壬子
时间	3～5 时	7～9 时	11～13 时	15～17 时	19～21 时	23～1 时
经脉	膀胱	胆	小肠	胃	大肠	三焦
五输	井	荥	俞	经	合	井
穴位	至阴	侠溪	后溪	解溪	曲池	关冲
五行	金	水	木	火	土	金
			同开京骨			
			阳池			

表 7-12 癸肾主气日开穴

时辰	癸亥	乙丑	丁卯	己巳	辛未	癸酉
时间	21~23 时	1~3 时	5~7 时	9~11 时	13~15 时	17~19 时
经脉	肾	肝	心	脾	肺	包络
五输	井	荥	俞	经	合	井
穴位	涌泉	行间	神门	商丘	尺泽	中冲
五行	木	火	土	金	水	木
			同开太溪			
			大陵			

应用上述各经主气日开穴表要了解日干。日干的计算方法，除了本书前面第四章介绍的张国瑞等设计的日、时干支快速推表的查阅计算外，尚有查阅中国科学院紫金山天文台编撰的《新编万年历》法。该书包括了 1840~2050 年各日的干支，了解日干支简便迅速。刘冠军教授在《新中医》1982 年第二期上介绍的年、月、日、时等干支的推算法，亦可采用。

纳甲法临床应用举例。

例 1 张某，女，24 岁，工人。门诊号：007958。

反复头痛 3 个月。发病时曾有畏寒发热，头痛，以后头部为甚。经过治疗头痛未除，余症消失。又经药物及非按时取穴针刺未效。近日头痛加剧，经常规取穴针刺治疗 5 次未效。第六次按纳甲法取开穴针刺。就诊日为 1982 年 12 月 24 日下午 2 点，属壬戌年壬子月辛巳日乙未时，为肺经主气日肝经俞穴太冲开穴，刺之得气后，疼痛即刻渐渐缓解，留针 30 分钟，并加取天柱、昆仑、太阳。以上各穴用圆利针点刺，均用泻法。针后头痛明显减轻，后未复诊，1983 年 3 月 4 日追访，患者诉自那次针后，头痛未再复发。

（王俐羚．子午流注临床应用一得．福建中医药，1987，3：55）

例 2 朱某，男，30 岁，工人。住院号：57195。

胃痛反复发作一年余，加重 20 余日。患者于一年前开始发生胃脘疼痛，夜间痛甚，食后缓解，喜按，遇冷则发，得热则舒，并伴有泛酸、纳呆，解柏油状大便等症，经中西药治疗不佳。入院前做 X 线钡餐检查示：十二指肠球部处见一龛影。纤维胃镜示：十二指肠球部大弯侧见一黄豆大小之溃疡，诊断为十二指肠球部溃疡（活动期）。1983 年 9 月 1 日收入院治疗。入院后单纯用子午流注纳甲法取穴：每日针刺一次，每次留针 20 分钟，5 日后胃痛明显减轻，继而疼痛消除，诸症均除。治疗 2 个月后纤维胃镜复查示：十二指肠球部大弯后前壁处有一肿胀桥形皱襞，诊断为十二指肠球部溃疡（瘢痕期）。

（罗惠平，康世英，毛树松，等．湖北中医杂志．1985，6：39）

例 3 韩某，男，56 岁，部队干部。1983 年 5 月 26 日初诊。

左侧口眼歪斜 3 个月余。经针灸、穴位注射、中药等施治无效。左侧额纹浅，左眼闭合不全，眼裂约 0.3 厘米，流泪，左鼻唇沟浅，示齿差，口角下垂，流涎与食物贮留，偶有左眼睑抽动，苔薄白，脉沉弦。诊断为：风中于络，口眼歪斜。应用子午流注纳甲法取穴针刺，隔日一次，每次留针20～30分钟，经3次治疗，左侧额纹基本恢复，左眼已能闭合，左鼻唇沟正常，口角正，无流涎，咀嚼正常，基本治愈。停针2周后复查，症情未见反复。

（阎润茗．南京天人相应会议．1982）

人们还通过严密的科研设计，设立对照组，以统计学方法处理结果来观察纳甲法的临床疗效，一般确高于非纳甲法取穴组。刘豫淑等以纳甲法治疗外周性面神经麻痹22例，同时设立了电脑取穴组，经验取穴组各22例进行组间对照。纳甲法组取穴针刺时间全部按患者就诊时间，每日针一次，每次20分钟。电脑取穴组全部采用基本穴位加辨证取穴的方法施治，刺法同纳甲法组。经验组按传统取穴经验取穴，每日或隔日一次，部分患者配合拔罐、艾灸等治疗方法。治疗后，三组66例患者痊愈49例，平均痊愈率为74.2%，其中开穴组痊愈20例，占90.9%；电脑开穴组18例，占81.8%；经验取穴组11例，占50%，各组治愈率以开穴组最高。再以治愈天数比较，20日以内病愈者，纳甲组为18例，占81.8%；电脑开穴组15例，占68.1%；经验取穴组则无1例在20日内痊愈。

梁氏等以纳甲法按时选经取穴治疗546例瘫痪病，每日上午子7～9时或9～11时取穴针刺，进针得气后留针10～20分钟，加电针。隔日针刺一次，10次为一个疗程。结果315例脑血栓形成后遗症治疗有效率为95．87%；脑炎恢复期后遗症瘫痪52例、有效率为92.3%，脑栓塞后遗症36例、有效率89.8%，脑出血恢复期后遗症126例、有效率83.33%。其他如急性感染性多发性神经炎、癔症性瘫痪、周期性麻痹、脊髓炎（截瘫）共17例，有效率100%。各类病基本治愈116例占21.2%，显效187例占34.2%，好转201例占36.8%，总有效率为92.2%，无效34例占6.2%，恶化7例、死亡1例，占1.6%。

罗惠平等以纳甲法针刺治疗胃十二指肠溃疡8例，每日针刺一次，留针20分钟。若胃脘部痛甚且反复发作者，则加刺一次。应用该法期间，其他疗法停用。针刺只取开穴，不配他穴，2个月为一个疗程。为使疗效判断客观化，作者对被治疗者治疗前行胃镜检查，明确诊断，治疗2个月后，胃镜复查，特殊情况者则以X线钡餐复查。治前胃镜检查示，一般均有大小不等的溃疡面，伴有明显充血、水肿，症状体征明显。治疗结果：痊愈6例（临床症状、体征消失，X线钡餐检查示龛影消失，或纤维胃镜示溃疡面瘢痕化），好转2例（临床症状、体征基本消失，X线钡餐透视示龛影变浅，或胃镜示溃疡面缩小）。一般针后一周左右症情减轻，尤其是疼痛基本消失。罗氏等认为纳甲法对病程短的单纯性溃疡患者疗效较佳。

此外，有人以纳甲法取穴针刺治疗急慢性病20种共222例，并设对照组，针刺手法一致，结果纳甲组总有效率为97.7%，治愈率20.7%；对照组总有效率为90%，治愈率为10.8%，两组有效率、治愈率差异有非常显著性统计学意义（$P<0.01$）。

2. 纳子法

纳子法可能创始于宋代，而明·高武的《针灸聚英》则明确阐发之。初称为“十二经病井荥俞经合补虚泻实”法，因该法主要以十二地支所代表的十二时辰分别取用各经五输穴，故又称为子午流注纳支（子）法（表7-13）。

纳子法以《内经》“经脉篇”关于十二经脉贯通联系结构为基础，认为人体气血循着经脉贯通结构，依次流注十二经脉，每日从寅时手太阴肺经始，至丑时足厥阴肝经止，日复一日，周而复始，循环流注不息。气血流注至何经，何经则因气血生旺而有“开穴”，而气血刚流注过后的经脉则有穴位称“合穴”，这两种穴位均可择时针刺，增强其主治效用，只不过两者作用相反，开穴可泻实证，合穴可补虚证。

表7-13　地支时辰与十二经脉配属表

地支	子	丑	寅	卯	辰	巳	午	未	申	酉	戌	亥
时间	23~1时	1~3时	3~5时	5~7时	7~9时	9~11时	11~13时	13~15时	15~17时	17~19时	19~21时	21~23时
经别	胆	肝	肺	大肠	胃	脾	心	小肠	膀胱	肾	心包	三焦

关于纳子法开合穴规律及针刺特点如下所述。

纳子法开合穴，亦即“时穴”系各经五输穴，但每经开五输穴的那一穴，则据五行相生关系来决定。在气血生旺时，经脉所生养的输穴，也就是属经脉子穴为开穴。如寅时肺金旺，金生水，故肺经合水穴尺泽为开穴。在气血生旺后紧接的时辰，可生养经脉的输穴，也就是属经脉母穴为合穴。如寅时肺经旺后之卯时，肺经俞土穴太渊为合穴，因土可生金。纳子法这种开合穴规律与纳甲法、养子时刻注穴法是不同的，从而也就决定了纳子法针刺穴位的特点。凡遇及经脉病变实证时，则在气血正旺时，取其子穴针之，手法用泻法。此乃遵循“实则泻其子”原则泻其实，加之气盛正旺时，经脉充实，而宜于泻之。当经脉病变为虚证时，则在气血刚刚旺盛后紧接之时辰，取其母穴针之，手法用补法，此乃遵循“虚则补其母”原则，补其虚，加之气血流注后，经脉空虚，而宜于补之。如肺经实证宜在寅时针泻尺泽，肺经虚证宜在卯时针补太渊。

纳子法补泻母子穴方法不仅表现在本经穴上，还可通过异经补母泻子法达到施治目的，如肺经虚证可取脾经穴，因脾土、肺金，土可生金。取脾经何穴？补脾经母穴荥火穴大都，时间：在脾经经气流注刚过的午时。该经补母泻子法和异经补母泻子法可配合应用，以增强补泻作用。

当流注时辰未到，或已过了开穴时辰，而疾病较急需即刻施针者。或遇病变虚或实证候尚不明显时，则可在病经上取与该经五行属性相同的本穴或原穴针刺，阴经仍以俞代原。如脾属土，脾经的太白穴亦属土，太白穴即其本穴。脾经无原穴，以俞代原，则仍以太白穴为原穴。

临床运用时，因考虑到其补泻作用依靠不同穴位，在不同时间针刺。故一般应循经取穴，定时针刺。如肝经有病在丑时取肝经适当穴位进行治疗。该法较为简单。现将纳子法本经补母泻子穴法列表如表7-14所示。

表 7-14　纳子法本经补母泻子取穴表

经别	流注时辰	补法		泻法		本穴	原穴
		母穴	针刺时辰	子穴	针刺时辰		
肺	寅 3 ~ 5 时	太渊	卯时	尺泽	寅时	经渠	太渊
大肠	卯 5 ~ 7 时	曲池	辰时	二间	卯时	商阳	合谷
胃	辰 7 ~ 9 时	解溪	巳时	厉兑	辰时	三里	冲阳
脾	巳 9 ~ 11 时	大都	午时	商丘	巳时	太白	太白
心	午 11 ~ 13 时	少冲	未时	神门	午时	少府	神门
小肠	未 15 ~ 17 时	后溪	申时	小海	未时	阳谷	腕骨
膀胱	申 15 ~ 17 时	至阴	酉时	束骨	申时	通谷	京骨
肾	酉 17 ~ 19 时	复溜	戌时	涌泉	酉时	阴谷	太溪
包络	戌 19 ~ 21 时	中冲	亥时	大陵	戌时	劳宫	大陵
三焦	亥 21 ~ 23 时	中渚	子时	天井	亥时	支沟	阳池
胆	子 23 ~ 1 时	侠溪	丑时	阳辅	子时	临泣	丘墟
肝	丑 1 ~ 3 时	曲泉	寅时	行间	丑时	大敦	太冲

纳子法应用举例。

李氏等按纳子法开穴针刺法，治疗了脑血栓形成患者 30 例，结果显效 25 例，有效 3 例，无效 2 例。其方法于每日凌晨 3 ~ 5 时之寅时，在患者睡醒时，取刺肺经尺泽穴，用快速进针法强刺激后，留针 10 ~ 20 分钟，中间捻转 1 ~ 2 次，进针深度为 1 ~ 1.5 寸，10 日为一个疗程。李氏等还发现寅时患者尚睡未醒，针刺前叫醒后，立即行针者，疗效尤其理想，较之寅时或寅时未到，患者即自己醒来躺在床上等待针刺的效果为优。他们还对 10 例患者行非寅时针尺泽穴观察比较，结果疗效不佳，说明纳子法有临床运用价值。

高某，男，59 岁，住院号：8512，1976 年 5 月 13 日入院。

主诉：突然眩晕、恶心、言语蹇涩、右侧肢体不遂 3 日。

病史：5 月 11 日上午 8 时，骑自行车赶集，途中突觉眩晕，视力模糊，恶心心烦，继则舌强语言欠利，右侧手足重滞，半身不遂，血压 130/90mmHg。舌质淡，苔薄白，脉沉微弦。诊为脑血栓形成，中医辨证属风中经络。

5 月 14 日凌晨开始定时针刺尺泽穴，当天上午 8 时，患肢腕关节能抬高 13 厘米，下午 4 时 10 分，能抬高 15 厘米。5 月 15 日前臂能抬高 25 厘米。以上两天，上肢和腕关节的活动在平卧时两臂均能同时抬高。5 月 16 日上午 8 时开始，肘及肩关节前后左右活动，并能坐立抬高。从 5 月 17 日下午 3 时开始，平卧和坐立时手能抬高到头枕部。5 月 18 日上午 8 时以后，手抬高于头枕部 5 厘米，手指的中指、无名指、小指均能轻度活动。5 月 19 日，手抬高能超过头顶 10 厘米，同时，手指开始有轻度握力。

针刺一个疗程，上肢抬举达 90°，活动灵活，手指并拢伸展自如。生活自理，症情消失。

（王怀玉等．按时针刺尺泽穴治疗脑血栓形成 30 例．新中医，1982，9：18）

黄氏对 14 例妇女月经过多，采用子午流注纳子法灸疗，疗效较佳，14 例均愈。其中经一次灸后，出血量减半者5例，二次灸后出血停止者5例，三次灸后出血停止者8例，四次灸后出血停止者1例。灸治时间最少2次，最多4次。

方法是选用隐白穴，灸治时间定在每日辰巳两个时辰（7～11时）。施受前，先以常规消毒穴位后，涂上少许硼酸软膏，然后放置米粒大的艾柱，连续点燃五壮为一次量，每日施灸一次，3次为一个疗程。

辰为胃经主时，巳乃脾经主时，隐白为脾经井穴。黄氏认为所治14例患者均系病久缠绵，久病多虚，阳气式微，元气不足，致阴血妄行，更因气为血帅，脾气虚面不统血，血不归经则为外溢。胃经多血多气，脾为统血之脏，在辰巳脾胃经脉旺盛时，加以温灸，可增强受法，振奋脾气，以统其血。值得重视的是黄氏取用的隐白穴，本非纳子法脾经所用穴，黄氏根据纳子法经脉开旺时辰大胆取用该穴灸治，并获疗效，是对“时穴”的补充，应当引起重视。现举验案一例，供参阅。

卓某，女，37岁，营业员。1983年3月16日就诊。

主诉：月经过多10余年。

现病史：患者每次经行量约1000ml，需用4～5叠卫生纸，连绵10日以上，经色暗黑成块，头晕目眩，行动不支，身体摇晃，心慌神乱。诊见：面色苍白而虚浮，唇紫暗，舌淡润胖大，边有齿印。脉象沉涩，重按若无。此系瘀血留经，经血妄行。治宜温灸以化瘀，助脾气以统血。取穴：隐白灸治。次日复诊，出血量减半。第二次灸隐白穴后，出血即止。此后月经正常，随访一年，未见复发。

（黄建章．以子午流注法灸治月经过多的初步观察．中医杂志，1985，3：21）

3. 养子时刻注穴法

养子时刻注穴法属子午流注针法之一，近人多注重研究纳甲法、纳支法，对该法则较为生疏。该法首见于金·何若愚撰的《子午流注针经》。所谓“养子”指的是五输穴以其五行属性的相生关系为序。“时刻”指一日十二时辰和百刻，“注穴”指气血流注穴位。养子时刻注穴，意即气血在一日十二时辰和百刻中，按照穴位之间五行属性相生关系因时依序流注五输各穴。据此，在针刺气血流注旺盛的穴位即所谓“开穴”时，疗效可增加的思想指导下，按照上述气血因序流注五输穴的时间特点，提出了该法。

此法与纳甲法有相通之处，都据天干开取穴位，也注重穴位五行之间的关系，流注纳穴的理论原则大致相同。但纳甲法以日干为主，养子时刻注穴法则以时干为主，纳甲法一时辰仅有一穴为开穴，而养子时刻注穴法则一时辰开五穴，依次为井荥输经合穴，每穴约1.67刻，相当于现在24分钟，每日十二时辰计漏水百刻，共开六十穴（加阳经俞原同开之六原穴为六十六穴）。

养子时刻注穴法关于五输穴开穴规律如下所述。

其一，各经值日时所开取的五输穴与纳甲法各经值日所开取的五输穴一致。亦可看其为将纳甲法一日开穴缩合在一时辰开完。纳甲法每日三焦或包络穴则除外。

其二，时干与经脉关系仍是甲胆、乙肝、丙小肠等。一般先开本时辰之时干相应经脉的井穴，也就是说，井穴均在各时辰开始的24分钟开穴，继后则为荥俞经合穴，穴间无间隔停顿。除纳穴外，时干相同则所开穴位一致。

其三，每日有天干，每时辰有天干，前为日干，后为时干。凡遇某日时干与该日上一日日干相同时，即称天干重见（若遇某日有二时干与其上一日日干相同，则以前一个为准）。天干重见时辰，开穴另有规定，即重见时干属阳者，该时辰则开三焦经的五输穴，重见时干属阴者，该时辰则开心包络穴，此称纳穴。其他经脉无论与该时干同否，一律不开。如乙日上一日天干为甲，乙日甲申时就需纳穴，因甲干为阳，当纳三焦经，应依序开其五输穴：关冲，液门、中清（阳池）、支沟，天井。又如壬日上一日日干为辛，而壬日有两个辛时干即辛丑、辛亥时，辛丑在前其为纳穴时辰，辛属明干，故纳心包络，应依序开其五输穴：中冲、劳宫、大陵，间使、曲泽（表7-15）。

表7-15　养子时刻注穴法甲日与乙日开穴表

时辰	小时	井 1～24分	荥 24～48分	俞 48～72分	原 48～72分	经 72～96分	合 96～120分	备注
甲子	23～1	窍阴	前谷	陷谷	丘墟	阳溪	委中	
乙丑	1～3	大敦	少府	太白	太白（代）	经渠	阴谷	
丙寅	3～5	少泽	内庭	三间	腕骨	昆仑	阳凌泉	
丁卯	5～7	少冲	大都	太渊	太渊（代）	复溜	曲泉	
戊辰	7～9	历兑	三间	束骨	冲阳	阳辅	小海	
戊辰	7～9	关冲	液门	中渚	阳池	支沟	天井	己日纳三焦穴
己巳	9～11	隐白	鱼际	太溪	太溪（代）	中封	少海	
庚午	11～13	商阳	通谷	临泣	合谷	阳谷	足三里	
辛未	13～15	少商	然谷	太冲	太冲（代）	灵道	阴陵泉	
壬申	15～17	至阴	侠溪	后溪	京骨	解溪	曲池	
癸酉	17～19	涌泉	行间	神门	神门（代）	商丘	尺泽	
癸酉	17～19	中冲	劳宫	大陵	大陵（代）	间使	曲泽	甲日纳包络穴
甲戌	19～21	窍阴	前谷	隐谷	丘墟	阳溪	委中	重复甲子时开穴
乙亥	21～23	大敦	少府	太白	太白（代）	经渠	阴谷	重复乙丑时开穴

要强调的是：该法虽与纳甲法开穴相类似，但纳甲法所开各穴在时辰上相对固定，如胆经井穴窍阴只在甲日甲戌时开，肾经井穴涌泉只在癸日癸亥时开等。该法则不然，因时干与时支相配的不同，开穴受时干影响，同一穴位可在不同时辰开穴。如窍阴穴可在甲子时开，也可在甲戌时开，也可在甲午时开等，临床应用应加注意。

其余日时开穴据表7-15下推，只要记住甲日癸酉时纳包络，乙日甲申时纳三焦，丙日乙未时纳包络，丁日丙午时纳三焦，戊日丁巳时纳包络，己日戊辰时纳三焦，庚日己卯时纳包络，辛日庚寅时纳三焦，壬日辛丑时纳包络，癸日壬子时纳三焦等，即不会有误。

养子时刻注穴法取穴计算方法：了解日时干支方法与纳甲法相同，知道了施针日时干支，就可根据天干与经脉的配属关系，按照五行相生规律，开取各经五输穴。可按时取穴针刺，也可取穴定时针刺。

养子时刻注穴法应用举例。

魏祥武、曹一鸣对54例原发性高血压病患者随机分为养子时刻注穴针刺治疗组与按传统辨证取穴针刺治疗组，每组27人。养子时刻注穴法组所用穴位有：太冲、行间、太溪、然谷、复溜、侠溪、曲泉、阴凌泉、足三里、曲池、太白、阳陵泉、内庭、间使等，根据气血流注及辨证情况适当选用。辨证组除选用上述穴位外，尚有风池、太阳、丰隆、内关、水沟等穴。两组各以10次为一个疗程，隔日一次，治疗期间停用降压药物，每次针刺前后测血压。

两组均经两个疗程治疗后行疗效比较（表7-16）。经统计学处理两组收缩压差异显著（$P<0.05$），舒张压差别非常显著（$P<0.01$）。自觉症状，显效者消失或明显减轻；有效者消失或好转，个别患者血压下降而症状暂时略有加重，有的患者自觉症状明显好转而血压无明显改变。

魏氏等的研究表明该法对原发性高血压病有治疗作用，且疗效较辨证组高。

表7-16　养子时刻注穴法组与辨证组疗效比较

组别	显效		有效		无效		总有效		血压平均下降 mmHg		两组相差 mmHg	
	例	%	例	%	例	%	例	%	舒张压	收缩压	舒张压	收缩压
注穴组	16	50.3	10	37	1	3.7	26	96.3	20.56	33.96	7.97	8.77
辨证组	9	33.3	14	51.9	4	14.8	23	85.2	12.59	25.19		

三、灵龟八法

灵龟八法可能产生予元末明初。内容始见于窦汉卿的《针经指南》，名称则首见于徐凤的《针灸大全》。

灵龟八法以奇经八脉与十二正经交会的八穴为“时穴”，按日按时，加以运用，以治疗疾病。八脉变会穴如图7-1所示。

正经		交会穴		奇经
手太阳小肠经	⟶	后溪	⟵	督脉
手太阴肺经	⟶	列缺	⟵	任脉
足太阴脾经	⟶	公孙	⟵	冲脉
足少阳胆经	⟶	临泣	⟵	带脉
足少阴肾经	⟶	照海	⟵	阴跷
足太阳膀胱经	⟶	申脉	⟵	阳跷
手厥阴心包经	⟶	内关	⟵	阴维
手少阳三焦经	⟶	外关	⟵	阳维

图7-1　八脉交会穴

灵龟八法按时取穴针刺，不仅与日时干支有关，而且与古代八卦学说有关，该法把八穴纳于八卦，根据八卦中阴阳消长的道理按时取穴，所以又叫“奇经纳卦针法”，而用“灵龟”者，意即该方法有灵应的龟兆，说明该法开穴有如八卦之间的联系变化。

灵龟八法是根据八卦学说与中医理论结合而制定的一种按时取穴针刺法，故学习灵龟八法，应学习八卦学说。八卦学说来自《周易》，故也应学习《周易》。鉴于灵龟八法的开穴推算与临床运用，经用日时干支计算即可按时取穴进行，此处故仅介绍其开穴规律及计算运用，有关八卦及《周易》内容则略去不论。

灵龟八法开穴规律如下所述。

（1）每时辰开一穴，因一日十二时辰，灵龟八法仅用八穴，故每日有的穴位开一次，有的穴位开二次，甚至三次。

（2）各穴与日时干支无固定搭配，每穴在各日时干支均有开穴的机会。

（3）开穴与阴阳干支对日无对应关系，取用的穴位仅受限于奇经与正经交通关系。除后溪、临泣二穴属五输穴，余皆不是五输穴，故不受五行生克关系影响。

（4）八穴开穴顺序无固定模式，故各穴开穴时辰也无一定的顺序。

以上开穴特点，可以下列灵龟八法在代表六十甲子一循环的 60 日中，各开穴的次数不一致加以表明。如每日十二时辰，60 日中共有 720 时辰。每时辰开 1 穴，故有 720 穴次为开穴，各开穴依次为照海共开穴 220 次，外关 107 次，足临泣 106 次，申脉 98 次，公孙 96 次，内关 32 次，列缺 31 次，后溪 30 次。开穴次数最多为照海，最少为后溪，两者相差 190 次。这种开穴次数上的不均匀，及相差数无固定倍数，使得灵龟八法才具有上述四点开穴特点。

灵龟八法按时取穴针刺计算法。

要推算灵龟八法开穴，必须掌握下述数字。

八穴代数：八穴代数是八穴与八卦在九宫图上的配属对应关系中产生的，前已述及，该法以八卦纳八穴，八卦与八穴之间有固定搭配。八卦在九宫图中因所在位置不同，根据九宫图中数字分配，各卦与不同数字有关，这样与八卦相配的八穴也就与九宫图中不同数字发生联系，计算取穴时，可根据日时干支代数计算结果，再与八穴代数对照，数字相符的穴位即为开穴。

关于八穴与八卦及其代数的关系归纳如表 7-17 所示。

表 7-17　八穴八卦及其代数表

八卦	坎	坤	震	巽	乾	兑	艮	离
八数	1	2.5	3	4	6	7	8	9
八穴	申脉	照海	外关	临泣	公孙	后溪	内关	列缺

日时干支代数：灵龟八法计算开穴与日时干支有关，关于日时干支的推算可参阅纳甲法或干支推算法，为了便于计算并对照八穴代数择取开穴，灵龟八法对日时干支还分别配有代表数字，现分别列表如下（表 7-18，表 7-19）。

表 7-18　灵龟八法日干支代数表

天干	甲乙	已庚	丁壬	戊癸丙辛
地支	辰戌丑未	申酉	寅卯	巳午亥子
代数	10	9	8	7

表 7-19　灵龟八法时干支代数表

天干	甲乙	己庚	丙辛	丁壬	戊癸	
地支	子午	丑未	寅申	卯酉	辰戌	巳亥
代数	九	八	七	六	五	四

计算开穴方法：首先推算出就诊日时干支，查出就诊日时干支的四个代数，并计算出其加数和，再除以九或六（从日干分阴日阳日，遇阳日除九，遇阴日除六）以相除后的“余数”，对照八穴代数取穴。如果恰好除尽，无余数，则阳日取九数，开列缺穴，阴日取六数，开公孙穴。

举例：计算 1979 年 7 月 4 日 7 时 10 分开穴。

该日干支为壬申，时干支为甲辰。据干支代数表，壬 8 申 9，甲 9 辰 5，日数加数和是：8+9+9+5=31。

壬申日为阳日以 9 除之：31÷9=3 余 4。

据八穴代数，足临泣为 4 与此相符，敞开穴为足临泣。

为便于临床应用，现将灵龟八法一周期六十日各时辰开穴列表（表 7-20）如下，临床可据日干支与时干支查阅取穴应用。

灵龟八法取穴针刺主治病变特点如下所述。

（1）运用灵龟八法取穴针刺时，不仅按时取开穴针刺，同时还因奇经八脉之间的结构联系而配用八穴的其他非其时开穴，如公孙与内关各通于冲脉与阴维脉，冲脉与阴维脉在心、胸，胃等部位相合，故公孙，内关两穴也存在某种联系，临床运用中可在内关开穴时配用公孙，公孙开穴时配用内关，其他六穴相配关系是：后溪与申脉，临泣与外关，列缺与照海。这样八脉八穴分成了四组，各组均有其主治范围，开穴与配穴合用可使疗效进一步提高。

（2）奇经与正经均与八穴相通，因此该八穴不仅用于奇经病变的治疗，也可用于正经病变的施治。

（3）用该法治病可按时取穴针刺，也可因病取穴定时针刺，一般治疗诸痛证常按时取穴针刺，疗效较好，如窦汉卿说该法可“除痛于目前”，现代临床报道证实了该法效用。

（4）据《针灸大成》载，该法可治疗 244 种病证。《针灸聚英》认为八穴相配可治 211 种病证，但应注意配穴和手法。该法穴位补泻作用与纳甲法等相似，以补泻手法不同，发挥不同作用。

表 7-20　灵龟八法逐日按时开穴代数表

时＼日数		子	丑	寅	卯	辰	巳	午	未	申	酉	戌	亥
甲	子	8	6	4	2	9	3	7	5	3	1	4	2
乙	丑	5	3	1	4	2	6	4	2	5	3	1	5
丙	寅	2	5	3	1	8	6	6	4	2	9	7	1

续表

时 ＼ 日数		子	丑	寅	卯	辰	巳	午	未	申	酉	戌	亥
丁	卯	3	1	5	3	6	4	2	6	4	1	5	3
戊	辰	5	3	6	4	2	9	4	7	5	3	1	8
己	巳	5	3	1	5	3	6	4	2	6	4	1	5
庚	午	5	3	1	4	2	9	4	2	5	3	1	8
辛	未	1	4	2	6	4	2	5	3	1	5	3	6
壬	申	7	5	3	1	4	2	6	4	2	5	3	1
癸	酉	1	5	2	6	4	2	6	3	1	5	3	1
甲	戌	2	9	7	5	3	6	1	8	6	4	7	5
乙	亥	2	6	4	1	5	3	1	5	2	6	4	2
丙	子	1	4	2	9	7	5	5	3	1	8	6	9
丁	丑	5	3	1	5	2	6	4	2	6	3	1	5
戊	寅	3	1	4	2	9	7	2	5	3	1	8	6
己	卯	6	4	2	6	4	1	5	3	1	5	2	6
庚	辰	8	6	4	7	5	3	7	5	8	6	4	2
辛	巳	4	1	5	3	1	5	2	6	4	2	6	3
壬	午	5	3	1	8	2	9	4	2	9	3	1	8
癸	未	2	6	3	1	5	3	1	4	2	6	4	2
甲	申	1	8	6	4	2	5	9	7	5	3	6	4
乙	酉	4	2	6	3	1	5	3	1	4	2	6	4
丙	戌	4	7	5	3	1	8	8	6	4	2	9	3
丁	亥	2	6	4	2	5	3	1	5	3	6	4	2
戊	子	2	9	3	1	8	6	1	4	2	9	7	5
己	丑	2	6	4	2	6	3	1	5	3	1	4	2
庚	寅	6	4	2	5	3	1	5	3	6	4	2	9
辛	卯	5	2	6	4	2	6	3	1	5	3	1	4
壬	辰	8	6	4	2	5	3	7	5	3	6	4	4
癸	巳	5	3	6	4	2	6	4	1	5	3	1	2
甲	午	8	6	4	2	9	3	7	5	3	1	4	5
乙	未	5	3	1	4	2	6	4	2	5	3	1	2
丙	申	3	6	4	2	9	7	7	5	3	1	8	5
丁	酉	4	2	6	4	1	5	3	1	5	2	6	4
戊	戌	5	3	6	4	2	9	4	7	5	3	1	8
己	亥	5	3	1	5	3	6	4	2	6	4	1	5

续表

时＼日数		子	丑	寅	卯	辰	巳	午	未	申	酉	戌	亥
庚	子	5	3	1	4	2	9	4	2	5	3	1	8
辛	丑	1	4	2	6	4	2	5	3	1	5	3	6
壬	寅	6	4	2	9	3	1	5	3	1	4	2	9
癸	卯	6	4	1	5	3	1	5	2	6	4	2	6
甲	辰	2	9	7	5	3	6	1	8	6	4	7	5
乙	巳	2	6	4	1	5	3	1	5	2	6	4	2
丙	午	1	4	2	9	7	5	5	3	1	8	6	9
丁	未	5	3	1	5	2	6	4	2	6	3	1	5
戊	申	4	2	5	3	1	8	3	6	4	2	9	7
己	酉	1	5	3	1	5	2	6	4	2	6	3	1
庚	戌	8	6	4	7	5	3	7	5	8	6	4	2
辛	亥	4	1	5	3	1	5	2	6	4	2	6	3
壬	子	5	3	1	8	2	9	4	2	9	3	1	8
癸	丑	2	6	3	1	5	3	1	4	2	6	4	2
甲	寅	9	7	5	3	1	4	8	6	4	2	5	3
乙	卯	3	1	5	2	6	4	2	6	3	1	5	3
丙	辰	4	7	5	3	1	8	8	6	4	6	9	3
丁	巳	2	6	4	2	5	3	1	5	3	2	6	2
戊	午	2	8	3	1	8	6	1	4	2	9	7	5
己	未	2	6	4	2	6	3	1	5	3	1	4	2
庚	申	7	5	3	6	4	2	6	4	7	5	3	1
辛	酉	6	3	1	5	3	1	4	2	6	4	2	5
壬	戌	8	6	4	2	5	3	7	5	3	6	4	2
癸	亥	5	3	6	4	2	6	4	1	5	3	1	5

灵龟八法应用举例。

例 1 姚某，女，53 岁。门诊号：153243，1980 年 7 月 12 日 16 时 30 分就诊。

患者腰扭伤疼痛，活动受限，行走佝偻。查体：见右侧腰部肌肉紧张，压痛明显，掣痛牵引髂骨前嵴处。诊为急性腰扭伤，病在带脉，按灵龟八法计算其时开穴为足临泣。遂针刺该穴，针入痛止，腰能直伸，行走如常人。

该案主治者曾试验对腰痛与带脉有关患者，专取足临泣，但在亥穴非开时针刺，却发现疗效不如足临泣穴开时针刺效果好。

（高章营．灵龟八法治验介绍．中医杂志，1983，12：52）

例2　胡某，女，45岁，中学教员。住院号：883，1982年7月15日20时30分就诊。

素患右肾结核，左输尿管下段结石。昨日清晨大便后，突发左小腹绞痛，大汗淋漓，面色苍白，经急诊治疗后症情缓解，今日门诊以淋证收治入院。以其尿少色黄，左少腹拘急，除服用清热利尿、化石通淋中药外，尚加服罂粟壳胶囊0.8g、琥珀胶囊1.5 g。晚间小便滞涩难出，左少腹拘急绞痛，用该法开穴针刺。经计算该时开穴为申脉，患者疼痛时，术者有意不取开穴治疗，先针刺列缺、阴陵泉、三阴交等穴，左少腹绞痛未除，随后取开穴申脉刺之，疼痛立减，留针10分钟后，疼痛缓解，排尿正常，安然入睡。

（高章营．灵龟八法治验介绍．中医杂志，1983，12：52）

例3　李某，男，39岁，农民。1976年4月9日15时40分就诊。

宿有疝气疼痛，反复发作，服药后疼痛可解。当日清晨挖地用力，遂致疼痛剧烈，辗转呼号，不能站立，服药不能缓解。诊见左侧腹股沟至阴囊有一犁形肿物，下端粗大部分堕入囊中，疼痛拒按，恶心呕吐，脉大急沉，诊为疝气（钳闭性疝）。按灵龟八法计算该时开穴为足临泣，遂针之，针入其痛顿减，留针5分钟后，疼痛消失，并用手将疝块向腹腔轻揉，推压，予以回纳，只听到“咕噜咕噜”声响后，疝块消失。10分钟后出针，患者站立，疝块不再出现，如常人而去。后经手术治疗而愈。

（袁博渊．灵龟八法治验介绍．河南中医，1985，2：8）

运用该法治疗软组织损伤27例的疗效观察，说明该法有临床运用价值。27例中，痊愈20例，显效5例，有效2例。针刺次数最少者1次，最多者6次，平均2.4次。软组织损伤部位包括手指、手腕、肩肘、胸胁、腰背、膝踝等。一般采用强刺激，每5分钟行针一次，留针15~30分钟，每日1次，3次一个疗程。

有人还以该法结合子午流注纳甲法，辅以中药内服治疗35例小儿痿证，治疗方法是先针当日当时纳甲法、灵龟八法开穴，再选刺患肢的足三里、髀关、伏兔、梁丘、阳陵泉、环跳、绝骨、丘墟、昆仑、太溪、曲泉等穴。每日针一次，每次选穴3~5个，每穴尽可能避免连续用两日，手法强刺激而短速。内服中药用淫羊藿、川木瓜加养胃汤或益胃汤化裁。35例患儿病程最长的4个月，最短的半天，均呈弛张性瘫痪，肌张力低下，腱反射消失，有痛觉反应，有的患肢明显萎缩。治疗结果总有效率94.3%，其中15位（占42.8%）患儿已恢复Ⅴ级肌力，能独立行走，为基本治愈。肌力较治前提高2级以上者10人，为显效。肌力提高Ⅰ级者8人，为好转，肌力无明显改变者2人，为无效。刘氏治疗157例血管性头痛时，分为循经取穴组、逢时开穴组、辨证逢时开穴组分别针刺治疗。其开穴采用灵龟八法结合纳甲法，结果发现辨证逢时开穴组疗效最好，有效率为100%，治愈率为92.5%，进一步说明该法若结合辨证和纳甲法，疗效更佳[15]。麻氏则以灵龟八法、飞腾八法、纳甲法开穴联合运用作为主穴，以纳子法开穴为辅穴，阿是穴与病穴（辨证用穴或循经取穴，即与病相宜的穴）为备用穴，治疗277例急慢性疾病（包括男性不育，斑秃、偏瘫、面肌痉挛、外感咳嗽、呃逆、遗尿等共39种病变）。肌肉丰厚部位的穴位加拔火罐，肌肉浅薄部位加灸，每疗程五次，不间断，取效为度。277例中有265例为曾用他法久治不效者。结果疗效为：痊愈209例，有效65例，无效3例，痊愈率选69.9%，总有效率达97．5%。麻氏取穴方法综合了按时取穴各法及非按时取穴进行治疗，很有新意，疗效也较理想，尤其是所治277例患者中有96%是他法治之不效者，用该法施治后绝大多数取得令人满意的疗效，更增加了该法可提高疗效的可信性。

四、飞 腾 八 法

飞腾八法首见于元·王国瑞的《扁鹊神应玉龙经》。但飞腾八法的基础实际上由窦汉卿奠定，后由其弟子王开发展传于其后代王国瑞。明·高武《针灸聚英》收有“八法飞腾定十干八卦法”。徐凤《针灸大全》书中亦称“灵龟取法飞腾针图”等内容。飞腾、灵龟二法实际上是八脉交会穴开穴的两种方法。飞腾八法在元代著述中出现，灵龟八法则在明代《针灸大全》中出现，可见飞腾八法的创立要早于灵龟八法。

飞腾八法同灵龟八法一样，都以八脉交会穴为对穴，但飞腾八法所论八穴与八卦的配合和灵龟八法相异。飞腾八穴还与时干相配（表7-21）。

表7-21　飞腾八法与八卦、十干配属表

八卦	坤	兑	震	坎	乾	巽	艮	离
八穴	申脉	照海	外关	临泣	公孙	后溪	内关	列缺
十干	乙癸	丁	庚	戊	甲壬	辛	丙	己

飞腾八法开穴规律如下所述。

（1）开穴与时干固定相配，如申脉与乙、癸二时干相配，而时干按十天顺序周而复始出现，与时干相应的八穴也呈现一定的顺序，某穴总是继某穴后开穴。如内关穴在时干为丙时开，其后时干为丁，丁干时开照海，故内关开穴后总是接开照海穴。

（2）八穴与时干的配属无阳干配阳穴（阳经穴位），阴干配阴穴（阴经穴位）的规律，与五行生克不发生联系。

（3）飞腾八穴在各时辰均有开穴机会，此因飞腾八穴受时干影响，而每一时干均有与各时支相配的机会所致。

飞腾八法取穴计算法与针刺：首先按前述方法了解针刺时间的时干，再据时干与八穴的配属关系寻出开穴。如1983年7月8日为丁酉日，该日9～11时为乙巳时，时干为乙，乙干与申脉相配，故该日9～11时应针开穴申脉。

飞腾八法针刺也有按时取穴针刺与因病取穴定时针刺的不同，临床可配伍其他对症穴位施治，或结合子午流注法、灵龟八法等按时取穴法针刺。

第四节　按时取穴针刺的临床与实验研究概况和进展

一、临床研究概况与进展

在前面有关章节中，对按时取穴针刺的临床研究概况已部分介绍过，此节重点谈谈目前临床研究的几个特点和进展。

目前关于按时取穴针刺的临床研究主要集中在以下几个方面。

（1）关于提高疗效的验证：已经大量临床实践观察证实，按时取穴针刺确有提高疗效的作用。有人采用组间对照法，将14例中风后遗症患者分为两组，一组因时针刺，一组辨证取穴，结果因时组得气效应强者占58%，肌力平均4.6日增长一级；辨证取穴组得气效应强者占28.6%，肌力平均10.5日增长一级。按时组肌力增长较辨证组快5.9日，两组疗效有显著差异（$P<0.05$）。高章营应用自身前后对照法对淋证患者开始不按时取穴针刺，使用常规辨证取穴针刺，疗效欠佳。后按时取穴针刺，立见效果。对足临泣比较开时与闭时针刺治疗腰痛的疗效，结果同穴位，不同时间针刺，疗效有明显差异，因时开穴时针刺疗效显然优于闭穴时针刺。以上通过采用组间对照、自身前后对照、同穴不同时针刺对照等方法验证因时取穴针刺的疗效，肯定了其在临床应用的价值。

（2）合用两种以上因时取穴针刺法的研究：以纳甲法与灵龟八法合用治疗小儿痿证、血管性头痛等，疗效理想，其中小儿痿证总有效率为94.3%，基本治愈15例，占42.8%等。此多法合用的研究，对完善按时取穴针刺法及创立新法具有不可低估的意义。

（3）因时取穴与辨证取穴两法合用的研究：对157例血管性头痛患者进行组间对照观察以比较疗效，将患者分为循经取穴组、因时开穴组、辨证取穴与因时开穴合用组，治疗结果是：辨证取穴与因时开穴合用组疗效最好，有效率为100%，治愈率为92.5%。循经取穴组治愈率则为65.4%，因时开穴组为67.3%。司徒铃在治疗多种痛证应用针法时，亦得出因时取穴合用辨证取穴的疗效优于单纯因时开穴组和单纯辨证取穴组的结论。

（4）增加开穴的研究：除了对纳甲法癸日有十个时辰无穴可开等缺漏不足进行研究补充外，人们还对许多不属古代医家所论的开穴穴位进行因时开穴针刺研究，以扩充时穴内容，如在纳子法一节中介绍的因时灸隐白穴治疗月经过多症。隐白穴以纳子法论不属开穴，但辰巳时灸隐白穴收效较好，隐白穴可谓纳子法辰巳时辰新的开穴。临床发现在壬辰、壬午、壬申等按纳甲法所论，凡属膀胱经开旺的时辰，加刺背部膀胱经夹脊两边侧线部位，对改善胸部病变有比较明显的疗效，说明夹脊两侧线部位的穴位均可谓纳甲法膀胱经新增的开穴。

（5）关于按时取穴针刺各法主治的研究：按时取穴针刺法目前已知有五种，各法内容不同，经临床研究观察，它们对不同的疾病有不同的疗效，传统认为灵龟八法可治疗

244种病证，除之而外的病疗效如何，未予肯定。现在发现，纳甲法对多种痛证疗效较好，对头目昏晕亦有疗效。灵龟八法对痛证疗效较纳甲法更优，甚至肿瘤术后恶变的剧痛，也有针入痛止的效果，对泌尿系结石有一定效果，对关节扭挫伤疗效显著。纳子法对内脏病变的治疗有较好的效果，对妇科病的施治也令人满意。目前又初步发现纳甲法对肢体瘫痪、胃溃疡也有疗效。

二、实验研究概况与进展

为了寻求因时针灸的科学机理，人们在大量的临床验证疗效的基础上，开展了实验室研究。目前实验观察指标主要是人体生物电变化、血流、皮肤温度，脏器功能及血液有形成分的改变等。

（1）测定穴位局部物理改变与因时针灸的关系。对穴位局部因时变化的观察指标主要是穴位皮肤温度和电阻等。阎氏等对50人为期一周的开闭穴实验观察发现，闭穴的皮温与电流量均高于开穴（$P<0.01$）。人们对开闭穴的皮肤温度与电阻测试发现开穴与闭穴确有差异。提示穴位开闭变化可能与局部组织血流量、温度等变化有关，可作为穴位开闭的客观指标之一。

（2）按时与非按时取穴针刺对人体心电、肌电及血流变化影响的比较研究。有单位应用同经同穴，自身前后针刺对照法对冠心病患者采用同一穴位，分别在其开时与闭时，各针刺两次，观察对心电图变化的影响。发现虽系同一穴位，手法亦同，但因开时与闭时针刺时间不同，对心电图变化影响不同。开穴针刺心电图改善率为87.5%，闭穴则为54.1%，经统计学处理有非常显著差异，表明穴位针刺因时不同，对心电有不同的影响。仍以上法对冠心病患者采用同穴分别在开时与闭时针刺，观察针刺“得气”效应电信号出现的变化情况，通过肌电图发现针刺开穴出现电信号人次占75%，闭穴则为45.8%，两者有显著差异（$P<0.05$）。对27例腰腿痛患者的肌电图针刺得气效应电信号的观察结果亦证实开穴较闭穴出现率高，差异显著（$P<0.05$）。张氏对100例早孕妇女（40～70日孕身）随机分为子午流注纳甲法开穴针刺组和非按时取穴针刺组，每组50例，观察两组针刺对盆腔阻抗血流图变化的影响，每组均做针刺前后盆腔阻抗血流图的描记。结果纳甲组针后波幅比针前平均升高0.028（Ω）（$P<0.001$），对照组平均升高0.007（Ω）（$P<0.05$），两种针法可见均增加盆腔血管充盈度。而两组波幅增加均值比较，有非常显著性差异（$P<0.01$），纳甲组血流图波幅增加较对照组明显。关于血液灌注流量的变化，纳甲组针后较针前平均增大0.007（Ω/秒）（$P<0.001$），对照组则无明显差异。两组血灌流量增大均值比较，有非常显著差异（$P<0.01$）。以上试验结果表明，按时开穴针刺较非按时取穴针刺对盆腔血流影响大，提高了血管扩张充盈度。该项试验还发现纳甲组针刺后，呈现盆腔血流图下降时间延长，与对照组比较有明显差异。53例受检者针刺前后肢体血流图变化观察结果：子午流注按时开穴组针刺后舒张时间延长者有45例，占85%，平均延长时为10%，心率平均每分钟减慢4次，周期延长期平均6%。各项结果与对照的同穴不同时组及随机取穴组相比较，差异有显著的统计学意义。

（3）对脏器功能变化影响的观察研究。运用多导生理记录仪，记录52例被检者针刺前后心输血量和心输血量，每位受检者均采用自身对照法检测三次（每次为一组）。第一组为随意取穴组。第二组为按时开穴组（采用纳甲法）。第三组为同穴不同时组，即在不开穴的时间刺时穴，观察三组的不同。初步发现，按时开穴组在针刺后，心输血量较对照组明显升高。针刺后，在部分被检者心输血量减少的情况下，开穴组的减少程度小于对照组。开穴时，无论出现交感样反应，还是副交感样反应，其心输血量较对照组增加，其中副交感样反应者心输血量增加尤为显著。

（4）对血液成分变化影响的观察。以家兔为受试动物，观察证实家兔白细胞总数在不同时辰有变动，午时偏高，酉时偏低，两者差异有非常显著性差异（$P<0.01$）。不同时辰针刺的四组家兔白细胞总数上升程度不同，酉时上升最高，维时最长，午时上升最低，维时最短，两者有非常显著差异（$P<0.01$）。以针刺后白细胞总数的最高值为峰值（时间不定）进行统计学处理，结果酉时与午时的白细胞峰值也有非常显著差异（$P<0.01$）。此项试验结果似乎表明：白细胞总数偏高时，针刺效应弱，维时也短。偏低时，针刺效应强，维时持久，不同时间针刺对结果影响不同，证明了按时针刺法基本思想正确，有物质基础。以血中含铜的 α_2 糖蛋白（铜蓝蛋白）为指标，观察不同时辰中针大鼠“涌泉”穴，对其血中铜蓝蛋日含量的影响，并设对照组比较。结果是，针前大鼠血中铜蓝蛋白量卯时（7：00）最低［平均含（53.0±2.5）mg/100ml］，酉时（19 时）最高［平均含（67.8±5.8）mg/100ml］，两者差异显著（$P<0.05$），存在昼夜节律变化。于卯时电针涌泉穴，可使含量升高至（71.9 ±7.2）mg/100ml，与对照组相比较，有显著差异（$P<0.05$），而在其他时辰针刺该穴，数值上虽略有上升或下降，但与对照组相比，不存在有统计学意义的差异。

（5）对痛阈变化的实验观察。针刺了 48 只纯系大鼠的涌泉穴，观察不同时间针刺对大鼠痛阈的变化影响，并测定大鼠脑内 5-羟皮质类固醇色胺及去甲肾上腺素的含量，探讨这些单胺类物质变动与痛阈变化的关系，以了解不同时辰针刺对痛阈影响不同的机理。首先肯定了大鼠痛阈存在昼夜节律，午、酉时较高，子、卯时下降。针刺后痛阈仍呈现昼夜节律，但针刺时辰不同，结果各异，卯时增高率大，子时下降最甚。大鼠脑内 5-羟皮质类固醇色胺和去甲肾上腺素存在昼夜节律，光照期升高，黑暗期下降，差别显著。针刺后，各时辰组 5-羟皮质类固醇色胺均有升高趋势，以卯时组升高明显，与针前差异有显著意义（$P<0.05$）。去甲肾上腺素有类似波动，但针刺组有下降趋势，尤以子时针刺组明显。

针刺具有调整机体活动的作用，这种作用以机体的功能状况为基础，机体功能状况存在生物节律变化，针效也随之有变化。以上试验充分表明不同时辰针刺，疗效不同，其基础是人体节律变化，说明按时取穴针刺有物质基础，有客观指标可观察，是科学的。

第五节　按时取穴针刺法存在的不足

按时取穴针刺法目前已知有五种，纳甲法，纳子法、灵龟八法、养子时刻注穴法和飞腾八法。这几种方法之间存在的互相矛盾、互相否定的现象是最大的不足，笔者曾反复在同日同时辰应用各法同时计算取穴，结果如下所述。

（1）计算1983年10月6日14时35分应针穴。

纳甲法：少冲穴（手少阴心经）；

纳子法：小海穴（手太阳小肠经）；

养子法：复溜穴（足少阴肾经）；

灵龟法：公孙穴（足太阴脾经）；

飞腾法：照海穴（足少阴肾经）。

（2）计算1984年1月11日19时15分应针穴。

纳甲法：窍阴穴（足少阳胆经）；

纳子法：大陵穴（手厥阴心包经）；

养子法：窍阴穴（足少阳胆经）；

灵龟法：后溪穴（手太阳小肠经）；

飞腾法：公孙穴（足太阴脾经）。

这些开穴有时属四条经脉，有时属三条或五条经脉，不同时日所属数条经脉组合也不同，如上举例。根据各法取穴所依据的一时辰仅有一条经脉开旺，开旺的经脉上始有开穴的共同观点来分析，以上各法在经脉穴位开旺的具体时间上认识有分歧，并互相矛盾、互相否定，即基于纳甲法某经为旺，某穴为开时，纳子法、养子时刻注穴法、灵龟八法、飞腾八法等则不以为然，余可类推。这种互相矛盾、互相否定的现象直接影响着临床研究成果的可信性，也有碍于子午流注学说的研究发展，以及对人体气血旺衰活动节律的认识。那么数法之间互相矛盾、互相否定的现象是如何产生的呢？试析如下。

首先，从各法对经脉脏腑气血流注的衔接顺序来分析。

纳甲法对经脉脏腑气血流注的衔接顺序有两种认识。

（1）以日计的衔接顺序：即每日轮值一经主气，十日一循环。如甲日值胆经，乙日值肝经，丙日值小肠经，所显示的衔接顺序为，足少阳胆──→足厥阴肝──→手太阳小肠──→手少阴心──→足阳明胃──→足太阴脾──→手阳明大肠──→手太阴肺──→足太阳膀胱──→足少阴肾──→足少阳胆。这种衔接顺序的特征有：①相表里的腑脏相衔接。如胆经与肝经相接。②一表里脏腑之脏与另一表里脏腑之腑以五行属性的相生关系顺序衔接。如木生火，属木的肝脏经脉与属火的小肠腑经脉相连接。③同名肢表里阴阳经相交接。如手太阳小肠经与手少阴心经相接。④异名肢五行相生的阴阳经相交接。如手少阴心火与足阳明胃土相接。以上内容可归纳成表7-22。

表7-22　纳甲法经脉脏腑日衔接顺序

五	行	木		火		土		金		水	
天	干	甲	乙	丙	丁	戊	己	庚	辛	壬	癸
脏	腑	胆	肝	小肠	心	胃	脾	大肠	肺	膀胱	肾
手	足	足		手		足		手			足
阴阳经		少阳	厥阴	太阳	少阴	阳明	太阴	阳明	太阴	太阳	少阴
表	里	表	里	表	里	表	里	表	里	表	里

(2)以时辰计的衔接顺序，也以五行相生关系为序，实际上是上述以日计的衔接顺序分成脏与脏接，腑与腑接，并且脏腑间隔一日发旺，脏脏间或腑腑间又间隔一时辰发旺，所谓阳日阳时阳经旺，阴日阴时阴经旺。具体衔接顺序为阳日阳时：足少阳胆经──→手太阳小肠经──→足阳明胃经──→手阳明大肠经──→足太阳膀胱经。阴日阴时：足厥阴肝经──→手少阴心经──→足太阴脾经──→手太阴肺经──→足少阴肾经，而三焦经在阳日与各阳经，心包经在阴日与各阴经均有连接的机会。如阳日胆经主气日则膀胱经与三焦经相接，小肠经主气日则胆经与三焦经相连。阴日肝经生气日则肾经与心包经相接。心经主气日则肝经与心包经相连，以上内容可归纳为表7-23、表7-24。

表7-23 纳甲法阴日阴时脏腑经脉衔接顺序

五行	木	火	土	金	水	
天干	乙	丁	己	辛	癸	
脏序	肝	心	脾	肺	肾	心包络
手足经	足	手	足	手	足	手

表7-24 纳甲法阳日阳时脏腑经脉衔接顺序

五行	木	火	土	金	水	
天干	甲	丙	戊	庚	壬乙	
脏序	胆	小肠	胃	大肠	膀胱	三焦
手足经	足	手	足	手	足	手

从纳甲法关于经脉脏腑衔接顺序分析，该法关于人体经脉脏腑气血流注的运行是脏腑五行相生衔接序列的循环流注方式。

纳子法对经脉脏腑气血流注的衔接顺序的认识是以时辰计，一时辰一经发旺，一日十二时辰，十二正经各有一时辰为发旺时。其衔接顺序的特征是：①也存在相表里的经脉脏腑相交接的关系，与纳甲法先表后里固定不变的交接方式不同的是，表里经脉脏腑相交次序谁先谁后不固定。②两对相表里的经脉脏腑交接序列是：脏与脏接或腑与腑接。如肺、大肠相表里的脏腑与脾、胃表里脏腑相接，是大肠与胃腑相接，而脾、胃表里脏腑与心、小肠表里脏腑，则是脾与心脏相接。③手足阴阳经交接序列是：手之阴接手之阳，手之阳接足之阳，足之阳接足之阴，足之阴接手之阴。纳子法关于经脉脏腑衔接及其气血循行流注关系，可见是以《内经》所论经脉交接贯通的结构为基础的，不与五行生克发生关系。以上内容可归纳为表7-25。

表7-25 纳子法经脉脏腑气血流注顺序

五行	金		土		火		水				木	
脏腑序	肺	大肠	胃	脾	心	小肠	膀胱	肾	包络	三焦	胆	肝
手　足	手		足		手		足		手		足	
阴阳经	太阴	阳明	阳明	太阴	少阴	太阳	太阳	少阴	厥阴	少阳	少阳	厥阴
时　辰	寅	卯	辰	巳	午	未	申	酉	戌	亥	子	丑

灵龟八法关于经脉脏腑气血流注的衔接顺序的认识，可从其所用八穴因时开闭规律推测。该法所用八穴是奇经八脉与十二正经相交通的穴位，八穴实属十二正经。一般讲，奇经八脉的作用主要在于十二正经气血流注的调节，当十二正经气血满溢时则流注于奇经八脉，蓄以备用，不足时则由奇经八脉给予补充。可见奇经八脉在经络结构上，气血流注关系上与十二正经均密切相关。鉴此，十二正经的气血流注旺衰节律亦应在奇经八脉中有所反映，也就是奇经八脉受十二正经气血流注的影响，也应表现出发旺的有序性，且其发旺的顺序和时间与相关的十二正经中的八经应表现出同步性。

但是，经对灵龟八法所用八穴开旺时间的推测，不仅未发现该法认识与纳甲法或纳子法认识有相同之处，且其发旺次序变动不息。即以奇经八脉本身而论，亦未发现八脉之间较为固定的周期发旺的先后顺序。如甲子日，手厥阴经内关穴开（与阴维脉相通），其后为足太阴经公孙穴开（与冲脉通）。但在丙戌日内关穴却连续二个时辰开旺。又如丙寅日，足少阴经照海穴开（与阴跷同），其前开穴亦为照海穴，而丁卯日其前开穴则为足太阳膀胱经之申脉（与阳跷通）。故灵龟八法关于经脉脏腑气血流注的运行究属何种方式，尚待研究。

飞腾八法同灵龟八法一样，取用八脉交会穴，其与灵龟八法不同的是经穴开旺有序，见表7-26。

从上表可知，正经与奇经两两相通有阴经与阴经通、阳经与阳经通的规律，但八条正经开旺的衔接次序与纳甲法、纳子法所述均不相同。奇经开旺衔接次序从其相交结构与阴阳属性上，也未发现有何相关。值得提出的是飞腾与灵龟二法同用八脉交会穴，对八脉穴位开旺顺序认识竟不一致，究属何理？有待研究。

表7-26　飞腾八法开旺次序表

十干	甲	乙	丙	丁	戊	己	庚	辛	壬	癸
八穴	公孙	→ 申脉	→ 内关	→ 照海	→ 临泣	→ 列缺	→ 外关	→ 后溪	→ 公孙	→ 申脉
正经	脾经	→ 膀胱经	→ 心包经	→ 肾经	→ 胆经	→ 肺经	→ 三焦经	→ 小肠经	→ 脾经	→ 膀胱经
奇经	冲脉	→ 阳跷	→ 阴维	→ 阴跷	→ 带脉	→ 任脉	→ 阳维	→ 督脉	→ 冲脉	→ 阳跷
阴阳	阴	阳	阴	阴	阳	阴	阳	阳	阴	阳

养子时刻注穴法：该法与纳甲法有相通之处，但养子法对三焦、心包络二经穴位不接在每时辰最后数刻中开旺，而是另辟时辰开旺等与纳甲法不同。

综上所述，五种按时取穴针刺法对人体经脉脏腑气血流注衔接顺序各有不同的认识。笔者再从各法选穴、用穴内容，论述各法之间的分歧，及其共同存在的问题。

关于各法补泻用穴的特点及分歧：纳甲法补泻用穴的特点是注重经穴生克关系，其针刺所发挥的补泻作用不在于选穴，而在于据该穴与经脉五行生克关系，采用不同的补泻手法，其补之手法有时可产生泻实作用，泻之手法可产生补虚作用。纳子法补泻用穴的特点是根据五行相生关系，补虚时选用“母穴”，用补法，泻实时选用“子穴”，用泻法，两穴针刺时间也不同。其余三手法补泻用穴的特点是各取用同一穴位，采用补泻手法发挥补泻作用，其选穴与纳子法选两穴不同，其手法与纳甲法也不同。

由于补泻用穴上的分歧及其他一些因素，五法按时所取用的穴位，即具有开闭节律的“时穴”也不同。纳甲法、养子时刻注穴法取用全部五输穴，合之阳经六原穴，共用66穴；纳子法限于母穴、子穴，十二经共用48穴，除去心，心包络子穴神门、大陵，肺经母穴太渊，脾经本穴太白4穴各与其经原穴重复，实际应用44穴。灵龟、八腾八法均仅用八脉交会的8穴。

以上各法关于选穴、用穴的不同，对某些穴位是否有开旺节律就产生了分歧。对均认定有开旺节律的时穴，因其补泻用穴方法不同，同一穴亦存在或在子时，或在卯时，或在午时开旺等歧见。

关于各法取穴计算方法的特点与分歧：各法计算取穴方法虽均与干支纪时有关，但纳甲法主要受日干、时干影响，纳子法受时支影响，灵龟八法受日时干支影响，养子法、飞腾八法受时干影响为主等。各法取穴计算方法不同，也是产生同日同时辰数经同旺、数穴同开的原因之一。如灵龟八法、飞腾八法，补泻用穴相同，但因使用干支纪时方法不同，结果灵龟开穴就没有飞腾开穴有序，对八穴开旺时间也有别。

以上各法关于经脉脏腑气血流注开旺的衔接顺序看法不同，选用“时穴”的种类、数量各异，使用干支纪时方法不一等，是各法互相矛盾、互相否定的原因，必须加以解决。

笔者曾以穴位皮温和电阻变化为观察指标，观察同日同时辰按纳甲、纳子、灵龟三法分别计算取出的开穴的变化是否一致，并与各开穴闭时变化进行比较，同时测试未按时取出的穴位的皮肤温度与电阻，以作对照。结果发现穴位存在皮温与电阻的时辰改变，但其变化的具体时间与纳甲、纳子、灵龟三法所论不完全相等，提示笔者的推论有一定道理，按时取穴各法之间存在矛盾否定的不足。

第六节　按时取穴针刺法的研究思路与方法

当前世界性针灸热及现代时间生物医学的兴起使子午流注学说越来越受到国内外有关研究人员的重视，子午流注学说的国际化研究趋势已越来越明显，因此，深入研究之就显得极为迫切与重要。一方面因为该学说思路独特，用于指导临床按时取穴针刺已在实践中证实有提高疗效的作用，深入研究可望阐明其机理，完善其内容，进一步提高疗效。另一方面因为该学说已引起国外有关专家的重视，被称为“中国钟”学说，成为国际上应用与研究针灸的内容之一。抓紧深入研究，是为了使我国关于该学说的研究能处于领先地位。

关于子午流注学说的研究目前主要从以下四个方面着手：① 临床验证按时取穴针刺的疗效。② 探讨子午流注按时取穴计算方法，求其规律并力图简化。③ 应用现代科技方法与手段，实验研究经脉、穴位时辰变化，力求取得变化的客观指标，探讨按时取穴针刺的科学道理。④ 对子午流注学说的形成与发展史进行探讨，从文献整理研究古今医家关于该学说的有关论述及临床应用的经验体会。

以上诸研究是必要的，应予重视。关于今后的研究，笔者认为重点要放在解决现行几种按时取穴针刺法之间存在的互相矛盾、互相否定的问题，在此基础上，运用现代科技方法研讨其科学机理，改进计算取穴方法。

关于按时取穴针刺法互相矛盾、互相否定的问题，笔者在按时取穴针刺法存在的不足一节中已提及并分析了部分形成原因，在此继续深入讨论。

（1）各法由于发明者观察认识的局限，加以其他因素，而以人体不同的生理活动节律为研究对象，从而各法内容有不同之处。如纳甲法关于经脉脏腑穴位气血功能旺衰的节律是近似二日节律，每经隔日开旺一次，开旺时间也逐渐后移，它与人体哪些生理节律有关，值得探讨。纳子法则系日节律，一时辰经脉开旺一条，一日十二时辰，十二经脉依次开旺殆遍。每日每条经脉开旺时辰固定不变，日日周而复始循环，反映的可能是人体生理活动的昼夜节律。养子时刻注穴法也基本上属于昼夜节律。灵龟、飞腾二法关于经脉脏腑穴位旺盛，一日之中可达两次以上，故反映的可能是人体生理活动的亚日节律。尽管各法反映的是人体不同生理活动节律，但因以同一经脉脏腑穴位气血开旺的概念和术语来反映不同的内容，结果发生了各法之间互相矛盾、互相否定的现象。

（2）各法可能产生于对不同病类的治疗过程中，反映的是各类病变的病理活动节律，故临床运用中各有其适应病种。如目前研究初步发现纳甲法、灵龟八法用于痛证疗效明显；灵龟八法、飞腾八法用于四肢关节肌肉病变效果良好等。由于疾病的病理活动各有其特点，各法注重的不是以用治穴位的局部变化为主，而是对于不同病理节律变化的疾病，何时刺该穴能与所治疾病对针刺该穴产生最佳反应时机相一致，因此，当同用一穴，刺治不同病变之时，取穴刺治时间亦不同。然而，如前所述，各法关于不同病变的病理节律也以同一脏腑经脉穴位气血旺衰概念与术语来说明，故而出现同日同时辰数经同旺，数穴同开的矛盾否定现象。

（3）各法发明者因受临床所限，从不同侧面，在不同程度上反映了同一人体生理病理节律现象。各法虽然存在互相矛盾现象，也有互为补充的内容，当然，也有认识统一的方面。去除矛盾不足之处，各法以认识统一的内容为基础，互为补充，或有机地统一，可形成新的内容，成为一种更好的按时取穴针刺法。如临床有用各法取效的病例，也可有治之不效的结果。其有效与无效之间各法有无相关之处呢？即此情况下用甲法有效、乙法无效，彼情况下乙法有效、丁法无效等，各法相关性如何呢？另外，不能排除数法中可能某法或某几法从整体上难以反映人体节律，临床疗效相对较低。换句话说，数法中存在一种最佳方法，由于不客观，不可靠的方法混杂其中而造成互相矛盾、互相否定的现象。

对几种按时取穴针刺法之间相互矛盾、相互否定的情况试做了以上分析，现提出以下几种临床与实验研究方法，以期解决。

第一，选择同病患者，分为各种按时取穴法取穴针刺组，于同日同时辰分别运用各法取穴针刺，观察各组疗效差异，求出最佳疗效穴，进一步以该穴对两组患者（病种同前）分别按时与非按时针刺，观察其疗效。若按时针刺组疗效优于非按时针刺组，则说明该穴获效与注重针刺时间因素有很大关系，而不是该穴穴位主治特异性所为。再以该穴治疗其他病变，若按时组仍优于非按时组，则可进一步肯定某法关于某穴针刺时机的认识是正确的。若针刺另一种病变时，按时组与非按时组均无效，则可能说明某法关于某穴针刺时间的认识是针对第一种病变而言，为各法有其适应病种提供了一个证据。本法主要在于说明穴位确有因时针刺的必要，亦即肯定“时穴”的存在，同时表明数法中可能存在最佳法，或各有针对性病种。

第二，治疗一种病变并获效有时是多次针刺治疗的结果，而各法所用的全部穴位可能各有不同的组合，包括穴位种类、用穴数目等不同。临床可通过对同病患者分组，分别用各法取穴针刺，经多日治疗后比较其疗效。再以疗效最高的某法取穴组合，对另一种病变再行施治，仍分按时与非按时组，观察其疗效差异。本法可在上法基础上进一步了解各法有无适应病种的问题，以证明各法系产生于对不同病变的病理节律的认识，也可发现数法中可能存在一种最佳法。确切地说，此试验方法是由前法的单一时穴研究深化为多穴组合的针刺时间研究，对了解时穴组合情况有裨益。

第三，上述研究过程中，可能各法每日疗效差异变动不一。如 1 日甲法疗效较优，2 日乙法效佳，3、4 日均系丙法显效等，尽管总的疗法最后以某法最好，但也不能排除其他方法全无作用。对此，除了分析各法某日有效与该日用穴之主治特性和病种之间有无关系外，还应对这些方法是否从不同侧面，在不同程度上反映了按时取穴法的实质方面去探讨。可将各法各日各有效穴及用穴时间综合为一治疗组患者（病种同于原来各法试验病种）施治，同时将数法中最好的某法用治另一组同病患者，比较其疗效，以证实各法是否从不同侧面，在不同程度上反映了子午流注按时取穴法的实质。并可经多次反复试验，综合各法，形成新的按时取穴针刺法。

以上诸试验可考虑采用正交设计或拉丁法设计处理，并注意以下几点。

其一，选择病变要注意其疗效判断中必须有客观观察指标。

其二，最好采用双盲法，以减少医生、患者主观因素的干扰。

其三，针刺刺激以电针为宜，可避免医生手法运用上的差异。

在进行上述临床试验的同时或其后，还可以运用现代科学仪器对经络穴位做皮温、皮肤电阻等测试，观察其时间变化与针刺取效时间的关系，确定穴位因时用针时局部客观变化依据，并运用现代生物理化知识阐明按时取穴针刺的科学机理，深化对“时穴”的理解，最终修正、补充、完善古人关于“时穴”的认识，据此还能提高对人体经脉脏腑气血流注旺衰节律的认识。本试验可采取相关与回归方法予以分析，方法是对同病患者按上法确认有效的时穴，在其开、闭时各测试观察皮肤温度、电阻等变化，并做前后对照，观察其与取穴针刺获效时间的相关关系。此试验样本不宜过小，以免结果代表性不强。

对时穴研究还可结合现代已发现的人体生理、病理节律予以探讨，求其相关性，可为探寻时穴的形成提供依据。

为了使得按时取穴针刺法在临床普及应用，要研究简化现行的各法取穴计算程序。为了使之国际化，能够输出国外，还应研究用现代术语和计算工具代替我国传统术语和计算方法，尤其是后者。据笔者所知，按时取穴针刺法难以掌握的内容不是穴位、针刺方法，而是针刺取穴时日时干支符号的推算。因为除了纳子法外，其余四法若不明了干支符号就无法取穴针刺。这也是为什么迄今为止，在实验研究中无论国内国外对纳子法研究较多而对它法研究较少的因素之一。因此简化计算方法，抛开干支符号的计算法应成为今后研究的重要课题之一。

第八章　临床时辰治疗法

第一节　因季用药与施治

人体状态对治疗影响很大,因无论采用何种治疗方法，包括上述的针刺疗法，本节阐明的药物治疗及其他一些方法等均需通过人体发挥作用。四季变化比较明显，人体受其影响，发生相应改变，故中医十分重视根据季节变化施治，以“四时为宜，补泻勿失，与天地如一”。归纳祖国医学因季施治用药的原则主要如下所述。

一、用寒远寒，用热远热

人体体质上有偏寒偏热的波动，疾病发生时性质上有寒热偏重等周期特性，该法则依据四季寒热更替对人的影响制定的。首见于《素问·六元正纪大论》，其基本含义，认为在寒冷季节用大寒药、炎热季节用大热药必须慎重。因人体生理阴阳趋向是“春夏则阳气多而阴气少，秋冬则阴气盛而阳气衰”（《素问·厥论》)，人体在春夏阳热之季，则“人气在外，皮肤缓，腠理开，血气减，汗大泄，肉淖泽”。病变多为热病伤阴，机体阴阳失调一般呈现出阴气虚而阳气盛；人体在秋冬阴寒之季表现为“人气在中，皮肤致，腠理闭，汗不出，血气强，肉坚涩”。病变多为寒邪伤阳，机体阴阳失调一般呈现的是阴气盛而阳气衰。而温热药属动药，多损阴，主升发开泄；寒凉药属静药，多伤阳，主沉降收闭。春夏多用重用大热药，秋冬重用多用大寒药则与时气及人体生理阴阳活动变化，病理阴阳失调特点相悖，结果非但病不能愈，且可导致不良后果。如《素问·六元正纪大论》曰：“不远热则热至，不远寒则寒至，寒至则坚否腹满，痛急下利之病生矣？热至则身热，吐下霍乱，痈疽疮疡，瞀郁注下，瞤瘛肿胀，呕鼽衄头痛，骨节变内痛，血溢血泄，淋闷之病生矣。”故施治“时必顺之”，“热无犯热，寒无犯寒”，只有如此“无失天信，无逆气宜……是谓至治”，即最优化治疗。

“用寒远寒，用热远热”治则已经历代医家在临床进行了广泛运用，并总结出许多宝贵经验。如汉代名医张仲景在《伤寒论》168 条白虎汤方后注云：“此方立夏后，立秋前乃可服，立秋后不可服。”此因白虎汤属寒凉之剂，秋后冬寒之际，人体阳气内收，用之有伤阳气之虞。李东垣是金元四大医家之一，他也主张冬不用白虎汤。李东垣还提出“夏不用青龙”，青龙指小青龙汤，属辛温祛寒之剂，可治风寒束表胸有寒饮内停的内外寒邪。但于夏季炎热之时用之，则可能有助阳发越，有损阴液。明·万密斋也阐述了与李东垣相近的观点，并应用“用寒远寒，用热远热”治则指导临床应用。如一小儿六月病泻，医不知用热远热之戒，用理中汤丸，治之不效，反加大热大渴。万氏接诊后，应用寒水石、滑石、甘草制成的玉露散，以解时令之热，冷水调服，一剂而安。本案显示了前医因不知用热远热，多服理中汤致火热加重，而万氏则因季采用玉露散清热解之而病愈。罗天益对玉露散治小儿吐泻曾倡言："立夏以后，立秋以前宜用，余月不可用。"可见万氏治验绝非偶然。关于"用寒远寒，用热远热"治则的临床意义，当今也有人证实确属不可忽视。一风疹患者，秋季病作时，医用玉屏风散加附子、赤白芍、陈皮、甘草等药服之而愈。后来再次犯病恰逢盛夏，病家沿用秋季所用原方原量治之，结果药用一剂即痛证加剧，并增腹满、心热、口干、头昏等证。经将附子、白芍减量而获效。本案提示有时因病之需在春夏温热时用热药，秋冬寒凉时用寒药，在剂量与药物配伍上要适当控制，以免违逆四时，影响治疗效果。

二、春宜吐，春夏宜汗，秋宜下

汗、吐、下是三种重要的治疗方法，其作用的发挥也受季节变化的影响，张仲景首先提出"春宜吐，春夏宜汗，秋宜下"等因季立法治疗观点，其主要根据是人体阳气因春季而生长升发，有助于吐法作用的发挥，且吐法春季应用也无干扰人体正常生理活动之弊。春夏用汗法，因汗法是通过发汗经体表达到祛邪愈病的目的。春夏阳气升发向外，有助于汗法作用发挥，同时出汗是春夏常见生理现象，春夏用汗法亦有助于生理作用不因药物而削弱。秋季用下法乃因秋令主收主降，用下法可借秋季人体沉降之气发挥作用。李东垣对此进行了阐解，他说："时者，必本四时升降之理，汗、吐、下、利之宜。大法春宜吐，像万物之发生，耕、耨、科、斫，使阳气之郁者易达也。夏宜汗，像万物之浮而有余也。秋宜下，像万物之收成，推陈致新，而使阳气易收也。冬宜密，像万物之闭藏，使阳气不动也。"在此李东垣对张仲景所论又有发展，提出了"冬闭藏"的治法。罗天益进一步指出了春天服泻下药的错误和严重后果，他说："当少阳（春季）用时，万物向荣生发之时，惟当先养脾胃之气，助阳退阴，应乎天道以使之平，今反以北方寒水所化，气味俱厚，苦寒之剂投之，是行肃杀之令于奉生之月，当升反降，伐脾胃而走津液，使营运之气减削，其不能转精皮毛经络必矣，奉长之气从何而生？"他在所著的《卫生宝鉴》中就记载了9例"违时"施治而致误的病案。其中，冬季误汗1例，误下1例；春季误汗2例，误清1例；夏季误下3例，秋季误汗1例。说明了根据季节确定治法具有重要的临床实践意义。对于因季立法，明·万密斋体会也颇深，他不仅对张仲景、李东垣的认识认真研讨分析，还在实践中加以验证，其顺天时而调气血以施治在其医案中随处可见。

上述两种因季施治立法原则，更多地体现在古代医家临床选方用药的过程中，并总结出初步的规律性。如李时珍提倡"顺时气而养天和"之说，在《本草纲目》中专列《四时用药例》篇，总结归纳前人因季加减用药的经验："升降浮沉则顺之，寒热温凉则逆之。故春月宜加辛温之药，薄荷、荆芥之类，以顺春升之气；夏月宜加辛热之药，香薷、生姜之类，以顺夏浮之气；长夏宜加甘苦辛温之药，人参、白术、苍术、黄柏之类，以顺化成之气；秋月宜加酸温之药，芍药，乌梅之类，以顺秋降之气；冬月宜加苦寒之药，黄芩、知母之类，以顺冬沉之气。所谓顺时气而养天和也。"

与李时珍"四时用药例"类似因季加减药物，李东垣据患病季节不同，对同一疾病的药物加减做了描述，具体内容如下所述。

表虚自汗，春夏加黄芪，秋冬加桂枝。

腹痛，夏月加黄芩，秋冬去芍药，加半夏、生姜或益智仁、草蔻类。腹满闭塞，膈咽不通，冬月加吴茱萸，夏月加酒洗黄柏，六七月间加五味子、麦冬。

噎塞，冬月加吴茱萸，夏日加青皮、陈皮、益智仁、黄柏，或以消痞丸合滋肾丸。

气涩滞、食不下，三春之月，多用陈皮，少用青皮，更加风药。

痰嗽，春夏大温，加佛耳草三分、款冬花一分，夏月加五味子三十二枚、麦冬二分或三分，冬月加去节麻黄五分等。

初春犹寒，少加辛热之益智仁、草豆蔻；秋月加槟榔、草蔻仁、砂仁或白蔻仁。

有的则对同一方剂，因四时不同，加减药物不同，如李东垣在《医学发明》一书中提到羌活愈风汤的四时加减用药：望春、大寒之后，加半夏二两、柴胡二两、人参二两；望夏之月半，加石膏二两、黄芩二两、知母二两；季夏之月，加防己二两、白术二两、茯苓二两；初秋、大暑之后，加厚朴二两、藿香二两、桂枝一两；霜降之后望冬，加附子一两、官桂一两、当归二两等。罗天益在《卫生宝鉴》中录载了李东垣所论，并加以解释，使该方四季加减用药流传甚广。

对同一病证在不同季节罹患，用方有不同。如罗天益认为：溲而便脓血者，小肠泄也，立秋至春分宜服香连丸，春分至立秋宜服芍药柏皮丸。太阴下利于春夏时，用桂枝汤以升阳止泻，于秋冬时，则用理中汤等，温守中阳，燥土止泻。

此外，李东垣还据四季变化不同及好发病制订了四季时方，即：春季时方——补中益气汤，长夏时方——清暑益气汤，秋季时方——升阳益胃汤，冬季时方——神圣复气汤。叶天士在临床上常遵循因季用药的原则，此在《临证指南医案》中有丰富的案例记载。归纳之可有以下基本观点：① 冬为阴，苦寒之剂勿过度；夏属阳，辛热药物莫过量。② 夏三月必佐脾胃药。叶氏认为长夏脾胃当令，崇其生气，体旺病可全好。即使是阴精亏损之人，每当夏令，阳气易于发泄，此时仍应在养阴的前提下，兼益胃气。如叶氏治疗董氏吐血案（《临证指南医案》吐血门董案），对董氏夏三月血吐后肌肉麻木，应当益气（健脾），大忌肺药清润寒凉。笔者在临床也有因季用药体会，每届八九月时，患者每见舌质嫩红、舌苔白厚腻等湿象，处方中往往需要加用薏苡仁、蔻仁、砂仁、苍术、白术、陈皮等药，疗效较好，患者每有体困乏力减轻、食欲增加、精神好转等现象。

根据春夏宜汗的原则及机理，人们设想对于皮肤疾患，肌肉、骨关节及毛发病变等应乘春夏人气向外，药物宜于宣泄体表的时候进行施治。

张氏对125例石淋证患者治疗结果经回顾性研究发现，夏季6～8月排石效果最好，春季3～5月、夏季9～11月次之，冬季12～2月最差，并经统计学处理$P<0.01$，说明排石效果因季节不同而有差别，以夏季排石效果最好。其机理是，夏季机体内代谢水平处于相对高涨开泄状态，加之喜用清淡之食，饮水较多，水液代谢较快，肾功能加强，夏季排石外适天气，内适人体，加以通泄之药力，故结石较易排出而疗效佳。

三、春夏养阳，秋冬养阴

如果说上述因季制宜施治原则主要在于被动地顺应季节变化治疗，那么春夏养阳、秋冬养阴则是主动利用季节变化特点，对某些病变择季施治。早在《内经》时代人们已对此进行了积极探索。《素问·四气调神大论》首先提出了春夏养阳、秋冬养阴这一择季施治原则。该原则主要内涵有二，一方面要求人们顺应四时阴阳变化在春夏注意养护人体阳气，在秋冬养护人体阴气；一方面要求医家借助自然界春夏阳旺阳升，人体阳气有随之欲升欲旺的趋势，对阳虚者用助阳药；秋冬阴盛阴降（收），人体阴气有顺之欲盛欲降（收）的趋势，对阴虚者用滋阴药，以求更好地达到挟阳助阴的目的。现分述之。

春夏养阳：该法则经临床应用有较高的价值，尤其对阳虚不足、阴寒内凝等证效果理想，诸如老年慢性支气管炎、支气管哮喘、慢性结肠炎、类风湿及风湿关节炎等有一定的疗效。本法已被总结为“冬病夏治法”（参阅“冬病夏治法”等章节）而广泛应用于临床。

席汉综合征常以阳虚证为主，临床施治多以温补肾阳药物为主。笔者曾对100例该病患者愈病时间做过统计，发现其病愈多在春夏之时，这很可能与春夏阳气生旺之势，有利于温补肾阳药物作用发挥有关，说明利用春夏阳旺之势而补助阳虚患者的方法不失为临床上有效法则之一。

秋冬养阴：秋季气候肃杀，天高物燥。如果人体津液耗散太过，或素有阴津亏乏之患，则易感燥而生“燥病”。若燥邪伤及肺阴，则可出现口鼻、咽喉、皮肤干燥，干咳无痰或少痰，其他如燥伤胃肠，燥伤肝肾等内燥证。一句话，所谓燥证，多为阴虚所伤，不离于阴。治疗上，《素问·至真要大论》曰：“燥者濡之。”治燥总不离乎滋润一法，而滋润实质是养阴，因养阴药诸如生地、沙参、麦冬、天冬、石斛、桑椹子、旱莲草、太子参等均具有滋润作用，故无论凉燥者，治当辛润；温燥者，治以甘寒滋润；内燥者，辨其脏腑精血之燥，而濡养之等，均需选用养阴药以滋阴润燥。秋季易患燥证，常用清燥救肺汤、桑杏汤、麦门冬汤、增液汤等，此即秋冬养阴法则体现之一。

至于冬季养阴法则，似乎难以理解。冬季严寒，寒则伤阳，何以养阴？然从生理角度上论，秋冬是阳气内藏、阴气滋生之时，防治疾病，不仅要针对病性、病邪施以相应治法，也需注意不扰乱而顺从人体生理活动之势扶正祛邪。冬季养阴既可寓从阴中补阳，温阳方药中增入滋阴药，以治疗寒邪伤阳之意，还可为春夏阳气生旺之时，蓄备物质基础，使人体在春夏之际生长顺利。倘若只知冬寒伤阳而“勿扰乎阳”，却不懂阴盛而有阳生之理。秋冬一味专投温燥之辈，就会有“攻寒日深，而热病更起”之弊。至春亦因阴气不足，阳气更动而有血出、低热、气虚之证。鉴此，笔者认为秋冬之时应注意服用一些滋阴膏剂以符“秋冬养阴”之旨。

第二节　冬病夏治法

“冬病”指某些好发于冬季，或在冬季加重的病变，如支气管炎、支气管哮喘、风湿与类风湿关节炎、慢性结肠炎、老年畏寒证，以及属于中医脾胃虚寒类疾病。“夏治法”指在夏季择时施治。冬病夏治法即冬天好发病，其治在夏季，这是中医重要的择时施治法则之一，属于“缓则治其本”的治疗原则。

冬病夏治法源于《素问·四气调神大论》中提出的“春夏养阳”治疗法则。根据中医阴阳四时消长变化论，人体阳气春夏多生发而旺盛，秋冬多收敛而衰弱。这是人与自然相应的结果，是受自然界春夏阳热影响而产生的。即使人体处于病理状态之下，亦时时受到自然界变化的影响，以及人体活动处于长期与自然相应而形成的阳气变化年节律的调控中，故阳虚者，尽管四季均为不足，但因受夏季自然界阳气隆盛的影响与促动，和人体阳气在夏季处于年节律变化的峰值，虚阳有欲动而趋于好转之态势，体内凝寒之气也因此有易除易解之可能，乘其势而治之，往往可收事半功倍之佳效。反之，在自然界阳气失旺，人体亦处于阳气年节律变化的谷值，虚阳失却变化之动力的冬季，即使补之，疗效亦难尽如人意。体内凝寒之气，在自然界冬季严寒之气的作用下，及体内虚阳不足的状态下却之亦难。

从上可见，冬病夏治法基本思想是：一方面借助自然界夏季阳旺阳升、人体阳气有随之欲升欲旺之趋势，体内凝寒之气易解的状态，对阳虚者用补虚助阳药，或内寒凝重者用温里祛寒药，以求更好地发挥扶阳祛寒的治疗目的。一方面为秋冬储备阳气，阳气充足则冬季不易被严寒所伤。

古代医家虽未正式提出冬病夏治法名称，临床中却已经在实施应用。清代医家张璐所著《张氏医通》中即已提到夏季采用敷贴法治疗哮喘病的记载“冷哮灸肺俞、膏肓、天突，有应有不应，夏月三伏日用白芥子涂法，往往获效”。

目前，冬病夏治法临床主要用于老年性慢性支气管炎、支气管哮喘、喘息性支气管炎等，有的采用夏季服用桂附八味丸、补骨脂、紫河车等方药的内治法。中国医学科学院陕西分院中医研究所则在夏季伏天，用中药、针灸、贴膏药等综合疗法，防治痰饮咳喘，共治疗235例，疗效令人满意。更多的人则根据张璐的方法，参考《医学入门》“凡药之不及，针之不到，必须灸之”，《金匮要略》“病痰饮者温药和之”等经验，以及人体夏季腠理疏松、气血畅通的特点，使用辛温药，制成各种敷贴膏在夏季贴于人体有关穴位防治痰饮咳喘。中医研究院20多年来的实践证明，采用该法治疗喘息性支气管炎和支气管哮喘，疗效明显而持久。

福建中医学院等单位曾对三伏天受贴治疗哮喘608例做了疗效分析，结果有效率为454例（占74.67%）。其方法是：以细辛19%，甘遂9.5%，白芥子38.1%，延胡索14.3%，法半夏9.5%，沉香4.8%，桂心4.8%等药物及药量比例，混研成末，加入少许麝香。敷贴穴位分两组：大椎、肺俞（双）为首选组，风门（双）、膏肓（双）为备用组。分别于炎夏的初伏、中伏、末伏三日，取第一组穴位，置以厚约0.2厘米的姜片，在姜片上用底面直径1厘米的圆锥形艾炷，隔姜灸三壮。以局都皮肤红润为度，后去姜片，将上药末用鲜姜汁调成糊状，分别贴敷原穴位上，盖上消毒纱布，胶布固定。成人贴敷20～24小时，小儿贴敷10～12小时后弃去，下一伏再重复以上治疗。每位患者，每伏一次，共计3次。若第一组穴位的局部皮肤到次伏因溃烂未愈者，可改用备用组穴灸治。灸治疗程期间忌食生冷及刺激性食物，贴药过程中忌冲凉水。该法对60岁以上患者疗效较差。

刘氏亦于三伏日灸贴治疗哮喘病340例。治疗时间在每年夏季的初中末三伏，治疗次数1～3年，一般连续3年。贴药穴位是大椎、风门（双）、肺俞（双）、膏肓（双），贴药前先以鲜老姜片（约二分厚）贴在上述穴位上，每穴用如黑豆大圆锥体的艾炷，灸3～7壮，灸至皮肤烫红为度，再将由麝香0.21g（或不用）、白芥子21g、细辛21g、延胡索

12g、甘遂12g组合研成的粉末，加少许面粉用生姜汁调煮成膏，分别摊在七张5平方厘米的油光纸上（有的则在药膏上撒上麝香0.03g），用胶布固定在穴位上，2～4小时后取下，贴后皮肤起泡。结果痊愈87人，显效106人，有效18人，无效29人，总有效率为91%。刘氏还观察了该法疗效与疗程的关系，结果是10年以上病程者共157例，总有效率为88.5%，10年以内病程者共183例，总有效率为94%，表明病程短者，疗效较高。

汪明旺则在夏季以小青龙汤加减，炙麻黄、姜半夏、桔梗、炒白芍、干姜、细辛、五味子、桂枝各10g，炒白芥子20g，研末贴敷穴位治寒性哮喘。以麻杏石甘汤加味：炙麻黄，干姜、细辛、五味子、姜半夏、生甘草各5g，炒杏仁、桔梗各10g，生石膏30g，炒白芥子20g，研末贴敷穴位治热性哮喘。治疗慢性支气管炎、支气管哮喘，贴肺俞、膏肓俞、脾俞三对穴；肺气肿，贴肺俞、心俞、脾俞三对穴。方法是用姜汁调中药末，摊在直径5厘米的塑料薄膜上或麝香虎骨膏的中心，用胶布固定在背俞穴。男性贴6小时，女性贴4小时。贴药期间忌食鱼虾海味、辛辣食物。江氏共治疗4672人次，经抽样信访远期疗效，获总有效率86.6%。

上述临床应用提示，贴敷穴位多用背俞穴，尤其是大椎、肺俞、膏肓、风门四穴更为常用。此因大椎穴系督脉所属，督脉为阳，贴敷大椎可温煦诸阳，增加抗病能力，风门、肺俞可宣通肺气，使邪从表解，膏肓可温调肺气。所用药物多为辛温药有温经通络，行气活血，祛风逐寒。合之夏季贴药，利用人体阳气升旺及自然界阳气隆盛之势故可发挥较好疗效。对灸贴治疗哮喘病的现代研究证明可增强机体非特异性免疫力，降低机体过敏状态。

病案举例。

例1　陈某，女，33岁，农民。

咳喘10余年，每年发作一两次。发病时昼夜不能平卧，胸闷，呼吸困难。经多种平喘药治疗一周后症状才能改善。今年来几乎每日咳嗽气喘，四肢无力，疲倦，动则呼吸困难加重，舌苔白，脉细弱。接受三伏灸贴麝香哮喘膏治疗后，哮喘发作停止，能参加体力劳动。经16年随访，病愈未发。

例2　刘某，男，38岁，工人。

幼年开始咳喘，症状逐年加重，发作严重时昼夜不能平卧，胸闷气促，呼吸困难，口唇发绀，痰稀量少，喜热饮，舌苔白滑，脉沉细。经连续三年贴敷麝香哮喘膏，第一年即显效，第二年哮喘发作停止，第三年巩固治疗，后随访病愈8年。

用夏季贴敷膏药法治疗冬季好发病，如支气管炎等已如上述，获得了一定疗效。夏季中药口服也取得了对慢性支气管炎满意的远期疗效。宋氏等采用夏至前后服加味右归丸：人参、鹿茸、熟地、附片、山药、杜仲、枣皮、淫羊藿、北五味、炙甘草、补骨脂、枸杞、巴戟天各30g，黄芪50g，肉桂20g，干胎盘一具，上药共研细末，蜜和为丸，每丸重9g，日服三次，每次服一丸，开水送服。国庆节前后服用姜枣糖合剂一个月，生姜1500g，大枣1500g（去核），冰糖1500g，先将生姜捣碎，水煮去渣取汁适量，后将大枣，冰糖入姜汁中煮至大枣烂熟为度（为避免药物腐变可分次煎煮），将此合剂分30次服，每晚睡前温服一次。以上夏至前后服加味右归丸，国庆节前后服姜枣糖合剂为一年的全疗程，可连续服用3～5个疗程。宋氏等经连续观察1～18年，总有效率为96.2%。疗效随疗程而增加，服两个疗程以上的，有效率达100%。一般服用加味右归丸1～2周后即觉精神体力改善，一个月左右达高峰，体质增强，食欲增进，体重增加，四肢、背部怕冷现象全部消除。进入冬季患者感冒次数与急性发作明显减少，即使发作程度也轻，易控制。

晁恩祥等则将黄芪、黄精、陈皮，沙苑子、补骨脂，百部、赤芍组成夏治片，每片含生药0.94g，于夏季伏天服用，连续用药40～60日为一个疗程，每日3次，每次4～6片，白水送服。共治疗慢性支气管炎1018例，显效率为40.7%，有效率42.2%，总有效率为82.9%。坚持服药2～5年（即每年夏季用药40～60日）155例患者，有效率为90.32%。晁氏等还发现部分肺气肿、肺源性心脏病患者应用夏治片按时施治也收到较好效果。所做实验表明，该药按时服用可改善体液及细胞免疫功能，改善调整肾上腺皮质功能，证实了该药有扶正固本、增强机体防御功能的作用。

此外，应用冬病夏治法治疗风温、类风湿关节炎、慢性结肠炎、老年畏寒症等均已取得初步成效。如风寒湿痹、寒腿之类，夏季打“伏针”；冬天手皲裂者，夏天浸药等；脾胃虚寒患者，在夏季进行温中补阳的培本治疗；老年畏寒症，于夏日服用金匮肾气丸等，均有使病情缓解、病愈的报道。

冬病夏治法的主治范围有待进一步研究扩大，其机理亦需深入探讨，以完善与发展之。

第三节　月经病的时间周期用药法

月经的月周期节律性是人体重要而明显的生理节律之一。利用月经周期不同阶段的生理病理变化特点，因时组方用药已在临床得到广泛应用，收到较好的疗效。

月经的生理周期变化通常分为四个阶段：经前期，行经期、经后期、经间期。各阶段变化互相联系，各有特点。任何一个阶段的生理改变均将导致月经病变的发生，甚至整个月经周期的紊乱。而各阶段的病变又各有其特点，这又为临床择时用药施治提供了依据。据月经周期节律因时用药施治，主要目的在于恢复失调的月经生理节律变化，故在介绍月经病的时间周期用药法前，人们必须了解中医对月经周期各阶段的生理病理变化认识。

祖国医学认为肾为先天之本，主藏精气，月经生理现象与肾关系密切，诚如《内经》所谓“女子七岁，肾气盛，二七而天癸至，任脉通，太冲脉盛，月事以时下”。妇女以血为本，血是构成月经的一种物质基础，月经的主要成分是血，而血的生成、统摄、运行，有赖于气的生化与调节，同时，气又要依靠血的营养。在肾气的作用下，气血协调，血脉畅通，则血海按时满盈，月经如期来潮。由于气血来源于脏腑，心主血，肝藏血，脾统血，肾藏精、精化血，故月经生理上主要与心肝脾肾四脏相关。胞宫是经血汇聚、释放的场所，冲任是气血运行调节的机构，因此，冲任二脉及胞宫等组织结构与月经密切相关。所谓月经周期的四个阶段生理变化，主要就表现在心肝脾肾四脏的功能，气血的生成、统摄与运行及胞宫、冲任的畅调等。现分述之。

经前期：月经周期的第15～28日为经前期。此期气血汇集冲任血海，胞宫气血偏实，肾精充盈，有利胎孕。

行经期：月经周期的第1～4日为行经期。此期在血海满盈后，由于肾气功能作用而下泄，定时排出，即为月经。冲任胞宫气血，半虚半实。

经后期：月经周期的第4～14日为经后期。由于经血来潮后，阴血耗损，新血尚未及时充盈，冲任胞宫气血偏虚，精血初始滋长。

经间期：月经周期前第14日左右。此阶段精血逐渐恢复，肾精进一步发展充实，冲任胞宫逐渐恢复充盛。

不同的月经病虽与整个月经周期变化有关，但又有某阶段的病理变化的侧重。月经病的节律周期治疗方法，正是根据月经各阶段生理特点及其紊乱失调而成特征性的病理改变，来确定不同的方药施治的。

一、闭经的周期调治法

月经第一二周，滋肾健脾为主：药用党参、女贞子、白芍各15g，菟丝子、何首乌各20g，枸杞子、白术、川续断、麦冬各12g，五味子10g。全方可使精血充盈，血海按时满溢，为月经准备物质基础。

月经第三周，补肾健脾益气为主：药用党参、白芍各15g，菟丝子、何首乌各20g，川续断、锁阳、白术、麦冬各12g，五味子、淫羊藿各10g。此方在前方基础上，去女贞子、枸杞子等滋阴药，加入淫羊藿、锁阳等补肾阳药，以助阳生长，促进卵泡成熟及排卵。

月经第四周，益气养血、活血为主，助以活血下行，促进月经来潮。药用党参、白术、牛膝各12g，当归、益母草、白芍各15g，熟地20g，川芎、枳壳各10g。

上述各方每剂服2日（头煎当天服，二煎次日服），第一方用6剂，服12日，其余用3剂，各服6日。三方共服24日为一周期，停药后观其月经有无来潮，若经潮者，则于经净后，再行下一周期治疗，方法同上，若未潮，可进行第二周期，仍未潮可加用西药人工周期，以诱发月经来潮（即从月经的第五日起，每晚口服乙芪酚1mg，共20日，服完后接着每日肌内注射黄体酮10mg，共五日，此为一个疗程），待月经来潮后，则停用西药人工周期，继续中药周期调理。

该法主要用于继发性闭经中属中医分型为虚性经闭者。该法与西药人工周期比较，西药人工周期疗效法施行时有月经，但停药则经复闭，该法则疗效巩固，一般持续用中药调理几个周期后，月经即按期而潮。该法较西药人工周期还有不良反应少，长期服用不会抑制卵巢功能，同时可改善体质等优点。

广州中医学院胡舜华曾以上法调治10例闭经患者，8例有效。

二、经前期紧张症的周期调治法

经前期紧张症为妇科临床常见的一种症候群，是指周期性地出现在行经前的一系列症状，主要如乳房胀痛，性躁易怒，倦怠嗜睡，抑郁忧虑，心悸失眠，精神异常，头晕头痛，面肢浮肿，纳少便溏，腰酸腹胀，身痛或关节痛，也偶见发热恶寒，喉痛声嘶，口疳，面部痤疮，荨麻疹或皮肤瘙痒等。祖国医学属于月经前后诸症范畴，在古代医籍中尚无系统的阐述，一般按其不同表现分别称为经前乳胀、经行头痛、经行浮肿、经行泄泻、经行身痛或经行发热等。其症状特征是症状现于经前黄体期，行经后即消失或骤减。

周期调治法则：卵泡期（经后期）滋肾补血益冲为主，兼顾肾气；排卵前期（经间期）在滋养精血的基础上益以助阳理气活血之品；黄体期（经前期）以助肾阳为主，阴中求阳，调整阴阳，黄体退化阶段（经前期）及月经期因势利导而活血调经。治疗关键在经前期，结合周期立法基本原则辨证施治，调节经前脏腑与冲任的功能失调。此期用药可据中医辨证分型，采用相应方药。

肾虚肝郁型：治宜益肾解郁，调理冲任。方用益肾解郁汤：熟地 12g，淮山药 15g，柴胡 6g，当归 9g，白芍 9g，鹿角片 12g，淫羊藿 12g，菟丝子 15g，川断 12g，制香附 9g，八月扎 9g，茯神 12g，玫瑰花 3g。

肝脾不调型：治宜疏肝健脾，调理冲任。方用加减逍遥散：柴胡 6g，炒当归 9g，焦白芍 9g，炒白术 9g，茯苓 9g，制香附 9g，佛手柑 6g，青陈皮各 3g，炙甘草 3g，红枣 7 枚。

肝郁气滞型：治宜疏肝理气调冲。方用加减柴胡疏肝汤：柴胡 9g，枳壳 6g，白芍 9g，香附 9g，郁金 6g，当归 9g，川楝子 9g，延胡索 9g，陈皮 3g，炙甘草 3g。

肝郁化热型：治宜疏肝清热调中。方用加减丹栀逍遥散：柴胡 6g，当归 9g，生白芍 12g，生白术 6g，丹皮 9g，黑山栀 9g，生地 12g，川楝子 9g，绿萼梅 5g，生甘草 4.5g。

阴虚肝旺型：治宜滋阴平肝调中。方用杞菊地黄丸加减：枸杞子 12g，菊花 9g，生地 15g，山萸肉 9g，丹皮 6g，女贞子 15g，旱莲草 12g，生白芍 12g，炙龟板 12g，生牡蛎 30g（先煎），知母 9g，酸枣仁 12g。

脾肾阳虚型：治宜温补脾肾调中。方用加减右归汤：砂仁 2g，熟地 12g，炒山药 15g，山萸肉 9g，枸杞子 12g，菟丝子 15g，鹿角片 12g，淡附片 4.5g，肉桂 3g，淫羊藿 15g，仙茅 15g，炒党参 15g，黄芪 15g，炒当归 9g。

以上分型及立法用药可见经前期用药以治肝为主，兼顾它脏。结合周期阶段其他调治法施治（可参考其他月经病周期疗法）。

程氏等以上法治疗 102 例经前期紧张症，其中经前乳胀 60 例，经前泄泻 13 例，经前烦躁 9 例，经前浮肿 7 例，经前头痛 6 例，经前发热 3 例，经行呕吐、经前胃痛、经前关节痛、经前荨麻疹各 1 例。结果痊愈 81 例（占 79.4%），显效 12 例（占 11.7%），有效 9 例（占 8.9 %），总有效率为 100%。数型间除肾虚肝郁型痊愈率略低外，余无明显差异。

三、痛经的周期调治法

实证痛经有气滞、血瘀、实寒、郁久化热四型。其周期调治法分别如下所述。

气滞型：经前 7 日至经期开始，治以行气开郁、通经止痛。方用加味乌药汤加减：乌药 20g，砂仁、川楝子、延胡索、郁金、香附各 15g，槟榔片 5g，红花、青皮各 10g。经期开始后 5 日治以舒肝解郁、养血和血。方用逍遥散加陈皮、荔枝核各 15g。经后则以四物汤加香附、陈皮各 15g，续断 20g。

血瘀型：经前7日至经期开始，治以活血祛瘀、通经止痛，方用琥珀散加减：熟地20g，莪术、当归、刘寄奴、丹皮、延胡索、赤芍、乌药、五灵脂、桂枝、川楝子各15g，三棱10g。经潮开始后5日，治以养血活血，佐以行气，方用桃红四物汤加延胡索、川楝子各15g。经后则以四物汤加丹参15g，续断20g。

实寒型：经前7日至经潮开始，治以温经通络、活血止痛，方用温经汤加减：当归、肉桂、小茴香、莪术各15g，炒白芍20g，川芎、吴茱萸、丹皮、半夏各10g。经潮开始后5日，治以温经暖宫、养血和血，方用艾附暖宫丸。经后以四物汤加肉桂、艾叶各10g，续断20g。

郁久化热型：经前7日至经潮开始，治以活血清热、通经止痛，方用清热调血汤加减：当归、赤芍、黄芩、香附、红花、延胡索、丹皮、莪术各15g，红藤、生地各20g，桃仁、川芎各10g。经潮开始后5日，治以养血清热，方用芩连四物汤加丹皮15g。经后以四物汤重用生地、白芍，加黄芩15g。

从经前7日开始至经后5日停药为一个疗程，一般用药三个疗程。

实证痛经每因病邪与血相搏结，阻碍了血的运行，因而痛经患者多在经前5~7日出现小腹痛等不适。此期除了针对各型证候特点，应用不同药物外，通经止痛是通用大法。经期冲任胞宫因气血下注已形成月经而相对空虚，但胞中仍有余血故又有实，此期治疗则须调理气血，虚实并调，既不可继续多用通法，也不可不通。故养血和血是各证配合应用的主要治法。经后因冲任胞宫气血偏虚，治疗宜调和气血，调肝肾以滋助之。各证型均宜以四物汤加减为治。总之，对于该证经前不可滥补，经后不可蛮攻。

洪氏以此法治疗实证痛经112例，痊愈61例，显效26例，好转18例，无效7例，总有效率为93.66%。

至于虚证痛经因其气血俱虚，经期调理气血自宜重视，而平素补养气血尤属重要。

除了以上按月经周期四阶段因时用药施治外，也可重点抓住经后期，排卵期（经间期）施治，可在辨证施治原则指导下选方用药，于月经来潮第5日开始服药三剂，再待到排卵期即月经前十五六日服药三剂，亦可收到较好疗效。如一29岁患者，月经先后不定期，周期为15~45日不等，经来腹痛，牵引两胁疼痛，经量多，有血块，证属肝郁气滞所致月事不调，曾施治一年余未效。后以丹栀逍遥散分别于月经来潮的第5日及15日各服药3剂，守方治疗两个月，月经周期30日，腹痛除，后得一子。此法优点是用药少而方便，患者一般能坚持。

关于月经周期调治各法要注意的是，用药最好以连续三个月经周期为好，这可能与月经节律逐渐恢复有关，否则，月经节律虽经药物诱导调整刚刚恢复后即停药，疗效则难以巩固。

四、根据月亮相位调治月经病

对于妇科病的调治，根据月亮与月经的相关关系，随月亮盈缺的相位变化因时用药，亦是值得研究的课题之一。有人已在临床试用，初获疗效。其方法如下所述。

上弦调经、温养补益为主。此时可采用益气养阴、温经养血、滋补肝肾等法，治疗因血虚、血寒的月经后期，血虚或肝肾阴亏的痛经，气虚的月经先期，肾虚的月经先后无定期，以及属于虚寒者的月经过多、过少、闭经等症。

月望逐瘀、理活通消为法。此期可采用温经活血、理气化痰、祛瘀通经等法，治疗寒凝、气滞，血瘀、痰阻等引起的月经后期、闭经、错经及癥瘕等证，疗效优于其他时间。

下弦安胎、固摄安保为重。此期可采用补气摄血、温经养血、固肾安胎等法，治疗月经淋漓不断、不孕症，或孕后胎动下血。

朔时止带、除湿健脾补肾。此期可采用升阳健脾除湿、清热利湿，以及补肾束带、填补冲任等法，治疗冲任受损、带脉失约而出现的腰痛、带下、少腹胀痛等。

随月亮相位调治月经等妇科病主要适用于月经周期近似月亮相位周期变化时间者，即望月左右经潮者。若不是以月亮盈满为潮者，可借助西药人工周期疗法，有意地改变一次月经来潮，使之在望月时来潮，再以该法调治。

五、利用月经周期变化的其他治疗方法

月经周期服药法治疗女性痤疮，用三皮四物汤：地骨皮、白藓皮、丹皮、生地、赤芍、当归、川芎、川牛膝，夹湿者加黄柏、苍术、薏仁；夹风者加防风、蝉蜕。治疗女性痤疮，在月经净后 12～15 日排卵期左右服药，每日一剂，连服 6～9 剂，共服 3 个月经周期。闭经者，服完 9 剂，间隔 20 日后再服 9 剂。服药期间禁食辛辣，停用其他药物，忌用香粉或化妆品，面部油腻者，可用硼酸皂洗脸。有人以此治疗 88 例，61 例痤疮全部消失，24 例痤疮大部分消失，仅 3 例痤疮无改变。

月经来潮期治疗妇女尿路结石：妇女尿路结石成因与“虚、热、瘀”有关，故治女性尿路结石宜补肾、活血、清利法合用，并在月经来潮时开始服用，以趁月经来潮时冲任脉通，气血骤盛而迅速外排之势使药力因势利导，促使输尿管蠕动排石。方以桃红四物汤加牛膝、益母草、金钱草为主方，一般 1～5 剂即可排石。运用此法排石要具备：① 月经周期正常。因月经按期而潮说明肾气盛，冲任脉通，气血充盈，可助药力排石。② 月经来潮时应有腰酸疼痛难忍，经血色暗量小，兼夹瘀块等瘀血症状，以免活血药物的服用使月经量超常增强，使妇女气血亏虚。有人以此法治疗 3 例，2 例服 1 剂，1 例服 3 剂即排出尿石。王氏亦以此法治疗 3 例，分别服药 1～3 剂，病愈。此方案中 5 例为输尿管结石，1 例为肾结石。

例 1 陶某，女，21 岁，未婚。

1985 年 1 月 24 日因双侧腰部绞痛 1 周，拟诊“淋证”入院。入院时右腰痛显，伴恶心，呕吐，口苦，不思饮食，舌质红，苔黄腻，脉弦细，X 线腹部平片确诊为右侧输尿管结石。治宜清热利湿、通淋排石，方以三金汤加味：金钱草 3 0g，鸡内金 10g，海金砂 20g，瞿麦 10g，车前子 10g，白茅根 30g，怀牛膝 10g，石韦 10g，甘草 8g，上方每日一剂，日服 2 次，每次约 200ml，共用 50 余剂未见排石。3 月 4 日月经来潮，腰及少腹胀痛难忍，经色暗红量少，并有瘀血流出，故将上方合桃仁四物汤加减：桃仁 8g，红花 8g，当归 12g，生地 10g，赤芍 12g，川芎 8g，金钱草 30g，海金砂 20g，怀牛膝 10g，益母草 30g，栀子 10g。上方仅服一剂，排出黄豆样大小结石一枚，诸症随之消失，X 线片复查

示“右侧输尿管结石阴影消失”病愈出院。

例 2 某女，20 岁，未婚。

患者腰痛 2 年余，1983 年 4 月 13 日突然腰腹痛剧，并向会阴部放射，尿血，舌质暗红，苔薄黄，脉细涩，尿检示红细胞（+++）、蛋白（++），X 线腹部平片与肾图检查均示右侧输尿管上段结石，收住院。入院后经用西药疗效欠佳，继用清热利湿、排石通淋方连服 5 剂未效。4 月 19 日患者月经来潮，经色暗红量少，夹有少许瘀血块，腰痛甚，以桃红四物汤加减：桃仁 3g，红花 6g，当归 10g，白芍 10g，川芎 6g，怀牛膝 10g，益母草 15g，香附 10 g，党参 10g，白术 10g，山楂 10g，茯苓 15g，甘草 5g。上方每日一剂，连用 5 剂，排出黄豆大小结石一枚，腰痛止，X 线片复查示结石阴影消失，病愈出院。

第四节 根据昼夜节律施治用药

在自然环境周期变化影响下，人体阴阳气血的消长盛衰呈现出某些昼夜变化节律性，人体病变也可有一定的时间变化，机体的这种生理活动与病理变化的昼夜节律性是择时施治的重要基础，据此而总结的择时施治方法主要可归为顺势施治法和迎病截治法两种。

一、顺势施治法

顺势施治法是顺从人体生理活动变化的节律性，施治用药力求与其同步。其目的有：①不扰乱人体生理活动节律。②利用与促发人体生理活动对病理变化的影响达到药物调整作用。该法可望达到使药物与生理活动发生协同作用。由于顺势施治法着眼于人体生理活动的节律性，因此对一般无明显病理变化节律性的疾病及某些有病理变化节律性的病变均适用。

该法产生的萌芽最初出现在《黄帝内经》中，如《灵枢·顺气一日分为四时》说：“朝则人气始生，日中人气长，夕则人气始衰，夜半人气入脏。黄帝曰：治之奈河？岐伯曰：顺天之时，而病可与期，顺者为工，逆者为粗。”所谓“天者”，大自然也；所谓顺者，顺其自然之性之势也。《内经》强调顺从大自然阴阳消长变化施治，实际上是要求顺应人体阴阳消长变化施治。因人体阴阳消长受自然界阴阳消长变化的影响而与之息息相应（参见“人体阴阳节律”）。古人只不过是利用自然界与人体阴阳变化同步的关系，借用自然界昼夜变化明显，易于观察的特点，掌握人体阴阳昼夜变化的时间性而选择时机，顺势施治。

《内经》的观点受到历代医家的关注，纷纷从理论上、实践中去论证此种治法的机理与运用价值，积累了丰富的临床经验，提出了很多独特见解，不仅使顺势施治法有了具体的内容，也推动了中医治疗学的发展，丰富了治疗方法的内容。根据历代医家的临床体会与理论探讨，顺势施治法又可分为因病位不同，用药有昼夜之分和据病性特征，服药应早晚有异两个方面。

（1）因病位不同，用药有昼夜之分。早在马王堆汉墓出土的医学竹简《五十二病方》中就有针对病变的不同部位，选择药物服用时间的记载。如《五十二病方》记载了治疗

"白处"（有皮肤色素消失症状的皮肤疾患，类似现在的白癜风类病变），内服药物要求"旦服药"，即清晨服；外用药物"以旦未食敷药"，即在清晨未进食前敷用。提供了皮肤病治疗用药宜在早晨（旦时）内服外敷的经验。《五十二病方》目前研究已确认其成书年代早于《内经》，可见《内经》提出的顺势疗法思想实是对《内经》前时代医家关于顺势施治经验的总结与归纳，有一定的实践基础。《内经》还提出"日未出时吐之"，要求吐法施用于清晨太阳尚未出山时。《王氏医存》提出了病变在四肢，施治用药宜在清晨午前（旦时），病变在骨髓，施治用药宜在午后暮夜。《王氏医存》所谓病在四肢，病在骨髓可理解为病在表里之分。如"骨髓"，古人常喻病位较深并非仅指现代医学的"骨髓"。说明了病位表里不同，用药也要有晨午暮夜之分。

王好古在《此事难知》中对汗、下二法的应用提出了最佳时间，他说："汗无太早，非预早之早，乃早晚之早也。谓当日午以前为阳之分，当发其汗。午后阴之分也，不当发汗。故曰：汗无太早，汗不厌早，是为善攻"；"下无太晚，非待久之晚，乃当日巳午后为阴之分也，下之。谓当午（巳）前为阳之分也，不当下。故曰：下无太晚，下不厌晚，是为善守"。从上可知，王好古认为汗法宜在午前采用，下法宜在午后采用。王好古是针对伤寒温病施治用药"汗不厌早"、"下不厌迟"的论述，从时间医学观点，和临床实际出发作出的解释，不仅有独创性，而且有运用价值，引起古今医家的重视。如今人赵友琴、李克绍等名医就曾对此做过分析，多次引用。北京中医药大学张年顺等还专门做了深入探讨，加以发掘整理。王好古的论述不仅是对自己临床的总结，也是对他以前医家经验的归纳。如金元四大家之一张子和对导水丸、禹功散、通经散、神祐丸等攻下药均提出要在临卧服。所谓临卧时，多在午后酉戌时辰，说明张子和已在临床中认识到午后用攻下法有利药效的发挥，故而才有攻下药临卧服的经验。

汗、下二法主要是针对不同病位采用的不同治法，汗法多用于病变在表，用汗法使表邪外祛；下法多用于病变在里，用下法可使内里之邪得从泻下而除。王好古提出的午前宜汗、午后宜下的观点，反映了不同病位采用不同治法时，应在不同的时间。笔者在应用方药治疗肝炎等病变时，每要求晚上临卧服，收效亦可，说明施治用药注重时间性很有必要。

因病位不同，用药有昼夜之分是参考与依据了人体阴阳气血升降出入的活动特点。一般旦时阳气初生，气血趋向于外，散布四肢肌表，药力可藉此期气血趋外的变动特点，乘其势而作用于体表病灶。如《五十二病方》旦用药物治疗"白处"等皮肤病变，《王氏医存》旦用药治疗四肢病变等，均意欲借用人体旦时阳气通达作用，使药物直达病所。王好古要求午前用汗法以祛除在表之邪，张玉才在临床验证之，他对 10 例典型太阳中风患者，分甲、乙两组，每组 5 人，于不同时间服用桂枝汤。甲组上午 11 时服药，乙组晚 8 时服药，两组均为每日一剂，疗效比较结果，甲组药后平均 1 小时内生效，3 小时症状基本消失，3 剂痊愈。乙组药后效果与时间关系不大，平均 5 剂痊愈。初步表明，桂枝汤解表宜在上午服药。据此建议治疗外感、皮肤病、软组织损伤、四肢病变、痈疽疮疖及咽舌毛发等病，无论内服外敷药物或其他治疗方法，宜在午前（包括中午）与清晨运用。一般夜晚阳气内藏，阴气隆盛，气血趋向于里，输布内脏组织，此时用药可乘势入里，治疗病位深里的疾患。如《王氏医存》要求夜晚用药治疗骨髓病变，王好古要求午后用下法及张子和对攻下药要求临卧服，均寓有此意。笔者在治疗肝炎等肝胆病变时常要求临卧服，也是受古代医家顺势施治法的启示。《内经》认为“人卧血归于肝”，临卧服药，乘肝中血流量增多（据现代研究肝脏在卧时血流量可增加45%，夜晚迷走神经兴奋，肝脏血管扩张，而有利于血液灌注），和子午流注学说认为夜晚子时丑时是肝胆经脉气血流注旺盛之时，使肝脏血药浓度增加而有利于药物作用的发挥。这与夜晚用药治疗病变位于内里的含意相吻合，于临床收效甚可。上述经验与论述启示：临床对慢性结肠炎、便秘等肛肠病变用下法及对肝胆、肾等内里病变用药，可在午后暮夜服用。

（2）据病情性质，服药应早晚有异：疾病性质有寒热虚实之不同，而不同性质的疾病在昼夜不同阶段，人体阴阳气血节律的不同变化时施治，可乘人体生理变化之势发挥作用，达到事半功倍之目的。归纳古今医家的经验是凡属阳虚、阴盛、寒性病变服药宜在平旦、午前，凡属阴虚、阳亢、热性病变服药宜在午后暮夜。

阳虚、阴盛、寒性病变用药宜于平旦午前服，因平旦、午前阳气渐生而盛，阴气渐衰。故阳虚者用温热药可乘阳气升发之势而温阳，阴盛者因其对自然势衰而用药促其更加衰减，寒性之患用温热药亦可得阳温之助，减少阴寒阻抑之势而寒除疾平。如李东垣对清阳下陷、脾气不足之中焦虚寒证，常要求在平旦、早午饭之间应用诸如补中益气汤、升阳益胃汤等。明·薛已《校注妇人良方》中亦认为补中健脾的补中益气汤、益肾壮阳的金匮肾气丸、益气之六君子汤等温阳、益气、健脾方药，应在清晨、上午服。明·杨瀛州曾提出补肾药宜晨服，清·叶天士则进一步明确为晨时宜服温补肾阳之品。他还提出利尿药宜中午服以借自然阳盛，温阳化气，利水消肿。《证治准绳》所载鸡鸣散可温宣降浊，除去肾家所感寒湿之毒气，服该药时间则定在平旦鸡鸣时，为使医者与病家均不忘其用药之时机，竟以服药之“鸡鸣”时名方，足见该药服药时在平旦之重要。清乾嘉年间安徽新安地区著名医家程杏轩，对平旦、午前应用方药治疗阳虚等症极其重视，积验甚丰，在其所著《杏轩医案》中记载甚多。当代名医施今墨临床用药择时经验类似。有人在临床治疗一男子腰膝酸软无力，不得登高上梯，用壮腰补肾、健脾益气之剂，晨服后自觉腰膝活动有力，无不适感，但于晚上服此药则有恶心、烦躁不安的反应。这又表明午前服用温阳药不仅提高了疗效，也减少或避免了其他时间服用药物可能带来的不良反应。故凡欲借阳气发挥作用的药物，诸如补阳益气、温中散寒、行气活血、散结消肿等剂可于清晨或午前服。

阴虚、阳亢、热性病变用药宜于午后暮夜服。因午后、暮夜阴气渐生而盛，阳气渐衰，故阴虚者用甘凉药可乘阴气隆盛之势而滋阴，阳亢者用潜阳药可乘阳衰阴盛之际而平抑。某些热性病用清热药亦可在阳气衰减之夜间，以失其资助之势，阴气上升，热除病安。如《校注妇人良方》凡治阴分、血分病变，具有滋阴养血、滋养肝肾的方药，多主张黄昏、夜晚时服，如滋肾水、生肝血、抑肝火、舒肝郁之滋肾丸、生肝散、逍遥散、六味地黄丸、四物汤、芦荟丸、龙胆泻肝汤等叶天士则在其著述中，多次提及对肝阳上亢用平抑肝阳药宜暮服。胃阴不足者服滋胃阴药应在晚上，阴虚生燥者用纯甘清燥之品应黄昏服药。肾阴被烁，阳不潜藏而失寐者晚上临卧服滋阴安神丸等，所用方药如生脉散、补心丹均明示按上述规定择定午后暮夜使用。由于午后暮夜有利于滋阴清热等类欲借阴气发挥作用的药物疗效的发挥，故凡滋阴补血、收敛固涩、重镇安神、定惊息风之品，可在午后或晚上服。

上述据病位、病性择时服药方法，可单独应用，亦可合并用之。如病位表浅，又需服用温阳祛寒或行气活血或消肿散结之药时，则择定在清晨、午前应用。若因病位、病性用药时间难以统一时，可据病情，分析主次，决定据病位抑或病性择时用药。

此外，在应用顺势施治法时，还应结合药物作用的昼夜节律选药，如大黄为攻下药之一。经实验研究发现，大黄作用及毒性有着显著的昼夜差异。白昼用药的动物对大黄毒性的耐受力较夜间明显增强。若以夜间为1，则白昼可达1.672 7，临床应予以重视。

二、迎病截治法

迎病截治法，顾名思义即为在疾病发作前，或刚刚发作时就用药施治，以截止病变的发作。诚如《素问・玉机真脏论》所谓："凡治病……乃治之无后其时。"强调了治病宜在病情发作前或正在发作时治之，不要错过最有效的时机而延误至发作后施治。《内经》还以疟证的治疗具体阐发了迎病截治法思想，"凡治疟，先发如食顷乃可以治，过之则失时也"，"十二疟者，其发各不同时，察其病形，以知其何脉之病也，先其发时如食顷而刺之"(《内经・疟论》)。《内经》认为治疟证宜在发作前约一顿饭的时间用针用药，以截止疟作。后世称治疟为"截疟"，其意源于此。因此对于"截疟七宝饮"等治疟药，其"截疟"方名亦应认为是服药时间的告诫，而不应仅仅以为是方剂功效的强调。应当强调的是中医"疟证"指的是临床有寒热往来、发作定时的一类病证，它包括了现代医学中疟原虫所致的"疟疾"，但并不局限于此。因此，对于《内经》关于"疟证"施治时机的论述，就可以理解为中医对包括疟疾在内的一类病证的治疗。为什么要"迎病截治疟证"呢?《内经》指出："夫病之未发也，阴未开阳，阳未并阴，因而调之，真气得安，邪气乃亡。"意在趁邪气未盛之时用药以攻邪，有利于制止邪气对人体的损害与影响。此外《素问・脏气法时论》还详细地论述了按照疾病的昼夜变动节律及时截治的方法与用药，这对后世有很大启发。

迎病截治法因需根据疾病变化的周期性而择时施治，故主要应用于临床发作有时的疾病。这种发作有时的病变有两个方面：一是生理活动节律的改变，如夜晚入睡是正常生理节律变化现象，失眠者即为反常，应睡而不能入睡，至于其在白天也难以入眠则应视为正常。一是病情变化有时，如午后潮热、五更泻、子时胃痛、夜间哮喘等，无论何时其热、泻、痛、哮等均为病态，而此病态发作有时。可见，迎病服药法也可分为两类。

（1）据生理节律周期服药法。如治疗失眠，即应在正常入睡前用药，以安然入寐，截止不寐病象的发生。曾用此法治疗124例不寐证，采用入夜一次服药法，即将煎好的汤药在晚睡前约十一时一次服用。另有102例不寐证，采用传统服药法做对照，即将每一剂所煎的药，在上午与下午各服其一半。两组患者均以服完15剂后做治疗对照，结果是治疗组124例中治愈36例，占29.0%；显效58例，占46.8%；好转27例，占21.8%；无效3例，占2.4%。对照组102例中治愈14例，占13.7%；显效23例，占25.2%；好转58例，占56.9%；无效4例，占3.9%。以上可以看出治疗组在治愈率和显效率方面都明显地超过了对照组，说明采用入夜一次服药法治疗不寐症，优于采用每剂上下午各服其半的习惯服药法。一般讲，治疗不寐症的方剂多有滋阴效能，入夜时人体迫切需要阴气维持某些生理抑制，若阴气不足或阳不入阴则可致不寐，故滋阴养血药通常是治疗不寐常用药物之一。而入夜服药治不寐，一则恰好适应了人体对阴气的需要，二则可借营卫之气行阴之际，助药引阳入阴，达到导神入舍的作用，这样适应了人体睡眠节律，人便容易入寐。而传统的上下午分服药物法，上午所服之药，却正好和人体在上午需阳气上升这种情况相对抗，不仅起不到治疗作用，反而会抑制人体阳气上升，干扰人体的阴阳消长节律，导致患者白天也精神不振，这是一般服药法治疗不寐症效果较差的原因。

（2）据病理节律周期服药法。即在病作前提前用药，以制止或减轻疾病的发作，其优点主要是充分有效地发挥药物的治疗作用。因药物在体内的代谢速率与作用高峰有一定的时间性，而疾病发作时，机体对某些药物作用敏感性增高，使药物的调理作用更为明显。如一般退热药的剂量与人体异常体温高低成反比可说明之。根据病情变化的周期性而择时施治，可综合两者加以考虑，即使药效得以正常发挥，又可相应减少药物剂量及毒副反应，实践已经证明这种施治方法有较高临床运用价值。如《金匮要略》用蜀漆散治疗疟疾，在其发作前服用的经验。笔者对夜间哮喘发作者、五更泻患者，于临卧服补肾止喘及健脾温肾之品可制止或减轻哮喘发作及晨间腹泻。苏州现代名医黄一峰先生针对湿温证午后病情渐甚，而于上午热势未张之际服用清热化湿、调和营卫药物，效果显著。有患者胃痛，每至子时发作，曾经多次中西药治之，疗效不显，经用中药改为迎病服药治愈。南京中医药大学孟景春教授曾治疗一例每至夜间2～3点即大腹胀满证10年的患者，该患者多年来求治多次无效。孟氏参考了子午流注学说诊断处方，采用临晚6时服头煎药，9～10时服2煎，2剂后症减，再10剂而愈。此法尤为临床推崇而用于妇科病的治疗上，如经前期紧张症，以此法治疗102例，痊愈81例（占79.4%），显效12例（占11.7%），有效9例（占8.9%），没有无效病例。应用迎病截治法要求明辨疾病变化的时间节律、掌握药物等作用发挥的时间进程，如此始有利于指导施治用药时间的安排。

现代医学亦已有据疾病变化周期而迎病截治法的运用，初获成效。如高血压所致急性左心力衰竭多在晚间11～1时发病，晚10时左右投以适量扩血管及小量利尿药可防止夜间左心力衰竭的发生。又如肿瘤组织细胞在分裂代谢最旺盛时对化疗、放疗最敏感，易被杀伤。印度、意大利等国根据肿瘤组织生长周期中代谢最旺盛而发展较快时，瘤体组织局部温度上升的特征及时放疗，对头颈部癌肿、乳房肿瘤、口腔癌等疗效较好，说明了中医迎病截治的择时施治法有运用价值。

三、择时按摩法

按摩是通过对人体穴位的按、揉、摩、滚等手法，达到治疗疾病的目的。因此，穴位是将按摩所产生的温热、压力等刺激传导入体的通道。机体感应刺激，从而使按摩局部气血灌流增加，产生一定的生物磁场效应，并通过经络传递使气至病所，达到健身愈病的目的。

由于穴位是按摩作用的部位，穴位的状态如何，对按摩效果就会产生影响。根据子午流注说，穴位的气血旺衰有时间变化，不同时间按摩可借助穴位“开闭”的不同变化达到不同的治疗目的。临床可据辨证的虚实进行穴位补泻点揉，配合常规按摩操作。择时按摩可选“纳子法”开穴，结合疾病变化的周期选取治疗的最佳时机。临床实践已证实此法较单纯的不按时按摩疗法疗效明显为优。

偏头痛病案举例。

范某，女，28岁，1984年10月9日诊。

患者于1979年春季感冒后，常感右侧头痛，初局限于右颞部，继则扩张至患侧眉棱骨和前额部。疼痛以每天清晨7时为重，至9时后渐减轻，严重时患侧皮肤苍白，伴恶心呕吐，形体虚弱，面色萎黄，纳差，舌淡，苔薄白，脉缓弱。经中西药，针灸治之无效，遂予常规按摩操作法施术10日，收效不显。于是，复加用按子午流注纳子法开穴法取穴择时按摩，约患者每日上午9时（辰时）来诊，根据虚则补其母的原则，点揉双侧解溪穴5分钟。次日复诊，诉当晚睡眠很好，偏头痛已明显减轻。如法治疗10余日，病愈。随访3年，头痛未复发。

五更泻病案举例。

张某，女，53岁，1984年12月20日诊。

1979年冬以来，患者每日清晨5～7时腹泻2～3次，便前腹胀、腹痛，便后痛减，曾诊为“鸡鸣泻”、“肠结核”等，经中西药治疗未效。近来纳差，倦怠，四肢不温，腰部酸痛，面色苍白，舌淡，苔薄白，脉沉细。遂嘱患者每晨8时（卯时）来诊，先按虚则补其母法，揉点双侧曲池穴5分钟，再施以温补脾肾治疗腹泻之常规操作。术中患者即感腹部温热，术后腰部明显减轻，全身舒适轻松，次日晨仅稀便1次，连续治疗7日而愈。随访3年来见病复发。

（严叟．浙江中医杂志．1988：4）

四、择时服用中药拮抗西药不良反应法

大量临床事实已经证明，很多西药具有不良反应，有的甚至很严重，择时服用中药可拮抗部分西药不良反应。

如长期大量应用皮质激素治疗类风湿关节炎、再生障碍性贫血、红斑狼疮等病时，可造成人体肾上腺皮质失用性萎缩、内源性皮质激素分泌不足等。产生这种后果的原因是，人体肾上腺皮质激素的分泌由脑垂体分泌的促肾上腺皮质分泌激素（ACTH）来调控，而ACTH又受血液中皮质激素浓度影响，当血中浓度高时，则反馈性抑制脑垂体，使ACTH释放减少，从而导致肾上腺皮质激素分泌减少。长期大量应用外源性皮质激素药物，使血浓度升高，同样导致ACTH减少，肾上腺皮质激素分泌下降，久而久之，肾上腺皮质因分泌活动受到抑制而逐渐萎缩。经试验研究证明，脑垂体对血浓度的反馈抑制作用的敏感性有昼夜节律，白天不敏感，夜间尤其是午夜12时左右最为敏感。在清晨垂体分泌ACTH较多，需较大剂量的地塞米松才能使之抑制，而夜间10时后，较小剂量的地塞米松即抑制次日ACTH的高峰出现。可使次晨8时血11-羟皮质类固醇值由（17.1%±2.1%）μg降至（2.90%±0.57%）μg。为此，沈自尹等采用生地、知母、甘草三药组方煎服，以对抗地塞米松的反馈抑制，结果次晨血11-羟皮质类固醇值为（11.5%±1.75%）μg，有较好的效果。

鉴此，对长期大量应用皮质激素者可采用清晨8时左右，一次服完全天剂量以减少对脑垂体分泌ACTH的抑制，对必须在夜间应用皮质激素者，如抗感染、抗过敏时可在夜间加服生地、知母、甘草组方，以保护脑垂体，使之对反馈抑制作用敏感性下降。该方剂还可减少激素引起的阴虚阳亢的不良反应，激素作用则不受影响。不仅如此，生地通

过促进肾上腺的增生和促进肾上腺皮质分泌皮质激素，而具有皮质激素样作用。甘草因其所含甘草次酸与皮质激素结构类似，在肝脏中有竞争性抑制作用，使盐类激素在肝中的灭活能受到抑制，而表现为去氧皮质酮样作用等。

可见，夜晚服用生地、知母、甘草等中药，可拮抗夜服皮质激素药物所致体内第二日内源性皮质激素分泌大大减少的不良反应，若夜间仅服中药一次，还能达到节省药材及省去多次服用中药的麻烦，值得推广。

择时服用中药可见是拮抗西药不良反应的新方法，深入研究，可望获得较大成功。

五、时差治疗法

所谓时差疗法就是利用人体生理病理活动节律制定的一种不用任何药物、针刺等，仅仅通过改变作息进餐时间来调整人体节律，达到愈病的方法。临床现已用于失眠、减肥、预防心脑血管病变发作、消化道溃疡，及试用于哮喘、严重支气管炎等。

(1) 失眠的时差疗法。失眠是人体睡醒节律周期的紊乱，通常失眠患者为使自己有更多地争取入睡机会，常常提前睡卧，以求延长睡眠时间，但事与愿违，往往是越提早就寝，越难以入眠，反增加心烦不安、思虑焦躁之不适。根据人体生物节律，时差睡眠疗法有利于失眠患者入睡。方法是每日就寝时间，可参照平时就寝时间向后顺延 2 ~ 3 小时。据日本介绍，疗效较好，可免除服用安眠药所带来的各种不良反应。美国纽约市立蒙蒂菲奥里医院的睡醒失调中心和医学中心主任韦茨曼医生及其同事，以此法治疗数例失眠患者，全部治愈。

(2) 减肥的时差疗法。吃饭时间的选择，对于体重的增加与减少，要比人体摄入热量的数量及质量显得更为重要，因为人体生理活动节律是早晨要强于下午，下午又比晚上强，人体的新陈代谢峰值时间在上午 8 时至中午 12 时，因此，肥胖者把进餐时间避开新陈代谢高峰就能达到减肥的效果。方法是早晨可在 5 ~ 6 时吃早餐，并尽量少吃，或不吃。午饭可推迟到下午 1 ~ 2 时食用，晚饭可在 5 ~ 6 时进食。利用时差进食减肥法的效果如何呢？前苏联有关专家对此做过研究，他们把体重相等的一些人分成两个对照组，一组仍按正常的进餐时间吃饭，而另一组则避开人体新陈代谢的高峰时间吃饭。结果发现，将吃饭时间提前或推迟，就能在进食量减少的同时，降低人体对食物的吸收与利用，达到减肥的目的。

(3) 预防心血管病发作时差疗法。心血管病变多在夜间发作，如心肌梗死、脑血栓形成等，已经发现夜餐时进食量过多、油腻物过重是诱发病作因素之一。因夜餐时油腻物过重，可导致血脂暂时性异常升高，血液黏滞度增大，血流缓慢，尤其是已有狭窄、痉挛、内膜粥样硬化的血管可使症状加重，或易发生栓塞，使心脑组织缺血缺氧。夜餐进食较迟而量大，就寝时因胃肠内食物未来得及消化吸收，合之睡卧姿势，膨隆的胃可对横膈膜直接产生作用，胸腔内压改变，影响心肺功能活动与血液回流，其结果成为心脏病、脑出血等病发生的诱因之一。针对此种情况，现已发现晚餐时间提前在下午 4 ~ 5 时进食合之量少，油腻物少可预防或减少心脑血管病变发作。俗话说“晚餐吃少”不无道理，但还应加上“晚餐吃早”，此即预防心脑血管病变发作的饮食时差疗法。

睡眠时差疗法预防心血管病发作的理由则有两点：第一，可避开睡眠电生理中最易得病的波。第二，可避开激素减少时。改变睡眠时间可达到以上目的。

第五节　几种常用方药择时应用的实验研究

一、右归饮择时服用对肾阳虚大鼠昼夜节律的影响

中医温补肾阳法有增强肾阳虚患者垂体-肾上腺功能活动的作用，明代医家杨赢洲早在300年前就提出了补肾中药早晨服用的要求，这一观点与现代研究是一致的。清·叶天士医家在《临证指南医案》中也曾提出过晨用温阳药的服药法。《奇效良方》所载的强阳补肾方药71首中，出现早晨（平旦）服用者达56首，占总数的79%，说明临床应用补肾药晨服的经验值得重视。现代人根据温补肾阳药的现代药理研究结果认为温补肾阳药大多具有调节内分泌的作用，对肾阳虚证的垂体-肾上腺皮质系统功能失调疗效最好，不良反应也最少。有人在临床治疗肾阳虚水肿时根据张仲景“少阴病欲解，从子至寅上”的观点，对肾阳虚水肿患者采取寅时服药的方法，发现寅时用药治疗肾阳虚水肿患者的疗效确实要优于常规不择时的给药方法，对泌尿系结石的治疗类似择时治疗。说明晨时服用补肾药的提法与做法值得提倡。

为了证明晨服补肾的科学性，笔者进行了有关动物实验研究。应用中医著名的补肾阳方剂，右归饮在传统中医所论的肾脏主时的旺衰时择时应用，观察右归饮对目前研究认为与肾阳虚有关的内分泌指标的影响，主要是血清生长激素（GH）、催乳素（PRL）、睾酮（T）、皮质醇（Cor）等的影响，为补肾中药择于晨时服用寻找出实验室依据。

实验动物：雄性SD大鼠，体重180～260g。

右归饮制剂：熟地15g、枸杞子15g、山茱萸10g、淮山药15g、杜仲15g、制附子10g、肉桂5g、炙甘草5g，按传统中药煎服方法水煎后，水浴箱浓缩成每毫升含原生药1g的药液，4℃冷藏备用。

实验动物分组：随机分为4组，正常组、模型组、酉时灌胃组、卯时灌胃组。每组再按不同处理时间分设4个亚组，即02：00、08：00、14：00、20：00组。酉时（17～19）、卯时（5～7时）分别是中医传统认为的脏器功能主时的旺时与衰时。

肾阳虚大鼠模型的制备：每天给予氢化可的松注射液2mg/100g皮下注射，共计14日，正常组给予等量生理盐水。第10日动物出现毛无光泽、竖毛、反应迟钝、体温下降、体重增长缓慢或下降、肢体蜷伏等现象认定模型成功。在造模中，右归饮两个用药组于造模的同时就分别于酉时和卯时灌服右归饮水煎液，而模型对照组和正常组常规灌胃等量生理盐水，以示对照，共计14日。

右归饮择时应用对肾阳虚大鼠生长激素昼夜节律的影响：正常大鼠昼夜生长激素水平存在峰谷值变化，两者比较存在显著性差异，峰值和谷值出现的时间为08：00和02：00。模型大鼠的生长激素水平较正常鼠有不同程度的降低，但峰谷值出现的时间未改变，节律变化模式与正常相似。右归饮两用药组对肾阳虚低下的生长激素水平均有不

同程度的上调作用，且两组峰谷值相比均有显著性差异，但酉时用药组峰值出现时间后移至14：00，卯时用药组的峰谷值时间与正常一致，节律变化也与正常较接近，说明卯时用药对生长激素昼夜节律维护较好。

右归饮择时应用对肾阳虚大鼠睾酮昼夜节律的影响：正常大鼠昼夜睾酮水平存在峰谷值变化，两者比较存在显著性差异，峰值和谷值出现的时间为20：00和08：00。各时间点中尤以14：00和20：00下降为显著，与同一时间正常大鼠比较均有显著性差异。两治疗组中，卯时用药组基本未起到维护正常节律的作用，而酉时组除20：00与正常组相比有差异外，其余时间点与正常组相比均无显著性差异。而酉时组用药则与正常组接近，说明酉时用药对睾酮昼夜节律维护较好。

右归饮择时应用对肾阳虚大鼠皮质醇昼夜节律的影响：正常大鼠昼夜皮质醇水平存在峰谷值变化，两者比较存在显著性差异，峰值和谷值出现的时间为20：00和02：00。模型大鼠皮质醇水平较正常下降，其中以02：00、14：00、20：00三个时间点为显著，与同时间正常大鼠相比存在显著性差异，其振幅波动较大，昼夜变化模式与正常完全不同。酉时、卯时用药组均对肾阳虚状态的低下皮质醇水平有一定上调作用，但酉时用药组的峰值、谷值出现时间与正常组相同，而卯时用药组则分别出现在14：00和08：00。酉时用药组效果优于卯时。

右归饮择时应用对肾阳虚大鼠催乳素昼夜节律的影响：正常大鼠昼夜催乳素水平存在峰谷值变化，两者比较存在显著性差异，峰值和谷值出现的时间为14：00和20：00。模型大鼠催乳素水平降低，各时间点中以14：00下降最为明显，与同一时间正常组相比具有显著性差异，峰值时间较正常前移至08：00，节律变化模式与正常存在较大差异。两用药组对肾阳虚低下的催乳素水平上调作用均不明显，两者与模型组比较差异不显著，并且两者相互比较也无显著性差异。

上述研究结果发现，正常大鼠血清生长激素、睾酮、皮质醇、催乳素等确存在着生理性昼夜分泌节律，而在肾阳虚大鼠中存在着不同程度的上述激素水平的下降与节律紊乱。实验中证实，这些激素水平的下降与节律紊乱并不是同步与同一模式的。如肾阳虚大鼠的睾酮不仅血清水平下降明显，而且节律也消失，无分泌的峰谷值存在，分泌节律曲线呈现出一直线。而皮质醇昼夜变化模式与正常完全不同了，振幅波动也大了。催乳素水平下降的同时，峰值时间也较正常前移了。节律模式发生了明显的变化。上述指标在中医肾脏主时的旺时和衰时应用右归饮后的变化也存在着不一致性。对于皮质醇和睾酮而言，酉时给药后两者昼夜节律变化模式、峰谷值出现时间与正常较为接近，酉时给药对两指标昼夜节律维护较好，对催乳素来说卯时和酉时用药结果无差别。而生长激素在卯时给药组峰谷值时间、变化模式与正常一致，酉时用药组峰值出现后移。所以就该试验结果而言，酉时服用温补肾阳药的作用要优于卯时，即在传统中医认为的肾脏主时的衰时用药较旺时用药的效果好。由于大鼠属昼伏夜行的动物，与人类的活动正好相反，由此，该试验结果若用于人类应用温补肾阳药的参考，则人类服用右归饮等温补肾阳药就是卯时优于酉时，也就是说，早晨用药要比黄昏时用药效佳。一些古代医家多次提出补肾药晨服，并在临床实践中运用的经验是值得记取的，需要进一步地研究，以真正揭示其科学真谛，造福于人类。

该试验研究结果还提示着，药物的效果评价中，应当将药物能否维护机体正常的生理节律作为主要评判指标之一；同时对疾病治疗效果的评价，不仅要考虑某些指标数值的水平如何，还要考虑这些指标数值出现的时间节律是不是恢复到正常生理节律水平，也就是说，应当把节律情况作为疾病是否向愈，药物是否有疗效的判断指标之一。

二、择时应用加减续命汤对实验性大鼠脑出血模型血流变学和脑水肿影响的实验研究

由于出血性中风发作的急性期，患者的全血黏度（高切、中切、低切）、纤维蛋白原、血沉、血沉方程K值、全血还原黏度、红细胞聚集指数等有明显的升高，在三日内达到最高值。实际上，红细胞聚集性增强，则红细胞变形能力降低、刚性增强；血浆黏度常与纤维蛋白原含量呈正相关，血浆黏度异常升高。人们已经发现脑出血患者的血液流变学指标发生异常改变，导致血微循环障碍，组织灌注减少。脑出血发生以后，由于血肿压迫，周围脑细胞水肿、脑系数和脑组织含水量均增加，脑水肿是脑出血以后脑细胞继续坏死的主要原因，也是引起意识障碍的重要因素之一，脑系数和脑组织含水量反映了脑水肿的程度，这一系列反应既是脑出血的重要致病因素，又是继发性反应，这些指标对脑出血的疗效观察是有利的。故笔者的试验主要观察指标是红细胞刚性指数、红细胞聚集指数、全血高切相对黏度、血沉方程K值、全血高切还原黏度、全血低切还原黏度、全血低切相对黏度、脑指数、血细胞比容、纤维蛋白原、脑组织含水量、红细胞变形指数等。

现代研究表明，脑出血系脑内变性小动脉破裂，血液进入脑实质所致，出血后所形成的血肿可以压迫局部，致脑内占位性效应，血管破裂部分可闭塞而不出血，是血管内皮细胞、血小板、凝血抗凝血、纤溶系统、血液流变学和微循环系统等功能障碍导致的病理状态，患者处于全血黏度增高、脑水肿、颅内压增高、脑组织缺血缺氧状态，并确认止血药和凝血药对脑出血并无效果，采用活血化瘀药有改善血液流变性、加速血肿溶化与吸收、降低颅内压等作用。由此可见对于脑出血的治疗，无论是急性期、恢复期，还是后遗症期，活血化瘀治则均可以贯穿病程的始终。

为了解择时应用中药对脑出血治疗的影响，笔者选用活血化瘀为主的续命汤加减方，观察其对大鼠脑出血模型血流变学和脑水肿的影响。

采用清洁级SD大鼠80只，分为正常组、正常汤药组、模型组三大组。模型组再分为：生理盐水组、模型三日组、汤药9时组、对照9时组、汤药15时组、对照15时组、汤药常规组、对照常规组，全部共计10组，每组平均8只。

中药主要在《金匮要略》中所附的《古今录验》中所载的续命汤基础上进行改进，全方主要包括温补化痰、补中益气、活血化瘀类中药组成，主要中药有黄芪、熟地、白芥子、桃仁、红花、三七等，按中医传统方法水煎后，置于水浴箱中浓缩成1ml含原生药2.6g，冷藏保存备用。

实验结果显示，模型三日组的血液流变学指标中全血黏度（高切、中切、低切）、纤维蛋白原、血沉、血沉方案K值、全血还原黏度、红细胞刚性指数、红细胞聚集指数等有明显的升高，而红细胞变形指数有明显的下降，脑组织含水量和脑指数均升高，与正

常组相比均具有显著性差异（$P<0.05$）。这一结果证实了脑出血发生后机体所出现的高凝状态及脑组织水肿的病理变化，这一病理变化是脑出血的继发性反应。

在对脑出血大鼠模型不同时间点使用中药方剂后，以09：00时组的血液流变学指标、脑组织含水量和脑指数与正常组更为接近，09：00时组的部分指标与正常组无显著性差异，（$P>0.05$），与15：00时组和常规组有显著性差异（$P<0.05$）。这一结果说明，在每日09：00时对脑出血大鼠进行治疗，效果明显优于15：00时和常规时间用药组。由于大鼠的生理特点是昼伏夜行，与人类恰好相反，按12小时推算，这在人体刚好是21：00时用药效果较其他两个时间点好，由此可知，在脑出血死亡时间高峰期即心病加重时间区用药治疗脑出血，改善血液高凝状态和脑水肿效果优于其他时间点。

三、柴枳合剂择时服用及正常和脾虚小鼠胃肠运动昼夜节律的实验研究

小鼠脾虚模型的制备，采用文献报道的大黄法。

实验动物分组：分为对照组、西沙必利组、阿托品组、柴枳合剂组、芍甘合剂组，每组根据用药时间，又各分为寅时组、巳时组、申时组、亥时组，共20组，

胃排空测定，健康小鼠，实验前禁食18小时，禁水6小时，灌胃给药，30分钟后，每鼠灌胃营养半固体炭糊0.8ml，25分钟后颈椎脱臼处死动物，剖腹取全部胃肠，自幽门切迹处取胃，拭干称重，沿胃大弯剪开胃体，洗去胃内容物后拭干，称净重。计算胃内容物残留率（%）=［（胃全重-胃净重）/半固体糊重］×100%。小肠推进功能测定：自盲肠处取上述小鼠的肠，不加牵引铺平于白纸上，分别量取自幽门括约肌至炭糊最前端及至盲肠的距离。计算小肠推进比=（炭糊移动距离/幽门-盲肠全长）×100%。

正常小鼠胃排空存在昼夜节律，峰值出现在亥时（21～23时），此时胃内容物残留率最低，谷值则出现在巳时（9～11时），此时残留率最高，两者比较有显著差异（$P<0.01$）。普瑞博思和柴枳合剂均可促进胃排空运动，表现为使胃内容物残留率降低。与正常对照组比较，普瑞博思在4个时间点均可显著促进胃排空运动（$P<0.05$）。在正常节律的峰值时相的亥时和谷值时相的巳时效应更明显，存在与正常小鼠相似的昼夜节律；柴枳合剂仅在谷值时相有显著效应，峰值时相效应最差，因此节律性变化不明显。阿托品可明显抑制小鼠胃排空运动，使小鼠胃内容物残留率增高，在峰值时相的亥时作用最明显，谷值时相无显著效应，节律变化也不明显，而且抑制效应的峰值出现在申时，呈现出与正常情况明显不同的昼夜节律变化。

正常小鼠小肠推进运动存在着昼夜节律，峰值出现在亥时（21～23时），与申时组比较有显著差异（$P<0.01$）。普瑞博思和柴枳合剂均可促进小肠推进运动，使小肠推进率增大。与正常对照组比较，普瑞博思在4个时间点均可显著促进小肠推进运动，在正常节律的峰值时相的亥时效应更明显；柴枳合剂则仅在亥时有显著效应，巳时效应最差。阿托品可明显抑制小鼠小肠推进运动，使小鼠小肠推进率降低，在申时作用最明显。芍甘合剂在亥时可显著抑制小肠推进运动，但在巳时却稍有促进作用，昼夜节律变化与正常情况明显不同。

普瑞博思具有选择性促进全胃肠道动力的作用，阿托品正好相反。该实验中普瑞博

思与阿托品均可明显促进或抑制小鼠胃肠运动，但两者作用时效不同，普瑞博思在小鼠正常节律的峰值时对胃和肠的运动均有明显作用，谷值时只对胃运动作用明显。阿托品在峰值时对胃运动作用明显，而对小肠运动功能最显著的作用却出现在了申时。实验结果提示，临床应用普瑞博思治疗胃轻瘫综合征、功能性消化不良时，应保证在午饭前和睡前各服一次，而治疗假性肠梗阻及便秘时，睡前一次可适当加量，弥补此时段对肠运动促进的不足。

四逆散方可用于胆汁反流性胃炎、功能性消化不良等，又能抑制平滑肌收缩，用于胃脘痛、腹泻。有人拆方研究发现，方中的柴胡与枳实是方中胃肠动力促进成分，芍药、甘草为抑制成分，并认为柴枳合剂促进胃排空作用优于四逆散，可用于治疗功能性消化不良及其他继发性胃肠动力障碍性疾病。芍药甘草汤可用于消化性溃疡、慢性胃炎、胃痉挛等，现代研究认为可抑制胃肠运动，该实验中柴枳合剂在小鼠正常节律的峰值时对小肠推进运动有明显作用，谷值时则对胃排空运动作用明显。芍甘合剂在峰值时对胃和肠运动均有明显抑制作用，巳时反而稍有促进作用，节律情况也与正常有明显不同，提示芍甘合剂的双向调节作用不但与剂量有关，也与时间有关。该实验结果提示临床应用柴枳合剂治疗功能性消化不良等胃肠动力障碍性疾病时，以上腹饱胀、胃排空延迟为主者，午饭前应适当加量，以便秘、肠道积气为主者睡前一次应适当加量，两者均明显时则均适当加量并可加服促胃肠动力药如吗叮啉。芍甘合剂用于治疗筋脉挛急、脘腹疼痛等证则以节律峰值时服用为好。夜间服用效差。

第九章　因时养生

所谓养生，是对机体生命的摄养，其目的在于保持人体健康，促进与维护人体的正常发育，增强体魄，防止疾病的发生，最终能够延年益寿。

养生是人类一直在研究的内容，可以说，自从有了人类，就开始了养生的研究，自古至今，从未间断。经历代养生家及医家的努力与总结，才有了现今丰富的养生思想与众多的养生方法。养生可分为精神调摄、起居锻炼、饮食调节等，而长期的实践摸索，更使人们注意到因时养生至关重要，只有因时调神、因时起居、因时锻炼、因时调摄饮食，才能更好地达到养生的目的。故有关因时养生，古人提出了很多独到见解和具体方法内容。

第一节　因时起居与活动

古人很重视根据四季时令的变化调适起居时间。从《内经》记载可以看到，古人对卧起时间是随时令而相应变化的，春季万物开始萌生，大自然生机盎然，人的功能活动在自然环境影响下开始由严寒的冬季中相对不活跃的状况变化为逐渐旺盛，为适应机体这种变化，人们应多多活动，促进生机勃发，故应早早起床，晚些睡觉，以增加活动时间。早起后在庭院里要多散步并披开头发，舒缓形体。所谓“春三月，此谓发陈，天地俱生，万物以荣，夜卧早起，广步于庭，被发缓形”。

夏季草木繁衍秀美，万物生长茂盛，人们应该早起床，晚睡觉，以适应自然界夏季万物长养旺盛的景况，使机体腠理宣通而疏泄。所谓“夏三月，此谓蕃秀，天地气交，万物华实，夜卧早起……使气得泄”。

秋季是万物结果成熟的季节，暑湿已去，人们应该早起床，早睡觉。早起时间应与鸡叫扑翅时间差不多。早起后还应活动腰身、扭动颈脖甩手等，犹如早上刚刚睡醒的鸡一样活动。所谓“秋三月，此谓容平，天气以急，地气以明，早卧早起，与鸡俱兴”。

冬季万物生机潜伏闭藏，天气严寒，水冰地坼，机体阳气内敛，为了不扰动人体阳气，防止严寒的伤害，人们应当早睡晚起，起床时间以日出时最好，以借助自然界阳气升旺之时，保护机体内敛之阳。所谓“冬三月，此谓闭藏，水冰地坼，无扰乎阳，早卧晚起，必待日光”。

《内经》关于起居锻炼的记载提醒人们，早起时间在四季中不要恒定不变，应当因季而有变动。如冬季严寒，凌晨尤甚，一些老年人仍如春夏早早起床到公园锻炼，这不仅无益于健康，还因有悖于“虚邪贼风，避之有时”之旨，反而感受风寒外邪而罹患疾病。此外四季锻炼方式也有不同，如《内经》谈到春宜宽衣披发多散步、秋宜伸肢扭腰多活动等各有特点。总之这种使人体与四时相适应的养生起居方法，正是为了完善和增强机体调节适应能力，提高抵抗力、免疫力的保健方法。诚如晋·葛洪所指出的："善摄生者，卧起有四时之早晚，兴居有至和之常制。"

第二节 因时调神

精神活动对人的健康影响很大，精神沮丧、抑郁不舒可导致人体功能紊乱，百病丛生。《内经》所谓"百病生于气也"，其中"气"活动即受着精神情志的影响，一旦导致"气"的升降出入变化及其运行流通改变，就会产生各种各样的病变。因此调畅气机实关乎调摄精神情绪，而四季时令的变化又需要人们有相适应性的情绪变化，虽然情绪变化中有的似乎有利于机体活动，如"喜"，但一年四季的喜，并非肯定有利于机体的，实际上是"过度"的表现，过喜则反而有损心神，适时调神不可轻视。《内经》已初步因季总结了情绪活动变化情况，该书认为：春天，人的情绪宜舒畅活泼，以应春天生发之气裨益机体生养之机。夏天要使心中没有邪怒，以防夏气疏泄太过，有碍机体长养。秋天精神内守不急不躁，不使意志外驰，以应秋天收养之气。冬季应使意志如伏似藏，似有私意及有所得，亦即略有所思而无碍。由上述可知，人们应该按照春夏秋冬四季阳气的变化，顺从生长收藏的规律进行调摄精神，使精神活动与季节环境的变化得到协调统一，才能达到形与神俱，以终天年之目的。

第三节 因时调摄饮食

饮食与人体的健康与年寿有密切的关系，适时适量的饮食可使人体发育正常，体魄健壮。关于因时调摄饮食可分为根据四时变化调食、根据年龄变化而调食。

四季对人体的影响本书已多次提及，为了适应机体在不同季节的功能变化与需要，饮食也要有相应的调整与偏重。关于春天食物调摄《饮膳正要》云："春气温，宜食麦以凉之。"《遵生八笺》曰："当春之时，食味宜减酸益甘以养脾气，饮酒不可过多，米面团饼不可多食，致伤脾胃，难以消化。"《金匮要略》认为"春不食肝"，因春天本已肝气旺，"若食肝，则又补肝"，结果脾土受肝木所克而受损，影响脾脏运化功能。此外古人不主张在春天进药补。关于夏季食物调摄，《饮膳正要》主张"夏气热，宜食菽以寒之"，"若多着饴糖伴食以解酷暑亦可"。并云："西瓜性温，熟者可食……解暑名曰白虎汤"。此时脾胃薄弱，饮食要注意清淡，多进瓜果蔬菜为好，切忌肥甘厚腻之食。《老老恒言》云："夏至以后，秋分以前，外则暑阳渐炽，内则微阴初生，最当调停脾胃，勿进肥浓。"关于秋季食物调摄：《饮膳正要》谓"秋气燥，宜食麻以润其燥，禁寒饮"。提倡秋季宜用芝麻类具有润燥作用的食物，如蜂蜜、甘草、柑橘、乳品及蔬菜等濡润之物。秋虽非如冬季那样严寒，但气候已由热转凉，此时若食生冷，尤其是老人脾胃虚弱，可致泄泻，故须禁寒饮。《臞仙神隐书》主张入秋宜服生地粥、银耳冰糖粥、百合粥等以滋阴养津润燥。关于冬季食物调摄，《饮膳正要》提出："冬气寒，宜食黍，以热性治其寒。"民俗多喜在冬日进狗肉、鸡肉等性温有滋补强壮作用的食物。《遵生八笺》谓冬月宜服枣汤、钟乳酒、枸杞膏、地黄煎等。《寿亲养老新书》云："冬季间常温而食之，颇宜，但不宜多食。"说明冬食宜温忌凉。孙思邈还提出选配适宜药物酿成药酒在冬饮用，"冬三月宜服药酒一二杯，立春则止，终身尝尔，百病不生"。

综上所述，春季进食宜注意养护脾胃，夏季饮食宜清淡，忌肥甘厚味，秋季饮食宜多濡润，防伤津液，冬季饮食宜温，或服药酒。

养生若能在四季按照上述要求，因时起居、活动与饮食，则可收到较好效果，否则将如《内经》所言"逆春气则伤肝，夏为寒变，逆夏气则伤心，秋为痎疟，逆秋气则伤肺，冬为飧泄，逆冬气则伤肾，春为痿厥"。

养生还应注意随昼夜阴阳交替，采取不同的方法。如锻炼宜在清晨平旦"人气生"时。如《素问·刺法论》曰："所有来自肾有久病者，可以寅时面向南，净神不乱，思闭气息七遍，舌下津令无数。"晚上则不宜运动太大，犹如《素问·生气通天论》所谓"是故暮而收拒，无扰筋骨"，以免"形乃困薄"，不仅起不到锻炼身体的作用，反可发生形体困倦虚弱的后果。

《老老恒言》曰："《内经》曰：日中而阳气隆，日西而阳气虚。故早饭可饱，午后宜少食，至晚更必空虚。"又如苏东坡云："常节晚食，令腹宽虚，气得回转。"孙思邈亦曰："一日之忌者，暮无饱食"，"饱食即卧，乃生百病"。民间有"夜饭减一口，活到九十九"。关于夜无饱食早在《内经》"胃不和则卧不安"之言中就含有其意。经历代研究探讨总结，后人明确提出"早上吃饱，中午吃好，晚上吃少"是很自然、很有根据的提法。现代医学已发现消化系统，体内各种酶类的活性均有昼夜节律。大鼠实验已提示在晚间进食高脂肪饮食后即刻睡觉，血液中脂肪含量急剧升高，而早餐、中餐则无此现象。对自愿受试者的试验亦表明，每日均仅用一餐，早上进食者体重有下降趋势，晚间进食者体重却有增加趋势。证明了早中晚三餐进食不应千篇一律，同质同量，而应据机体要求适当调整。如老年肥胖者，为防动脉硬化，血脂升高和减肥，应注意节制晚餐，包括食量和食物品种。而体质虚弱消瘦，欲以补之的患者则可在晚间增加饮食，增食营养丰富的食物，有可能收到预期效果。

第四节　因时练功

气功，已成为人们日益喜欢的自我保健方法。锻炼有素，达到一定境界的人，还可运用气功释放外气治疗他人疾病。有关气功的传奇越来越多，气功锻炼对人体的影响，气功放气治疗疾病的机制也越来越多地得到揭示，气功锻炼内容不断得到总结与创新。练功经验不断得到总结，人们发现不同时间的练功，所收效果有异。

早在马王堆汉墓出土的医书《养生方》中，已记载有择时进行气功锻炼的内容。古代气功最初是从调摄呼吸开始的，故又称"食气"、"治气"。直至目前，气功练功时的呼吸调摄仍是重要内容。《养生方》认为"治气"锻炼最佳时机在清晨，其"治气"的具体方法是："旦起起坐，直脊开尻，翕卅印下之。"意清晨早起正坐，挺直腰背脊骨，紧敛肛门呼吸卅次，使气下降于丹田。该书还提及朝息、昼息、暮息、夜半息等不同时间采用不同的气功锻炼呼吸的方式。《内经》对气功锻炼提出在寅时（早晨3～5时），面向南立，吞咽口中津液。《诸病源候论》中则载，月初出时，月落时，向月正立，屏气使气下贯丹田，憋不住气时再呼出，如此八次，可使人阴气长，妇女可使阴气盛子道通，益精髓脑，可使不孕妇女怀孕等。鸡鸣时叩齿三十六下，舐唇漱口，舌撩上齿表面，咽口中津液三次，可补虚劳，使人强壮等。可见择时练功早为古人所重视。

当今，择时练功已经被练功实践证实有实用价值，有人根据人体内气运行规律认为一日中寅时和卯时为最适宜的练功时间。肺经有病时，寅时最好，非肺经病者，卯时较佳。有的经验是可运用《周易》人体日节律理论指导辨证练功。每日由子时至辰时为阳长阴消之时，阳虚患者宜于此时练功，以采自然界阳气补己之阳气；由午时至戌时为阴长阳消之辰，阳虚患者宜于此时练功，以采自然界阴气补己之阴气；巳时与亥时则不宜练功，巳时纯阳无阴，孤阳不生，练功易致刚阳过燥，化为邪火，反食正气；亥时纯阴无阳，孤阴不长，其时练功，阴极折阳，或阳气发动，阴阳互扰，有失藏养，亦属耗伤正气。按子午流注说择时练功者也得到较好疗效。如李氏综合运用子午流注纳甲法、纳子法及灵龟八法、飞腾八法，按治疗时间定气海、百会、膻中等开穴，再依据病气所在经络脏腑空间定位，从开穴中选好主穴与配穴，应用 QHW－Ⅱ型气功信息治疗仪治疗晚期癌肿 41 例，有一定的疗效。

练功时还应注意根据人体月节律理论选择练功时间，如阴历十五左右是满月时，此时月亮对人体影响较大，人们的头部和胸部电位差较大，血气最充实，内分泌活动最活跃，也易于激动，其期练功效果最好，往往能提前打通小周天或大周天。而阴历初一前后为月亏空与新月时，此时是人体一个月中气血最虚之时，与阴历十五左右恰好相反，若进行练功则效果较差。

当然，每人的节律活动有差异，以上提供的几种择时练功法，仅供参考，练功者还应在练功中观察自己以便获得最佳练功时间。

附：小周天、大周天气功锻炼

小周天、大周天属“内气”锻炼。在练功过程中体内在一定条件下产生一种“气”样感觉，这种内气主要以“内功”和热感状态出现。所谓内功就是人体某部组织器官在练功状态下所产生的内在的细微的运动，这种细微运动对调节和活跃机体的功能可产生有效的作用。至于“热感”，无论在自觉方面或他觉方面，都可得到证实。内气活动的路径一般分两种，即小周天与大周天。

小周天：内气自尾闾→夹脊→玉枕→百会→顺面部前胸而下→至丹田复顺原路循环运行，主要是在人体任督两经循行。

大周天：在小周天基础上→气流同时在两腿和上身循行→达于涌泉及趾端→甚而在两臂循环→达于劳宫及指端→打通冲脉（上身两侧）→打通带脉（沿腰围一周）→继则气流可注入祖窍穴而使之微微跳动。这时已达到阴阳循环一大周天和打通奇经八脉的境界。

第十章　中医时间医学特点

由于中医形成时期自然科学研究的进展,尤其是当时有关天文学、气候学、物候学,历法等研究，获得了一些重要成果，使中医时间医学研究具有以下特点。

第一节　注重自然界变化对人体节律的影响

中医认为人是自然界的产物，生活在天地气交的环境之中，时时受自然界的影响，故人体活动是与自然息息相应的，尤其是一年四季寒暑更替，一日之中旦午暮夜的寒热明暗变化明显而规律，使人类生活受到影响，在起居、衣着、饮食、劳作等方面有相应改变，对机体内部的生命活动也产生了重要作用。中医认为，人体功能与物质可分别属阳与阴两个方面，不同的自然变化可影响人体阳或阴的某一方面，同样的自然变化对人体阳或阴两方作用也可能不同，因此人体在自然外界变化影响下，由于机体各部受影响不同，出现了各种不同的节律活动，包括疾病发生时，病变也受自然影响而出现的病理活动节律。对人体生理病理节律的形成，中医强调了自然外界变化的作用，为充分反映这一点，中医在选择时间标准观察阐述人体节律时就注重应用十二时为时间单位来说明人体生命节律与病理变化的时间性。十二时各时间长短与时间位置密切相关于自然界变化，随一年四季太阳活动的位置和昼夜时间的长短而规律地改变，并非固定不变，故真实地反映了自然界变化情况。从人与自然变化息息相应的观点出发，十二时的时间特征也就实在地反映了人体变化，此对因时认识人体生理活动、病理变化节律及择时诊断与治疗均可达到客观、准确的目的；十二时作为中医时间医学中时间标准应用的本身，也充分证明了注重自然界变化对人体节律的形成影响是中医时间医学特点之一。

第二节　强调机体整体性在人体节律形成中的作用

中医认为人体是一整体，在自然环境变化的影响下，人体的相应改变是一种各脏腑组织功能活动变化的整体综合反应，既包括各脏腑组织的周期活动，又包括了这些活动之间的联系。阴阳气血强调了人体脏腑组织功能等共性及其内在联系，中医故以其作为人体功能状态变化的整体性观察指标，阴阳气血节律是中医将人体作为一个整体观察得出的结果。

对各脏腑组织节律活动之间的相互关系，中医主要以五行生克学说加以概括与说理，这对临床利用时间节律变化诊治疾病很有助益。如以腹胀大为例，从发病部位上看应属脾病，但若病发于肝胆气血旺盛的夜间子丑时，则脾病腹胀大的昼夜节律的产生就与肝胆有关，因肝胆在其旺时，克伐脾胃，使腹胀大发作。诊断应属肝旺横逆犯脾，治疗除顾护脾外，亦需从肝入手。可见重视人体整体性对人体节律的影响很重要。

第三节　临床观察是主要的研究方法

中医时间医学的研究方法主要是临床观察。长期临床成功的经验与失败的教训两方面积累的知识被总结归纳，并在临床实践中不断被验证、完善与发展，逐渐形成中医时间医学的基本理论和应用方法。以择时治疗为例，通过在临床许多年各季节中治病体验，发现顺应自然界与人体季节变化施治可收到较好疗效，避免不良反应的发生，才总结出诸如针刺深浅，以时为齐；冬季闭塞，少用针石等因时施治法则，以及按“春夏养阳，秋冬养阴”的经验总结出“冬病夏治”等利用季节变化施治的方法。这也是中医时间医学重要特色之一。

第四节　属生物节律成因的内外因综合论派

目前，关于生物周期性变化的成因解释中，存在外生论派与内生论派两种观点。外生论派的观点是：生物体内之所以有周期性变化，是由于生物体自身的生理功能对来自自然环境的某些信号做出反应，受外因诸如生物、气象、理化等因素的调节，尤其认为是昼夜光暗周期变化的影响导致的，故生物变化密切相关于自然变化而与之同步。中医时间医学对人体节律的产生亦认为是人生活的自然环境周期变化影响的结果，尽管当时中医难以认识到电、磁场等物理现象对人的影响，但已确实感到光暗变化对人体有重要影响，有关理论中常常以光暗来喻代人体的某些变化。如《内经》说“平旦至日中，昼为阳，阳中之阳也……故人亦应之”等。另如选择密切相关太阳变化的十二时作为节律阐述的时间标准等，均可证明中医强调外界环境变化对人体节律的作用，表明中医时间医学具有节律成因中外生论派的观点。

现代内生论派的观点是：生物周期性变化是生物体内自发震动频率的表现，它是固有的、不依靠外界任何力量，故生物周期性变动的成因是内生的，由遗传而来，与自然界变化无关。从中医关于人体十二经脉气血流行灌注旺衰的阐述而论，中医对人体节律成因的认识又具有内生论派的观点。因十二经脉脏腑气血旺衰的时间性在一年四季的每一日中固定不变，不受外界影响，不因太阳活动位置改变与光照时间长短强弱而更动；所选用的十二时辰为时间标准，其各时辰时间长短一致，位置相对固定。各脏腑阴阳属性与昼夜之中各时间分期中阴阳盛衰变化无明显相关关系。即属阳的腑在白昼旺，属阴的脏在夜间旺等。凡此均表明人体脏腑气血流行灌注的周期节律性是与生俱来，自我调定。

以上所论可以看出，中医时间医学关于人体节律成因的认识，既有外生论派的观点，又有内生论派观点，只不过反映在不同的人体节律上。可以认为中医对人体节律成因的观点是：一部分节律得自遗传，与生俱来；一部分节律是后天形成，是自然变化影响的结果。这些节律互相关联，互相影响。内生节律在外生节律的不断调定作用下得以加强与维持，外生节律在内生节律的基础上受到自然外界变化影响而不断产生与巩固，久之又向内生节律进化。这就是中医关于节律成因的总的认识，掌握这种认识特征，有利于学习、研究与发展中医时间医学，并为临床应用打下基础。

第十一章　中医时间医学研究中若干问题的探讨

第一节　对周期性变化的病证阐述有异

目前发表的中医时间医学研究论文中,常见对同一脏腑病变的昼夜变化时间节律阐解不一。以肺病为例，有认为肺病的活动变化是日中病情加重，午后 3 ~ 5 时病情始轻减，直至夜半，病情稳定好转，患者神志清楚，思想愉快。其理论根据《内经》“五脏病慧静甚”说。有的则认为肺病多在早晨病情轻减，午前一般趋向好转稳定，但午后渐加，黄昏时明显加重，夜半则加重更为显著。其理论根据是《内经》疾病“旦慧昼安夕加夜甚”说。也有的仅认为肺病在下晡时病情轻减好转。因据《内经》“一日分四时五脏应时而旺”说，肺脏属金，旺于下晡，肺金功能旺盛，正盛抗邪，故而病减。至于肺病何时加重则未予论之。还有按子午流注说阐释肺病多在清晨 3 ~ 5 时，即寅时症情有减。又据美国 Wesson 氏提出的脏腑旺后之 12 小时是其最衰时说，认为肺病在午后 3 ~ 5 时即申时症情有加。其他还有按卫气、营气在人体中循环分布的昼夜变化节律说阐解肺病在夜间轻减等。以上对同一脏腑病变昼夜变化情况在理论上的认识竟然如此不同，真乃众说纷纭，莫衷一是。

第二节　对病证应时轻重认识不一

同一病证在某时究竟是病情增重或发作，还是病情轻减，目前存在不同看法。以阳虚为例：有的认为午时为阳气隆盛之时，得天阳之助，阳虚患者此时症情有减；有的则认为午时为一阴初生，阳气初衰之时，因而阳虚患者此时病加，又如胃病患者有认为辰时属胃，巳时属脾，脾胃相表里，其病则在辰巳时减轻；有的却认为其时胃病加重。因胃气本应主降，病则逆之易升不降，故有嗳气吐酸腹胀。辰巳乃上午之时，人体之气以升为主，胃病恰逢人体之气升之故而病情有加。还有的以同一节律说阐述不同脏腑的病变变化，或认为应时加重，或认为应时减轻。如有人以子午流注说阐释病证昼夜变化，对心病于午时应当趋向缓解，理由是午时心经气血功能旺盛所致。对肝胆病于子丑时则认为多为加重，其理由是子丑时正值肝胆经气血旺盛所为等。上述情况也存在古典医著中，如《伤寒论》对阳明腑证有“日晡潮热”的时间症状描述，而关于阳明病欲解时的推测则在午后申至戌时，日晡时在该段时间中，张仲景既认为日晡时是阳明病欲解时，又是该经病变某些症状加重时。如何正确认识，值得深究。

第三节　对施治择时见解不同

现在临床运用择时疗法时，常见对同一脏腑病变有强调在此时施治，有强调在彼时施治，两者均谓利用了人体节律。以肾阳虚为例：有认为宜夜卧时用药，有认为宜清晨用药，有认为宜午后酉时用药。夜间用药者以“肾病者夜半甚”为依据，清晨用药者或以明·杨瀛洲补肾药宜晨服说为准绳，或以现代医学皮质激素分泌节律做根据，酉时用药者则以子午流注说酉时为肾经开旺论为指导等。再以肝病为例，认为清晨为少阳主升之时，乃胆经旺盛时，肝胆相表里，用药治肝病宜在清晨服之者有之。以夜间子丑时为肝胆经开旺时，也有认为用药治肝宜在晚间子丑时服之。还有在同一时间对某脏腑病变或攻或补，如对肝病有认为宜在其旺之丑时用药补之效佳，有认为其时用药攻之而效著，他们均认为体现了时间治疗学的精神，可达到预期效果。此外，在同一节律说的指导下，对甲脏旺时用攻法，对乙脏旺时用补法，此不同脏腑在其功能旺时分别用攻用补，也都称是选择了最佳治疗时机。如心病午时用活血逐瘀法，是属攻法；对脾病巳时用健脾益气法，是属补法。两种择时施治均是子午流注节律说指导的结果。

上述中医时间医学研究中存在的理论问题必须尽快加以探讨解决，阐解与消除其中的矛盾，以利于中医时间医学研究的深化。

中医关于人体节律说是古人对临床现象的观察总结，几种不同的节律说其内涵有不同。“旦慧昼安夕加夜甚”说是病理节律之一，一般病变与常见症状多按照这一节律周期而变动，具有疾病昼夜变化的普遍性。如发热见于多种病变，属常见症之一，其热势一般于午后始起，至上半夜最甚，夜半后逐渐自然减低，清晨与午前一段时间热势基本趋向正常，午后又起，周而复始。此在小儿发热变化尤为典型，故有经验的儿科医生对夜半后就诊的发热患儿，除非高热，一般不主张服药退热，待其热势因时自退。又如疼痛是临床常见症之一，一般痛证患者，尤其是四肢关节肌肉体表病变所致疼痛常有昼轻夜重的变化节律。此外，危重患者的精神状态晨清暮昏的现象也极普遍。然而，也有某些特殊病证或具某脏腑病变的特征性症状，其变化不循“旦慧昼安夕加夜甚”变动而有各自规律。如属中医心痛的胸痛心悸、神志不宁、脑血管意外等症状多在夜间发作、加重或出现危象。属中医脾病的慢性泄泻、脾不统血时的齿衄、脾不主四肢时之周期性麻痹多出现在早晨等。古人对此又总结归纳，形成了“五脏病慧静甚”说，所谓：心病者，日中慧，夜半甚，平旦静；脾病者，日昳慧，日出甚，下晡静等，其形成原因为“脏独主其病时”。可见“五脏病慧静甚”说也是一种病理节律，与“旦慧昼安夕加夜甚”说不同的是反映了五脏病变的特殊变化节律。

子午流注说和一日分四时五脏应时而旺说，则属生理节律。一日分四时五脏应时而旺节律所提供的是，五脏功能在昼夜所分四时的变化作用下，由其升发收降之特性相应而出现的相对旺盛时，亦即旦时似春，肝与之相应；午时似夏，心与之相应；黄昏似秋，肺与之相应；夜半似冬，肾与之相应；脾则主四时等。各脏在相应的时间，其功能相对隆盛，此系古人采用类比方法总结归纳的人体五脏昼夜生理节律。子午流注说说明的是人体气血在脏腑经络中循环流注，一时辰流注一脏或一腑，一日十二时辰，人体十二脏腑依次得到流注，当某时某脏腑得到气血流注，其功能则随之而盛，所属经穴则处于“开启”状态，及时施针，可提高疗效。显然两说同属生理节律，但又有不同，何以如此，有待探讨。

以上分析可知，传统人体节律说有生理性，有病理性，有的反映了一般病变变化，有的反映了特殊病证变化，临床运用之阐解病证变化时，应明其差异，区别使用。尤要注意针对病变主证变化而论，切不可仅凭一种症状的变动就认定某病与某节律相关，若以偏概全必然产生错误的结论并互相矛盾。该文提出的问题就与此有关，由于未加区别地引用传统节律说，对同一疾病的周期改变或用生理节律，或用病理节律，或用一般病理节律，或用特殊病理节律阐释之，这种应用不同节律说去阐释同一病证变化，怎能不产生不统一或相互矛盾的现象呢？

关于疾病应时或轻或重两种截然相反的情况，与病证虚实、邪气潜伏情况有关。从理论上讲，在脏腑气血功能应时而旺之际，虚证患者应有所轻减，因其虚得到了生理性的补偿。实证患者则有以下情况：首先，邪气随其潜伏的脏腑组织气血的发旺发作或加重。如温病营血分病，夜热早凉，此因温热之邪潜藏于营血之中，夜晚阴气隆盛，阴血用事，病邪乘阴而动，发作于外而热起。又如《伤寒论》阳明病欲解于申至戌时，又潮热作于晡时，晡时在申至戌时间阶段中。此因阳明经旺于申至戌时，其显露于外的阳明经热病逢时而解，其潜伏腑中之热邪则随其旺而显露定时发作于外。其次，因部分病邪本身有周期作用节律，如疟疾。若与脏腑组织气血旺时恰巧相应，则正邪争搏剧烈，病证发作或加重，否则病情缓解或僵持而变化不显。可见当脏腑组织气血功能旺盛时，同一脏腑病证有的加重，有的减轻，与疾病虚实性质及邪气作用节律有关。至于运用病理节律阐述病证变化，则同一时间不应有或轻或重之改变，某时某脏腑病变要么减轻，要么加重。因病理节律本身已就疾病轻重变化有了时间限定。

对疾病应时或轻或重的认识有以下情况值得重视：其一，同属虚证患者于同一时间出现有的加重、有的减轻的认识，从理论上讲不能令人赞同。如阳虚者在午时病情是加重还是减轻，此两说必有一假，或均假，因对同一现象得出的两种相互矛盾的结论不可能同真。若两说均产生于对临床所观察的病证变动情况的分析，则其中有可能有诊断不确的影响因素，以阳气隆盛于午时，阳虚者多病证缓解的临床实际情况分析，认为午时阳虚反而加重的患者有可能杂入它证，或是阳虚假象，实质已非阳虚了。其二，对相同病证应以同一节律说释之，不能随心所欲地乱用，否则用生理节律说释之减轻的病情，用病理节律说论之则病情应重。对难以用现有传统节律说阐释的周期病证变化不应囿于古人之说而生搬硬套，牵强附会，要敢于大胆提出个人见解，实事求是。

关于择时施治，其目的是既要更好地达到治疗目的，又欲尽可能减少治疗过程中对正常人体生理活动的干扰与损伤。目前对相同病证施治择时不同的现象应重视，否则难以达到择时施治目的。如前肾阳虚施治择时例可知，其最佳施治时多达四个，何以如此？笔者认为关键还在于对节律说认识不够，以及节律说本身存在的不足。如是否所有传统节律说均能指导治疗用药？子午流注说属人体生理节律，传统用以指导择时取穴针刺，能否指导用药？尚难肯定。用现代医学生物节律说指导中药施治是否可行？如中药补肾类多具类皮质激素样作用，其与西医皮质激素有不同，后者作为外源替代激素按人体皮质激素分泌节律晨间给药，补肾中药晨服如何？还有中医生理、病理节律说有多种，各自用以指导用药，相互之间就可能因多个施治时机而悖逆。本书前面所提到的择时施治中存在的问题，与上述情况有关，需深入研究。日前可采用以下方法择时施治，以总结经验，逐步发展。

（1）根据病因节律择时而治，如疟疾病因有周期变动节律性，欲止疟作，可提前择时而治。

（2）根据病理节律择时而治，如湿温病易在午后热起，可在午前用药，营血分病夜热早凉可在下午用药。五更泄泻在清晨，可选夜晚临卧或夜半时用药等。

（3）利用人体生理节律择时而治，如发汗解表可上午用药，以利用人体阳气于上午升发之势，发挥药物解表作用，攻下逐里可下午用药，以利用人体午后阳气内敛、阴气沉降之势发挥药物攻下作用。其他如午前可乘阳欲盛之势补阳虚者之阳，午后可乘阴欲盛之势滋阴虚者之阴。

在临床运用时，对无明显周期变化的病证，可采取利用人体生理活动节律择时施治的方法，对有周期变化的病证，可按病理变化节律施治，一般在时间上应有所提前，最好结合药物入体后开始发挥药物作用的时间过程择定时机，以及时制止病情发作或发展，还可利用病体或病因于病情发作时对药物敏感性增强的变化，以较少的药物发挥最好的治疗效果。

本章对中医时间医学研究中有关节律说，病证应时轻重，以及择时施治等存在的理论问题进行了分析。认为传统节律说有生理与病理、一般与特殊之不同，疾病应时轻重不仅与节律说有关，与疾病虚实性质也有关，施治时间应注意据病因、生理、病理节律而选择。

第十二章　中医时间医学与现代时间医学研究的联系与区别

人体生命节律活动的奥秘，及其对医学的影响已成为中医和现代医学共同探求的内容。由于都是以人体作为研究对象，两种医学在研究中所采取的某些方法和得出的部分认识紧密相关，表现出一致性。然而，两种医学理论体系不同，研究的思路与方法也有相异之处，加之研究的时代背景、历史环境上的差异，中医时间医学与现代时间医学又有非常明显的区别。这种既相互联系、又相互有别的现象有必要加以探讨，以便两者互相借鉴，取长补短，共同深化对人体生命节律的认识，并促进其在临床广泛应用。

第一节　关于时间标准的选择

研究时间医学必然需要运用时间术语概念，不同的时间术语概念的使用，可反映出使用者对人体节律形成与变化机理的不同认识。以昼夜论，中医采用“时辰”作为时间标准。时辰包括十二时和十二辰两个内容，十二时内容是平旦、日出、食时、隅中、日中、日昳、下晡、黄昏、合夜、人定、夜半、鸡鸣。十二辰内容是子时、丑时、寅时、卯时、辰对、巳时、午时、未时、申时、酉时、戌时、亥时，每辰约合现在2小时。十二时的术语表明主要是根据太阳活动变化制定的。由于太阳活动有四季和区域不同的变化，同样称日出，以四季言，则冬季可在早晨八九点钟，夏季可在五六点钟，相差数小时。以区域言，南方与北方日出约相差一二个小时。各时时阈长短也不一，如合夜较短、夜半较长等。为了对十二时的变化相对定点，也因为日有风雨阴晴，直观太阳活动有困难，故又有时间较固定的十二辰与十二时相配。时与辰相配以时为主，一时可与数辰相配，也可仅与一辰，甚至半辰相配。如日出可与卯辰相配，日昳则仅与未相配。时与辰相配有季节性变动。如日出，冬季可与卯辰相配，夏季则与寅卯相配。

中医应用“时辰”为时间标准说明人体的变化节律，体现了中医把人放在自然环境之中探讨人体节律的研究特点，强调了自然界对人体节律活动的重要影响，特别是光照的变化与人体节律密切相关。从十二时术语所代表的时间分期中还反映了中医探索了光暗强弱对人体的不同影响。

现代医学则采用二十四小时的时间标准，观察描述人体节律活动。如节律活动周期起于何时，峰值和谷值相位在二十四小时的位置，并人为地将早7时至晚7时定为白昼，晚7时至次晨7时定为夜晚，以观察说明人体的昼夜变化。二十四小时关于各时间位置基本固定，时阈相等，不受自然外界太阳、月亮等变化的影响。人为划分的昼夜分期也与客观自然界光暗改变不甚相符。现代医学采用二十四小时为时间标准，体现了其注重人体节律活动本身的变化周期，对人与自然相应的关系则考虑较少，对光暗变化影响人体节律活动虽已引起重视，但较少注意光暗强弱不同对人体的不同作用。在对季节分期的时间标准选择上，两种医学也有不同。中医常以节气为时间术语，观察人体生理病理在四季中的节律改变，因节气日常是四季中自然变化明显的时日，对人体影响也大。现代医学则人为地将一年之中 12～2 月份为冬，3～5 月为春，6～8 月为夏，9～11 月为秋，此种划分与实际情况不尽相符。如立春日常在阳历 2 月，立夏日则多在 5 月等。两种医学对季节分期的认识差异，反映了两者对季节变化影响人体的重视程度不同。

以上中医选择“时辰”，是中医“人与自然相应”的基本观点的反映。现代医学尽管研究时间医学的本身就动摇了其“自身稳定”学说。但仍然受其影响，选择了与自然外界变化关系不密切的二十四小时。实际上，机体在其生命活动过程中，为适应自然外界的不断变化，已逐步形成了相适应的同步活动。无数事实已证明，人体节律活动也只是个相对稳定的周期改变，它也在不断地变动着，随自然界及人体作息活动的改变而改变。研究人体节律，选择时间标准应考虑结合自然界有关变化。

第二节　关于研究的基本指导思想

中医时辰医学以人体为一整体，重视对人体节律活动的综合观察与描述，如人体阴阳节律、营卫气运行节律、五脏病慧静甚节律等。所论阴阳、营卫、五脏等分别是人体多种组织功能的综合代表。以五脏为例，不仅包括五脏本脏，还包括与五脏相关的五体、五窍、七情、六腑等，有关五脏节律就包括了所有脏象学说内容。

对于人体节律的形成，中医注重人体各种器官组织功能活动相互之间的作用，如认为五脏节律的形成是脏器本身变化和脏脏之间作用变化的综合作用结果，并以五行生克学说阐释之。又如阴阳节律，是阴阳双方互为影响、互为消长而形成的，无阴节律也就无阳节律，反之亦然。这是中医“人是一个整体”基本思想的反映，说明中医以研究人体综合节律为主。

现代医学则注重将人体分割成各个组织器官，深入到细胞、分子水平去探究人体节律活动的方式与动因。观察的对象多以单个器官，一项功能，或一种物质变化为主。如皮质激素昼夜分泌模式，体温的昼夜改变，肾脏泌尿功能的变化周期等。此种以单一组织器官功能节律活动为研究对象，较中医具体，易于深入。要强调的是，综合节律将人体节律间，以及自然界的综合影响均考虑在内，包括了体内外有关节律形成的众多因素，故综合节律的研究是单个节律研究所不能取代的。单个节律研究则以某一具体脏器组织功能活动为专一研究对象。从分析方法入手，将单一节律从整体中分离出来进行观察，结果较为可靠，能够不断深入下去，充分揭示其机理。因此单一节律的研究非常必要，综合节律研究也无法取代之。

中医重视综合节律，现代医学则重视单一节律，这是两种医学在不同指导思想影响下各自侧重研究的特点。中医时间医学应汲取现代时间医学研究成果，并展开对人体单一节律的认识，重新分析评价综合节律的可信性、应用性，并不断修正之。现代时间医学则应结合中医综合研究节律的方法与成果，对所研究的单一节律，求其共性，加以综合归纳。

第三节 关于研究的方法与内容

中医时间医学是在长期临床实践经验的基础上逐步形成发展的，临床研究已成为主要研究方法。在临床研究中，主要采用了“黑箱”方法，增加了时间因素的观察，可称为“时间黑箱法”，从不同时间的输入对输出的影响来了解人体内部活动的因时变化，从而确定输入的时间性，并应用类比法，结合自然外界变化分析推论，提出基本变化的节律模式，最后以中医术语加以解释命名就算基本完成了。注重的是人体功能的时间变化，对人体时间结构如何并不重视，也未将人体节律分为固定的主节律（主钟）和次节律（辅钟）进行探讨。由于应用临床研究方法，主要从诊治疾病活动中得到体验，难以人为地通过改变环境观察人体变化。临床研究使中医直观体验人体病理节律机会较多，故中医时间医学直观描述临床疾病变化的节律模式较多，对人体生理活动则基本上由病理节律推知。如人体阴阳节律的提出与疾病“旦慧昼安夕加夜甚”有关，五脏病慧静甚节律则推知了五脏精气活动节律等。鉴于中医临床研究的这种特点，中医关于人体节律的阐述有些则为生理病理节律的综合，说明临床现象往往可左右逢源，有时用以释生理现象，有时则释病理改变，似乎都有其理，确定性不够。而对节律活动情况，采用盛衰强弱等词说明其活动量不同，也不精确，尤其是对盛衰转化的渐变时间过程无法清楚地阐明，以致对节律变化的多样性、复杂性，除了在时间上有所区别外，在节律图式变化上则难以显示，这是造成中医人体节律说有模糊、笼统之嫌的原因之一。

但是，中医时间医学应用临床研究方法，需结合疾病的诊治活动进行，故其研究又密切结合临床应用，总结出很多因时诊治的方法与手段，对时间医学的临床应用做出了贡献，提高了临床水平。如按时取穴针刺法，四时脉象节律在诊断上的应用，药物因时加减组方治疗法，以及因时选用治疗手段，冬病夏治法等。

现代医学主要采用实验室分析研究方法，将志愿者置于一定的环境之中，如隔绝外界的房间内，或颠倒受试者的睡醒节律，以及控制光暗、温度、饮食等，均是常用的方法，以此观察人体节律形成因素与机理。实验室研究方法针对性强，易于深入，可达到仅仅观察人体在自然状态下的节律研究中所得不到的结果。目前已发现人体许多节律是光暗变化影响所致，有些节律与睡醒周期变化同步，可以是睡醒节律变化的产物，据此，“时差疗法”得以问世。“时差疗法”不用任何药物，仅通过机体作息时间的改变达到治病的目的。已用于失眠的治疗、减肥等，疗效令人满意。

现代时间医学本着功能与结构的关系，欲据人体功能活动的节律现象寻求人体的时间结构，发现人体时间节律变化的主钟。现在有人提出了神经内分泌系统是人体的时间结构之一，松果体等则是人体节律主钟的假说。现代时间医学对人体疾病变化的节律性主要从生理节律的作用和生理节律的紊乱两方面阐解，认为很多病变的周期变动是生理节律活动影响所致。如认为发热的昼夜变化，午前低、午后高、上半夜高、下半夜低的节律，部分是肾上腺皮质激素分泌活动的昼夜节律所致等，此由生理节律推知了解病理节律的机理与中医由病理节律推知生理节律的做法截然相反。关于生理节律紊乱与疾病的关系，由于现代医学研究已定量化，使人们对复杂而多样的节律方式得以精确地描述，并可发现变化幅度较小的节律变化，故对生理节律紊乱与疾病的关系能够予以揭示，认为一些病变的发生是生理节律紊乱的反映。对此类病变的治疗，已拟在小白鼠等实验动物身上建立节律紊乱模型，寻求调治的方法，再逐步应用于人。关于节律紊乱与疾病的关系及如何防治等的全面揭示，则对人体病理机制将有新的认识，为临床施治提供新的治疗思路与方法，前景令人乐观。中医则因研究未定量化，以及由病理节律推知生理节律的方式，则较难开展这方面的研究，需要借鉴现代医学研究成果充实自己。

在因时给药研究方面，现代医学重视观察不同时间给药后血中浓度高峰，或半衰期的变化，或药物在尿中的排泄率等，以发现药物的最佳使用时间。对因时给药后疗效情况也观察探讨，但与前述现代医学的比较，后述的药效学研究则少得多。中医则主要观察不同时间给药后人体反应情况，疗效好坏，对药物在体内代谢变化中间环节则不顾及。

在临床应用方面，现代医学则开展较少，即使像皮质激素晨服可减少其反馈抑制内源性激素分泌的方法，尽管机理阐述清晰，得到实验肯定，但在临床则较少使用。中医时间医学研究成果在临床应用广泛，尤其是因时诊断与因时针刺等，已成为中医临床常规采用的方法。但现代医学在外科手术、器官移植、放疗化疗等方面的时间研究，则是中医尚未涉及、也很难涉入的领域。

两种医学关于时间医学研究的方法与内容上的差别已如上述，但两者也有共同之处，如均采用调查类比研究法探知月亮对人体节律、对妇女月经周期有作用，是众所皆知的事实。

第四节　关于两种医学在医学研究中应当互补的建议

中医与现代医学对于时间医学研究各有短长，两者应当互补，而绝不可能取代。中医关于时间标准的选择值得现代医学参考，中医文献中记载着数千年因时诊治的丰富经验，可供现代医学开展时间医学临床应用研究时借鉴。中医则应引进现代实验研究方法，对节律进行定量描述。对中药的因时应用，也应注重探讨其体内作用过程，此对肯定并深化因时服用中药的方法将裨益很大。对现代时间医学研究成果，中医还可借用说明古代传统节律说，如目前以 cAMP 与 cGMP 的关系与昼夜节律说明人体阴阳节律，有说服力。以皮质激素分泌节律解释中医“旦慧、昼安、夕加、夜甚”疾病昼夜变化的普遍规律，亦令人可信。现代时间医学可以中医关于节律的分类方法，将人体已发现的节律从相位、振幅、因果关系等整理归纳，求其规律内容，使节律系统化，以便于执简驭繁，探知成因及节律间的相互关系。如可将节律按中医阴阳节律归类法分为两大类：以昼夜峰值相位分为昼节律、夜节律；以振幅论分为巨幅节律、微幅节律；以因果分，有始动节律与从动节律等。

最后要强调的是，中医时间医学对举凡与时间有关的人体变化（如生长、发育和衰老），以及有周期改变又与人相关的自然变化内容（如运气学说），虽在人体个体上并不能表现为周期性节律变化，但在群体上能够显示的均属研究对象，这可能不属现代时间医学研究的范围。究竟是中医按现代医学那样去纯化研究内容呢？还是现代医学参考中医研究内容，扩大与充实时间医学内涵呢？值得深入探讨。

第十三章　中医时间医学医案

第一节　人体昼夜阴阳节律及其应用医案

午后心痛子时缓解案。

徐某，女，28岁，工人。1975年11月5日就诊。

因心痛彻背，背痛彻心，每日午时即发，持续至子时方渐缓解，痛有定时，呈撕裂状，病已月余。血、尿、粪化验，淀粉酶，肝功能，超声波检查均属正常。用阿托品、硫酸镁、硝酸甘油片等，痛不消；用安痛定阿尼利定能暂缓一时，但不能中止其发作；作实验性驱虫仍无效。

诊察所见：神识清楚，皮肤及巩膜无黄染，面色略青，舌质淡红，苔中根厚腻，少津，脉细滑无力。心肺正常，腹软，肝脾未扪及，无压痛及反跳痛，血压86/60mmHg。于就诊当日下午五时疼痛又作，呈阵发性痛。经用治冠心病之西药，中医行气解郁之剂，及乌、附、姜、椒大辛大热逐寒止痛之品，均未能中病。

窃思心痛之作，每交午初即发，至子时方减，疼痛有一定时间性。此午时一阴初生，正阳气初衰之时，缘人身一点元阳从子时起渐渐而盛，至午则渐渐而衰。疼痛之作，系患者阳气虚衰不能敌其阴寒之气，阴气盛，阻其阳气运行之机，阴阳相攻故而疼痛。苔腻，脉濡缓为湿痰内滞之证。证属阳气不足，湿痰内滞。治用补气温阳、健脾去湿消痰，方用附子理中汤加砂仁、半夏（附片60g，党参30g，白术、干姜各15g，砂仁、法半夏各12g，炙甘草10g）服一剂后症减，继服上方5剂后，疼痛消失而病瘥。

（赵天敏．云南中医杂志，1982，4：19）

阳虚午后胸痛案。

徐某，男，50岁，干部。

患肺结核已硬结，近日来每值午后胸痛即发，始为隐隐作痛，渐之增剧，至子时方见减轻。曾用抗痨药及止痛剂治疗均未见效。诊见其两鬓斑白，舌质淡，苔薄润，脉沉细，尺脉无力。证属阳虚阴盛，脾肾不足，治用附子理中汤加砂仁、半夏，服药6剂后疼痛缓解，后嘱常服附桂理中丸而胸痛遂愈。

（赵天教．云南中医杂志，1982，4：19）

午前目赤案。

米某，男，14岁，学生。1976年6月就诊。

发病半年多，每日清晨开始，两目红赤，目珠发困，视物模糊，中午后，眼睛红赤全退，视物亦清，逐日如此，不稍变化。经眼科检查为慢性结膜炎，用药无效。延请中医，用过多种法则，亦未有验，遂休学求医。诊脉略沉，舌淡苔白，无其他症状可据，自诉以前每服药时，均出现胃纳不佳，心下胀满，头目眩晕。查阅以前服用药物，诸如泻白散、龙胆泻肝汤、荆防败毒散、桑菊饮、冬地三黄汤、玄参之类。

思上午为阳气用事之时，病发于此时，非阳盛，即阳虚。根据现在脉象及过去用药，投以真武汤加细辛，必辛温回阳。两剂后，霍然痊愈。至今4年，随访未犯。

（王与贤．浙江中医杂志，1980，4：181）

夜半阳虚崩漏案。

樊某，44岁，女，1971年10月诊。

3年来，经期正常，经量不多，但淋漓不断，连续10余日始止，且有高血压，时作眩晕，当月25日，阴道忽然大量出血，经用西药止血、静脉滴注治疗，中药归脾汤、补中益气汤无效。27日夜间急诊，脉大弦急，舌红少苔。出血特点，白昼平稳，每到夜间大量出血，精神疲倦，腰膝酸困，自觉两腿冰冷，胃胀呕恶。分析脉证，为阴盛阳衰，病既属寒，夜半又值阴时，两阴肆疟，致崩漏大作。前所用药，因血压较高，又有出血，皆用清凉滋降之品，与证不合，遂以附子理中汤加归芍、龙牡以收敛回阳。服药后约20分钟，流血即止，头晕亦减，连服15剂，数年来之崩漏治愈，随访亦未复发，且血压亦恢复正常。

（王与贤．浙江中医杂志，1980，4：181）

夜半腰痛晨愈案。

苟某，女，38岁，1980年12月24日诊。

腰痛3个月余，每日午后两点开始疼痛，必以手按腰方得缓解，至次日天明自愈，曾服祛风除湿、活血通络止痛之剂30余帖，并用针刺理疗均未见效。舌淡苔白脉细迟，诊为少阴寒盛，肾阳亏虚。此病初发于夜间两点，乃丑时，愈于天明，正值寅卯。《伤寒论》291条说：“少阴病欲解时，从子至寅上。”此时正值阳进阴退、阳长阴消之际，阴阳交争则腰痛，天明阳气转旺，故其痛自愈。治当扶少阴阳气，投以右归丸加续断、熟地各28g，山药、枸杞、鹿角胶各14g，山茱萸、当归、肉桂、熟附片各10g，菟丝子12g，盐炒杜仲、续断、干巴戟天各15g。服3剂后，其病瘥。

（周德禄．四川中医，1987，3：41）

第二节　定时发作性病变治疗医案

夜半心下气逆上冲案。

田某，男，43岁，1979年3月诊。

发病10余日，夜间失眠，心下痞满，逆气上冲，不能饮食，经用西药镇静安眠、中药健脾养心等法治疗无效。诊脉两关弦劲有力，舌淡苔薄。发病特点，白天心胸不舒，烦满呕逆，每到夜间1时以后，忽然心下气逆上冲，翻搅难忍，以致不能安睡，必须起立活动，至翌晨4时左右，逐渐缓和，日日如此，不稍变异。动则病缓，静则益甚，追溯5年前曾患此病，未能确诊，三四个月后自然平复，此次发作，较上次尤重。谛思良久，两关脉盛，乃肝胃之病，动则病缓，静则病甚，乃气血流通行滞有异之故。夜间1～3点乃子丑之时，阴极阳生，子丑又为肝胆主气之时，从脉象症状时间合斟，病属肝胆，投以镇肝疏胆之剂。处方温胆汤合旋覆代赭石汤，重加代赭石、白芍以平镇敛降，少加附子以促经气流通，服1剂后，夜间发病，稍能忍耐，又服3剂，能一夜安睡，心下冲逆之疾，完全消除。

（王与贤．浙江中医杂志，1980，4：182）

夜半咳嗽加重案。

刘某，男，1.5岁，1980年1月24日初诊。

其母代诉：咳嗽闷气，每晚半夜至黎明病情加重，不能平卧，四肢发凉，出冷汗，天明后吐出几口黏痰病情稍有好转。用青霉素、链霉素及止咳平喘药治疗3日，病情未见好转，改用中医治疗。

患儿阵发性咳嗽闷气，痰声漉漉，声如拽锯，面色青黄，毛发焦枯，精神疲惫，四肢逆冷，骨瘦行迟，出冷汗，舌淡苔滑腻，指纹淡红，此属脾肾阳虚。夜半厥阴主时，一阳之气始升，自然界的阳气可助人体之阳气引动体内伏痰，致正邪交争而咳喘增剧。黎明后阳气更盛，伏痰得以外泄，气机得畅，则咳嗽暂平。治宜温补脾肾，佐以化痰止咳平喘，方药：人参8g，白术6g，茯苓6g，陈皮4.5g，附子4.5g，生山药12g，半夏4.5g，葶苈子4.5g，五味子6g，甘草1.5g，一剂，水煎徐徐服下。

药后病情好转，虽仍咳嗽闷气但未见大发作，已不出冷汗，能平卧安眠，四肢转温，食欲稍增。上方加熟地6g，继服3剂，疗效明显，症情更加减轻。再2剂，患儿咳嗽闷气已全部解除，用人参健脾丸改汤服用以善其后，随访两年未见复发。

（翟文堂．河南中医，1982，6：44）

夜半喘作案。

郑某，男，32岁，1980年3月诊。

因急事夜行30千米，夜半突发哮喘，喘息抬肩，喉间哮鸣，约3时许，自行缓解。此后每至夜半病作，过后如常，唯觉疲倦，医治无效，延月余来诊，面色如常，二便调和，口略干，舌红少苔，脉细数。诊为肾阴亏损、气失摄纳，治宜补肾纳气：生地、女贞子各30g，淮山药20g，泽泻、丹皮、茯苓、五味子各10g，枸杞子15g，沉香2g，5剂。药后喘减，后即未作，继以六味地黄丸善后，迄未再发。

（叶益丰．浙江中医杂志，1983，12：535）

心病子时发作案。

梅某，女，48岁，教师。

初诊：两年前患“病态窦房结综合征”，服西药及养心和营通脉之中药，诸症未改善，每在夜半骤作，先胸闷如堵，继则心悸气短，头晕目眩，语音低微，视物无力，颜面虚浮，四肢不温，脉迟缓，舌质淡带蓝。此乃心气虚弱，心阳不足，鼓运无权，血运不畅，脑失所养，心脉痹阻之故。前投药无效，乃一味治标之故。治病求本，当以温补阳气为先，和营通脉为辅：熟附块9g，川桂枝4.5g，炙甘草6g，紫丹参、全当归、大生地、炙黄芪各12g，杜红花3g，淡干姜4.5g，水煎服。

复诊：服上剂后未获效，胸闷如窒，子时尤甚，系药轻病重之故，再从前法增益：熟附块12g，上肉桂3g，淡干姜4.5g，炙甘草6g，潞党参、大生地各12g，紫丹参15g，杜红花3g，大麦冬9g，水煎服。服药后，诸症改善。继进上方月余，夜半眩悸基本控制。

（刘春堂．陕西中医，1982，6：9）

夜晚关节疼痛案。

哈某，女，49岁，工人。

手指关节疼痛，旧病复发，一周来，每子夜间静息之时则痛作，影响睡眠，前医曾投活血祛风、通利经脉之品未见功效。面目虚浮，苔白，脉细缓。因手指为诸阳之末，夜半则阳气衰弱，病由阳气不足，温运无力，不能通达于四末，血行迟缓，泣而不行，不通则痛。《内经》云："治不法天之纪，不用地之理，则灾害至矣。"故从原法，加用助阳之剂：熟附块9g，川桂枝、鸡血藤、潞党参各9g，水煎服。上方服5剂后，手指关节疼痛之症全消。

（刘春堂．陕西中医，1982，6：9）

午时头痛案。

唐某，女，45岁，1982年4月25日诊。

5年来每至夏季中午12点左右即发前额疼痛。痛时头痛如裂，眼球鼓胀如脱，抱头抵物，揉按锤打而不缓。服头痛粉、颅痛定，去痛片（索未痛片）等镇痛剂可获小歇，但翌日复痛依然，每持续1~2时自止。曾疑为"额窦炎"、"颅内占位性病变"，但经头颅摄片、造影无异常发现。脑电图、脑血流图亦无异常。又按"血管神经性头痛"、"神经症"治疗终未见效。所服中药亦众，多为川芎茶调散、半夏白术天麻汤一类祛风除湿之剂。患者月经、血压、饮食、睡眠均属正常，唯舌尖较红，苔白少津，脉浮稍数。

夏季者心火当令，午时又为君火司令之期，当此阳旺之际，火热炎上，循手少阴之脉从心系上达咽，入目系，窜于头面，故头额痛作。治当清泻少阴之火，试投泻心汤以稍息之。迄5月12日二诊，服药2剂头痛大减，续拟竹叶石膏汤予之。越两年因他病来诊，询之，自服上药后头痛两年未作，诸恙平复。

（李继贵．云南中医杂志，1985，3：39）

下半夜恶寒肢厥案。

秦某，女，28岁。

半月来，每晚定时发冷抖颤，诸医弗效。细审病情，恶寒肢厥每于夜间12点发作，由轻渐重，4小时后大汗如水淋漓，甚至被褥全湿，难以入寐，直至黎明，汗止栗定，夜夜如此，时刻不差。伴气短心悸，食后腹胀，少腹冷痛，经色紫暗而质清稀，夹有凝块而量多，半月淋漓不断。形体消瘦，面色晦暗，舌淡紫，苔薄白，脉沉细弦。血压70/50mmHg。出血日久，血脱气伤，亟当益气助阳。投补中益气汤加浮小麦不效，而更添咳嗽，痰稠黄，咯吐不爽。乃据子丑为肝胆主时，寅为肺旺所值之说，结合阴阳之气交持于肝肺的观点，认为证系"阴阳气不相顺接"，故投乌梅丸加减。乌梅12g，细辛3g，干姜6g，黄连8g，当归12g，附子12g，桂枝12g，党参6g，黄柏10g，沙参20g，枇杷叶12g。两剂后，汗、厥、颤诸症悉除，再予八珍汤调理而愈。半年后随访未见复发。

（赵满华．辽宁中医杂志，1983，4：32）

午后火郁发热案。

余某，女，46岁，1983年11月5日诊。

午后发热（37.8~38.5℃），历时月余，经西医断为不明原因的发热。曾用多种抗生素、激素联合治疗未控制。拟诊为骨蒸劳热，治以滋阴退热，用清骨散加减进治无效。患者每于下午发热，自觉骨髓中如焚，肌肤扪之烙手，心中愦愦，烦杂无奈，莫名所故，头昏胸闷，胁痛纳减，舌红口干，脉沉弦而涩。病发于与夫吵架后，历时近月，郁郁不乐，遂成此症。细思患者发热，骨髓中如炭，肌肤扪之烙手，皆由火郁于内，未得发越所致。胸闷胁痛，系气机郁滞，木失条达之象。心中愦愦，烦杂无奈均乃郁久化火内扰心神之征。热灼津伤则舌红口干，脉沉弦而涩为火郁气滞使然。据此分析，改从火郁论治。予升阳散火汤：生甘草、炙甘草、升麻、葛根、羌活、独活各6g，柴胡9g，白芍10g，西党参12g。3剂后，体温渐降，饮食渐进，药见效机，继用3剂而愈。

（刘炯夫．江西中医药，1984，6：37）

上午头痛案。

张某，女，17岁，学生，1984年2月10日诊。

症见每日上午7～11点，后头疼痛如裂，抱头嚎叫，须注射安痛定或强痛定针方可缓解，午后疼痛逐渐减轻，夜间则如常人。病已2个月，治疗无效而休。诊脉弦，舌质红，苔薄白。药用金银花25g，连翘10g，蒲公英10g，黄芩12g，菊花30g，薄荷10g，白芷10g，防风10g，辛夷10g，全蝎5g，川芎30g，甘草5g，蔓荆子10g，苍耳子12g。3剂后头痛大减，8剂痛止而复诊，一年后随访未复发。

（程绍欣．河北中医，1987，2：25）

酉时心悸发作案。

田某，女，48岁。

患者每天午后5～5时半呈阵发性心悸，发作过后一如常人，已10余日，日日如斯。素有五更泄病史，现伴见四肢酸困，食少。心电图示：室性并行性心动过速，伴不规则的传导阻滞。血压100/70mmHg，面色少华，形体消瘦，脉迟沉弱，舌淡紫苔薄。病发酉时属肾所值，加之脉沉迟弱，素有五更泄病史，认定肾虚。处方：何首乌30g，枸杞15g，杜仲15g，菟丝子20g，白果10g，狗脊30g，赤石脂10g，桑螵蛸10g，草豆蔻10g，藿香10g，合欢皮30g，远志10g，柴胡10g，香附10g，乌药10g，郁金10g，龙牡各60g，炙甘草12g，苦参10g，琥珀6g，连服4剂，未见复发。

（赵满华．辽宁中医杂志，1983，4：32）

子时小儿腹痛案。

赵某，男，13岁，1978年6月18日诊。

患儿平素健壮，忽于两个月前夜间一时许，在酣睡中小腹疼痛难忍，辗转呼号，按之不拒，温之不减，约时许后，痛势渐缓，患儿复睡。天明起床，霍然无病。次日夜间，届时复发，痛势如昨，连发数日。曾经血常规、便常规、肠透视未见异常。用镇痛、驱蛔、镇静等西药，理气、散寒、消导等中药无效。患儿精神气色正常，除腹痛外，未见任何不适。舌质淡红，舌苔薄白，脉象沉缓，尺弦。据发病时间正值肝经运行，疼痛部位也属肝脉所至，脉象尺弦，乃是下焦疼痛之象。约时许痛缓者，乃肺经当令，金能制木，故自平也。患者症状虽不多，但综上所见，乃肝之经气不行，届时而拘急作痛也。

选用芍药甘草汤：白芍30g，甘草10g，3剂。服后痛未再发，整夜安睡。

（宗修英．北京中医杂志，1985，1：38）

午后尿蛋白异常案。

刘某，男，24岁，干部，1983年6月8日诊。

1个月前，患者发现尿时有泡沫，经尿检有蛋白（+～++），经治疗后好转。2年前曾出现过尿蛋白。

现见上午、晚间尿检正常，未见蛋白，唯在中午则有蛋白（±）、（+），少量血细胞，双腿酸沉乏力，晨起心悸，食欲一般，量稍减，饮水量多，大便正常，经用中西药未能获效。精神尚可，眼睑略有浮肿，舌苔淡黄稍厚，脉象沉缓，左寸独强。

肾炎之蛋白尿，晨起量少，活动后增多，乃属常见。本例在中午出现，其他时间均属阴性，则有其特性矣。腿酸无力，口渴思饮，眼睑稍有浮肿，乃是肾阴不足，开合失司，水道不利之候，蛋白独见于中午，午属心经，左寸又强，正是肾阴亏损，不能济心而心阳亢盛，遂下移热于小肠，致使泌别失常，而蛋白出焉。故不应循肾炎治疗的陈规，而从时间考虑采用滋肾清心之法。方以二至丸合导赤散加味调制。药用：旱莲草20g，女贞子15g，黄连6g，生地18g，竹叶6g，木通6g，玄参15g，牛膝15g，白茅根20g，生甘草6g。7剂，药后诸症消失，尿检阴性。原方继服数剂，以资巩固。

（宗修英．北京中医杂志，1985，1：38）

寅时腰痛案。

白某，男，26岁。

患者左侧腰髋部呈闪电样疼痛两个月余，经投独活寄生汤两剂后，疼痛减轻。唯于每晨5时疼痛发作，由轻渐重，直至上午9时疼痛方止，止后一如常人。每日如此定时发作，再用独活寄生汤不效。因病发有时，依据“朝则为春，日中为夏，日入为秋，夜半为冬”的自然周期现象，以五行推论，晨属春，与肝胆相应，认为证属肝胆气滞，经络交接失畅，气血运转失灵，“不通则痛”。故应顺天之时，疏肝胆以活血，拟流气止痛汤加味。木瓜12g，木香6g，乌药10g，白芷6g，川芎10g，钩藤15g，蜂房10g，鸡血藤30g，延胡索12g，丝瓜络10g，土鳖虫10g，桃仁10g。1剂药后，次日晨起疼痛未发。唯感腰部有轻微酸困感，两腿稍感麻木，脉见弦细，舌紫苔白。药虽得效，但病机未变。继服前方加白芍30g、当归15g、熟地15g。6剂后基本缓解。

（赵满华．辽宁中医杂志，1983，1：32）

午时畏寒案。

黄某，女，45岁，工人，1982年4月4日入院。

患者1979年3月起，每于中午便出现全身畏寒，轻则畏风，加衣可解，重则覆被，仍寒栗不已，历时半小时至1小时而自行缓解，其后一如常人。发作不分冬夏，虽见中西医治疗，始终无效，诊断亦不明了，有胃痛病史。入院后三大常规检查无异常。症见面色萎黄少华，午时畏寒，胃脘隐痛，喜温喜按，恶心纳差，舌质淡红，苔薄白，脉沉缓。午时为日中阳陇，人当畏热而不当畏寒。该患者午时畏寒“是不应四时之气，脏独主其病者，是必以脏气之所不胜时者甚，以其所胜时者起也”。患者因脾胃虚寒，心阳不充，阳气不能透达于外，营卫失调，故午时畏寒。待营气渐充，心阳渐复，则畏寒自除，据此用吴茱萸汤温中散寒。药用：吴茱萸10g，党参15g，黄芩20g，陈皮6g，白芍10g，生姜18g，大枣10g，甘草6g，水煎日服一剂。4剂后胃痛稍减，午时畏寒未除，加衣被而不解，窃思病发有时，当治其时。故改用原方1剂2煎，取汁药250ml，于上午10时顿服，同时配合双侧足三里艾条温灸15分钟，然后覆被养阳，治疗4日后证减，10日痊愈出院，随访3年未复发。

（刘桂秋．湖南中医杂志，1987，1：46）

小儿夜啼案。

李某，女，3岁，1980年2月5日诊。

代诉：患儿近月余，每当寅时便大声哭叫，初以为娇气使然，继疑为蛔虫内扰，但用驱蛔药无效，迭经西医治疗无效。按其腹平软，饮食尚好，二便如常，平素也无明显病史。小儿夜啼多属食积及蛔虫为病，该患儿哭叫定时，历经月余，实为罕见。忆及王清任《医林改错》有夜啼属瘀血之说，盖血属阴，夜亦属阴，故血府为病常作子夜间，遂投活血化瘀之血府逐瘀汤。服药一剂，当晚哭减，3剂后，哭叫均止，再剂而愈。

（赵而立．湖南中医杂志，1987，1：46）

卯辰时发热与白虎汤案。

杜某，男，22岁，教师。

患者旧有鼻衄史，近10余日加重。3日前突然高热，体温在39℃左右，而发热常在上午7时以后，10时以前，日日如此，定时发作。伴见口渴欲饮，大汗头晕，衄血时作，量多色鲜，脉来洪数，舌红苔少。时值盛夏，结合卯时属大肠，辰时属胃，两者均为阳明经等理论，认定证属暑热燔炽阳明。故投石膏40g，知母10g，甘草3g，天花粉10g，扁豆10g，荷叶3g，白茅根30g，滑石10g。水煎2剂2日服完。二诊时发热已退，衄血已止，仍头晕口渴。原方再投2剂而安。

（孟琳升．上海中医药，1983，11：21）

午未时发热与葛根芩连汤案。

刘某，女，24岁，工人。1982年7月8日初诊。

发热（38～39.5℃）已13日，住某医院经中西医治疗无效。透视，摄片，实验室血常规、尿常规、便常规、痰常规及肝功能、红细胞沉降率等检查，均无异常。予静脉滴注可的松，中药投白虎汤、生脉散、清骨散等罔效。考其初期全天发热，尤重于晨起及中午，近4日来则移至中午12时到下午4时以前，到晚上7～9点发热又高，其他时间则体温正常，伴头晕、口渴、微汗。脉来沉滑略数，舌红苔薄微黄。认为暑伤阳明，拟白虎汤3剂，病无起色，反见小便黄，大便稀，日数次，便时肛门有灼热感。结合发热时间在午、未、戌，定位病在心、小肠、心包，故拟葛根芩连汤：葛根10g，黄芩10g，黄连6g，滑石10g，白茅根30g，竹叶10g，甘草3g，草豆蔻10g。水煎连服3剂，发热消失，诸症悉除。

（孟琳升．上海中医药，1983，11：21）

第三节　十二时辰经脉脏腑气血旺衰应用医案

夜半大腹奇胀案。

张某，女，42岁，工人。

10年前开始患大腹部胀满证，且胀满甚奇，白昼一如常人，饮食与二便正常。但每至下半夜2～3点钟便突发腹胀，且胀势辄以少腹、小腹上逆冲至大腹部，在睡梦中辄因此而醒，致不能入寐，至天明即渐舒。每晚如此，影响睡眠，甚为痛苦。10年来四处求医，迭经治疗，均未能获效。索观前医所进方，大多为理气、顺气或补脾理气之类。察其面部，尚无明显病容。舌质偏红，两边较甚，脉象右濡，左部弦劲。询知平时感情易于激动。细思腹胀服理气之类以消胀，本属正常治法，进补中之品从久病多虚论治，亦不为谬，何以总不见效？便从其发病的时间上着眼，用子午流注学说分析。考夜半2～3点，正属丑时，为气血流注肝经之时辰，腹胀当其时发作，与肝有关；且其气常从小腹、少腹上逆，此处为足厥阴肝经所过之路；左脉弦，平时感情易于激动，属肝气旺盛之象；舌质偏红，两边较甚，乃肝阴不足、肝火内郁之征。肝气旺盛易于横逆犯脾，大腹属脾所司，故此证病所虽在脾，而病本实在于肝。治宜养阴柔肝，以柔肝之逆而顺其气，补脾之虚以治其胀。方用：生杭芍15g，清炙甘草5g，生麦芽10g，代赭石3g，旋覆花10g，沉香片3g，南沙参10g，苏梗10g，云苓12g。方中之所以重用杭芍、甘草者，是因肝为刚脏，非柔养不克；肝苦急，急食甘以缓之，芍药、甘草合用，酸甘养阴为柔肝之要药。用生麦芽者，取其能疏肝气也。代赭石、旋覆花平肝降逆，使上逆之肝气下行。沉香既能理气消胀，又能降气，配以沙参有养阴之作用。此外，在服药方法上，取迎而夺之之意，嘱其白昼停服，临晚6时服头煎，9～10时服2煎。患者服药后泰然入睡。服5剂后复诊，据述服至2剂，夜半已不再腹胀，患者十分欣喜。药既中病，再以原方加健脾之白术10g，嘱其再服5剂，以巩固疗效。

（孟景春．广西中医药，1981，3：5）

子时目痛眩晕案。

陈某，女，32岁，1980年8月7日诊。

每夜12点左右，先觉有气循两胁上走头部，旋即耳中及咽喉作痒，须臾耳底疼痛如锥刺，痛引头角如割如灼，阵作咳嗽，头晕目眩，床屋即刻若倾倒然，历时半小时左右方息。平息后神倦乏力，咽干口苦，心中愦愦，如此时已3个月。经五官科、神经科检查未发现内耳及头颅病理征象。平日时有腰痛眼花之感。舌正苔白，左脉细缓，右脉略弦。

子时为阴尽阳生之际，又为气血流注于足少阳胆经之期。当此阳气生化之时，阴不济阳，少阳风火独升，少阳经脉环耳而行复入耳中，风火上扰清室，故耳痛作，眩晕起。诚如《素问·至真要大论》云："少阳之胜……耳痛。"《伤寒论》谓"少阳之为病，口苦、咽干、目眩也"。根据《内经》"少阳之胜，治以辛寒，佐以甘咸，以甘泻之"之旨，投以柴胡加龙骨牡蛎汤，竟两剂而痊，后以肾气汤调之，腰痛眼花亦愈。

（李继贵．云南中医杂志，1985，3：39）

寅申时胃痛案。

杨某，男，50岁，1983年2月9日诊。

胃脘疼痛3年，冬季作，夏季止，且疼痛每发于凌晨4点和午后4点，余时不作。痛时胃脘膜胀，并向右腹部攻冲，伴呕恶吞酸，痛约1小时许而止，予药不减，寅申过后不药自平。除大便稀软外，一切正常。作胃镜、钡餐检查亦未见炎性病变和溃疡。舌苔淡黄而润，脉沉细而弦。

痛发于冬季者，多为中阳不振之故。而又作于寅申之时者，按地支化气规律，寅申为少阳相火主时之期，既为少阳主时，少阳之气必旺，故《伤寒论》云："少阳病欲解时，从寅至辰上。"少阳旺盛之气引动肝木乘中阳不足而横逆，于是胃痛作矣。此即《内经》所谓"气有余，则制己所胜"，亦"亢则害"之义也。后贤有：治胃者必当调肝，以柴胡桂枝暖土达木，缓急止痛而瘥。

（李继贵．云南中医杂志．1985，3：39）

巳时腹痛经水淋漓案。

李某，女，1960年诊。

因工作过度劳累后阴道流血，淋漓不断，经治疗血止，过20余日后发现腹痛，脐旁压痛明显，无包块，每日上午10点半始疼，疼痛难忍，一直疼到12点，不经任何治疗痛自止，每日如此，持续20余日，经多方治疗不效。患者因疲劳思虑伤脾，脾虚不摄血，故经血淋漓不断，虽经治疗血止，但脾经虚寒并未根除，脐旁为脾经循行部位，上午10点巳时脾经气血当至而不至，本经无以充养故腹疼难忍。拟用调理脾胃之补中益气汤合温脾汤健脾益气，养血温中。药服1剂痛减，2剂痛止，又服1剂善后即愈。随访20余载腹痛未作。

（栾鸣刚．新中医，1981，3：16）

上午眉棱骨痛案。

崔某，女，37岁，1964年9月诊。

患者头痛两年，每劳累则发作，以前额及眉棱骨处痛重，痛甚不欲睁眼，懒言，每在上午8～11点痛甚，过后自行缓解。面色萎黄，表情痛苦，精神不振，舌淡红，苔薄白，脉沉细。证属脾胃气虚，清阳不升，浊阴不降故头痛，劳则气伤，故劳累时痛甚。

上午8～11点为辰巳时，脾胃气血运行之时，故用调理脾胃以治之。予以补中益气汤加减：黄芪15g，党参15g，白术10g，陈皮10g，升麻6g，柴胡10g，白芷10g，细辛3g，水煎服3剂。

服上方3剂后头痛明显好转，疼痛已能忍受。加菊花10g，继服3剂，痛止。两个月后又因劳累、生气而复发。原方又服6剂，头痛止。

（李兆秀．新中医，1981，3：16）

午后身热案。

李某，男，27岁，1964年12月诊。

近年来每晚工作到12点左右，经常头晕耳鸣，记忆减退，口干不欲饮，食可，腰膝酸软，五心烦热，现又夜间盗汗，二便正常，每日下午5～8点身热，8点后身热渐渐自退，日日如斯。诊见患者面色口唇皮肤干燥，精神不振，消瘦，舌红裂纹，苔白薄，脉细数。证属肾阴亏虚，肾精不能上荣于脑，故头晕耳鸣，记忆力减退；腰为肾之府，故腰膝酸软，肾阴虚生内热，故五心烦热，下午5～8点酉时（刚入戌时），肾经气血运行时，本脏病见，热自内生，故低热。拟滋补肾阴为治则，用六味地黄汤加减：生地、熟地各15g，山药15g，枸杞15g，丹皮10g，茯苓10g，泽泻10g，地骨皮12g，青蒿10g，桑椹子30g，知母10g。水煎服，3剂。

药后症状减轻，体温基本正常。原方加百合15g，服3剂后症情进一步减轻，后据证加减服药10余剂，继以六味地黄丸调理而愈。

（李兆秀．新中医，1985，3：16）

丑时腹大神昏案。

童某，男，17岁，学生，1982年10月2日就诊。

定时腹大神昏已月余。每于午夜2时，先呵欠数声，旋即腹大如鼓，继而昏不知人，喊之不应，推之不动，待至3时左右，上叹气，下矢气，腹大逐渐消除，神志清醒，一如常人，余时如常，曾经中西医医治无效。察其面色晦暗，神情默默，形体微消瘦，时心烦喜呕，口苦咽干，大小便正常，舌淡苔薄白。细问之，知遇一条大蛇横卧路中，惊吓不已，思之即病发丑时，盖丑时为气血流注肝经之时辰，肝经气滞不通，木郁克土，腹为脾所司，腹大其时当责之于肝，手足厥阴经气相通，阻滞心包故神昏，投以小柴胡汤加石菖蒲、郁金，疏肝解郁，宣通心包。药用柴胡10g，黄芩10g，石菖蒲10g，郁金10g，党参10g，半夏10g，大枣5枚，生姜2片，甘草5g。服3剂，腹大神昏消除，宗原方加白术10g，4剂，以巩固疗效。后病家信告，药后其病未复发。

（倪子到．湖北中医，1988，21：32）

巳时崩漏案。

李某，女，18岁，学生，1987年7月16日初诊。

月经来潮持续20余日不净，每以上午10时经量多，腰痛四肢乏力，舌淡无苔，脉关弱尺大。1981年曾患功能性子宫出血，住院治疗血止。此次病发，采用益肝肾、理血止血不效，遂注重因时辨治。

上午10时为巳时，据子午流注学说论当为脾经值令，此时经量增多，脾经当旺不旺，失其统血之能，结合脉证，乃属脾虚不能统血，肾虚不能固本，治宜温补脾肾为主，佐以理血止血，方用归脾汤化裁：黄芪30g，当归、淮山药各15g，仙鹤草、党参各20g，白术、茯苓、补骨脂各15g，桂圆肉、阿胶各12g，木香、甘草各6g。

服上方3剂血止，继服3剂巩固疗效，随访1年来见复发。

（李克曲．新中医，1988，3：22）

酉时崩漏案。

王某，女，27岁，1983年9月10诊。

月经提前半月来潮，每日下午6时左右经量多，色暗无块已月余，并伴腰膝疼痛，平素月经正常，舌光亮无苔，脉沉两尺大而无力。下午6时左右为酉时，为肾经当令之时，肾气虚弱，当旺不旺，则冲任不固而经量多，脉证合参属肾虚下元不固，肾气虚不能摄血。治宜补肾益气，兼以理血止血。方用六味地黄丸化裁增减：丹皮12g，茯苓、山药、熟地、杜仲、白术各15g，旱莲草，莲房炭、棕榈炭、黄芪各30g，仙鹤草20g。

上方服用3剂而血止，腰膝疼痛缓解，随访4年未见复发。

（李克曲．新中医，1988，3：22）

午时哭泣案。

贾某，女，26岁，农民，1977年3月2 0日初诊。

患者每日上午11点至午后1点左右必到屋侧其母坟前无故痛哭，约两小时许即如常人，3个月来风雨无阻，每日定时必发，不能自制。更医数人，屡治无效，患者甚觉苦恼，曾拟诊为神经症。症见晨起口苦，心中烦躁，多梦失眠，头昏肢倦，舌苔白腻，脉弦滑。按少阳胆经痰热扰乱心神论治，用温胆汤加味。处方：半夏、陈皮、郁金（白矾水炒）各10g，胆星6g，黄连5g，茯苓、丹参、瓜蒌仁、竹沥（冲服）、枳实，夏枯草、竹茹各15g，生姜2片。二剂见效，连进4剂即诸症若失，随访十余年未发。

午时为气血流注心经之际，《内经》说："在脏为肺，在声为哭，在志为忧"，"邪气并于肺则悲"，"肺病者日中甚"。心火旺而灼伤肺金，则哭泣发作于午时。《医碥》认为哭泣是"火灼肺金，金受郁制，无所投告，肺主悲，故欲痛哭也"。故以温胆汤加黄连、竹沥、胆星化痰清热，和胃安神。因时诊断用药而效。

（马建平．新中医，1988，71：22）

第四节　小柴胡汤医案

子午时发热与小柴胡汤案。

苏某，男，21岁，学生。1982年6月12日初诊。

发热10余日，每当中午12时和夜间12时前后高热发作，各持续2小时左右，体温在38~39℃，余时体温正常，饮食二便正常。除发热时微感头痛、倦怠外，别无不适，屡经中西医诊治，病状莫名，症状依旧。诊脉微弦，舌象正常。考其既往治疗，未从时间因素分析，因悟及岳美中老师“子午两时为阴阳交替之时”理论，认为该证系阴阳不协调之候，故拟柴胡10g，黄芩10g，甘草6g，半夏10g，党参10g，生姜10g，大枣5枚。水煎2剂分2日服。药后发热不高于38℃，发热时间改为上午9时与下午6时左右。病机有所扭转，但尚未改变，故仍于原方加石膏30g。再服2剂而愈，回校复学，至今未见复发。

（孟琳升．上海中医药，1983，11：21）

上午头痛案（小柴胡汤加味）。

张某，男，29岁，1992年10月14日初诊。

初诊：头痛时轻时重已持续3年，曾用中西药治疗而未愈。诊查：每天晨起（6时左右），头先发紧似束，后开始疼痛，以两侧为主，痛时恶心，口微苦，胸胁满闷，舌红苔薄黄，脉细弦。随着时间延伸，直至12~13时，诸症始见缓解。辨证：从三阴三阳之主气看，早晨6时左右正是卯时，少阳主气，日中11~13时正是午时，属太阳。少阳者，幼阳也，其经起于目外眦，上头角，下耳后，入耳中，出耳前。由于少阳升发不足，遇邪风外扰，少阳经气滞涩不伸，故觉头痛如束，重在两侧。“少阳之上，火气治之”，口微苦为少阳胆火上炎所致。胸胁为少阳经所过之地，其气不畅故胸闷。恶心为胆气犯胃，胃气上逆之表现。太阳者，盛阳也，巳午之时阳气大盛，少阳得天阳之助，其气得以伸张转枢，转枢既利，痛则渐平。舌红为热象，脉细为本虚，弦为少阳主脉。头晕乏力正是本虚之征。此为少阳头痛。治法：和解少阳。处方：小柴胡汤加味。

柴胡24g，半夏10g，党参15g，黄芩6g，陈皮10g，云茯苓10g，桑叶10g，菊花10g，僵蚕6g，炙甘草6g，大枣6枚，生姜5片，川芎15g。4剂，水煎分2次服。第1次必须在早晨寅时（4~5时）服药。

二诊：服前药后，头痛大减，时间也缩短到上午11时。舌苔转常，舌质如前，脉细弦。效不更方，前药再进4剂。

三诊：上药服至3剂后头痛即止，4剂服尽，3日未发，而于昨日午6时忽痛须臾，今早未痛。观口苦、胸满、恶心诸症已去，舌脉如前，此乃余邪未尽，故仍以上方出入治之。处方：柴胡15g，半夏10g，党参10g，黄芩6g，茯苓10g，枳壳6g，竹茹10g，石菖蒲6g，川芎15g，杭白芍10g，炙甘草6g，大枣4枚，生姜5片。4剂，煎服如前。先后服药18剂而愈，经随访再未复发。

本案因邪在少阳，故用小柴胡汤和解为主。初诊、二诊方中重用柴胡，因柴胡轻清，升达胆气，胆气条达，则十一脏从之宣化。即经所谓凡十一脏皆取决于胆者是也。少阳升发不足是为本虚，故重用党参，合甘草、大枣补益气血以助少阳生化。因有热象，加桑叶、菊花、僵蚕以除风热；呕恶头蒙，为痰气干扰，故加陈皮、云茯苓取二陈汤之意以燥湿化痰；加川芎活血祛风，专治头痛。三诊治法同前，唯加石菖蒲开窍辟浊，杭白芍入肝胆以活血养营，少阳得助，气血得和，头痛自愈。

（赵文鼎，李泉云，李子质．中医杂志，1996，2：88）

巳时寐证。

朱某，男，15岁，1986年3月12日诊。

因上课困睡，影响学习20日初诊。

20余日前感冒，自用强力银翘片后症状消失，此后，每日上午9～11时，先有心烦不安，全身发热，两太阳穴隐痛，继则困倦，顷刻酣睡。虽于其耳边呼唤，亦张目又睡，不能自制。11时后渐醒若常，余无不适。前医多投以健脾养心之剂，罔效。舌尖略红，苔薄白，脉弦细。细思《伤寒论》："伤寒，脉弦细，头痛发热者，属少阳"，"伤寒中风，有柴胡证，但见一证便是，不必悉具"。此乃外感风邪，表证虽去，邪伏少阳，素体脾弱，木气乘之，上午9～11时，乃巳时脾土主气，故巳时发病，枢机不利，气机郁滞，卫阳不得外达，《灵枢·大惑论》："卫气留于阴……不得入于阳则阳气虚，故目闭也。"阳郁为火，火邪内扰，故发热，心烦不安；气血逆乱，清窍不利，故头痛。是以小柴胡汤和解少阳，入连翘以清郁火。方用柴胡15g，黄芩10g，清半夏10g，潞党参12g，连翘12g，炙甘草5g，大枣5枚，生姜3片。2剂，水煎服，日1剂。

1986年3月15日复诊，上午困睡等症已除，但精力尚感不足，舌淡红，苔薄白，脉细弱。嘱常服人参归脾丸善后。随访3个月，患者精力旺盛，病未复发。

（朱彤．山东中医杂志，1987，3：45）

酉子定时呕吐案。

渠某，男，41岁，教员。1979年9月5日入院。

患者定时呕吐已有半月，每于夜半1时及晚上7时呕吐数次，其余时间一如常人。曾用多种中西药物未能控制。体质消瘦，精神不振，面色晦滞，嗳气不爽，口苦咽干，胸胁胀满。细问之，知病前因故生气动怒。当病作时，先觉右胁下有气一股，上冲咽喉，进而烦躁，恶心，片刻吐势骤作。脉弦，舌淡。X线提示：食管及胃通过良好，无异常所见。血常规正常。因思子丑之时，为肝胆所值之际，证属肝胆气滞，经气不通，木郁克土，升降失常，胃气上逆。即投加味小柴胡汤，以图和胆疏肝，宣通经气：柴胡12g，黄芩、党参、枳壳各10g，半夏15g，甘草3g，生姜9g，大枣12枚，吴茱萸8g。1剂后，呕吐未作，再进1剂，病愈。随访4个月未发。

（周录．浙江中医杂志，1980，5：218）

第五节　数药同用择时分服病案

早晚因时异药分治案。

胡某，女，20岁。

1981年3月患头痛不寐，服磁砾、朱砂安神丸、酸枣仁汤等两个月余，非但弗效，且增癫狂。住某院治疗3旬，癫狂虽愈，复增震颤，服调气养神汤20余剂，效仍不显，同年9月6日前来医治。诊见：头摇手颤，夜睡则止，晨起则重，头胀头痛；夜卧则剧，晨起则减。每夜服泰尔登100mg能浅睡二三小时即因头痛而醒，一夜常服两次。腿亦软弱，步履如踏棉，脘胀纳少，渴饮不多，便干溺黄，经水四月未行，舌红无苔，脉弦细而硬。辨证分析：夜睡则血气因体位之平易于奉脑，然逆气亦趁此机而干扰清窍，故卧则头痛，头胀，神难守舍，此乃肝气实；晨起，行坐虽利于血气、逆气下行，以上症状得减，但手头又因此失养而摇颤，属心肾阴血亏虚，虚实互见，上下矛盾，故以早晚异药分治：晨起醒神濡脑，滋肾益心，药用六味地黄汤化裁：红茶20g，生枣仁40g，生地30g，山茱萸、丹皮各20g，龙眼肉、柏仁各30g。水煎，早起至日晡饮尽；临睡前宜镇肝潜阳，引血下行，药用张锡钝建瓴汤化裁：生山药40g，牛膝25g，生赭石40g，生龙牡各30g，生地、柏仁各20g，炒枣仁30g。水煎，寐前顿服。该法用5日小愈，服至9日，寐神宁，震颤停止。遂予归芍地黄丸缓图，4旬后月水亦至，它证全失。

（赵士魁．河南中医，1984，5：40）

午前甘温午后凉润法退热案。

黄某，女，6岁。

体禀瘦弱，每届夏令则纳差身热，经多方检查诊为小儿夏季热，于1978年夏来诊。患儿发热始于黎明前寅卯之际，至辰巳之间（上午9时左右）最高可达39℃，自觉面部烘热，乏力，至午时热降至37.5℃左右，口渴欲饮，自汗纳差，苔薄舌偏红，脉细数两寸皆虚，此系气阴两虚之证。治分两途：午前治以甘温，药用：党参、黄芪各15g，柴胡12g，升麻、白术、陈皮各6g，甘草3g。嘱清晨服头煎，9～10时服二煎，午后治以凉润，药用：太子参、麦冬各15g，五味子6g，罗汉果一只。煎汁代茶频饮。经治5日，热平纳增，乃改为：太子参15g，麦冬、功劳叶各12g，五味子、陈皮各6g，甘草3g。连服半月以巩固疗效。并于同年冬至开始服两仪膏调治一冬。次夏随访正常而告愈。

（李浩然．辽宁中医杂志，1985，6：11）

第六节　迎而夺之治疗法医案

因时服药法治愈夜半腹痛案。

彭某，男，42岁，干部。

右上腹及两胁肋胀痛4个月余。曾经胆囊造影及钡餐检示：胆石存在及十二指肠溃疡，住院治疗未愈。半月来，每于下午7时始右上腹及两胁作痛，嗳气则稍缓，至夜半后方止。口干不饮，口苦，便稀，舌黯，苔薄黄腻，脉弦数，证属肝郁气滞夹湿。因黄昏金气旺，肝木之气衰，邪势驰张而痛作，夜半后至平旦肝木之气渐旺，阳气渐升，邪退则痛止。乃恩《回春录新诠·虚劳》曾以不同药物：“早服温肾水以清肝”，“午服培中土以消痰”，叶氏《种福堂公选良方》亦用“午后服健中运湿方”之法，遂以晨起投药，赖肝旺之气与药力相合驱邪于外。拟疏肝理气运脾之法。方用：柴胡10g，白芍24g，枳实9g，丹参15g，砂仁、延胡索、川楝子、吴茱萸各10g，檀香6g，甘草3g，4剂。早上

5 时服头煎，晚 6 时再服，以挫邪势。

复诊（7 月 31 日）：自述 1 剂后疼痛大减，节律消失。4 剂后，仅留口干、舌黯红，苔薄腻。守上方去砂仁、丹参，加黄柏 10g、丹皮 9g、香附 10g、檀香 3g。另作化石汤嘱其常用，服法同前，1 个月后信访疼痛未再发。

（周贤清．四川中医，1985，6：29）

午后投药病愈案。

陈某，32 岁，工人。

两侧腰坠痛，前阴潮湿两年余。前医用四妙散台芍药甘草汤未效，即来院求诊。腰坠痛，前阴湿如水洗，上午嗜睡，暮夜则渴欲多饮，夜间两膝以下汗出湿被，口黏，失眠多梦，咽干，舌红，苔黄腻。乃清晨及上午木旺土衰，脾失运化，清阳不升故嗜睡，入夜则水旺火衰，湿盛于内，与热相抟，水津外溢，汗出湿被，湿热蕴于下焦所致。清热燥湿为法，当于午后（未时）脾土之气旺时投药，佐以夜服养心药。继用三妙散合芍药甘草汤加味：苍术 9g，黄柏 9g，牛膝 12g，知母 9g，续断、桑寄生、白芍、酸枣仁各 10g，牡蛎 18g，甘草 6g，两剂。午后 1 时许服头煎，晚 9 时（晚睡前）再服，一日 2 剂。

一剂后腰痛减，汗止，守方 10 余剂告愈。

（周贤清．四川中医，1985，6：28）

迎病用药截止腹痛案。

卞某，男，30 岁，1973 年 1 月诊。

素有脘痛史，1969 年经 X 线检查发现“十二指肠球部溃疡”，曾用过多种中西药效果不显。痛以空腹为甚，得食稍缓，喜温喜按，且喜甜食，不吐酸或嗳气，苔薄脉缓。曾服过较长时期归芪建中汤，药效平平。投以炙黄芪、白芍、饴糖各 30g，桂枝，干姜各 10g，炙甘草 3g，金橘饼 3 枚。每剂药煎 3 次，将药汁汇聚贮于保温瓶中，但痛作则服一小杯，不拘次数。5 日后复诊，大效。再进 5 剂后改膏剂，调治一冬，脘痛杳然。一年后 X 线检查未见溃疡。

（李浩然．辽宁中医杂志，1985，6：13）

第七节　顺势施治法医案

夜半服药尿路结石得排案。

患者，男，36 岁，1983 年诊。

经腹部平片确诊为左侧输尿管上段结石，如枣核大小，左肾中度积水，患者面色㿠白，心慌乏力，腰膝酸痛，排尿无力。经用补肾益气、利水通淋等法治疗 4 个月余，摄片复查：结石未见外排。患者证属肾气虚弱，用上法治疗本属不谬，何以不效？《素问·藏气法时论》说：“肾病者，夜半慧。”《伤寒论》：“少阴病欲解肘，从子至寅上。”少阴病主要指心肾阳虚，上述内容均说明肾中病变可考虑利用其于夜半欲解时趁势用药。于是嘱患者每于夜半 12 时仍沿用原先药物，连服 12 日后，患者在清晨排出一枣核大小多角的结石而愈。此因时服用补肾通淋之药，加强节律优势，使石排而病解。

（陈放中．辽宁中医杂志，1987，10：10）

第八节 根据月亮相位调经法医案

上弦温养补益调经案。

李某，女，27岁，教师。

初诊：患者17岁月经始涌，经行后期，每次推迟至45日以后，量少色淡，少腹绵绵作痛，喜温喜按，平日体倦乏力，面色萎黄，舌淡红，苔薄白，脉细弱。曾服用桂枝茯苓丸、当归片等效果不显。此为气血两虚之证，治宜养血益气。八珍汤加味：熟地12g，当归15g，川芎12g，白芍12g，党参12g，白术12g，茯苓10g，炙甘草6g，丹参10g，枸杞10g，香附10g，茺蔚子6g。3剂，嘱其在上弦时每日1剂。

二诊（三月廿五，癸丑）：服上方后月经随即而至，经色转深，量较前多，腹已不痛，药证相合，效不更方。嘱其下月上弦时照原方继服3剂。

三诊（五月初三，庚寅）：服上药两剂，月经应期而至，色量均正常，腹不痛，精神面色好转，为巩固疗效，嘱其下月上弦时再服两剂。

（郑国柄．山西中医，1987，4：25）

月望时逐瘀通经案。

田某，女，36岁，农民。

初诊：一年前争吵，月经延期至50日而至。又因经时劳累而致月经量多，色暗有块，连续八九日不止。经一医以举元煎加阿胶、血余炭、小蓟炭、地榆炭、棕榈炭等药两剂后，经血止。随后月经至今未潮，但每月之内或衄，或便血，且小腹憋闷，有时刺痛，头晕，口干，舌质暗，舌边有瘀点，苔薄腻，脉沉涩，先后服用犀角地黄汤、丹栀逍遥散、桃仁承气汤等加味，效果不显。患者前因气滞经水延期，后虽得通，又用收涩之剂固涩，今观舌、脉均有瘀血之象，证属瘀血阻遏，经水不通。拟活血逐瘀，少腹逐瘀汤加减：当归12g，川芎10g，赤芍10g，延胡索6g，乳香10g，没药10g，桂心6g，牛膝6g，茺蔚子10g，蒲黄6g（包），五灵脂6g。3剂，嘱其在月圆时服。

二诊（九月廿一，壬午）：服上方2剂，少腹窜痛，月经来潮，下黑色瘀块及小量黏稠经血。3剂后经血转暗红，已无块，腹不痛。5日后经净，头晕，口干均有好转。诊其脉已不涩，舌边的瘀点已去，经痛瘀去而愈。

（郑国柄．山西中医，1987，4：25）

下弦固摄安胎案。

石某，女，29岁。

初诊：婚后6年未孕，丈夫健康。婚后月经量少于婚前，且小腹有冷感，精神疲惫，腰酸腿软，小便清长。近年来因家庭纠纷而精神抑郁，月经错后，乳房憋胀，舌胖苔白，脉沉弦。先后用过女金丹、定坤丹等罔效，证属肾虚肝郁，以艾附暖宫丸合开郁种玉汤加减：当归12g，白芍6g，川芎6g，熟地6g，焦艾6g，桂心6g，香附10g，续断12g，白术12g，茯苓6g，吴茱萸6g，生甘草6g，茺蔚子12g，4剂。嘱其在下弦月时服用。

二诊（四月十六，甲戌）：服上方4剂，精神好转，今日月经已来潮，诸症均好转，舌正，脉虚弦。前方已效，嘱其每在下弦时续服四剂。4个月后身已有孕。

（郑国柄．山西中医，1987，4：25）

朔时除湿益脾肾以止带案。

石某，女，38岁，教师。

初诊：两年来带下色白量多，质清稀，味不重，月经后期，量少，伴有四肢发凉，腰背酸困，头晕耳鸣，夜梦多，小便频数等症，舌胖色淡，苔白润，脉沉弱。证属肾虚带下，以内补丸含水陆二仙丸加减：芡实12g，金樱子12g，鹿角霜15g，菟丝子12g，桂心6g，巴戟天10g，桑螵蛸10g，沙苑子10g，益智仁6g，升麻6g，生甘草6g，黄芪15g，4剂。嘱其在阴历二十八日定时服。

二诊（闰十月廿一）：服上方4剂后，带下若失，四肢小腹已无冷感，精神亦佳，月经应期而来。继服上方两剂，以资巩固。

（郑国柄．山西中医，1987，4：25）

下篇　中医时间医学的临床应用

第十四章　中医时间治疗方法分类与应用

第一节　中医时间治疗方法分类

人体状态对治疗影响很大，而各种治疗方法均需通过人体发挥作用，人体的多种生理功能和疾病的变化具有节律性，在长期的临床实践中，中医创设了多种时间治疗方法。

以时间分：有按昼夜分别施治法，有按一日分为四时择时施治法，有按一日分为十二时辰择时施治法。

以病性病位分：有按病性择时治疗法，如昼夜阴阳节律治疗法；有按病位择时施治法，如十二时辰经脉脏腑气血旺衰节律治疗法；有结合病性病位择时施治法，如六经病欲解时治疗法等。

以生理病理分：有按人体生理节律择时治疗法，如顺势施治法、纳甲法、纳子法、灵龟八法、人体生物节律针灸法、冬病夏治法、月经周期治法等；有按人体病理节律择时治疗法，如迎而夺之治法、五脏病慧静甚节律治疗法等。

以应用目的分：有仅单纯用于时间治疗的方法，如顺势施治法、迎而夺之治法、冬病夏治法、月经人工周期治疗法、纳甲法、灵龟八法、人体生物节律针灸法等；有可供诊断治疗合用的方法，如昼夜阴阳节律诊治法、十二时辰经脉脏腑气血旺衰节律诊治法、五脏病慧静甚节律诊治法、月亮盈缺诊治法等。

第二节　中医时间治疗方法应用

临床病证千变万化，类别甚多，择时治疗方法多种多样，各有所主，如何应用时间治疗方法值得研究。

（一）时间治疗方法的选择

可根据上述治疗方法分类，按临床需要选择时间治疗方法。

若单纯为了治疗，可据病症有无定时发作情况决定治法。一般对有定时发作的病症，多采用迎而夺之治法、冬病夏治法等。无定时发作的病症，多采用顺势施治法、人工月经周期法、人体生物节律针灸法等。

若诊治同用，主要是针对具有定时发作的病症进行选择，其中可据病性或是病位治疗而分别选择昼夜阴阳节律治疗法、十二时辰经脉脏腑气血旺衰治疗法等；也可据病症定时发作的时间长短选定治法，五脏病慧静甚、五行十二时辰配属、昼夜阴阳节律等治法可用于发作时间较长不限于一个时辰的定时发作性病症，十二时辰经脉脏腑气血旺衰治法则用于发作仅限于某一时辰的病变。

若遇两种治法均可选用时，则或合并参考，综合运用，或结合辨证论治，选择其中一种方法。

（二）时间治疗方法与辨证立法的相符

由于按时取穴针刺法据时选穴，所选穴位有的功效与治疗病症相符，可按辨证立法施治；有的与病症不符，这就存在一个因时用穴与辨证立法之间相符的问题，亦即时间治疗如何体现治法问题。这个问题若不解决，不仅影响疗效，也会产生时穴万能的误解。

纵观临床做法主要有如下几种：①以穴定时，据病症选择时穴，并固定应用，只要该穴开时，即可施治，既发挥穴位的时效作用，又发挥穴位与病症相符的功效作用；②加用配穴，除按时取穴施治外，再据治法，配合应用一些辨证取穴，或经验穴。加用配穴的方法一般在逢时开穴或以时定穴时用。

（三）舍时从证、舍证从时

时间因素在病症诊治中不可忽视，但疾病的变化有时使得重视时间因素显得相当重要，有时则显得并不重要，甚至与病症之间存在着矛盾现象，这就需要根据实际情况，或舍时从证，或舍证从时。如在白天发作的病症，并不全是属阳属实性质，在夜间发病的也有属阳属实患者，临床则可应用辨证施治和时间诊治方法综合论析，或从证，或从时，以便准确诊断，及时治疗。

第三节　中西医结合时间治疗学研究的思路和方法

中西医结合时间治疗学是一门新的学科，融会贯通了中医和西医中时间医学的内容，深入研究之，需要有正确的科研思路与方法。拙见应采取的思路与方法如下所述。

一、筛选补充旧法，增加“时学”、“时方”

中医学源远流长，在长期的临床中总结了很多时间治疗法。由于受历史背景的限制，一些方法尚不完善，须加补充；一些方法应用价值不大，须加摒弃；一些方法纯属古人闭门造车之作，必须剔除。哪些方法需完善补充？哪些内容要摒弃剔除？须经严谨的科学实验、大量的临床观察后才能确定。目前国内研究者已在进行对传统方法的临床验证与实验室研究，从按时与不按时施治对照研究中肯定了择时治疗的临床意义与应用价值。实验室研究亦初步肯定择时治疗的科学价值。只是由于中医时间医学现代实验室研究刚刚起步，已积累的科研资料尚不丰富，对传统的时间治疗方法孰存孰废，目前还不能做出最终的权威性结论，故需继续努力加强这方面的研究工作，去粗取精，去伪存真。

增加时穴的研究：以按时取穴针刺法而论，除了对传统方法的研究及对已有时穴进行论证外，还可开展增加时穴的研究。传统对时穴的认识主要局限于五腧穴、八脉交会穴，基本上是位于肘膝以下部位的穴位。其所以称为时穴，可能与其具有五行属性有关(八脉交会穴除外)。从时间生物学与中医关于人体节律的认识来说，时穴不应仅限于上述肘膝以下穴位。目前已有按纳子法开取耳穴；亦有在气血开旺的经脉上循经任取该经穴位等做法，说明人们已经开始了增加时穴的研究。我们认为足太阳膀胱经背部五脏六腑俞穴与脏腑关系密切，可先按纳子法脏腑开旺时间纳入时穴中加以应用。由于耳部经络与十二正经的关系密切，耳穴的择时取穴可参照纳子法。头皮针法应用的穴位因其以大脑皮质功能解剖分区在头皮体表的投影确定，故其用的时间可参考现代时间生物医学有关科研结果予以安排而列入人体生物节律针灸法中。

施治方法的研究：过去对时穴的施治手段主要是针刺与灸疗，现在临床已有按摩推拿、穴位封闭、激光照射、贴药等多种方法，即便使用针刺法，也增加了电针、热针仪等施术仪器的应用。按时给药中，除口服给药外，还有肌内注射、静脉注射、外敷用药等新的给药途径。

开展时方的研究：对按时取穴针刺已有“时穴”，对时间给药法来讲也应有“时方”，它不同于现在中医所论方剂中“经方”、“时方”的概念，是指专用于治疗定时发作病变的方剂和必须在特定时间给药的方剂。经临床总结，小柴胡汤、乌梅汤、枣仁甘草汤、桂枝汤、鸡鸣散、截疟七宝饮、截疟常山饮、桃红四物汤等可作为“时方”应用。对此尚需进一步研究，以发现更多的“时方”并探讨其作用机制。

二、大胆提出假说，做好科学论证

在中医时间医学研究中要敢于提出假说，并做好科学验证。笔者对按时取穴针刺法作用机制曾提出如下假说。

(1) 穴位组织的感应性具有周期变动性，从而对针刺刺激等的敏感性有时间差异，穴位的功效发挥也就因时不同。穴位温度、电流量等对局部感应性有影响，测定穴位温度、电流量可间接判断其感应性。笔者曾行穴位温度与电流量的科学测试，发现因时间不同，穴位温度高低、电流量大小存在差异，初步验证了穴位组织的感应性具有周期变动性的假说。

(2) 疾病变动的周期性导致了针刺穴位的时间差异。穴位存在特异性，由于所治病症具有变动的周期性，从而对特定穴位的针刺也需要因时施用。并提出纳甲法、纳子法、灵龟八法等按时取穴针刺法之所以在取穴、择时等方面存在差别，根本原因是各法有其各自适应病种，是不同病种具有的不同的变动节律性产生了不同的按时取穴针刺法。经对已发表的临床研究报道分析，纳甲法、纳子法、灵龟八法等确实存在适用的病类问题，可参阅本书有关章节和案例评析与思考。

(3) 已有实验证实针刺疗效是通过大脑皮质对针刺刺激的整合作用发挥的。大脑皮质功能活动，如兴奋与抑制等存在周期节律性，故出现针刺的时间效应。

关于妇女月经与月亮盈缺变化之间存在相关关系的机制，黄宏华从基因遗传方面予以假说，认为月经节律的固定性是由动物进化历史所决定的。在动物进化过程中，受月球等自然界的复杂影响，产生了可遗传的基因突变所形成的性状，于是形成了比较固定的月经周期，繁衍下来的某一群人的月经就有某种固定的规律，使月经周期具有明显的地域性、民族性，而对于整个人类就表现为千姿百态。此即调查报道结论中月经来潮有在望日、有在朔日等不同的原因。此假说不仅解释了月经周期形成的机制，还解释了不同地 域、不同民族等月经周期与月亮盈缺关系的不一致性，为进一步明确两者之间的关系、因月施治提供了依据，并给予了一个较好的研究思路。

此外关于时差疗法的假说，对某些病变的治疗提供了可能的新方法，如根据哮喘夜间睡眠时易发的特征，可采取白昼休息、夜晚工作的作息制度治之，待其正常后再恢复昼醒夜睡的生活习惯等。当然，假说需要验证，否则只能永远是一种假说，而不能成为科学事实为人们承认与采用。

三、引进、消化、综合现代时间生物医学知识成果，以创设新法

现代时间生物医学由于其诞生于科学发达的今天，采用现代科学实验分析的方法研究，其中有很多内容、方法、成果等具有一定的科学性、先进性、新颖性。中医时间医学研究应该参考之，并对其中部分内容加以引进、消化或与中医内容掺和综合应用。如时辰药理学研究方法可引用于中药时辰作用研究中。对机体内分泌激素分泌周期的研究结果，可作为中医给药、针灸的择时参考。并创设新法，如人体生物节律针灸法即按照上述思路创设的。又如对妇女的月经周期的认识以现代时间生物医学更为深刻，并设计有西药人工月经周期疗法。中医时间医学引用并消化之，创设了中药人工月经周期疗法，该法不似前者强调全程周期服药和用药的千人一律，而是既强调周期用药，并分之更细，有全程，有半程，亦有择定月经周期中某几天用药等，还强调个体化用药，根据辨证施治，不同证情、不同年龄、不同体质者，用药也不同。故中药人工月经周期疗法一旦获效，往往较为巩固，且不良反应少。

综上所述，引进、消化、综合现代时间生物医学知识成果，用于传统中医既有方法的改进与完善，又创设新的择时治疗方法，是做好中西医结合时间医学研究的关键，应当引起重视。

第十五章　人体四季阴阳节律及临床应用

第一节　人体四季阴阳节律

人体在一年四季之中其阴阳变动存在节律性。《素问·厥论》说：“春夏则阳气多而阴气少，秋冬则阴气盛而阳气衰。”此将一年四季以阴阳之气的多少分成了两大部分，这两大部分的特点主要是：以阳气为例，春夏生盛，秋冬衰减。若以阴阳转化为区分依据则亦可将一年四季分成两大部分，这两大部分的特点主要是：仍以阳气为例，夏季阳气盛极而转秋季渐衰，冬季阳气衰竭而转春季渐生，阴阳转化体现在夏秋和冬春两季。

《素问·四气调神大论》“所以圣人春夏养阳，秋冬养阴，以从其根，故与万物沉浮于生长之门。逆其根，则伐其本，坏其真矣”。由于阴阳转化，节律变动剧烈。人们稍不注意即可因不能同步适应而发生病变，故夏秋之际、冬春之交患者较多，是疾病好发季节。尤其在阴阳之气开始转化，即一方开始生盛、一方开始衰减的关键时日，疾病或发作加剧，或痊愈好转，这关键时日即《素问·脉要精微论》所说的“冬至四十五日，阳气微上，阴气微下；夏至四十五日，阴气微上，阳气微下”。阴阳之气的生盛、衰减以冬夏二至后四十五日为变化转折之日，这两天是关键日。临床遇及年节律性病变或季节好发病，可从阴阳年节律变化去认识，去处理，尤其发现冬夏二至日病情变化者，更应由此去诊断和治疗。

1. 午前甘温，午后凉润法退热案

黄女6岁，1978年夏就诊。

患者体禀瘦弱，每届夏令则纳差身热，经多方检查诊为小儿夏季热，于1978年夏来诊。患儿发热始于黎明前寅卯之际，至辰巳之间（上午9时左右）最高可达39℃，自觉面部烘热，乏力，至午时热降至37.5℃左右。口渴欲饮，自汗纳差，苔薄舌偏红，脉细数两寸皆虚。

此系气阴两虚之证，治分两途。午前治以甘温，药用：党参、黄芪各15g，柴胡12g，升麻、白术、陈皮各6g，甘草3g。嘱清晨服头煎，9～10时服二煎。午后治以凉润，药用：太子参、麦冬各15g，五味子6g，罗汉果1只，煎汁代茶频饮。经治5天，热平纳增，乃改为：太子参15g，麦冬、功劳叶各12g，五味子、陈皮各6g，甘草3g。连服半月以巩固疗效。并于同年冬至开始服两仪膏调治一冬。次夏访正常而告愈。

评析与思考　小儿夏季热多见于3岁以下体质虚弱的婴幼儿，以七八月份发病居多，主症为发热，虽高热但少神昏痉厥之象。由于该病发热特点是随外界温度高低而升降，故多见午时及午后高热。此案上午发热，午时及以后热降，症属特殊，在西医称之为

"颠倒热"，多见于肺结核患者。证即特殊，气阴两虚，据时分治，午前益气，午后养阴，并用迎而夺之服药法，5 天热即复常。其于冬至服药最终治愈本证，开创了夏病冬治的先例。

在服药时间上，本案以午时为界，分别于午前服甘温药，午后用凉润药。这种方法古已有之，如明代薛己、清代程杏轩等，今人施今墨、胡仲英、李济仁等亦常采用，疗效较好。由于午前阳气升旺之际用甘温药，午后阴气渐升而旺之时用凉润药，均可借助人体阴阳生理节律变化趋势，达到用药目的。说明午前午后分服药物不是简单地防止多种方药之间的不良作用，也不是随便确定服药时间，以多种方药治疗复杂病变，而是一种有目的地据病、据药、择时施治的方法。

2. 午时头痛案

唐女 45 岁，1982 年 4 月 25 日就诊。

患者 5 年来，每至夏季中午 12 点左右即发前额疼痛。痛时头额如裂，眼球鼓胀如脱，抱头抵物，揉按捶打而不缓。服头痛粉、罗通定、索未痛片（去痛片）等镇痛剂可获小歇，但翌日复痛依然，每次持续 1 ~2 小时自止。曾疑为"额窦炎"、"颅内占位性病变"，但经头颅摄片、造影无异常发现。脑电图、脑血流图亦无异常。又按"血管神经性头痛"、"神经症"治疗终未见效。所服中药亦众，多为川芎茶调散、半夏白术天麻汤一类祛风除湿之剂。患者月经、血压、饮食、睡眠均属正常，唯舌尖较红，苔白少津，脉浮稍数。夏季者心火当今，午时又为君火司令之期，当此阳旺之际，火热炎上，循手少阴之脉从心系上达咽，入目系，窜于头面，故头额痛作。治当清泻少阴之火，试投泻心汤以稍息之。迄 5 月 12 日二诊，服药 2 剂头痛大减，续拟竹叶石膏汤予之。2 年后，因它病来诊，询之，自服上药后，头痛 2 年未作，诸恙平复。

评析与思考 中午头痛，找不出原因，屡治无效。后以时间发病为依据，从季节、昼夜阴阳节律变化出发，结合具体证情，诊为少阴之火引发头痛，用泻心汤奏效。提示诊断时，不可忽视证情变化的时间性，可以说，注重时间因素将成为诊断中重要的内容之一。

第二节 冬病夏治法

所谓"冬病"特指那些冬季好发或加重的病变，如支气管哮喘、老年慢性支气管炎、风湿性与类风湿关节炎、慢性结肠炎、席汉综合征、手皲裂、老年畏寒症，以及属于中医肾、脾、胃虚寒性疾病。"夏治"则指选择夏天炎热之季，采用适当的药物予以治疗。

冬病夏治法属于"缓则治其本"的治疗原则，最初源于《素问·四气调神大论》中"春夏养阳"的养生法则，经历代医家不断实践摸索，逐渐作为临床治疗法则运用。以现有记载论，最早将冬病夏治原则应用于治疗哮喘病是清朝张璐，其所著《张氏医通》中即已提到夏季采用敷贴法治疗哮喘病的记载："冷哮灸肺俞、膏肓、天突，有应有不应，夏月三伏日用白芥子涂法，往往获效"，"伏者，金气伏藏之日也"。《小学绀珠》称炎热之夏，三伏之日，人体肺气舒畅，腠理开豁，药性易于深达脏腑。故在冬病夏治法应用初始，在时间选择上主要是夏季三伏日，在治疗手段上主要是穴位灸治及药物贴敷等治法，治疗的病种则仅为哮喘类疾患。目前则不仅继承了上述方法，时间选择已发展到整个夏季，甚至延续至秋季、冬季不间断地治疗，治疗手段也多样化，有针灸、敷贴，也有药方煎服、膏剂、冲剂、药片等应用，治疗病种也增加到十几种，成为临床常用的一种时间治疗法。为什么要“冬病夏治”呢？根据中医阴阳四时消长变化论，人体阳气春夏多升旺，秋冬多收敛，这是人与自然相应的结果，是受自然界春夏阳热影响而产生的。即使人体处于病理状态之下，亦时时受到自然界变化的影响，故阳虚者，尽管四季均为不足，但因受夏季自然界阳气隆盛的影响与促动，虚阳有欲动而趋于好转之态势。乘其势而治之，往往可收到佳效。冬病夏治的另一个原因是：体内若有凝寒之气，于夏季自然界与机体阳气充盛之际，用温里祛寒药易于逐之，以消除冬病根因。对药物灸贴法来讲，夏季人体腠理疏松，气血畅通，肺气舒畅，药性易于深达脏腑。笔者所在的皖南医学院在开展三伏日灸贴治疗哮喘病中，就发现同样药物，在三伏日灸贴，患者感觉明显，其他时间则不然。说明灸贴局部的季节性改变，亦是冬病夏治法的依据之一。故夏治法中采用敷贴法多，治疗支气管肺部疾患多。

鉴于夏治法多采用灸贴手段，有必要对灸贴法作用机制的现代科学研究予以介绍。经动物实验发现，对由组胺和乙酰胆碱致痉的豚鼠气管平滑肌有显著松弛作用，对肥大细胞膜有保护作用，对腹腔淋巴细胞环核苷酸水平有一定的调节作用，能提高肺β受体R^+值（结合容量），降低Kd值（解离常数），使β受体功能增强，细支气管狭窄、肺气肿和肺不张程度减轻。人们发现敷贴药可增强机体非特异性免疫力，提高淋转率与IgA和静脉血中淋巴细胞绝对值，具有脱敏及抑制免疫球蛋白IgE形成的作用，可降低血中嗜酸粒细胞，改变体质状况等。

一、冬病夏治法的方法种类与外治穴位方药

目前冬病夏治法主要采用外治方法，包括灸疗、药物敷贴、按摩、涂搽、中药贴敷、离子导入法、超声透入疗法，以及多法综合治疗等。

在外敷药物剂型上也注重改进，由药物研末、生姜汁调敷等传统剂型，改为添加溶媒，提取有效成分，多采用膏剂贴敷。有的用500%二甲基亚砜将药末调成软膏使用，由于二甲基亚砜为万能溶媒，可提高药物经皮吸收的效果，从而提高疗效。有的选加润肺护肤药，提取有效成分，配入适量添加剂，制成膏剂，装袋备用，避免了临时配制、姜汁易于变质、不便于保存等缺陷，且对皮肤损伤较轻，减少了患者贴药处起泡溃破且有时发生感染的痛苦。杨氏等还在药末中加入皮肤穿透增强剂2%的氮酮及叶绿素等，制成摩膏，涂于穴位使用。

在穴位选择上，贴敷穴位多用背俞穴，尤其是大椎、肺俞、膏肓、风门四穴最为常用。此因大椎穴系督脉所属，督脉为阳，贴敷大椎可温煦诸阳，增加抗病能力；风门、肺俞可宣通肺气，使邪从表解；膏肓可温调肺气。此外，膻中、天突、定喘穴等也属常用穴。下列几则药物配方、选穴、操作方法，供临床施用本法时参考。

（一）第一方

【药物配制】 细辛19%，甘遂9.5%，白芥子38.1%，延胡索14.3%，法半夏

9.5%，沉香4.8%，桂心4.8%，混研成末，加入少许麝香。

【选用穴位】第一组：大椎、肺俞（双）；第二组：风门（双）、膏肓（双）。

【操作方法】在夏季初、中、末三伏日，取第一组穴位。用底面直径1 cm的圆锥形艾炷，置于厚约0.2 cm的姜片上，隔姜灸3壮。以局部皮肤红润为度，后去姜片，将上述药末用鲜姜汁调成糊状，分别贴敷穴位，盖上消毒纱布，胶布固定。成人贴敷20～24小时，小儿贴敷10～12小时后弃去，下一伏再重复以上治疗。每位患者，每伏1次，共计3次。若第一组穴位的局部皮肤到次伏因溃烂未愈者，可改选第二组穴位灸治。

（二）第二方

【药物配制】麝香0.21g，白芥子21g，细辛21g，延胡索12g，甘遂12g，共研细末。

【选用穴位】大椎、风门（双）、肺俞（双）、膏肓（双）。

【操作方法】于夏季初、中、末三伏灸贴。以上药粉末加少量面粉，用生姜汁调煮成膏，分别摊在7张$5cm^2$的油光纸上，每块药膏上撒上麝香0.03g。先以鲜老姜片（约2分厚）贴在穴位上，每穴用如黑豆大圆锥体的艾炷，灸3～7壮，灸后皮肤烫红为度。然后把药膏贴在所灸穴位上，用胶布固定2～4小时取下，贴后皮肤有的起泡。治疗一般连续3年。

（三）第三方

【药物配制】炙麻黄、姜半夏、桔梗、炒白芍、干姜、细辛、五味子、桂枝各10g，炒白芥子20g，共研细末，适用于寒性咳喘。炙麻黄、干姜、细辛、五味子、姜半夏、生甘草各5g，炒杏仁、桔梗各10g，生石膏30g，炒白芥子20g，共研细末，适用于热性咳喘。

【选用穴位】慢性支气管炎、支气管哮喘：肺俞（双）、膏肓俞（双）、脾俞（双）。

肺气肿：肺俞（双）、心俞（双）、脾俞（双）。

【操作方法】以姜汁调和药末，摊在直径5cm的圆形塑料薄膜上，或麝香虎骨膏中心，贴在背俞穴。男性贴6小时，女性贴4小时。以上3方在应用中均应注意戒烟，忌食鱼虾海味、辛辣食物，忌食生冷，忌冲凉水。对60岁以上患者疗效欠佳。对支气管哮喘合并严重肺气肿、肺结核、肺源性心脏病等器质性病变者疗效不满意。外感发热者慎用此疗法。当贴药后出现水泡、发痒时，不可再次在原处贴药，并嘱患者切忌搔破皮肤，防止感染，少量水泡可自行吸收，较大的水泡可用消毒针头在水泡底部刺破，使液体流出。若有并发感染可用庆大霉素液涂敷。

二、冬病夏治法的药物口服治疗

随着冬病夏治法的不断发展，人们采取的手段已不仅限于药物穴位灸贴，众多的药物内服法正在临床逐渐地被广泛应用。药物内服冬病夏治在治疗时间上要求在整个夏季，甚至秋季也要坚持服药，这一点与药物灸贴限于三伏日不同。通常在夏至前后开始用药。由于用药时间较长，且因所用药物多为温补肾阳之剂，夏季用热药，宜取和缓剂型，故一般多采用冲剂、片剂、丸剂、膏剂等，以便于服用与保存。治疗病种为支气管炎、支气管哮喘、风湿性关节炎、类风湿关节炎、慢性结肠炎、老年畏寒症、席汉综合征等，对阳虚寒凝证效佳。

已见报道的剂型，方药与用法选录如下，供临床参考应用。

（一）第一方

其主治哮喘，遇冬即发，慢而顽固，用其他方法疗效不著者。

【药物配制】制附片、陈皮各9g，党参、白术、茯苓各12g，半夏7.5g，枇杷叶、炙款冬花各15g，甘草3g。

【用法】上药水煎服，日1剂，自夏至前后开始服用，连服15天为1个疗程。若制成冲剂，则可用汤剂7倍量，其中枇杷叶为常用量的10倍，共煎滤渣，经沉淀后，用其清液加蜂蜜适量，煎至浓稠为度。疗程同上，每次1～2汤匙，每天2次，开水冲服。一般1个疗程即可，若病重延年者，1年内连服2个疗程，如此坚持2年以上，可以获效。

【方解】方寓四君子、二陈汤两方。四君子汤健脾补中，以绝生痰之源；二陈汤理气燥湿，以廓贮痰之器。倍用枇杷叶，上可清肺、肃肺以化痰止咳，中可清胃、降胃以涤痰祛浊，量大功专，又不碍补脾培肾。配炙款冬花辛温润肺，下气化痰，制附片温煦肾中真阳。择时在夏日服用，药物之温与天时之热相合，肾阳最易恢复，机体阳气健旺，便可蒸腾气化，以免水湿成痰贮肺。蜂蜜可润肺于温补之中，扶正于祛邪之先。

（二）第二方

其主治慢性支气管炎。

【药物配制】①加味右归丸：黄芪50g，鹿茸30g，干胎盘1具，熟地30g，附片30g，肉桂20g，山药30g，杜仲30g，枣皮30g，淫羊藿30g，补骨脂30g，西枸杞30g，巴戟天30g，北五味30g，炙甘草30g。上药共研细末，蜜和为丸，每丸9g。②姜枣糖合剂：生姜1500g（有热象酌减），大枣1500g（去核），冰糖1500g。先将生姜捣碎，水煮去渣取汁适量，后将大枣、冰糖入姜汁水中煮至大枣烂熟为度（为避免药物腐变可分次煎煮）。

【用法】加味右归丸于夏至（6月22日）前后开始服，每天3次，每次1丸，开水送下。另加姜枣糖合剂于国庆节前后服用1个月。上述姜糖合剂剂量为30次量，每晚睡前温服1次。此即为一年的治疗量，为1个疗程，可连续服用3～5个疗程。一般服用加味右归丸1～2周即显效，自觉精神体力改善，1个月左右达高峰，且无上火现象，体质均有不同程度的增强。食欲增进，体重增加，尤其四肢背部怕冷现象全部消失，进入冬季患者感冒次数与急性发作明显减少，即使发作，程度也轻，容易控制。

【方解】右归丸系《景岳全书·新方八阵》中所载，功能温补肾阳，增入淫羊藿、巴戟天、补骨脂，温补肾阳之功更著。黄芪、人参补气，干胎盘、鹿茸为血肉有情之品，大补气血，温阳扶正。五味子敛肺滋肾，既增强了右归丸的原有温阳之效，又有安神益血之功。全方可改善体质，提高抗病能力，使机体适应冬天的气候变化，从而达到冬病夏治，防患于未然的目的。姜枣糖合剂可扶正固本、益脾脱敏，而上方药物又能温阳益肾、大补气血，现代医学认为这类药物可以调节免疫功能，促进机体的能量代谢，提高机体的抗病能力，对防治慢性支气管炎的复发和加重是有作用的。

（三）第三方

其主治慢性支气管炎、肺气肿、肺源性心脏病。

【药物配制】 黄芪、黄精、陈皮、沙苑子、补骨脂、百部、赤芍等药制成夏治片，每片含生药0.94g。

【服法】 夏季伏天服用，每天3次，每次4～6片，白开水送服，连续用药40～60天为一年的治疗量，即1个疗程，可连续应用2～5年，即2～5个疗程。

【方解】 黄芪大补元气，黄精可治五劳七伤，陈皮理气，补骨脂补肾，百部润肺，赤芍则能散邪行血。实验研究表明，上方择时服用可改善体液与细胞免疫功能，改善、调整肾上腺皮质功能，证实该药有扶正固本、增强机体防御功能的作用。

其他冬病夏治方法如夏季三伏天打“伏针”治疗风寒湿痹、老寒腿之类病变，夏季浸药治疗冬季好发手足皲裂者，夏季服用金匮肾气丸治疗冬季老年畏寒证，夏季服温中补阳药培本治疗脾胃虚寒等，据报道均可使病情缓解，甚至痊愈。

第十六章　月亮盈亏与人体功能变化及临床应用

第一节　月亮盈亏与人体功能变化

月亮盈亏与人体变化的相关性早在《内经》中就有记载。《素问·八正神明论》说："月始生，则血气始精，卫气始行；月廓满则血气实，肌肉坚；月廓空，则肌肉减，经络虚，卫气去，形独居。"《灵枢·岁露》谓："人与天地相参也，与日月相应也。故月满则海水西盛，人血气积，肌肉充，皮肤致，毛发坚，腠理郄，烟垢着……至其月廓空，则海水东盛，人血气虚，其卫气去，形独居，肌肉减，皮肤纵，腠理开，毛发残，腠理薄，烟垢落。"人体气血经络肌肤的变化与月相变化相一致。《内经》的阐述说明古人对月与人的关系早已开始了调查研究。后世张介宾、李时珍、吴崑等诸多医家均对此进行了探讨，也得出了月亮盈亏与人体功能变化密切相关的结论。月亮的周期变化对人类的影响最明显的是妇女的月经，一般女性月经周期为 28 天，正好介于"恒星月"周期的 27 天 7 时 43 分 11.4 秒和"朔望月"周期的 29 天 12 时 44 分 2.78 秒之间，两者周期长度一致。有人进一步记录了 11 807 名女性的月经周期发现，大部分妇女月经来潮时间在盈月，新月前夕为经期高峰。国内近年共发表了 4 篇有关月经与月相关系的大样本调查研究报告，总共调查 2956 位女性的月经周期，多数在月亮望期来潮，这些调查结果表明妇女月经周期与月亮盈亏变化存在着相关性。月亮周期与人类分娩时间也存在着相关关系。对 50 万名婴儿出生时间的研究，表明绝大多数产妇在圆月之后分娩。

月亮盈亏变化与人的精神状态的改变存在着相关性。古代巴比伦人就称精神患者叫"路那替克（Lulatic）"意即受月亮影响的病变，因该名较客观地反映了精神病与月亮的关系，直至今日荷兰人仍沿用此病名。现代大量调查研究发现精神病患者的确易于在月圆时发作，有文还曾成功地做过精神病大发作的预报，引起警方的重视。对防止精神病患者发作而对社会与人类产生危害有一定的参考价值。正常人的精神状态的变化与月亮也有相关关系，满月可使人产生不安、紧张、心绪烦乱及幻想奇思，满月时能勾起人们对往昔的追思而伤感，如举头望明月，低头思故乡……也可引起人们对未来的遐想而兴奋，很多诗人于满月之际吟出绝妙诗篇即与满月时诗人奇思幻想的出现有关。

月亮盈亏与人的死亡存在相关关系。对比研究 500 多例患者的死亡时间和月相的关系，发现在潮汐涨落的不同时期，死亡时间的概率分布不一，落潮期和低潮期的死亡人数，显著地多于涨潮期和高潮期，慢性衰竭致死者中的 80% 和大多数 60 岁以上的老人都死于落潮期和低潮期。有人统计 716 例中风患者死亡时间发现，出血性中风多死于上半月，缺血性中风往往死于下半月。另一份资料提示脑血管意外患者，出血性者大多死于涨潮期、高潮期，缺血性者却大多死于落潮期。

月亮盈亏与人体出血存在相关关系。住在海边的人体验：受伤流血也与海潮涨落有关，涨潮时流血较多。对1000例出血患者调查发现有82%出血危机发生在月亮1/4上弦和1/4下弦之间的日子里，而满月时最危险。肺结核引起的大咯血，大多发生在满月前的7天里。满月时手术出血量相对也较多。王忠平等对347例溃疡病太阴月出血时间的总结分析，发现上消化道出血与月亮盈亏变化有关，在农历十五前后发病率最高，从农历初十至二十这10天时间内出血205例，而月初和月末发病率低，两者合之仅142例，经统计学处理有差异（$P<0.01$），表明月亮周期性变化与上消化道出血之间存在相关关系。

月亮盈亏与心肌梗死发病存在相关关系。吴汉卿等对280例急性心肌梗死发病及死亡时间的调查统计，发现其发病与月亮盈亏有相关关系，在一个月之中月亮亏缺期发病率较高，而月满期发病率较低。

月亮盈亏与人体血中有形成分数量的多少变化存在相关关系。唐由君以50名青少年自愿受试者为对象，检测不同时间的血红蛋白、红细胞计数，网织红细胞绝对值，白细胞总数、分类，血小板计数等。结果青少年女性的各项检测指标以月中（农历每月十五日）最高，月初次之，月末最低；青少年男性则月初最高，月中次之，月末最低。此外，人体垂体促性腺激素的分泌，肾素-血管紧张素-醛固酮系统活性，尿17-羟皮质类固醇的排泄量，胡须生长，痛阈和体重都有月周期变化规律，其与月亮盈亏可能有关。

有关月亮盈亏变化与人的相关关系的例子举不胜举，上述例子就足以反映出两者的相关性。月亮是如何影响人体的呢？人在其中的自身因素如何？目前人们主要从月球的引力、磁场及光能等方面探索其对人的影响。

月球的引力是太阳的2.25倍，月球的引力可引起地球上的液体潮（海潮），人体内含水在80%左右，体液又与原始海洋有着十分近似的组成成分，月球引力会像引起海潮一样对人体发生作用，影响人体内的水分变化，从而导致人体功能的改变。月球运动对地球磁场有影响。磁场是一切生物生存中始终起作用的一种物理刺激，人类是生活在一个充满各种均匀与非均匀的磁场环境之中，磁场的改变必然对机体发生作用。

不同的月相，月亮反射的日光强弱不同，其变化与月相同步，上下半月，月光的强弱变化的趋向相反，人体功能活动与月相相呼应可能正是月光强弱月周期变化影响的结果。人们往往重视太阳光照对人的影响，却忽视了月光的作用，人体功能的月变化现象似应引起对月光作用的重视。

此外，月球运动可引起气候变化，而气候变化对人体有明显的影响，如情绪因气候变化不同，可有不同的波动。综上所述，月球对人体的影响包括直接作用如引力、光能，间接作用如磁场、气候等两大因素。近年又有人从遗传基因角度探讨了月亮与月经的关系，认为在生物进化过程中，哺乳动物中的灵长类，产生了可遗传的基因突变——月经基因，月经周期是由月经基因决定的性状，由于突变的广泛性、随机性，突变的日期各有不同，得到的性状可能是朔望月的朔日来潮，可能是望日，也可能是上弦或下弦。某一地域的突变性状遗传下来，有了固定的月经周期，繁衍下来的这一群人的月经就有某种固定的规律，而对于整个人类则表现为千姿百态。在近年调查研究发表的四份报告中出现月经来潮日的不一致，其根本原因即在于地域的不同、人群不同等。

当然，也有人对目前几种月球影响人体的论述有不同的看法。如对月亮引力对人的影响。有人就测算在地球上受月球引力最大的地方，1kg 重的物体受到的月球引力至多是 $1.10\times10^{-6}m/s^2$，只相当于地球引力 $9.8m/s^2$ 的 890 万分之一。对一个体重 100kg 的人来说，来自月球引力不会超过 $11\times10^{-5}N$，而一只蚂蚁就能使用 $100\times10^{-5}N$ 以上的力，所以说 $11\times10^{-5}N$ 的力能使月经周期与月相同步显然是难以想象的。故对人类某些功能活动与月相同步，发生的主因不应是月球引力，应是人类自身内在变化的规律性，其他因素是次要因素。前述血液有形成分随月相变化出现的增减改变，青少年男女性在时间上不同的调查结果可以说明人体内在变化是主因。这些认识各有其理，但月亮盈亏对人体的影响，其实质的关键何在，尚需深入研究。

第二节　月亮盈亏与人体变化关系的临床应用

《素问·八正神明论》说："是以因天时而调气血也……月生无泻，月满无补，月廓空无治，是谓得时而调之也。"这段经文说明古人早就利用月亮盈亏变化与人体变化的相关关系指导临床制订了补泻治疗大法。《内经》还具体指出了因月施用针灸的内容："以月死生为数，用针者，随气盛衰，以为痏数。"即根据月亏月生等月亮不同周期决定用穴用针的多少，并认为"以月死生为数，发针立已"，否则"针过其日则脱气，不及日数则气不泻"，于病无益，反而有害。《内经》根据月亮盈亏制订的针灸治疗大法惜未引起临床重视，故研究者不多，但据月用药预防疾病发作则在临床已有应用，主要如下所述。

（1）因月调治月经：根据月亮不同时相，应用不同治疗方法，择方择时调经。上弦调经，温养补益为主；月望逐瘀，法为理气化痰、温经活血、祛瘀通经；下弦安胎，固摄安保为重；朔时止带，除湿健脾补肾。有的可利用行经时间在月满前后则发病低这一规律，使用药物使行经时间恢复到月满或月满左右，以与月亮盈亏时间一致，进而结合月相变化分别予以辨病、辨证治疗。

（2）以月亮朔望周期或月经周期中的不同时间进行选药治疗原发性、继发性不孕症，具体方法如下。

1）月满（农历每月十二日）或经前 3 天：治以通为主，桃红四物汤加三棱、莪术各 9g，王不留行 24g，吴茱萸 6g，鸡内金 5g（研末冲服），逐瘀行滞，畅调冲任；如经水过多，活血行滞之品用量酌减，加黄芪 12g、益母草 9g，益气和宫；行经血块多，加刘寄奴 15g、肉桂 3g（研末冲服），温宫行滞；经行腹部困痛，加巴戟肉 9g、杜仲 9g、山楂 24g，温肾行血。水煎早晚空腹服，一剂药服 3 次，连服 3 剂。

2）月空（农历每月二十二日）或经至后 5 天：治以温为贵，投胶艾四物汤加巴戟肉 12g、菟丝子 30g、紫石英 9g、乌药 9g、鹿角霜 9g，温宫固肾；白术 24g、黄芪 30g，益气养血。如前法服药 3 剂。

3）月半（农历每月初三）或经净后 10 天：治以平调阴阳顺气助孕，用寿胎丸加鹿角霜、淫羊藿各 9g，柴胡 12g，蒲公英 30g，如前法服药 3 剂。对子宫发育不良、附件炎等患者，温阳补肾、逐瘀行滞及清热利湿之品随症加减，但基本方、服药法不变。赵景明以此法治疗原发性不孕患者 62 例，53 例受孕；治疗继发性不孕患者 39 例，31 例受孕，总怀孕率为 84%。

（3）因月防治疾病：精神异常者易在月满时大发作，在月满前可根据患者情况加强观察，及时调整用药，尤其在春季月满日，因春季是精神异常者易于发作的季节，加上月满日的影响，大发作的可能性很大。对某些患者适时收住院，加强管理，可防止患者大发作对社会的危害。国外已有成功预报精神患者大发作并予以适当防治的例子。由于月满日患有出血倾向病症的患者有发生大出血的可能，如上消化道出血、肺出血，心肌梗死易在月亏时发作，脑血管意外病等的死亡与月亮盈亏有相关关系，临床可采取因月加以防治，择时用药，并根据不同时日护理方法有所不同等措施，将有助于提高临床疗效、降低死亡率。

（4）因月诊断疾病：月亮盈亏变化与人体某些病变有明显相关关系，应用月亮盈亏解释诊断这些病变，从而给予正确施治，这在临床已有所应用。特别是对情志、睡眠异常的患者，如有的患者每逢月亏即嗜睡，有的每逢月满则失眠加重，有的月圆时则烦躁不安、月亏时又抑郁不语等。临床需要细询病情，了解其与月相的时间关系，即可做出满意的诊断。如月亏嗜睡，因病发在月之亏日，结合症状，诊为乃阴中之阳衰，用麻黄汤加味壮其阳，阴阳平秘而寤寐复常。其他尚有上弦月补阳、下弦月补阴等治疗方法，临床可以参考应用。

第十七章 月经周期疗法

第一节 月经周期活动节律

一、中西医对月经周期的认识

月经是妇女的生理特点，每月一次排出经血，周而复始，是14岁左右到49岁左右月经来潮妇女的月经的特点。《内经》所谓："女子七岁肾气盛，二七而天癸至，任脉通，太冲脉盛，月事以时下……七七任脉虚，太冲脉衰少，天癸竭，地道不通，故形坏而无子也。"月经周期在中医主要分为4期，现分述之。行经期：月经周期的第1～4天为行经期。此期在血海满盈后，由于肾气作用而下泄，定时排出，即为月经。此时冲任胞宫气血半虚半实。

经后期：月经周期的第4～14天为经后期。由于经血来潮后，阴血耗损，新血尚未及时充盈，冲任胞宫气血偏虚，精血初始滋长。

经间期：月经周期的第14天左右。此阶段精血逐渐恢复，肾精进一步发展充实，冲任胞宫逐渐恢复充盛。前人将此期称之为"絪蕴期"（絪蕴即氤氲）或称之为"真机期……的候"等。

经前期：月经周期的第15～28天为经前期。此期气血汇集冲任血海胞宫，气血偏实，肾精充盈，有利胎孕。

关于月经的分期，其中包括有"七"数，《素问·上古天真论》中即以"七"数分期的，对月经在妇人一生中的变化以一七、二七、三七、四七、五七、六七、七七等来分别。一次月经周期28天，实际包括有4个七数，若以现代西医所论，排卵期、行经期作为月经周期区分点，则由月经来潮第一天至排卵期为14天。正好是2个七数，而由排卵期至下一次月经周期的月经来潮第一天，亦是14天。这种严格的时间周期规律，对认识月经周期分期很有帮助。今人夏桂成先生对月经周期按月经阴阳消长转化情况分为二段。以月经来潮及其前后和絪蕴时分为四期，以每期各段特点分为三时。所谓二段，其一，指经间期与行经期，由于这两期为月周期中变化明显阶段，冲任气血活动显著，故称之为月经周期阴阳转化期；其二，指经前期与经后期，由于这二期变化逐渐发生，冲任气血活动不显著，故称之为月经周期阴阳消长期。所谓四期，指的是行经期、经后期、经间期和经前期。所谓三时，指的是上述四期中，每期均有初、中、末三时。以行经期为例，行经初期，大多1天，经血较少，有的伴见痛经，经前若有乳胀、胁痛、眼睑肿、头痛等症状，在此期症状尚存。行经中期，一般为2天，亦有3～4天者，是行经的高峰时期，经血多，经前诸症渐减并消失，痛者亦止。行经末期，多为1~2天，行经将止，经血已少，除疲劳乏力外，余症不显。初、中、末的分期对进一步认识月经各期特点、准备诊断、及时施治很有必要。

二、西医对于月经周期的认识

鉴于中医人工周期疗法是受西医人工周期疗法启发而来，且目前中医人工周期疗法多以西医关于月经周期变化的理论为基础，故有必要了解西医有关月经周期节律的阐述。

西医对月经周期的认识由以下三方面内容组成，卵巢的周期性变化、女性激素分泌的周期性变化和子宫内膜组织学的周期性变化。三种周期变化相互关联，一般同步进行，具体变化情况如下。

1. 卵巢的周期性变化

行经后至下次月经来潮前13天左右，是卵泡逐渐成熟时期；至下次月经来潮前14天左右排卵，排卵后到月经周期22天，黄体形成，并于第22天发育达最高峰，为成熟黄体（排卵后的卵泡内血块变成，又称血体，并渐成熟，成熟黄体程度不等地突出于卵巢表面，外观色黄）。月经周期第23天左右，黄体开始萎缩，最后衰退，衰退后月经来潮，整个黄体形成至衰退的全部过程需12~16天，平均14天。以上过程简言之，以排卵日、月经来潮日为界，排卵后至月经来潮这一段时期为黄体期，月经来潮后至排卵这一段时间为卵子成熟期。卵巢变化与生殖关系密切，故对不孕症妇女的治疗应参照卵巢周期变化选定方药，择时给药。

2. 女性激素的周期变化

女性激素包括雌激素与孕激素2种。雌激素作用主要是促使女性生殖器和乳房的发育，而孕激素在雌激素作用的基础上，进一步促使它们的发育，两者有协同作用。雌激素促进子宫的收缩、输卵管的蠕动、子宫颈黏液分泌，使子宫内膜增生等。孕激素则相反，并使增生期子宫内膜转化为分泌期内膜。

雌激素：随着卵泡渐趋成熟，雌激素分泌逐渐增加，于排卵前形成一高峰，排卵后分泌减少，在月经第22天左右黄体成熟，形成又一较前高峰均值低的高峰，黄体萎缩时，该激素水平急剧下降，在月经前达最低水平。

孕激素：于排卵后孕激素的分泌量开始增加，在月经第22天黄体成熟时达高峰，以后逐渐下降，到月经来潮时回复到排卵前的水平。

3. 子宫内膜组织学的周期变化

其主要分为增生期、分泌期、月经前期和月经期4期。

增生期：子宫内膜出现增生现象，称为增生期，指月经干净后至排卵前这一段时间。增生早期在月经周期的第5~9天，增生晚期在月经周期的第10~14天。

分泌期：子宫内膜有分泌现象时称为分泌期，在排卵后1~10天（月经周期第15~24天）为分泌期。分泌早期在月经第15~19天即排卵后1~5天，分泌晚期在月经第

20～24天即排卵后6～10天。

月经前期：月经来潮前一段时间，为4天左右。此期在月经周期第25～28天即排卵后11～14天。在月经开始前4～24小时，内膜已有断裂现象，血液流出。

月经期：在月经周期第1～4天，主要变化为内膜的出血与脱落，经血流出。卵巢、女性激素、子宫内膜三者周期变化是同步进行的，这种同步关系是以卵巢变动为始动因素，女性激素是媒介物质，子宫内膜是从动部位。三者活动协调，才能出现女性月经周期，可以妊娠生育。因此闭经不孕、月经周期不调及功能性子宫出血等诸多妇科病变中，上述三种周期变化有失同步可能是其病理之一。应用中药人工周期疗法时要注意三者同步关系，选择药物，并据不同作用药物分别定时给药，以顺应人体生理节律，促使节律复常，三者同步而病除。

第二节 月经周期节律的应用

自1963年江西莲花（林至君等）创立中医人工周期疗法治疗排卵功能障碍及月经病以来，中医人工周期疗法就与西医人工周期疗法一样成为妇科月经病及不孕症的常用治疗方法，使妇女经闭、经前期紧张综合征、功能性子宫出血、痛经、月经先后不调及功能性不孕症的疗效大大提高。值得重视的是，西医人工周期疗法全程一般仅用1～2种药，中医则不同时期应用不同方药，不同症状又有加减药物不同；西医疗法常采用全程服药法，适用的妇科病范围少。中医方法则可全程，亦可半程或定期用药，适用范围广，一旦出现疗效，往往较为巩固，且不良反应少，使中医人工周期疗法更易被接受。中医人工周期疗法也可与西医人工周期疗法合用增效。

关于中医人工周期疗法目前选药施治思路与方法有以下几种。

一、仿卵巢周期性变化选方施治法

该方法是在中医关于“肾主生殖”，生殖与肾气、天癸、冲任、胞宫之间平衡的理论基础上，吸收现代医学卵巢周期性变化及对子宫功能的影响而创立的周期性用药方法，即分别相当于月经卵泡期、排卵期、分泌期、行经期，选方用药，可谓中西医结合人工周期疗法。

经后期（卵泡期）：重在滋补肝肾，佐以调养气血，促进子宫内膜生长。药用何首乌、当归、熟地、山茱萸肉、枸杞子、淮山药、菟丝子、续断、黄芪、党参、白芍等，以促使卵泡发育成熟。

经间期（排卵期）：重在温肾壮阳通络，佐以活血化瘀，以促卵子突破卵泡而排出。药用仙茅、淫羊霍、巴戟天、肉苁蓉、阿胶、鹿角胶、鹿角霜、菟丝子、续断、当归、熟地、黄芪、泽兰、丹参、王不留行等。

经前期（分泌期）：重用温肾暖宫之品。药用附子、菟丝子、肉苁蓉、锁阳、熟地、当归、山药、党参、茯苓、枸杞子、香附、桂枝、覆盆子等。

行经期（行经期）：治宜活血调经。药用当归、川芎、赤芍、丹参、鸡血藤、益母草、香附、泽兰、月季花等。

以上分期施治方法及用药主要是调治不孕、闭经等症。

二、据月经周期中阴阳状况选方施治法

此法是以中医阴阳学说为指导，根据月经周期中阴阳转化、阴阳消长状况立法施治。此法将月经周期分为两大阶段，每阶段又分为两期，每期再分为三时等，分别立法选药，基本上是按照中医对月经周期的认识择时施治的，故可称之为中医人工周期疗法。应该承认的是：该法是受西医人工周期疗法的启发，对中医古代文献的研究结合现代中医临床总结形成的，与西医人工周期疗法有相似之处，又有不同之点。不同的关键所在是每期的三时，并确定了每时天数，对临床及时用药很有裨益。

1. 阴阳转化期施治

(1) 行经（阳转阴）期调治：分初、中、末三时，共5~7天。

初时，1~2天，理气调血。药物：制香附9g，青陈皮、乌药、片姜黄各6g。

中时，2~4天，滋阴消瘀。药物：当归、赤白芍、怀山药、干地黄、山楂、丹皮、茯苓、泽泻各10g，益母草15g。

(2) 经间（阴转阳）期调治：分初、中、末三时，总共3~5天。

初时：滋阴为主，佐助阳，兼调气血。药物：当归、赤白芍、怀山药、干地黄、丹皮、茯苓、川断、菟丝子各10g，红花6g。

中时：调血通络为主，佐以补肾。药物：当归、赤芍、丹参、泽兰叶、川断各10g，红花6g，茺蔚子15g。

末时：阴阳并补，偏于补阳。药物：龟板15g，丹参、枸杞子、女贞子、怀山药、川断、菟丝子、肉苁蓉、淫羊藿各10g。

2. 阴阳消长期施治

(1) 经后（阴长）期调治：分初、中、末三时，共7~10天。

初时：滋阴养血。药物：当归、白芍、怀山药、干地黄、丹皮、茯苓、泽泻、焦山楂、怀牛膝、旱莲草各10g，女贞子15g。

中时：滋阴养血，佐以补阳。药物：上述药物加入川续断、菟丝子各10g，巴戟天6g。

末时：滋阴补阳，阴阳两补。药物：女贞子15g，旱莲草、怀山药、干地黄、川续断、菟丝子、覆盆子、韭子各10g。

(2) 经前（阳长）期调治：分初、中、末三时，共12~14天。

初时：养血补阳。药物：当归、白芍、怀山药、丹皮、茯苓、川断、菟丝子、肉苁蓉各10g。

中时：补阳疏肝。上述药物加入巴戟天9g，炒柴胡5g，荆芥6g，紫河车100g。

末时：补阳疏肝，理气调经。上述药物（初时）加入巴戟天、制香附各9g，广郁金、青皮、陈皮各6g，紫河车、丹参各10g。

以上方法是江苏省中医院夏桂成主任医师所创立。夏先生如此设法用药，既有新意，又符合临床。如行经期，一般初时仅是经血排泄的开始，中时乃是经血排泄的高峰，末时开始阴长，排泄逐渐停止。行经中时若经量过多，应用止血药必须合调经药同用，即系按此分期施治的具体内容。详情可参阅夏桂成先生发表在《江苏中医》1990 年第 4 期上的论著。上法可用于闭经、崩漏、膜样痛经、经前期紧张综合征、原发性不孕症等。

三、辨证分型，以型定时的周期用药法

辨证施治是中医特色之一。辨证分型则是将某类有相同病机的证候以中医病机名括之，成为一型，以便于立法施治，这是近代创立的一种新的辨治方法。无论对于什么病，确定证型，分型施治已是中医临床常见的诊治思路与方法。在对月经病、不孕症的择时治疗中，辨证分型，以型定时的周期用药法已成为重要的内容之一。不同的病有不同的分型、用药及服药时间。现以不孕症的治疗分型为例予以介绍。

（1）肝郁气滞型：治宜疏肝解郁，理气调经。方用《备急千金要方》瓜蒌散合逍遥散化裁，服药时间宜在月经来前 1 周开始，每天 1 剂，连服 3 ~7 剂。

（2）血瘀型：治宜活血化瘀，行气止痛。方用少腹逐瘀汤加减，服药宜在月经开始来潮时，连服 3 ~4 剂。

（3）宫寒型：治宜温宫散寒，养血调经。方用温经汤，服药宜在月经过后 2 周开始。连服 3 ~4 剂。

（4）血热型：治宜清热凉血，佐以调经。方用清经散加减，服药宜在两个月经周期之间，连服 3 ~5 剂。

（5）肾虚型：治宜养血补肾。方用四物汤加川续断、菟丝子、山茱萸肉、桑寄生、杜仲、阿胶等，服药宜在月经过后，连服 4 ~6 剂。

（6）气血虚弱型：治宜益气养血，补益心脾。方用归脾汤加减，服药时间不限。

其他还有痛经的辨证分型，但施药时间应在经前气血将动之时，一般为经前 7 天开始用药等。关于分型与西医的病变之间的关系临床已有部分认识，在辨证分型时，可结合症状参考应用。如卵巢功能失调者多为肾虚型，次为肝郁型，其中合并闭经及月经稀少者多为阳虚亏损；多囊卵巢综合征多为肾虚痰阻；经前期紧张综合征多为肾虚肝郁或肝脾失调；痛经多为肾虚宫寒或兼血瘀；器质性病变除子宫发育不良属肾虚外，多为瘀阻型，其中输卵管炎症阻塞多为气滞或湿热瘀阻，且往往虚实夹杂；子宫内膜异位症或卵巢囊肿则重在血瘀。

以上 3 种月经周期治法，虽对各种月经病、不孕症的治疗均可选用，但各有侧重：第一种和第二种治法对功能性闭经、无排卵性不孕症疗效较好。第二种和第三种对月经周期不调、痛经、经前期紧张综合征、更年期综合征、功能性子宫出血等症疗效较优。

四、月经周期疗法中的服药方法

在应用月经周期疗法中，服药方法也有不同，主要是全程服药法、半程服药法和定期服药法 3 种。

全程服药法：即月经周期全过程均用药，一般需连续服用3个月经周期。可短暂配合西药氯米芬、乙烯雌酚、黄体酮等其中一种应用。该法适用于闭经、不孕症、月经严重失调等。

半程服药法：即在月经周期过程中服半程药，常为经前3天开始服至排卵后1天即停药。一般连续服用3个月经周期，适用于月经失调、痛经、不孕症、经前期紧张综合征等。通常排卵功能障碍的闭经、月经稀少及无排卵型功血等，着重在经后期、排卵前期用药。以促使卵泡成熟排卵；黄体功能不全的经前期紧张综合征、排卵型功血等，着重在经前期治疗。以健全黄体功能，余时可不用药。

定期服药法：即在月经周期过程中，仅选定某一时期服药，如经前期、经后期、经间期或行经期等，一般亦需连续服用3个月经周期，适用于痛经、功能性子宫出血、经前期紧张综合征等。

应用月经周期疗法不仅可治疗月经病、不孕症等，还可治疗女性痤疮、尿路结石等。如治女性痤疮，可用地骨皮、白鲜皮、丹皮、生地、赤芍、当归、川芎、川牛膝，夹湿者加黄柏、苍术、薏苡仁；夹风者加防风、蝉蜕。在月经净后12～15天排卵期服药，每天1剂，连服6～9剂，共服3个月经周期。闭经者，服完9剂，间隔20天后再服9剂。服药期间禁食辛辣，停用其他药物，忌用香粉或化妆品，面部油腻者，可用硼酸皂洗脸，有人以此治疗88例，61例痤疮全部消失，24例痤疮大部分消失，仅3例无改变。

月经来潮期治疗妇女尿路结石，疗效亦可。方以桃红四物汤加牛膝、益母草、金钱草为主方，趁月经来潮时，冲任脉通气血骤盛而迅速外排之势，使药力因势利导，促使输尿管蠕动排石。运用此法排石要具备：①月经周期正常，因月经按期来潮说明肾气盛，冲任脉通，气血充盈，可助药力排石；②月经来潮时应有腰酸疼痛难忍，经血色暗量少，兼夹瘀块等血瘀症状，以免活血药的使用导致月经量过多。

第十八章　人体昼夜阴阳节律及其应用

第一节　人体昼夜阴阳节律

昼夜是自然界变化最明显的一种节律,对“昼”人们以阳表示。因阳寓有光亮、升浮、活动、温热之意，白天的自然变化与此相符；对“夜”人们以阴表示，因阴寓有黑暗、沉降、静止、寒冷之意，夜间的自然变化与此相符。当然，这是就昼夜两者相比较而言。昼夜又可各细分为二，白昼可以日中午时为界分为上午和下午。夜间可以夜半子时为界分为上半夜和下半夜。人体功能、物质等同样也被分为阴阳两大部分，功能属阳，物质属阴。而功能中兴奋性活动属阳，抑制性活动属阴；分解代谢可属阳，合成代谢可属阴。物质中支配兴奋性活动的物质可属阳，支配抑制性活动的物质可属阴。人体的物质与功能如同阴阳的相互消长一样，也相互作用，此长彼消，此消彼长，并有一定的时间节律性，这种时间节律性常与自然界昼夜改变相一致，此即人体昼夜阴阳节律。

早在公元前四五世纪成书的《黄帝内经》中对人体阴阳昼夜节律就有了记载。如《素问·生气通天论》中说：“故阳气者，一日而主外，平旦人气生，日中而阳气隆，日西而阳气已虚，气门乃闭。”阳气在一日之中有生、隆、虚的时间变化。《灵枢·营卫生篇会》说：“日中而阳陇为重阳，夜半而阴陇为重阴，故太阴主内，太阳主外，各行二十五度分为昼夜。夜半为阴陇，夜半后而为阴衰，平旦阴尽，而阳受气矣。日中为阳陇，日西而阳衰，日入阳尽而阴受气矣，夜半而大会，万民皆卧，命曰合阴，平旦阴尽而阳受气，如是无已，与天地共纪。”

《内经》的阐述说明阴阳在昼夜之中各有盛衰之时，白天阳气旺盛，夜晚阴气旺盛。阳气在昼夜各时间分期中旺盛趋势与程度又有区别：平旦时，阳气渐盛，延续至整个上午阳气均处于旺盛上升阶段，至日中阳气隆盛达白天最高峰，午后阳气仍处旺盛时，但逐渐减弱，整个下午都处于渐减渐衰阶段，至黄昏日人阳气衰减明显，入夜阶段，阳气继续下降，夜半时达最低，夜半后阳气开始呈欲生之势，平旦又开始新的阳气旺盛周期。阴气在昼夜各时间分期中旺盛趋势与程度区别是，黄昏后至夜半前阴气渐渐生旺，夜半阴气最隆盛，夜半后至平旦前阴气虽旺而渐弱，平旦至日中阴气更衰，日中阴气最少，午后至黄昏阴气又复呈欲生之势。黄昏后阴气又生渐旺，开始新的周期活动。值得提出的是以时辰论，平旦一般为卯时，日中为午时，黄昏为酉时，夜半为子时。故在人体昼夜阴阳变化中，子、午、卯、酉是昼夜4个关键时刻，以此4个时辰区分的昼夜4个阶段所代表的阴阳变化又各有特点，临床应注意之。

阴阳在昼夜之中的旺盛还有部位分布上的不同，它与阴阳旺盛程度互相呼应。两者以阳气分布变化为显。阳气在白昼旺盛，阳主外，故白昼以在体表活动为主，暮夜衰减则入内。阴气在夜晚旺盛，阴主内，故夜晚以在体内活动为主。

阴阳相互对立，又相互依赖，故阴阳盛衰活动周期又非单独进行，阳气旺盛时，阴气必然衰减；阴气旺盛时，阳气必然衰减，且在程度上也相呼应，日中阳气最隆盛，阴气则最为衰弱；夜半阴气最隆盛，阳气则最为衰弱。

人体阴阳昼夜节律是人与自然息息相应的结果。《素问·金匮真言论》说："平旦至日中，天之阳，阳中之阳也；日中至黄昏，天之阳，阳中之阴也；合夜至鸡鸣，天之阴，阴中之阴也；鸡鸣至平旦，天之阴，阴中之阳也。故人亦应之。"《灵枢·营卫生会篇》在描述阴阳节律变化中也提及此系"人与天地共纪"的结果。所谓阳中之阳，前之阳指白天，后之阳指阳气上升渐旺；阳中之阴，前之阳仍代白昼，后之阴则指阳气降低渐至衰弱；阴中之阴，阴中之阳，前之阴指代夜晚，后之阴为阴气渐生旺盛，后之阳则为阴气渐衰时。人体阴阳节律与自然界昼夜阴阳变化可见同步，主要是自然环境周期变化的结果。

人体阴阳昼夜节律可通过阳气在人体的温煦抗邪的作用感知，如人体正常体温白昼升高，夜晚降低，白天肌肤温暖，夜晚则肌表觉凉，自感微有畏寒，这是阳气昼夜衰减变化在温煦机体上的反映。

人体昼夜阴阳盛衰节律，还可以通过疾病的昼夜变化来了解。如一般疾病在昼夜之中存在着病情波动，经长期临床观察发现这种波动呈"旦慧、昼安、夕加、夜甚"规律，即患者多数在早晨感觉神气爽快，热者退热，昏糊者清醒，痛者痛止等，在整个白天病情均好转减轻，黄昏时病情又开始显露加重，热者热起。昏糊者又渐神志欠安等；夜间则诸症均加重，痛者则疼痛又作，发热者则热度渐成高热，不仅已有的病症加剧，某些危重的症状在夜间还常突然发作，有的甚至可导致死亡。疾病的"旦慧、昼安、夕加、夜甚"的出现即与人体昼夜阴阳盛衰节律有关。如《灵枢·顺气一日分为四时》篇说："朝则人气始生，病气衰，故旦慧；日中人气长，长则胜邪，故安；夕则人气始衰，邪气始生，故加；夜半人气入脏，邪气独居于身，故甚也。"由此可见，人体存在的阴阳盛衰节律左右了疾病的昼夜变化。

第二节　人体昼夜阴阳盛衰节律的应用

人体昼夜阴阳盛衰节律在临床应用时间较久，历代医家阐述较多。如元代朱丹溪在《丹溪手镜·杂病气血阴阳》中说："日增夜静是阳气病，而血不病；夜增日静，是阴血病，而气不病。"亦即凡病白天加重，入夜后减轻者该病在阳、气分，不在血分；凡病入夜加剧，白天减轻者，病在阴、血分，不在阳、气分。朱丹溪此段认识主要是针对实证而言，因阳、气分实证遇及白昼阳气盛而阴气衰之际，阴不制阳，两阳相加故病剧，反之阴血分实证遇及夜间阴气盛而阳气衰之际，阳不制阴，两阴相合而病增。如《金匮要略·妇人杂病》载妇人热入血室证即是阴血实证，病在夜间加重的例子："妇人伤寒，发热，经水适来，昼日明了，暮则谵语，如见鬼状者，此为热入血室。"又如现代肝阳上亢的高血压，常在白天阳旺之时病情加重，血压升高，入夜则缓解。心源性哮喘，病机关键在心血瘀阻，故病在夜间发作为多等。可说明实证患者，白天病重者在阳，夜间病重者在阴。

值得重视的是阴阳虚证病变的发作时间，按照阴阳实证病变发作时间与机制推论应该是：阳虚患者在白天减轻而夜间增重，阴虚患者在白天增重而夜间减轻，因白昼阳旺，虚阳得助而病减，阴虚者则因白昼阴衰而病增，夜间阴盛阳虚，阳虚患者遇此时则病重，阴虚得阴盛之助而病减。实际情况是阳虚患者病情变化基本符合此规律。如肾阳虚者，夜间畏寒多明显，夜尿频频，白天则病减。然而阴虚患者则不符合如此推论，应出现在夜间减轻、白天加重的规律。如阴虚患者有内热多发生在午后至夜半是众所周知的事实。清代汪必昌在《医阶辨证》中就记载有：（潮热）午后潮，夜半止者为阴虚。为何阴虚病症不循人体昼夜阴阳盛衰节律而变化呢？有待进一步探讨。对古人某些认识故需思考，不可照搬。如《华佗中藏经》对阴阳不同属性病变在昼夜不同时间发病归纳为“阳（虚）病则旦静，阴（虚）病则夜宁，阴阳运动得时而宁，阳虚则暮乱，阴虚则朝争，朝暮交错，其气厥横”等，就有存疑之处。

前面提及子午卯酉是昼夜阴阳盛衰变化的4个关键时刻，是阴阳转换的重要时机。由于病变机体自我调节功能低下，阴阳失调患者就有好发于昼夜之中子午卯酉的时间特性，因此注意观察子午卯酉4个时辰的病情波动有助于诊断阴阳失调病变。以上所论是运用人体昼夜阴阳节律对病位与阴阳失调进行判定。

人体昼夜阴阳旺衰节律在治疗中的运用也较广泛，赵献可《医贯》中就介绍了阴阳病变昼夜轻重变化的机制及施治方法。综合明清之际应用该节律施治的经验为：凡治阳分、气分病变，具有温阳、益气、健脾等作用的方药主张清晨、上午服，因上午阳气渐生而旺。补气温阳药可借助人体阳气欲盛之势，发挥药物作用；凡治阴分、血分病变，具有滋阴养血、滋养肝肾等作用的方药多主张黄昏、夜晚服，因黄昏、夜晚时阴气渐生而盛，用滋阴养血药可乘人体阴气欲盛之势，发挥药物的治疗作用。明清之际形成的这一利用人体昼夜阴阳节律选择时间用药的方法已经被现代临床应用证明行之有效。如张玉才治疗10例辨证属阳虚卫弱、营卫失和之太阳中风病，服桂枝汤。10例分为甲乙2组，每组5人，甲组上午11时服药，乙组晚8时服药，2组均为每天1剂。疗效比较结果，甲组药后平均在1小时内生效，3小时症状基本消失，3剂痊愈；乙组药后效果与时间关系不显，平均5剂痊愈。提示桂枝汤以在白天服为佳。

李震生运用昼夜阴阳转化规律治疗夜间加重性房室传导阻滞疗效很好。所治2例均系阴液暗耗。不能维系阳气的正常固守，属阴虚阳亢患者，上午为阳中之阳，故症状更为显著，其用中药时，还于早、午饭时间服用普萘洛尔、安他唑啉以减缓白昼的心阳过度耗散，以利于阴阳平衡的恢复。普萘洛尔、安他唑啉系交感神经肾上腺素能β受体阻滞剂，目前已知阴虚阳亢患者具有较高的交感神经活性，普萘洛尔、安他唑啉能治疗之则示其具有中药滋阴潜阳类作用。白昼为阴虚之时，患有阴虚的患者则其病情可能更重，故用滋阴潜阳类药物普萘洛尔、安他唑啉于白天服用，实际效果证明是正确的。李震生还体会到，上述两药绝不能在晚间应用，否则将激化阴阳消长过程使病情加重，这明显地提示前述明清之际应用该节律的经验也不是尽善尽美的，不同性质的药物究竟应在何时服适宜，应据病情结合人体昼夜阴阳节律择定，至少阴虚阳亢患者用滋阴潜阳药就应在白天服，以抑制疾病的发生发展。

对在子午卯酉时病作常示阴阳失调，目前多认为系少阳病，用小柴胡汤调和阴阳施治效佳。由于子午卯酉时是一日之中阴阳变化的4个转折点，故也可择其时施治用药，以帮助患病机体适应转折变化达到防治目的。如高志海在应用自拟骨结核丸治疗骨与关节结核7623例患者就采用了子午卯酉时服药方法，既可调整人体阴阳，扶助正气，有效地抵御外环境的不利影响，又能使药物在体内保持稳定的效用，持续干扰破坏痨虫的繁殖与生长，有利于抑制和杀灭痨虫，达到扶正祛邪的目的。通过临床观察与验证，坚持昼夜服药这一方法，比白天不定时服药、夜间停药的服药方法明显提高疗效。

第十九章　十二时辰经脉脏腑气血旺衰节律及其临床应用

第一节　十二时辰经脉脏腑气血旺衰节律

“十二时辰”是将昼夜分成十二个时间段，每段以十二地支名称名之，这十二时辰及其与现行24小时的对应关系为：子时（23～1时），丑时（1～3时），寅时（3～5时），卯时（5～7时），辰时（7～9时），巳时（9～11时），午时（11～13时），未时（13～15时），申时（15～17时），酉时（17～19时），戌时（19～21时），亥时（21～23时）。“十二经脉脏腑”内容为：手太阴肺经，手阳明大肠经，足阳明胃经，足太阴脾经，手少阴心经，手太阳小肠经，足太阳膀胱经，足少阴肾经，手厥阴心包经，手少阳三焦经，足少阳胆经和足厥阴肝经。

气血是人体的精微物质，具有一定的流动性，古人认为气血通过经络流动到机体各部，灌注营养脏腑、四肢百骸。气血流动灌注各脏腑组织具有潮水涨落一样的时间节律。当某时辰气血流注到某经脉脏腑时，该经脉脏腑就处在功能旺盛时（简称旺），否则就处在功能衰减时（简称衰），且一日之中有一时辰为气血流注最为不足，功能处于最衰时，这就是十二时辰经脉脏腑旺衰节律。具体内容见表19-1。

表19-1　十二时辰经脉脏腑旺衰节律

经脉	旺时	衰时	经脉	旺时	衰时
手太阴肺经	寅	申	足太阳膀胱经	申	寅
手阳明大肠经	卯	酉	足少阴肾经	酉	卯
足阳明胃经	辰	戌	手厥阴心包经	戌	辰
足太阴脾经	巳	亥	手少阳三焦经	亥	巳
手少阴心经	午	子	足少阳胆经	子	午
手太阳小肠经	未	丑	足厥阴肝经	丑	未

关于十二辰与十二经配属的道理，尚未见有详细的解释，即为何肾在酉时为旺，心在午时为旺。其经脉时辰相配用五行学说不能解释。如肺经在五行属金，为手阴经，寅时在五行属木，在十二辰中为第三辰，为单数阳辰，肺经寅时旺，用五行不能解释，用脏腑与时辰的阴阳属性也不能解释。但肺经是十二经通行的始点，寅时则表明一天的开

始，万物始萌之意，从这一层意义上论，两者尚相符合。肝为气血归藏之所，气血入肝后不久即应重新输布全身，而输布之功赖肺脏完成，故肺脏气血在丑时之后寅时旺盛也是可以说得过去的。至于其他脏腑与时辰的配合则可能依据的是《灵枢·经脉篇》关于十二经脉脏腑交接贯通的结构说和十二辰的排序，在确立肺与寅时的关联后依序确立，此即十二经脉脏腑昼夜旺盛节律内容。不在开旺期间的经脉脏腑则处于气血功能相对衰减时，且在一日之中经脉脏腑功能有其最为衰弱的时刻，通常在功能最为旺盛后的第六个时辰，各经脉脏腑衰减次序亦如开旺顺序，其与旺盛节律合称为十二经脉脏腑昼夜气血旺衰节律。此节律最早见载于明朝高武的《针灸聚英》一书中。

第二节　十二时辰经脉脏腑气血旺衰节律的应用

按照该节律所提示的各脏腑功能旺衰节律，临床运用时，可根据疾病发作或加重的时间，判断病变的脏腑和虚实性质，进一步则确立针药施治的时间。具体做法如下。

（1）当病变表现以某一脏（腑）为主，且病症出现的时间性与这一脏（腑）所对应的时辰相符合，或者病症表现涉及经脉，症状在所对应的时辰出现或加重，提示是与该时辰相对应的脏腑经脉病变。赵玉哲等对1040例咳嗽与时间关系的调查分析发现，在定时咳嗽的病例中有半数以上发生于晨即寅卯二时，此时正是气血流注肺、大肠两经之时，肺、大肠经气血旺盛，与病邪相搏，故咳嗽易于此时发作。上午辰巳时眉棱骨疼痛，辰时为脾胃经气血旺盛时，便可认为病症与脾胃经有关，采用调理脾胃法可奏效。

（2）当病变被确立与某脏腑经脉有关时，用药时间可据该节律所提示的某脏腑经脉气血旺衰时间择定。如肾病患者可嘱其在酉时（17～19时）服用，脾胃病变患者可选上午辰巳时（7～11时）用药。据已有的临床报道，在某脏腑经脉气血功能旺盛时间施治，对虚证实证均有较好的疗效，临床可灵活对待。

（3）当临床所见症状很难判断其属于何经脉脏腑时，可凭其发病时间确定病位，临床上常用于对疑难杂证的诊断。如孟景春教授治疗一例夜半大腹奇胀患者。十几年来患者四处求医未效。孟教授分析其病发丑时，病本实在肝脏，用养阴柔肝、补脾虚的方药2剂，腹胀消除，即为一典型例证。

（4）关于该节律对脏腑经脉气血不足，功能衰减时间的认识有2种。一种如前文所介绍的在脏腑经脉旺盛后的第六个时辰。如心旺于午时，衰于子时；胃旺于卯时，衰于酉时等。一种指紧随该脏经脉旺盛后的下一个时辰为衰时。如心旺于午时，衰于未时；胃旺于卯时，衰于辰时等。据上述2种衰时在临床应用情况分析，后一种衰时认识，目前临床多用于针灸择时，如纳子法。前一种衰时认识目前多用于给药择时。经脉脏腑衰时给药与旺时给药不同，仅限于虚证的治疗，不似前述旺时给药对虚实证均适合。如肾旺于酉时（17～19时），衰于卯时（5～7时）。明代杨瀛州即已提出补肾药宜早晨服用。董氏《奇效良方》所记载的71首强阳补肾方药中，注明早晨（平旦）服之者达56首，占总数的73%。叶天士在《临证指南医案》中提倡晨服温阳补肾药等。补肾药大多具有调节内分泌功能，可对垂体-肾上腺皮质系统的失调有调整作用，肾阳虚患者或多或少都有该系统的失调。而肾上腺皮质功能在清晨4时开始活跃，到上午8时（卯时）达高峰，卯时补肾可减少肾上腺皮质功能抑制的不良反应，增强促皮质分泌功能。从补肾在肾最衰的卯时（晨）服的古代医家经验和现代研究分析举例可知，经脉脏腑功能最衰时给以补药扶正的重要意义。

该节律还常用于养生、按摩、预后等，尤其是作为按时取穴针刺的纳子法的基础，对提高针灸疗效发挥了重要作用。

第二十章 五脏病慧静甚节律及临床应用

第一节 五脏病慧静甚节律

一、五脏的结构概念

根据中医脏象学说，五脏是一个以本脏为中心的五个功能结构系统，不仅包括心、肝、脾、肺、肾五脏本脏，还包括与五脏相关的五体、五窍、六腑等。

以心为中心的功能结构系统包括：心主血脉，开窍于舌，其荣在面，心与小肠相表里，心为君主之官，神明出焉。故心病包括心、小肠、血管、舌、神志等，还包括“诸痛痒疮，皆属于心”的病理变化。

以肝为中心的功能结构系统包括：肝主筋，开窍于目，其荣在爪，肝与胆相表里，肝藏血，肝主疏泄，性喜条达，肝者将军之官，谋虑出焉等，故肝病包括肝、胆、筋、目、爪、血、情志等病变，还包括“诸风掉眩，皆属于肝”的病理变化。

以脾为中心的功能结构系统包括：脾主肌肉，主四肢，开窍于口，其荣在唇，脾与胃相表里，脾统血，脾主运化，脾主思。《难经·四十二难》说：“脾重二斤三两，扁广三寸，长五寸，有散膏半斤。”这里的脾可能包括现代医学中胰腺。从胰腺部位上看，位于中焦，接近于胃。从功能上看，胰是消化系统的主要脏器之一，与脾主运化功能关系密切，因此脾病应包括脾、胃、胰、四肢肌肉、口唇、血液、饮食消化等方面的异常，还包括“诸湿肿满，皆属于脾”的病理改变。

以肺为中心的功能结构系统包括：肺主皮毛，开窍于鼻，肺与大肠相表里，肺主气，司呼吸，主肃降，通调水道，肺主宣发等，故肺病应包括肺、大肠、呼吸、水液代谢、鼻、毛发、皮肤等方面的异常，还包括“诸气膹郁，皆属于肺”的病理变化。

以肾为中心的功能结构系统包括：肾主骨生髓，开窍于耳，其荣在发，肾与膀胱相表里，肾司二便，主前后二阴，肾藏精，与胞宫冲任二脉相系等，故肾病包括肾、膀胱、骨、发、脑髓、耳、二阴、精液、生育等方面的病变，还包括“诸寒收引，皆属于肾”的病理变化。

五脏病变的一般变动节律也有旦慧、昼安、夕加、夜甚的变动情况。只是当病邪深入五脏，“脏独主其病”时，脏腑病变“是必以脏气之所不胜时者甚，以其所胜时者起也”，循着各脏病变的性质特点而有各自的时间变化特征。本节要介绍的正是“脏独主其病”时，五脏病变的年节律变化和昼夜节律变化。

二、五脏病变的昼夜节律变化

五脏病变的昼夜节律变化，以《素问·脏气法时论》论之最早，每脏在昼夜夜中有“慧、静、甚”三种因时变动，各脏变动时间如下：肝病者，平旦慧，下哺甚，夜半静；心病者，日中慧，夜半甚，平旦静；脾病者，日昳慧，平旦甚，下晡静；肺病者，下哺慧，日中甚，夜半静；肾病者，夜半慧，日昳甚，下晡静。

《素问》新校正认为“日出”当作“平旦”，注云：“按《甲乙经》日出作平旦，虽日出与平旦时等。按前文言木旺之时，皆云平旦，而不言日出，君日出于冬夏之期有早晚，不若平旦之为得也。”故作者改日出为平旦。

上述五脏病变动时间中平旦、下哺、夜半、日中、日昳等系古代十二时名称，是根据太阳在天空中昼夜位置指代一日之中不同时间。其与十二辰不同的是所指代的时间不能与24小时固定搭配，也难与十二辰固定相配。为便于读者理解，根据我国太阳起落时间变化，大致作如下联系，仅供参考：平旦约当卯辰时（5~9时），日中当午时（11~13时），日昳约当未时（13~15时），下晡约当申酉时（15~19时），夜半约当子丑时（23~3时）。

五脏病变昼夜变化的时间节律是中医根据临床体验，运用五脏精气活动节律变化说、五行生克说结合十二时辰归纳总结的。其形成因素有二：本脏精气活动的节律变化和脏脏之间活动变化的相互影响，前者常以五脏精气活动节律说释之，后者多以五行生克说释之，由于在解释五脏病昼夜变动节律成因中，五脏精气活动节律说与五行生克说紧密相关，两者又被合称为五行休王说。

现以心病为例，应用五脏精气活动节律说和五行生克说来阐释其时间变动情况。

心病昼夜节律变化是日中慧，夜半甚，平旦静。以五脏精气活动变化节律论，肝脏精气王于日中，死于夜半，相于平旦。王，指脏气活动量达最大；死，表示脏气活动量最低；相，是脏气活动量开始上升，量值在死、王之间。故心病患者在日中较为轻松，夜半常病发或加重，平旦则病情稳定，趋向好转。以五行生克论其成因中脏腑之间的影响：日中时心火旺盛，肾水旺于夜半，不在日中，故肾水不能克心火，故心病日中慧。夜半为肾水旺时，心火处在衰时，故心病甚于夜半。平旦为肝木旺时，木能生火，且心火于平旦又处在生发渐旺时，故心病在平旦静。

第二节　五脏病慧静甚节律的应用

从前节内容可知：五脏病慧静甚节律的形成主要是五脏精气活动节律和脏脏之间五行生克制约的综合结果，临床应用故可从如下方面着手。

一、根据病变发作的时间规律诊断病变

如低血钾性周期性瘫痪患者病在四肢为显，脾主四肢，脾病者，平旦甚，该病以晨

间发生为多见，故可诊为脾虚不主四肢。临床应用党参、黄芪、茯苓、白术、麦冬、白芷、防风健脾益气，可使诸症悉除，也说明其指导诊治有一定的价值。

二、根据五脏之间生克制约关系解释临床某些症状的定时发作

制订治疗补泻法则如疾病在某时辰内出现或加重，说明或是与该时辰相对应的脏腑为实，或是本脏腑所不胜脏腑之虚证，治宜泻本脏腑或补所不胜脏腑。疾病在某时辰消失或减轻，说明或是与该时辰相对应的脏腑为虚，或是本脏腑所胜脏腑之实证，治宜补益本脏腑或泻所胜脏腑之实。如一例逢平旦时则郁证发作，午后 15 时则症情顿减，此系肝胆疏泄不利、痰热内扰之实证，故在肝旺之平旦病加，午后 15 时属下晡（申酉）时，为肺金配属之时辰，肝失疏泄于此时受肺金所制。故症状消失，可以疏肝解郁、清化痰热，再加浙贝、杏仁以佐金平木而病瘥。

三、据五脏病慧静甚节律择时用药

一般情况下，以祛邪为主的，如行气、活血、化痰、清热、解毒等方法可趁五脏病慧时用药，此时正是五脏精气活动的旺盛时机，趁其旺势用药可收事半功倍之效。如便秘一症，病位在手阳明经大肠腑，肺与大肠相表里，五脏病变节律实际上也包括了六腑病变，故大肠腑的病变节律亦同于肺脏。肺病者，下晡慧。故治便秘可择下晡左右用药。许氏据此用润肠通便药治疗单纯性便秘 35 例，择时于每天酉时（17～19 时）服头煎，戌时（19～21 时）服二煎，发现其疗效明显优于每天辰时（7～9 时）服头煎，巳时（9～11 时）服二煎的对照组。以补益正气为主的，如补气、助阳、滋阴、养血等法，可在五脏病甚时用药。此时五脏功能相对低下，可起事半功倍之效。利用五脏病节律择时施治，还包括预防病变的发作或恶化，如心病者，夜半甚，临床可凭此对心血管患者于夜半病甚时用活血化瘀、宁心安神等药以防止心血管病发作。

第二十一章　六经病欲解时节律及临床应用

第一节　六经病欲解时节律

六经病欲解时节律如下所述。

太阳病欲解时，从巳至未上（9～15 时），其中午时为中心时。

阳明病欲解时，从申至戌上（15～21 时），其中酉时为中心时。

少阳病欲解时，从寅至辰上（5～9 时），其中卯时为中心时。

太阴病欲解时，从亥至丑上（21～3 时），其中子时为中心时。

少阴病欲解时，从子至寅上（23～5 时），其中丑时为中心时。

厥阴病欲解时，从丑至卯上（1～7 时），其中寅时为中心时。

六经病欲解时是《伤寒论》提出来的，所谓欲解时的意思是疾病有好转趋势、病情减除的时机。为什么六经病会有欲解时间呢？首先分析一下六经病欲解的时间是每经病各占三个时辰合 6 个小时，每经病又都有一个中心时辰，这些中心时辰分别是子、午、卯、酉、丑、寅，其中子、午、卯、酉 4 个时辰是昼夜阴阳转化持平的关键时刻，丑、寅是阴气渐衰、阳气初生渐盛的时辰，且三阳经病都在白昼欲解，三阴经病都在黑夜欲解，可见，六经病欲解与昼夜阴阳变化有关。

一日之中不同时期阴阳盛衰多少不一。如以阳气为例，平旦阳气升，日中阳气隆，日西阳气衰，入夜阳气入里，夜半阳气最衰，夜半后阳气渐生等。六经中三阳、三阴经各经阴阳盛衰多少亦各不相同，如太阳经阳气相对多，太阴经阴气相对多，少阳经虽阴阳相对持平，但发展趋势为阳欲盛而阴欲衰。阳明经也是阴阳相对持平，但发展趋势为阳欲衰而阴欲盛。少阴、厥阴二经均是阴多于阳，但程度有所不同，前者阴气更盛而阳少，发展趋势均是阴气欲衰而阳气欲盛。可知昼夜各阶段阴阳多少及变化趋势各有特点，六经阴阳之气多少及发展趋势也各有不同，当昼夜某分期中与六经中某经阴阳盛衰多少的情况相一致时，该期即为某经功能旺盛时，其病则易于此期欲解。以中心时来论，则卯时阴阳盛衰状况与少阳经类似，则少阳经病易于卯时左右缓解，午时则与人身之太阳经类似，酉时与人身之阳明经类似，子时与人身之太阴经类似，丑时与人身之少阴经类似，寅时与人身之厥阴经类似。故有前述各经欲解时。

要强调的是在阴阳盛衰多少的因素中，起主要作用的是阳气的变化，因伤寒病的病机特点主要是寒邪伤阳，包括两方面，即阳气受遏和阳气亏损。通常三阳经病机主要是寒邪阻遏阳气。三阴经病机则主要是寒邪日久或凝重致阳气亏损，故临床施治对阳经病总是以宣、和、清等法除邪复阳，祛邪扶正，对三阴经病则常以温里、补中等法补其亏损之阳而扶正祛邪。可见六经病与阳气关系密切，阳气的消长盛衰往往是六经病势进退的主要影响因素，阳气在昼夜之中的变化不同致使六经病变化相应改变，六经病欲解时的客观存在及时间上的不同正是基于以上基础。

第二节　六经病欲解时节律的应用

六经病的不同欲解时间，说明某个时辰自然界及人体阴阳的升降盛衰变化，有利于扶正或驱邪，病有欲解趋势与可能，临床可利用这种节律变化，对疾病进行预测，择选服药时间促进病变尽快向愈。

对疾病进行预测，当临床遇及六经病时，若其疾病的变化与欲解时有一定的关系，表明人体阳气节律尚正常，虽病但不严重，施治也较容易。如遇及太阳中风病，在昼夜之中病情一般有轻重波动，但在巳、午时左右应出现病情减轻，说明人体阳气节律存在，可抓紧治疗，尽快治愈。反之若病情不循欲解时规律波动，则应引起重视，及时采取措施，防止病情加剧。对疾病应用此法还可预测病变向愈时间，以便做好治疗与护理的安排。如蔡氏对 100 例蛔厥腹痛患者，用乌梅汤 2～3 天，结果有 89 例患者在丑寅卯之际缓解，11 例在其他时间缓解。蛔厥症属厥阴经病，100 例蛔厥症缓解时与厥阴病欲解时符合率达 89%。蛔厥相当于现代胆道蛔虫症，一般于疼痛发作缓解后实施驱虫，对蛔厥向愈时间的预测有利于尽早安排驱蛔。

择选治疗时间：六经病欲解时间正是经气正旺时机，抓紧该时机，乘经气旺势用药，因势利导，祛邪外出，可提高疗效。如李氏治疗肾阳虚水肿患者共计 29 例，其中原发性肾小球肾病 16 例，慢性肾炎肾病型 13 例（部分伴有肾功能不全），以随机抽样分为寅时给药组和对照组，均予自拟中药温阳补肾汤（其中小部分患者酌情配合利尿药短期服用），寅时给药组 11 例，每日晨 4～5 时，即寅时一次给药；对照组 18 例，每日上午和下午两次服药。结果寅时组总有效率为 90.9%，对照组总有效率为 61.11%，经统计学处理 $P<0.05$，有显著性差异。患者各项实验室指标比较也证明，在同等条件下，采取寅时服药，对于改善肾脏功能和恢复肾阳比常规服药法作用更显著。寅时为少阴病欲解时，肾阳虚水肿患者均符合少阴病脉症，在少阴病欲解经旺之时，予以补肾温阳药，从而起到促进少阴病缓解的作用。

第二十二章　顺势施治法

《灵枢·顺气一日分为四时》篇曰："朝则人气始生，日中人气长，夕则人气始衰，夜半人气入脏。黄帝曰：治之奈何？岐伯曰：顺天之时，而病可与期，顺者为工，逆者为粗。所谓'天者'大自然也，所谓'顺者'，顺其自然之性之势也。"纵观本段经文，其意为治疗应顺应人体正常生理节律（人气）进行，这样才能病当可期，得到预想的治疗效果。掌握这种治法就能事半功倍，不能掌握这种方法则事倍功半。

今天的顺势施治法当然较之《内经》时代内容更丰富。顺势施治方法已成为临床常用方法之一。其基本内容应包括两大部分，一部分内容指的是施治应顺应脏腑生理特点，如胃气宜降下不宜逆上，肝气宜舒不宜郁，脾气宜运不宜停，肾气宜固不宜宣，肺气宜宣不宜滞等。目前这一部分内容早已为人们熟知，在临床已广泛应用。另一部分内容指的是施治应顺应人体生理变化节律的时间进行，如白昼人体生理活动多活跃，治疗用药对促进机体功能活动的方药应多在白昼服，如温阳化气、活血化瘀类药；夜晚人体生理活动多抑制，治疗用药对抑制机体功能活动的方药应多在夜晚服，如滋阴凉血、镇静安神类药。利用阳气、促进阳气的方药应多在上午用，因上午阳气升盛；利用阴气、促进阴气的方药应多在午后服，因午后阴气升盛等。当然这里叙述的是治疗大法，具体内容则如下所述。

第一节　因病性不同，用药有昼夜之分

疾病在临床常可表示出多种病性，归纳之主要是寒、热、虚、实四类，根据人体阴阳气血节律的时间变化特点，凡属阳虚、寒性病变施治宜在平旦、午前；凡属阴虚、热性病变施治宜在午后、暮夜。凡欲借助阳气发挥作用的药物，诸如补阳益气、温中散寒、行气活血、散结消肿等剂可于清晨或午前服。凡欲借助阴气发挥作用的药物，诸如滋阴补血、收敛固涩、重镇安神、定惊息风之品，可在午后或晚上服。如《证治准绳》所载鸡鸣散可温宣降浊，除去肾家所感寒湿之毒气，服该药时间定在平旦鸡鸣时，即"次日五更，分三五次冷服，服此药至天明，当下黑粪水，早饭前后痛住肿消"。为使医家与患者均不忘其用药时间，而以服药在"鸡鸣"时为方名，足见该药服药时在平旦的重要性。又如桂枝汤具有解肌发表、调和营卫的功效，可治疗外感风邪，头痛发热，汗出恶风，鼻鸣干呕，苔白不渴，脉浮缓或浮弱者。为使药力更好地发挥，张仲景强调了药后应"啜热稀粥"以借助谷气及稀粥之"热"，鼓邪外解，还要求药后"温覆"，以被覆身，协助出汗、祛邪外出等，这些早为人们熟识并采用。但桂枝汤还有一方名叫"阳旦汤"，张仲景取此别名是表示桂枝汤的服用时间应在阳气生升的关键时刻，"平旦"服用，以借助阳气的作用更好地发挥桂枝汤的作用。今人张玉才在临床验证了 10 例典型太阳中风患

者，在不同时间给药，结果充分表明桂枝汤上午服用的必要性。本节所附蔡抗四、张谦等医生使用桂枝汤的医案也充分说明了这点。可惜的是临床对桂枝汤的服药时间并不重视，对桂枝汤别名为阳旦汤知之甚少，这是有违张仲景的原意的。为使人们记住桂枝汤的服药时间，宜将阳旦汤作为正名使用，使之如鸡鸣散那样闻方名而知其寓意。

根据病性不同，采用不同的施用时间在明代薛己《校注妇人良方》及叶天士著述中记载较多，如《校注妇人良方》对滋肾水、生肝血、抑肝火、舒肝郁之滋肾丸、生肝散、逍遥散、六味地黄丸、四物汤、芦荟丸、龙胆泻肝汤等方要求黄昏、夜晚时服。这些药具有滋阴养血、滋养肝肾、清肝泻火等作用，可治阴分、血分病变，夜晚服，有助于利用人体阴血夜间旺盛的生理节律发挥药效。又如叶天士多次提及胃阴不足者服滋胃阴药应在晚上，肾阴被烁，阳不潜藏而失寐者晚上临卧服滋阴安神丸，利尿药中午服以借阳气升盛，温阳化气、利尿消肿等。其他如清代程杏轩，今人施今墨、胡仲英、李济仁等均重视根据病性择时以顺势施治，并积有丰富的经验，值得我们学习应用。如行水利湿药宜清晨服：清晨人体阳气生发，有助于升腾气化水湿，增强药物疗效。催吐药宜清晨服，体内自主神经夜间兴奋，支配肠道平滑肌蠕动，清晨痰涎、浊物多聚集到咽喉等处，有益于排出。益气升阳药宜午前服，升浮的药物配合阳气的升发有利于病邪的祛除。安神药宜临睡前服，有利于卧床后及时进入睡眠状态。

第二节　因病位不同，用药有昼夜之分

所谓病位，在这里主要指的是表里，如皮肤、四肢疾患及需用解表法一类的病变等属于表病，脏腑病变及需用攻里通下法一类的病变等属于里病。由于病位不同，昼夜之中气血分布灌注多少不同，而药物进入人体后需通过体内气血的输布蒸化才能到达病所发挥作用，故选择不同时间治疗不同部位的病变就有顺随气血输布、蒸化，使药力较多地抵达病所的意义。

早在马王堆出土的医学竹简《五十二病方》中就有针对不同的病变部位，选择药物服用时间的记载。如治疗皮肤疾患要求“旦服药”即清晨服，外用药物应“以旦未食敷药”，即在清晨未进食前敷用。《王氏医存》则提出病在四肢应“旦”（清晨）服药，病在骨髓应在午后服药。尤其值得提出的是，汗、下二法是临床常用治法，对汗、下二法的应用时间即发汗药、解表药和通里攻下药的服药时间临床特别要重视，一般为上午服发汗解表药，午后服通里攻下药，此经验在王好古《此事难知》一书中就有了记载。王好古是针对伤寒温病施治用药“汗不厌早，下不厌迟”的论述而言的。一般认为，“汗不厌早，下不厌迟”仅指的是在伤寒温病病程中用汗法可以早用无妨。用攻下药即使病程已较长，只要有攻下征兆，亦可采用攻下药。这种观点在古代医籍中记载较多，有其临床指导价值，但忽视了汗、下二法在昼夜之中服用的最佳时机。对此，王好古以其临床体会释谓：“汗无太早，非预早之早，乃早晚之早也。谓当日午以前为阳之分。当发其汗。午后阴之分也，不当发汗。故曰：汗无太早，汗不厌早。是为善攻”，“下无太晚，非待久之晚，乃当日巳午后为阴之分也，下之。谓当午（巳）前为阳之分也，不当下。故曰：下无太晚，下不厌晚。是为善守”。可见王好古是认为汗法宜在午前采用，下法宜

在午后采用的。据此，麻黄汤、桂枝汤、柴葛解肌汤等服药时间应在上午，大承气汤、小承气汤、温脾汤、麻子仁丸等应在午后暮夜服。目前已有临床证实汗法上午服的应用价值，说明王好古的经验值得重视。

笔者在临床治疗肝炎、胆囊炎、胆结石等常要求患者夜间临卧服药。《内经》认为“人卧血归于肝”，肝为藏血之脏，只有在休息时体内的血液才能归藏。乘夜间肝中血流量增多（据现代研究肝脏在卧时血流量可增加25%，夜晚迷走神经兴奋，肝脏血管扩张，而有利于血液的灌注），肝脏气血功能旺盛时（子午流注学说认为夜间子丑时为肝胆经脉气血流注旺盛时辰）增加肝中血药浓度并利用肝脏功能旺盛时机发挥药物作用。经临床观察疗效较为理想。胆囊炎、胆石症夜间发作性疼痛也明显减少。肝胆病位在里，用药则在午后暮夜。其他如肾炎、妇科病变均可考虑在午后暮夜时机服药。应用顺势施治法时，还应注意药物的作用和毒性的昼夜差异，如大黄白昼用药的实验动物对大黄毒性的耐受力较夜间明显增强，若以夜间为1，则白昼可达1.672 7。又如抗风湿类药川乌、草乌、雷公藤、马钱子等，其毒性相对较大，用药时间也可能存在选择问题，需要临床仔细观察，认真对待，总结经验，防止毒副作用的发生。

第二十三章　迎而夺之治疗法

迎而夺之治疗法又称迎病截治法、先其发时治法，即在疾病发作或加重之前某段时间，或正在发作或加重时给予治疗，以达到截止疾病发作或加重，或减少疾病发作或加重的持续时间的目的。疾病的每次发作或加重都是对机体的一种损伤，使患者经受一次痛苦，有的甚至因此而失去性命，因此迎而夺之治法的应用有很重要的临床意义。

“迎而夺之”治法最初由《灵枢·小针解》篇提出：“明知逆顺，正行无问者，言知所取之处也。迎而夺之者，泻也；追而济之者，补也。”这段经文是说知道了正气的盛衰、疾病的逆顺，而能够断然采取措施，正确选择针刺的腧穴。迎而夺之，是迎着经气循行的方向下针，这是泻法。追而济之，是随着经气循行方向下针，这是补法。可见《内经》对迎而夺之的原意是指一种泻法的针刺操作方法。随着子午流注学说的发展，纳子法不仅应用了迎而夺之治法的原来含义，并赋予针刺时间概念，即当某经气血流注旺盛时给予针刺亦为迎而夺之，仍是泻实的一种方法。如肺经实证针刺应在肺经气血旺盛的寅时针刺该经尺泽穴。以后人们又将《内经》治疟的择时思想溶于迎而夺之治法，使迎而夺之治法作为临床一种因时治疗方法逐渐完善起来。如《内经》认为“凡治疟，先发如食顷乃可以治，过之则失时也”，“十二疟者，其发各不同时，察其病形，以知其何脉之病也，先其发时如食顷而刺之”。《内经》此段经文意即治疟证宜在发作前约一顿饭的时间用针用药，以截止疟作。后世称治疟为“截疟”，其意源于此。因此对“截疟七宝饮”等治疟药，其“截疟”方名亦应认为是服药时间的告诫，而不应仅仅视为方剂功效的强调。应当强调的是，中医对举凡临床见有寒热往来发作定时的一类病症多统称为疟证，并不局限于现代疟疾一种病变。因此《内经》对疟证先其发时如食顷而治的法则就具有较广泛的意义。

为何要对疾病采取“迎而夺之”治法呢？以治疟为例，《内经》认为“夫病之未发也，阴未并阳，阳未并阴，因而调之，真气得安，邪气乃亡”。意在趁邪气未盛之时用药以攻邪，有利于制止邪气对人体的损害与影响。

迎而夺之治法的适应证如下所述。

（1）节律明显的人体生理活动的失调。如睡眠是人类一种节律明显的生理活动，失眠是这种生理节律活动的丧失或紊乱，临床可采用迎而夺之法，于正常睡眠时间之前服用镇静安神催眠药，有助于恢复睡眠节律。又如排便是人类的一种生理活动，由于社会工作等的影响，人们一般或在清晨起床后即排便，或在晚上即将休息时排便，从而也为一种明显的生理节律活动，治疗便秘者即可根据其平常排便时间，或晚上，或下午提前用药，以促使排便，治疗便秘。

（2）具有定时发作性质的疾病。如哮喘夜间多发，脑血栓形成多在夜间，心绞痛、心肌梗死多在夜间发作，可据其可能发作时间提前应用药物截止发作。又如五更泻、震颤等易于清晨发作的病变则可在半夜加服一次药以截止病作。

应用迎而夺之治法，不仅有益于及时制止病情发作或恶化，还可减少药物用量与服药次数，应用于有明显节律现象的人体生理活动的失调，还具有不干扰人体生理节律的优点。如以入夜服药治疗不寐症为例：入夜时人体迫切需要阴气维持某些生理抑制，若阴气不足或阳不入阴可致不寐，故滋阴养血药通常是治疗不寐的常用药物之一。入夜服治不寐药，恰好适应了人体对阴气的需要。并可借营卫之气行阴之际，助药引阳入阴，达到导神入舍的目的，以便容易入眠。而传统的上下午分服一剂药的两次煎液，上午所服之药常为第一煎，药液较浓，作用较大，却正好和人体在上午需阳气上升这种情况相对抗，不仅起不到治疗作用，反而会抑制人体阳气上升，干扰人体的阴阳消长节律，导致患者白天也精神不振，这是一般服药法治疗不寐症效果较差的原因之一。

此外，疾病发作时，一般机体和病邪对药物敏感性提高，如退热药，其剂量与体温异常升高成反比，即体温越高，退热药剂量越小，反之剂量应大。若非如此，则或可大汗淋漓，亡阳虚脱，或其热不退，故于发作前用药，待病情欲发作时，体内药物浓度也达到高峰，可较好地发挥药物作用。

迎而夺之治法强调的是提前用药，因此临床不仅要了解疾病发作的时间，还应掌握药物进入人体后发挥作用的时间过程，以便确立迎而夺之治法实施的具体时间。一般而言，中药煎液第一服宜提前 3 ~4 小时服用，第二服在病情发作前 30 分钟 ~1 小时服用，如滋阴清热药治午后潮热、止咳化痰平喘药治咳喘证等。丸片剂第一次宜提前 4 ~5 小时，发作前 2 小时左右再服一次，如利胆片、牡荆油丸等。有的丸丹剂可在发作前 30 分钟内服用，如救心丸等。针刺治疗宜提前 1 ~2 小时，如针刺治疗头痛、哮喘等。

第二十四章　数方同用，择时分服法

临床常遇及一些疾病，因病情复杂，或需攻补兼施，或需标本同治，或需脏腑同治，而需数方同用。但这些方剂因吸收不同、作用部位不同、药物性质不同等，需要借助人体不同时间生理节律，或针对不同的病理节律情况发挥治疗作用，择时分服则为最佳选择。总而言之，本法主要是针对病变涉及多个脏腑，或多病因，或阴阳气血并伤时，针对不同方药的特性和人体不同的生理病理节律而创设的。

数方同用，择时分服法古代已有之，明代薛己的《校注妇人良方》中就有众多记载，如《校注妇人良方》不提倡一汤之中数方混合并用，而常同时择用数方，采取分服的方法，使治疗既针对疾病的复杂性，又宜于各方择时服用。如其对痃癖属肝气滞、脾气伤者，晨用补中益气汤，夕服芦荟丸治疗；肝脾郁怒、元气下陷、湿热壅滞者，朝服归脾汤加升麻、柴胡，夕服加味逍遥散治疗；肺脾两虚之经闭，则朝用补中益气汤加桔梗、知母、贝母，夕用归脾汤送服地黄丸治疗等。

关于数方并用，采取分服的时间选择，《校注妇人良方》中主要分为昼夜分服，五更与临卧分服，朝夕分服，午前午后分服，清晨午后分服，晚餐前和五更分服等。

清朝新安名医，撰写《杏轩医案》、《医述》等名著的程杏轩在其医案中也记载了本法的临床应用。程杏轩对于复杂的病变，在采取数方同用时，在时间上主要选择早晚分服的方法。如他在《杏轩医案》中记载应用早服参苓白术散，夜服地黄丸治愈了幼女带下；早用四阴煎，晚用淡养胃气、甘益脾阴之方，治愈了内伤经闭证等。近代施今墨也常采用数方同用而分服的方法，只是在择时上未作刻意安排，《施今墨临床经验集》中多有记载。安徽现代名医胡仲英、李济仁等在临床完全按照数方同用、择时分服的方法治病。如李济仁先生仿程杏轩之法，以早服健脾丸、晚服桂附八味丸治愈脾肾两亏之腹泻多人；以早晚分服麻子仁丸，上下午分服补中益气汤治愈老年性虚秘患者甚众，如此取效甚宏，已成为他们临证的特色。

实际上数方同用、择时分服的方法，是在人体昼夜阴阳节律、五脏病慧静甚等节律指导下择时服药方法的综合，是同时利用人体生理节律或针对人体病理节律施用药物的一种方法，这种方法不仅使方药在各自最佳发挥作用的时间里被人体利用，而且还可因分服的方法，使那些不能混合在一汤之中的方药，可以同日进入人体内，而不受十八反、十九畏的限制。如胡仲英老先生在治疗一妇人崩漏日久不愈，证属留瘀，治须攻瘀，瘀去血始可止。但妇人病已久，气血早虚，单纯攻瘀则体不能胜，若单补益则出血未止。唯攻瘀而止血、补气而扶虚。二法同举方妥。因此，胡老先生以八珍汤补气益血（白昼煎服），失笑散祛瘀止崩（晚间吞服），终使瘀去血止，正亦未伤。其之所以不将汤、散合一，既在于按照益气药在清晨、上午服，活血药多在晚上服的基本要求去做，亦因为八珍汤中之人参与失笑散中之五灵脂相畏，分服后既可各尽其能，又不犯相畏之戒。

第二十五章　定时发作性病变的治疗

定时发作性疾病在临床早已司空见惯，本书前面一些章节已予介绍，鉴于目前临床一些定时发作性疾病尚难由现有的理论去解释，也无适当的方法将其各归其类，一些病变（如前面已介绍的）虽可由已有的理论与方法去解释去归类，但其共性的内容却因各自成章，分节阐述而不能统合在一起予以概括，故特设此节。一方面对未归类的定时发病类疾病综合论之，一方面对已归类的定时发病类疾病阐其共性，以利掌握。

第一节　疾病的定时发作与人体生理活动节律有关

疾病的定时发作包括两个方面：①疾病定时加重或恶化，如常见某些病变持续低热中定时发生高热；②证候定时出现与消失，如腹痛、胸痛，尤其是真心痛，多在夜间发作；发热病多见黎明时分汗出热退等。关于疾病定时发作的形成机制主要是：正常人体的生命活动具有一定的周期节律性，如白昼阳旺阳升，夜晚阴盛阳降，又如五脏的精气活动在昼夜之中各有盛旺之时，以及人体卫气运行节律、十二脏腑气血子午流注节律等。当病邪侵犯人体时，在人体生理活动节律的作用下，人体抗邪力因时盛衰的改变，使与病邪的抗争出现强弱定时的变化，结果临床表现出病变定时发作、加重，或减轻、休止。而人体生理活动节律在病邪的不断作用下，有时会发生某种紊乱，改变了人体生理活动节律，久之则形成一定的病理变化节律，使疾病出现特有的定时变动征象。一般来讲，不同性质的病变，如虚实不同，不同病位的病变，如肝病、心病、气病、血病的不同等，所表现的病理变化节律不同，构成了临床复杂多样的疾病变动节律。

关于疾病定时发作的机制类型，归纳之，有以下几方面。

（1）正常生理活动节律当旺时则旺对疾病定时发作的影响。人体脏腑组织气血功能活动当旺时而旺，使机体抗邪力增强，疾病因此受到抑制而暂时减轻或发作休止。如伤寒患者，多见上午症减，午后至夜间症增，因寒为阴邪，午前阳气旺盛，寒邪不敌而症减；午后、夜晚之际，人体阳气入内，体表阳气减少，御外不足，寒邪乘虚而入故症增。伤寒多在午后夜晚感寒受凉而成，亦可说明其与阳气生理节律活动有关。此种疾病定时发作的机制类型多见于病初，病情尚不严重，人体生理活动节律未受到病邪的明显影响时。

（2）人体活动节律当旺时不旺对疾病定时发作的影响。由于病邪干扰，人体正气受损，正常生理节律活动当旺时不旺，致疾病定时发作。如阴虚潮热，多见午后热起，延续至夜，此因午后本乃阴气当旺之时，由于阴虚当旺不旺，本应于此时逐渐入里的阳气（《内经》曰“日西而阳气已虚，气门乃闭，夜半阳气入脏”），无足够的阴血制约，越于外而热起。此种类型常见于久病、重病，正气受损较严重时。

（3）病邪随所潜伏的脏腑组织气血发旺而发作。如温病营血分病，夜热早凉，此因温热之邪潜藏于营血之中，夜晚阴气隆盛，阴血用事，病邪乘阴而动，发作于外而症作。此种类型常见于病重，生理活动节律已受影响，但未出现明显紊乱时。

疾病的定时发作除受人体生命活动节律影响外，还与自然环境有关，作为诱发因素，其周期变化活动，诸如温差、气压、光线等往往在疾病定时发作中起了一定的作用。很多病邪本身也有其活动节律，这也常常是疾病定时发作的重要因素。

第二节　疾病的定时发作是逐渐形成的，预示着疾病时久难治

疾病并非在一开始即表现出定时发作的特性，其定时发作实际上有一个逐渐形成的过程。如当咳嗽固定在每日某时发作时，咳嗽实际上已有一段时日了，其开始一般并不表现出定时发作的征象。又如定时发热，一般也是经过一段不定时发热后，才逐渐出现或定于午后，或于入暮发热。阴虚患者多有午后潮热证，然多出现于病程的中晚期，开始午后潮热证并不显。而阳明病必待腑实完全形成后方见日晡潮热。五更泻患者往往先见不定时的腹泻及其他诸多症状多日，最后才固定于清晨五更之时而泄泻。对112例定时发作性病变医案统计发现其中虚证有73案，虚中夹实21案，实证18案。虚证多见于慢性久病，定时发作性疾病中多见虚证，提示疾病定时发作的变化节律的形成确实需要一个时间过程，对临床遇到定时发作性病变时，诊治要多从虚证、慢性病方面加以考虑。

疾病需经一定时日后才定时发作，其机制可能是：当病变开始发生时，由于病性轻浅，正邪争搏不剧，人体生理节律活动的波动对疾病影响不大，受到病邪的干扰也小，尚未形成一定的病理节律，故定时发作不显。逐渐地人体生理节律受到明显影响，并在病邪、自然环境等诸多具有周期变化的因素相互作用下，病理节律得以形成，表现出定时发作的临床见证。因此，当疾病有定时发作的临床表现时，其病程已经有一段时日了，此时治疗不可急功近利，以一两剂中药除疾愈病。如阴虚午后潮热、五更泻等，其被治愈需要有一段用药过程，临床应认真对待，徐图为上。当然也有例外。如阳明腑实之日晡潮热，用通腑泻下之剂，腑气一通，其热即除。

虽然，疾病的定时发作须经一段时日才能显露，但疾病在开始不定时发作阶段向定时发作过渡时，在后来定时发作的那个时间，发作逐渐增多，其他时间发作逐渐减少。如五更泻，开始腹泻时间不定，一日多次，以后逐渐固定在五更时腹泻次数增多，但是，其他时间仍有腹泻，而有碍诊断。临床只要掌握定时发作病变的这种特征，仔细观察辨证，早期及时准确地诊断是完全可能的，对择时施治也有参考价值，可于病初即适时施治，发挥因时用药的作用。

第三节　疾病的定时发作时间与病性的关系

疾病的定时发作时间是否与疾病的性质，亦即阴阳寒热虚实有关？笔者经对国内已

报道的400余则时间医案中具有定时发作性病变的诊治医案112则统计分析：以昼夜时间分类，夜间发病或加重的为66例，白昼发病或加重的为46例，说明病变具有昼夜轻重改变的不是个别的偶然现象。以昼夜时间发病与病性阴阳虚实关系来看：112例中属阳实证的病变夜间发病例数为19例，白天则为13例（夜>昼）；属阳虚证的病变夜间发病为25例，白昼发病为24例，两者几乎等同（夜=昼）；阴虚证夜间发病为15例，白天发病为7例（夜>昼）；阴实证夜间发病的有9例，白天则无（夜>昼）。从以上统计可见，阳实证、阴虚证、阴实证等均是夜间发作多，而阳虚证则昼夜发作无差异，这说明尚不能仅从疾病的昼夜轻重变化的特征去判断病性，故病性与昼夜属性相合则病情发作的观点只能参考，难以一概而论。尽管有时确是主要依据发病时间，对某些疑难病做出诊断，如五更泻，也不能就此认为所有定时发作的病变仅凭发作时间就能明确诊断。这其中实际上存在着类似舍脉从证、舍证从脉的辨证方式，有时需舍时从证或舍证从时。

从对112例医案的统计结果可知，阴虚、血瘀等证的发病时间夜多于昼，这与古代医家所说较为符合，且古代医家对两证发病时间的描述记载也最多，说明阴虚、血瘀证的诊断应重视其夜间发病的特点。

对112例医案的分析发现夜间发病多于白昼，因此应重视夜间对患者的监护处理与预防。

第四节　疾病定时发作的向愈过程

定时发作的病变经治以后，若用药对症，治疗见效，往往首先表现出定时发作的时间紊乱，也就是由定时发作变为不定时，或原先发作的时间发生改变，如原先在上午8时发作，治后则为中午12时发作等。这是药物作用于病理变化的节律性，使之受扰，失其节律的结果，继续治疗，疾病乃逐渐痊愈。定时发作的病变向愈变化的这种特征表明：疾病定时发作有一个逐渐形成的过程，而定时发作的消除、被扰乱的生理节律的恢复也是一个逐渐完成的过程。提示临床治疗定时发作的病症时，一旦出现发作时间的改变，主要是时间推迟不定的发作变化时，预示着施治有效，病变趋向缓解，此时不可轻易更改方药。

定时发作的病变择时施治以提前用药截阻为宜。详情见“迎而夺之”治法。

第二十六章　五更泻的治疗方法

第一节　五更泻的古今认识

五更泻病名是以病发时间命名的,因为这类腹泻基本上固定出现在清晨古时候计时的五更时分。由于五更时分正值天将亮、鸡叫之时，故该病还有晨泻、鸡鸣泻等名称，也有的根据该病的病机与肾阳不足有关，又称之为肾泻。如明代医家龚廷贤最早在《寿世保元》书中记载“脾肾虚弱，清晨五更作泻，或全不思饮食，或食而不化，大便不实者，此肾泻也”。由于老年人中肾阳虚弱者众，同时男性的肾阳不足者又较女性为多，所以该病又好发于老年男性。在季节上，因秋季属由热转凉之际，五更泻病作又多见于秋季。

因为寅时为肾经气血旺盛之时，当旺不旺，则阳气不能温煦脾土，结果脾失主运化之能，产生腹泻。据此，古时设计了四神丸基本方用以治疗该病，四神丸主要由补骨脂、肉豆蔻、吴茱萸、五味子、生姜、大枣6味中药组成，该方具有温肾健脾、固肠止泻功效，可以将该方中药改成汤剂，煎水服用，也可以服用丸药。通常是每天中午与晚上各服丸药6g，约为8丸。然而目前人们通过临床治疗研究后发现，四神丸并不能对所有的五更泻收到治疗效果。通过进一步的研究发现，虽然同属五更腹泻，但在腹泻的具体时间、伴随症状、腹泻次数上都存在着一定的差异，结果提出了形成的病因并不仅局限于肾阳不足、不能温煦脾土的学术观点，还总结出了因脾脏本身虚而湿盛、肝气郁结，失去条达脾土功能等病因病机。

第二节　五更泻的病因病机及其临床表现

肾泻：又称之为水泻。该病主要由肾阳不足，不能温煦脾土所致。临床症状主要是：每天清晨腹泻一次，与是否起床无关，只要到了清晨五更时分，睡在床上就有腹痛肠鸣、迫在眉睫的腹泻要求，腹痛程度相对较轻，患者不得不因此起床泻出为快，泻出痛止。多为水泻。平素喜暖恶寒，腰膝酸软等。治疗大法主要为温肾壮阳，固肠止泻。多用四神丸方加减进治。

脾泻：又称之为土泻。该病主要因脾阳不振，湿浊内生所致，每天腹泻1~2次，其间间隔半小时到1个小时。尽管早晨五更时分即有腹微痛、腹胀、肛门坠胀、腹泻感，因尚可忍受，故患者一般不需要起床，但是一旦起床就必须先腹泻为快。大便多不成形，泻出物完谷不化。平素多见脘腹胀闷、饮食减少，面色萎黄，肢倦乏力。治疗大法主要为健脾止泻，可以参苓白术散加减。

肝泻：又称之为木泻。该病主要因恚怒怫郁，肝气失于条达，损伤脾胃所致。每天腹泻2~3次，其中清晨泻2次左右，其间隔半小时到1个小时。五更时分即觉腹微痛，继之痛甚，随即需起床入厕，否则腹痛难忍，便下稀溏，黏滞不爽，泻后痛减，有时泻后仍有未便尽之感。平素多见腹中气多，腹胀，嗳气，性情抑郁。治疗大法主要是疏肝健脾为主，方可选用痛泻要方加减。

在治疗五更泻时还要注重治疗的时间性，一般多在下午与晚上各服药物一次。同时可针对五更泻的现代病因，针对性地应用一些西药结合治疗，如因甲状腺功能亢进引起者，应当适当配合服用一些治疗其的西药，可使疗效产生更快，更为彻底。切不可有门户之见。

西医认为，该病多由慢性结肠炎、肠结核、过敏性肠炎、结肠憩室炎、小肠吸收不良、甲状腺功能亢进、慢性肝炎等病所导致的肠功能紊乱引起的。至于为什么腹泻固定在清晨发生，目前机制并十分不清楚。

第二十七章　小柴胡汤与定时发病

在中医长期临床中,人们已总结发现了不少应重视服药时间的方剂，如鸡鸣散、阳旦汤（桂枝汤）、截疟七宝饮、截疟常山饮等。近年随着中医时间医学在临床的广泛应用，人们又发现并总结出诸多治疗定时发病的方剂，如小柴胡汤、乌梅汤、枣仁汤等，其中尤以小柴胡汤应用范围较广，应用次数最多。而柴胡更是治疗具有定时发病特征的病变方剂中常常选用的一味药。柴胡是小柴胡汤中君主药，可以说柴胡是治疗定时发病的不可缺少的一味中药。

对近年报道的202例时间诊治医案统计发现，施治方药中含柴胡药的有43案，占总数的21%，其中完全应用小柴胡汤的医案为21案，占全部医案的10%，占含柴胡药施治的医案的49%，足见柴胡、小柴胡汤在时间医案施治中所占的地位。对含柴胡方或小柴胡汤施治医案的病症统计共有25种，它们是：发热、胃病、失眠、昏睡、咳喘、郁证、腹大神昏、胸闷、眩晕、昏厥、心悸、恶心、呕吐、抽搐、指痛、眉棱骨痛、淋证、腹痛、阳痿、痛经、鼻出血、痴迷、耳痛、疟证、时差反应。从医案病症情况看，有的似乎很难以现有理论分析而应用小柴胡汤或用柴胡药物，亦即现有中药方剂中关于小柴胡汤、柴胡的功效主治中没有这方面的记载，但作者根据定时发病特点采用之而获佳效。

在定时发作的病变中施用柴胡或小柴胡汤有何规律呢？经对应用该方药的医案中关于病变发作时间的分析发现：应用小柴胡汤的多为子午寅酉定时发作的病变，共有16案，占应用小柴胡汤全部医案的76%，其中在子午时发病的有12案。在应用含柴胡方治疗的43案中，于子午寅酉时辰定时发作的有40案，其中子时17案，午时8案，酉时6案，寅时7案，子午两时均发病的有2案，其他时间发病分布在1～3案。以上统计分析可知，子午寅酉四个时辰定时发作的病变常应用含柴胡方或小柴胡汤施治。

为何柴胡、小柴胡汤对定时发作的病变施治有效呢？要了解这一点，先了解一下它们的一般情况。

柴胡，性苦平，入肝胆经，有和解退热、疏肝解郁、升举阳气、能散能收之功效，临床可用于寒热往来的少阳证、疟证、热入血室、月经不调、肝郁、中气下陷、感冒发热等。

小柴胡汤系《伤寒论》中名方之一，由柴胡、黄芩、半夏、人参、甘草、姜、枣等组成。煎药时，先将开始投入的水煎至一半后，滤过去渣，再将滤液煎煮去一半后，分三次温服，一天内三服尽。该方功能和解少阳，主治：①伤寒少阳证，往来寒热，胸胁苦满，默默不欲饮食，心烦喜呕，口苦，咽干，目眩，舌苔薄白，脉弦者；②妇人伤寒，热入血室，以及疟疾、黄疸等杂病见少阳证者。

上述柴胡、小柴胡汤主治的寒热往来的少阳证、疟证、热入血室、月经不调等均为发作有时的病变。如热入血室，具有“昼日明了，暮则谵语”的时间发作特点等。这就是说柴胡、小柴胡汤最初所主治的病变中多数即为具有定时发作的病变。现在应用于定时发作的病变是对其原来功效的使用。当然这还没有回答定时发作病变应用柴胡、小柴胡汤的道理，下面详述之。

从病位病性上分析：柴胡、小柴胡汤主治少阳证，该证在《伤寒论》中表明是邪在半表半里之间。半表半里可有两种含义，从病位上看位于体表与体内（内脏）之间，邪在此位进则入内，出则外解。由于正气与邪气争搏于此，故寒热往来。正气旺衰有其时间节律性，日旺则正进邪退，衰则邪进正退，当正气处于不旺不衰之期则邪正相搏相持而病作，此即休作有时之理。子午寅酉是一天之中阴阳消长转化的关键时辰，人体阳气于此或衰或旺，邪气于此或进或退。故最易于此出现定时发作。柴胡、小柴胡汤有调和作用，用之最为合宜。从病性上看，此期正邪相持交争，正气未虚，邪气未实，故可互有进退，往来寒热。由于正气旺衰的时间节律性影响，故休作有时。据《本草正义》载：柴胡主治分为两方面，一为邪实，则为外邪之在半表半里者，引而出之，使达于表而外邪自散；一为正虚，则为清气之陷于阳分者，举而开之返其宅而中气自振。这里的正虚当理解为清气被郁或陷的相对正虚，因此柴胡虽无补药作用，却可通过解郁举陷作用，使局部正虚改善，达到扶正目的。柴胡这种既对邪气有作用，又对正气有作用的双重性质决定了柴胡可用于治疗定时发作的病变。而小柴胡汤方中柴胡透达少阳半表之邪，黄芩清泻少阳半里之热。配半夏、生姜以和胃降逆，伍人参、甘草、大枣以扶正达邪。同时姜、枣相配，可以调和营卫，通行津液。对正邪双方均有作用，故可用于发作定时的病变。

此外，《伤寒论》中谓小柴胡汤可用之证有“血弱气尽，腠理开，邪气因人，与正气相搏，结于胁下，往来寒热，休作有时，默默不欲饮食。藏腑相连，邪高痛下，故使呕也”等。宋代成无已注曰：“人之气血随时盛衰，当月廓空之时，则为血弱气尽，腠理开疏之时也。邪气乘虚。伤人则深。”由上述论断可知，不仅一天之中定时发病，尤其是定于子午寅酉发作的病变可用小柴胡汤调治。在一月之中，每逢月亏之日病情发作或加重的疾病，也可用小柴胡汤施治。

第二十八章　针灸时间治疗方法及临床应用

第一节　按时取穴针刺的纳甲法

一、纳甲法简介

纳甲法是因该法依据天干所代表的日、时与经脉脏腑穴位的关系来取穴择时针灸，“甲”为十天干的首干而得名，故又称之为纳干法，干即天干的干。现将天干所代表的日子与经脉脏腑气血开旺的对应关系简介如下（表28-1）。

表28-1　天干日与经脉脏腑气血开旺的对应关系

天干日	经脉脏腑气血开旺	天干日	经脉脏腑气血开旺
甲日	胆经	己日	脾经
乙日	肝经	庚日	大肠经
丙日	小肠经	辛日	肺经
丁日	心经	壬日	膀胱经
戊日	胃经	癸日	肾经

纳甲法是由甲日到癸日，每日轮值一经主气血开旺（简称主气日），如甲日为胆经气血开旺，即为胆经主气日。各经都有针灸时间要求的穴位即“时穴”，是各经的五输穴。每日首先是主气日经脉五输穴中“井穴”开旺，然后按五行与经脉、五输穴的配属关系，按经生经、穴生穴原则依次开各自所生经的荥、俞、经、合穴，如甲日胆经主气日则首开胆经井穴窍阴穴。胆属木，小肠属火，木生火，故次开小肠经穴，此属经生经。胆经井穴窍阴属金，小肠经荥穴前谷属水，金生水，前谷继窍阴穴后开，此属穴生穴。在阳经开俞穴时，必须同开本日主气日经脉的原穴，此称之为“返本还原”。又称俞原同取。如胆经日在戊寅时开俞穴陷谷时，还要开胆经原穴丘墟。阴经无原穴则以俞代原，如肝经日在己丑时开俞穴太白时，要同开肝经俞穴太冲，以代原穴。

阳经五输穴开后接开三焦经穴，称之为“气纳三焦”。并按三焦经穴五行属性生主气日经脉的原则取三焦经五输穴中一穴。如甲日为胆经主气日，胆经为阳经，胆属木，三焦经荥穴液门属水，水生木。故液门穴应在该日应开的五输穴开后接开。阴经五输穴开后接开心包经穴，称之为“血归包络”。并按主气日经脉五行属性生心包经穴的原则取心包经五输穴中一穴，如乙日肝经主气日，肝经为阴经，肝属木，心包经荥穴劳宫属火，木生火。故劳宫穴应在该日应开的五输穴开后接开。如此，各日的“时穴”就确定下来了。

各时穴开穴针刺的时间选择如下所述。

由于荥、俞、经、合穴开穴时间是按照井穴开旺时间依序向后隔一时辰开，故须先确定井穴开穴时，其他依此后推即可。首开主气日经脉井穴时间是时干与当日日干相重的时辰，且仅取第一个时干与日干相重的时辰。如甲日有甲戌、甲申两个时辰的时干与日干甲相同，其前一个含甲的时辰甲戌时即为该日井穴开时。

经穴开穴有日、时辰间隔，亦即阳日阳时开阳穴，阴日阴时开阴穴。阳日阳时指日时干支在干支序数中为单数的日时，阴日阴时指日时干支在干支序数中为双数的日时。阳经上穴位为阳穴。阴经上穴位为阴穴。如甲子日为阳日，甲戌时为阳时，胆经窍阴为阳穴；乙丑日为阴日，乙酉时为阴时，肝经大敦为阴穴。

由于阳日阳时开阳穴，阴日阴时开阴穴的原则造成阳日阴时、阴日阳时无开穴，此时可据合日互用规律开取与该日值日经相合的经脉穴位。经脉相合规律是甲与己合，乙与庚合，丙与辛合，丁与壬合，戊与癸合，此称为“合日互用”，意即将阴阳两日、两经开穴合起来使用时，阴阳两时均有开穴针刺。其他尚有同宗取穴法、刚柔相济取穴法、表里相合取穴法等多种。这些方法的目的，有的如合日互用取穴法是为了使纳甲法每日有穴可开，有的则是在已有开穴基础上增加开穴数目，详细内容将在后面结合有关实例介绍。

为方便临床应用，现将每日开穴依其开旺先后顺序列出，并标明针刺时辰和相应的24小时时间。

甲胆主气日开穴：窍阴（19～21时，甲戌），前谷（23～1时，丙子），陷谷、丘墟（3～5时，戊寅），阳溪（7～9时，庚辰），委中（11～13时，壬午），液门（15～17时，甲申）。

乙肝主气日开穴：大敦（17～19时，乙酉），少府（21～23时，丁亥），太白、太冲（1～3时，己丑），经渠（5～7时，辛卯），阴谷（9～11时，癸巳），劳宫（13～15时，乙未）。

丙小肠主气日开穴：少泽（15～17时，丙申），内庭（19～21时，戊戌），三间、腕骨（23～1时，庚子），昆仑（3～5时，壬寅），阳陵泉（7～9时，甲辰），中渚（11～13时，丙午）。

丁心主气日开穴：少冲（13～15时，丁未），大都（17～19时，己酉），太渊、神门（21～23时，辛亥），复溜（1～3时，癸丑），曲泉（5～7时，乙卯），大陵（9～11时，丁巳）。

戊胃主气日开穴：厉兑（11～13时，戊午），二间（15～17时，庚申），束骨、冲阳（19～21时，壬戌），阳辅（23～1时，甲子），小海（3～5时，丙寅），支沟（7～9时，戊辰）。

己脾主气日开穴：隐白（9～11时，己巳），鱼际（13～15时，辛未），太溪、太白（17～19时，癸酉），中封（21～23时，乙亥），少海（1～3时，丁丑），间使（5～7时，己卯）。

庚大肠主气日开穴：商阳（7～9时，庚辰），通谷（11～13时，壬午），临泣、合谷

(15～17时，甲申)，阳谷 (19～21时，丙戌)，足三里 (23～1时，戊子)，天井 (3～5时，庚寅)。

辛肺主气日开穴：少商 (5～7时，辛卯)，然谷 (9～11时，癸巳)，太冲、太渊 (13～15时，乙未)，灵道 (17～19时，丁酉)，阴陵泉 (21～23时，己亥)，曲泽 (1～3时，辛丑)。

壬膀胱主气日开穴：至阴 (3～5时，壬寅)，侠溪 (7～9时，甲辰)，后溪、京骨、阳池 (11～13时，丙午)，解溪 (15～17时，戊申)，曲池 (19～21时，庚戌)，关冲 (23～1时，壬子)。

癸肾主气日开穴：涌泉 (21～23时，癸亥)，行间 (1～3时，乙丑)，神门、太溪、大陵 (5～7时，丁卯)，商丘 (9～11时，己巳)，尺泽 (13～15时，辛未)，中冲 (17～19时，癸酉)。

据以上内容可以发现，每日开穴的时辰以24小时计则常跨越两日，这与首开井穴的时间相关。然而正是这种跨越，有人则根据24小时及地支配时内容重新调整，从23～1时 (子时) 开始到21～23时 (亥时) 为止作为一日，在应用中提及某日某时开某穴时即以调整后日干支名之。如戊胃主气日开穴阳辅 (23～1时，甲子)、小海 (3～5时，丙寅)、支沟 (7～9时，戊辰) 等就被冠以己日开穴。如此提法在后面所举实例中出现较多，与纳甲法阳日阳时开阳穴、阴日阴时开阴穴的开穴原则有矛盾，首开井穴时辰规律也不能成其规律了。尤其是合固互用取穴时有混乱，阅读这些实例时，请注意该案的评析与思考。现将调整后各日开穴及其时辰附列于下，以备应用，参阅。

因时穴跨越纳甲法原先安排开穴日的两日，有关各日主气经或值日经就难以标出。为节省篇幅，以下仅将每日第一开穴列出，其余各穴一般隔一时辰开穴依时列出。对与上一开穴不隔时辰而连续的开穴则在穴名上标“*”号示之，同开原穴以括号括之。

甲日：23～1时 (甲子时) 无穴开，1～3时 (乙丑时) 开穴行间；其余隔一时辰开穴依序为神门 (太溪、大陵)、商丘、尺泽、中冲、窍阴*。

乙日：23～1时 (丙子时) 开穴前谷，其余隔一时辰开穴依序为陷谷 (丘墟)、阳溪、委中、液门、大敦*，大府。

丙日：23～1时 (戊子时) 无穴开，1～3时 (己丑时) 开穴太白 (太冲)，其余隔一时辰开穴依序为经渠、阴谷、劳宫、少泽*、内庭。

丁日：23～1时 (庚子时) 开穴三间 (腕骨)，其余隔一时辰开穴依序为昆仑、阳陵泉、中渚、少冲*、大都、太渊 (神门)。

戊日：23～1时 (壬子时) 无开穴，1～3时 (癸丑时) 开穴复溜，其余隔一时辰开穴依序为曲泉、大陵、厉兑*、二间、束骨 (冲阳)。

己日：23～1时 (甲子时) 开穴阳辅，其余隔一时辰开穴依序为小海、支沟、隐白*、鱼际、太溪 (太白)、中封。

庚日：23～1时 (丙子时) 无穴可开，1～3时 (丁丑时) 开穴少海，其余隔一时辰开穴依序为间使、商阳*、通谷、临泣 (合谷)、阳谷。

辛日：23～1时 (戊子时) 开穴足三里，其余隔一时辰开穴依序为：天井、少商*、然谷、太冲 (太渊)、灵道、阴陵泉。

壬日：23～1时 (庚子时) 无穴可开，1～3时 (辛丑时) 开穴曲泽，其余隔一时辰开穴依序为至阴*、侠溪、后溪（京骨、阳池）、解溪、曲池。

癸日：23～1时（壬子时）开穴关冲，其余时辰均无穴可开，直到该日21～23时（癸亥时）开穴涌泉。

二、纳甲法的临床应用

纳甲法的临床运用主要掌握好用穴方法，针刺补泻，病例选择3个环节。根据纳甲法传统使用法和现代临床应用方法介绍如下。

（一）纳甲法用穴方法

纳甲法的穴位使用分为逢时开取穴位法、辨证取穴择时针刺法、定时针刺法、时病穴合用法、结合其他时间开穴法应用等。

（1）逢时开取穴位法根据患者就诊时日，按纳甲法推算取穴。此法推取的穴位功效有时与病症相符，有时不相符。其目的主要是利用穴位的时间效用，发挥治疗作用。所谓时间效用，指的是当穴位处于气血开旺的开穴时，其原有的功效可增强，其原有的应用范围可扩大。但由于时穴应用范围扩大与穴位的功用主治特异性有冲突。一些专家学者认为时穴增强原有功效可信，而将时穴能应用其原本不主治的病变作用解释为一种诱导作用，类似方剂配伍中引经报使类药物作用，提出当时穴与病不符时，应配合辨证取穴应用。经对已报道的应用效验案例等分析发现，大多数验案在开取的时穴与病不相宜时均配合应用辨证取穴。当然，也有为数不少的报道称纯用逢时开穴针刺而取效的。这些报道中有的穴位与病症相符。有的部分相符，也有的一点也不符合。究竟“时穴”具有哪些特殊功用，尚需于临床反复观察总结，并经实验证实。

（2）辨证取穴择时针刺法根据患者病情，经辨证后在“时穴”中寻其具有治疗该病症功效的穴位，约定患者在该穴开时针刺施治。此法既可利用穴位的功用主治特性，又可利用穴位的时间效用，易于被医家接受，临床应用颇多。但因可供辨证选取的时穴仅限于肘膝以下的66个五输穴，选穴范围较小，临床也常常配合应用与病症相符的其他穴位。

（3）定时针刺法根据患者疾病部位，阴阳虚实属性，确定一日之中某一时辰，取开穴针刺。这种方法针刺时间固定，所开取的时穴不固定，根据所定时辰推取穴位针刺施治。如确定每天巳时针刺，以纳甲法推算各日巳时取穴有时为甲穴、有时为乙穴等不同。

（4）时病穴合用法无论所取开穴功效与病症相符，抑或不相符，均加用经辨证所取穴。由于这些辨证所取穴基本上其功效与病症相符，故又称之为“病穴”。此种应用方式在按时取穴针刺法中应用最为广泛。

（5）结合其他时间开穴法即同时应用纳甲法、纳子法、灵龟八法等。这样做，一可增加针刺的开穴数。如一般而论按时取穴针刺的任何一种方法，某时辰仅有1～2个开穴，偶有3个穴位。数法同用，开穴相加，某一时辰可使开穴数目达3～5个，以使疗效增加。二可补其法中不足。如纳甲法癸日连续10个时辰无开穴，因阳日阳时开阳穴，阴日阴时开阴穴，使每天隔一时辰无穴可开，此时既可应用合日互用穴，也可以用其他取穴法开取的时穴针刺。三可结合人体各种节律施治。如纳甲法表示的是人体亚日节律（10日节律>昼夜变动的日节律)，灵龟八法表示的是人体超日节律（>10 日节律)，纳子法表示的是人体日节律（10 日节律)，应用人体不同周期活动节律，以便提高针灸疗效。

（二）纳甲法开穴针刺补泻

根据经穴生克规律选择补泻手法，纳甲法每天所开五输穴与其所属经脉有五行生克关系。如胆属木，胆经井穴窍阴属金，两者有金克木，即穴克经关系。又如胃属土，胃经井穴厉兑属金，两者有土生金，即经生穴关系。而肝属木，其井穴大敦亦属木，五行属性相同，无生克关系。古人将经穴之间生克关系以其主气日天干编为歌诀：甲已穴克经，乙庚经穴同，丙辛经克穴，丁壬穴克经，戊癸经生穴，补泻细推寻。

经穴生克关系是决定针刺开穴用补还是用泻的手法的依据。如“甲已穴克经”，甲日取穴针刺时，若治疗实证，需泻经之实，则应用补的针刺手法，以加强穴克经的作用；若治疗虚证，需补经之虚，则应用泻的针刺手法，以减轻穴克经的作用。

（三）纳甲法适应病症

纳甲法对各种原因引起的痛症均有止痛作用，如头痛、腰腿痛、三叉神经痛、坐骨神经痛、肩周炎疼痛、癌性疼痛等。对脑部病变后遗症，如脑血管意外后遗症、脑炎后遗症、颅脑损伤后遗症等；痹证，如周围型面神经瘫痪、风湿性关节炎、类风湿关节炎等；痿证，如小儿麻痹后遗症；精神情志病变，如精神分裂症、神经症等均有一定的治疗作用。

（四）纳甲法应用中注意事项

本法一般不宜加灸，用温针法也较少。对开穴单独应用灸法、拔罐法等则更少，推拿按摩用之亦少，临床主要采用针刺手段。

（五）纳甲法临床应用概况

以纳甲法治疗 544 例瘫痪患者，包括脑炎恢复期后遗症、脑血栓形成后遗症、脑溢血恢复期后遗症等 8 种疾病，总有效率为 83.33% ~100%。阎润茗等用纳甲法针刺治疗妇人外阴白色病变 40 例。并与穴位注射丹参注射液治疗的 24 例做对照，发现两者显效率相近。纳甲法开穴位置虽离患处较远，所用腧穴均无主治外阴疾患之功用，但是疗效明显，客观反映了此法临床应用价值较大。以纳甲法取穴。电子计算机辨证取穴及传统经验取穴 3 法，分别治疗面瘫 22 例，结果纳甲法组痊愈 20 例，占 90.9%；电子计算机组痊愈 18 例，占 81.8%；传统经验组痊愈 11 例，占 50%，初步认为纳甲法取穴少、痛苦小、疗程短、疗效高。孙启勤单纯用纳甲法逢时开穴针刺，治疗神经性耳聋 6 例，疗效较好。对 13 例曾用中西药或针灸治疗无效的慢性胃脘痛患者单纯应用纳甲法针刺，结果 7 例显效，4 例有效，2 例无效。有人报道以纳甲法治疗面神经麻痹 102 例，并与例数相同的经验取穴法进行对照，纳甲法痊愈率 85.3%，优于经验法痊愈率 63.9%，两组疗效有非常显著性差异（$P<0.01$)。任仕容等应用纳甲法治疗 60 例痹证，并以用辨证取穴法治疗的 40 例患者为对比，结果纳甲法优于辨证取穴法，疗效有非常显著性差异（$P<0.01$)。应用纳甲法辨证逢时开穴治疗三叉神经痛 60 例，并与以循经取穴法治疗的 20 例作对照，结

果前者止痛显效率为95%，后者为8%，有非常显著差异（$P<0.01$）。以纳甲法取穴为主加配穴等治疗颅脑损伤后遗症30例，结果18例治愈，11例有效，1例无效，总有效率为96.7%。并发现发病30天之内及时针刺者疗效最佳，年龄为17～50岁患者疗效优于其他年龄组。

关于纳甲法临床实验研究报道较多，此仅介绍几则以示其科学性。有人观察了按纳甲法针刺大陵、然谷两穴对141例门诊患者共219次的得气情况。每次取一穴，由同一个人施行同样手法。结果表明，时穴组得气明显，气至迅速，优于闭穴组（$P<0.05$）。向丽等应用纳甲法对35例胆囊结石患者分别于不同时辰电针耳胰胆穴，在B超下观察对胆囊动态变化的影响，结果发现影响显著高于非择日择时组和择日非择时组。程霞等应用纳甲法治疗30例消化性溃疡患者，并观察了针刺前后胃酸分泌、血浆促胃液素及前列腺素E的变化，发现纳甲法取穴针刺能降低胃酸和提高血浆前列腺素E的水平，表明对消化性溃疡的治疗确有意义。

第二节　按时取穴针刺的纳子法

一、纳子法简介

纳子法是因该法依据地支所代表的时辰与经脉脏腑的关系来。

取穴择时针灸，“子”为十二地支的首支而得名，故又称之为纳支法，支即地支的支。现将地支所代表的时辰与二十四小时，与脏腑气血开旺的对应关系简介如下（表28-2）。

表28-2　地支所代表的时辰与24小时、脏腑气血开旺的对应关系

时辰	24小时	脏腑气血开旺	时辰	24小时	脏腑气血开旺
子时	23～1时	胆经旺	午时	11～13时	心经旺
丑时	1～3时	肝经旺	未时	13～15时	小肠经旺
寅时	3～5时	肺经旺	申时	15～17时	膀胱经旺
卯时	5～7时	大肠经旺	酉时	17～19时	肾经旺
辰时	7～9时	胃经旺	戌时	19～21时	心包经旺
巳时	9～11时	脾经旺	亥时	21～23时	三焦经旺

纳子法认为各经脉均有2～4个“时穴”，即有针灸时间要求的穴位。“时穴”又分为“开穴”、“合穴”2种。“开穴”指的是经脉脏腑气血开旺时针灸的时穴，“合穴”指的是经脉脏腑刚刚气血开旺后的下一个时辰针灸的时穴。开穴、合穴均系各经的五输穴，由于实证多取开穴针灸，虚证多取合穴针灸，故据实则泻其子，虚则补其母的原则，开穴又称子穴，合穴又称母穴。当流注时辰未到或已过去而病情较急，须即刻施针者，或遇病变虚实证候不明显者，则可在病经上取该经的本穴或原穴针刺，也可取该经任一穴

位针刺。现将各经的开穴、合穴、本穴、原穴依序介绍如下（表28-3）。

表28-3　十二经脉的开穴、合穴、本穴、原穴

经脉脏腑	开穴（子穴）	合穴（母穴）	本穴	原穴
肺经	尺泽	太渊	经渠	太渊
大肠经	二间	曲池	商阳	合谷
胃经	历兑	解溪	三里	冲阳
脾经	商丘	大都	太白	太白
心经	神门	少冲	少府	神门
小肠经	小海	后溪	阳谷	腕骨
膀胱经	束骨	至阴	通谷	京骨
肾经	涌泉	复溜	阳谷	太溪
包络经	大陵	中冲	劳宫	大陵
三焦经	天井	中渚	支沟	阳池
胆经	阳辅	侠溪	临泣	丘墟
肝经	行间	曲泉	大敦	太冲

纳子法对经脉脏腑开旺时间，所用时穴的开、闭时间认识比较固定。由于纳子法应用限于母穴、子穴，十二经共用48穴，除去心、心包络子穴神门、大陵，肺经母穴太渊，脾经本穴太白4穴各与其经原穴重复，实际应用44穴。

二、纳子法的临床应用

纳子法的应用主要掌握好用穴方法、用穴手段和病例选择三个环节。根据纳子法传统使用法和现代临床应用方法介绍如下。

（一）纳子法用穴方法

纳子法用穴方法包括辨证取穴定时针刺、定时循经取穴、逢时取穴、时病穴合用等。

1. 辨证取穴定时针刺

纳子穴将时穴分为子穴、母穴两种。子穴的开取时间与所属经脉脏腑开旺的时间相一致，如肺经寅时气血旺，其子穴尺泽就在寅时开旺。每穴的开取时间在所属经脉开旺后紧接着的下一个时辰，如肺经寅时气血旺，寅时后接卯时，肺经母穴太渊即在卯时开取。临床应用时，须对病症予以辨析，确定其为某经脉脏腑病变，再确认其为实证抑或虚证，选择子穴或母穴，据各穴开取时间定时针刺。此外，纳子法还可通过经脉之间五行生克关系，两经脉上有五行生克关系的五输穴的使用来达到治疗补泻作用。这称之为异经补母泻子法。例如，肺经虚证可用土生金关系取脾经合穴（母穴）按时针刺。

2. 定时循经取穴

根据经脉脏腑气血开旺时辰，在某经脉脏腑开旺时，循其经选择任何一个穴位施治，该法用穴不限于纳子法规定的时穴，扩大了时穴的数目，临床应用方便，易于利用穴位功用的特异性辨证取穴。

3. 逢时取穴此法

与纳甲法逢时取穴方法相同，但其与纳甲法逢时开穴可据证选择施用补泻手法不同的是，纳子法对穴位的补泻手法基本确定，如对子穴主要采用泻法，对母穴主要采用补法。且补泻的具体方法也基本固定，即应用子穴施以泻法时，采用针尖迎着经脉循行方向针刺。如手三阴经由胸走手，手三阳经由手走头，足三阳经由头走足，足三阴经由足走腹按序定向循行，针刺泻法时针尖必须逆其循行方向刺入。应用母穴施以补法时，则与子穴泻法手法相反，针尖须顺着经脉循行方向刺入。此种迎随补泻手法在穴位上的固定，结果逢时开取纳子法时穴，不仅会出现与纳甲法一样只取穴位的时效作用，难用穴位功用的特效性，且因补泻手法限制，对治疗的病症不利。鉴此，临床也多配用其他辨证取穴。

4. 时病穴合用

结合其他时间开穴法应用等与纳甲法应用基本相同，可参阅之。

纳子法临床用穴手段较多，常见的有针刺、艾灸、温针、穴位封闭、氦氖光照射、推拿、按摩、拔罐等。

（二）纳子法适应证

纳子法适用于各种痛证，尤其是内脏病变引起的痛证，妇科病变引起的痛证等。适用于脏腑气血病症，妇女崩漏等出血证，胎位不正等，也可用于痹证、痿证，还可用于强身健体，增进食欲，减肥，消除疲劳，促进睡眠等。

（三）纳子法临床应用概况

纳子法内容简便扼要，取穴、用穴方法简单，可不用干支纪时，直接应用纪、时取穴应用。该法反映的是人体昼夜节律，经脉脏腑开旺，时穴开取在每天时间固定，既易于记取，又与现代时间生物学、时间医学某些认识基本合拍，故不仅在国内应用，研究者多，在国外也逐渐得以推广应用和研究，并被誉为中国钟学说。

李淑华等以纳子法开穴，于每日寅时取刺肺经尺泽穴，以快速进针强刺激，留针 10～20 分钟的方法治疗 30 例脑血栓形成患者。结果显效 25 例，有效 3 例，无效 2 例，总有效率为 93.33%。而对 10 例同样患者进行尺泽穴非寅时针刺，疗效均不理想。张燕华以纳子法的按时循经取穴法与一般辨证取穴两种方法对照治疗中风（中经络）16 例，观察到前者较后者针感强，传导好，疗效显著高于后者（$P<0.05$）。以纳子法每日辰时开取足三里穴治疗高脂血症 38 例，停用一切降脂药物，治前治后均做三酰甘油测定，平均针刺 18.5 次。疗效结果：显效 15 例，占 39.5%；好转 20 例，占 52.6%；无效 3 例，占

7.9%；总有效率 92.1%。除无效 3 例外，其余有效病例中三酰甘油下降者 23 例，占 60.5%，平均下降 0.18mmol/L；β 脂蛋白下降者 23 例，占 60.5%，平均下降 0.39mmol/L；胆固醇下降者 26 例，平均下降 0.42μmol/L，经统计学处理 $P<0.01$，有非常显著性差异。高绿汶以纳子法治疗胃脘痛（急慢性胃炎、胃及十二指肠溃疡及胃神经症）50 例，并以西药解痉止痛药为主，根据病情辅以制酸、保护溃疡面、健胃等药治疗 50 例为对照。疗效结果为纳子法组近期临床痊愈 26 例，显效 18 例，好转 3 例，无效 3 例，总有效率 94%。西药组近期临床痊愈 16 例，显效 13 例，好转 12 例，无效 9 例，总有效率 82%，经统计学计算 $P<0.01$，两组疗效差异有非常显著性意义。有人以纳子法取穴应用激光照射治疗 8 例渗出性胸膜炎，获得 63% 的有效率，其中痊愈 2 例。以纳子法定时在辰巳时取隐白穴灸治 14 例妇女月经过多，灸治时间最少 2 次，最多 4 次，全部患者均治愈。李占元应用纳子法按时开取相应耳穴治疗 209 例痛证，其中逢时开耳穴组显效率为 70.3%，辨证逢时开耳穴组显效率为 77.8%，对照组显效率为 37.14%，三组间有非常显著差异（$P<0.01$）。此以纳子法开取耳穴的做法，证明耳穴也有施治的特定时间性，扩大了纳子法的应用。而严叟把纳子法运用于推拿治疗偏头痛、失眠、五更泄等，收效显著，增加了对时穴施治的方法手段。

由于纳子法易于掌握、理解，对比进行实验研究者颇多，然多偏于时辰针灸效应的基础实验观察，有关临床实验研究与纳甲法相较，反而少一些，但由于其基础实验研究积累了丰富的经验、资料，临床实验研究将会很快增加，并达较高水平。目前的临床实验研究举例如下，裴廷辅以纳子法针刺十二经原穴，通过对 24 例健康人进行针刺前后的心电描记，发现针刺十二经原穴，对正常人心动电流的影响主要表现在心率、心律、P-R 间期、Q-T 间期、S-T 段及诸波的振幅上，但均未超出正常范围。赖新生对 62 例辨证为肾虚各症患者，按纳子法规律分别采用酉时施刺和非酉时施刺 2 组对比观察，发现前者有效率显著高于后者。还实验观察了酉时针刺组在血浆 cAMP/cGMP 的比值和皮质醇含量的调整上，都优于非酉时针刺组。此项试验支持了肾经主酉时的理论。有人观察足三里艾灸时间不同对胃电图的影响，32 名受试者在足阳明胃经气血流注的辰时，灸足三里穴，其胃电图振幅频率的变化程度均大于非胃经气血流注的酉时灸足三里穴，其中振幅变化差异显著（$P<0.05$），但灸后胃电图性质，两时辰间无显著差异。宋一亭以尿渗透压、尿量作为观察指标，探讨了纳子法关于酉时肾经旺盛的观点，经对 10 名健康成人的观察发现，酉时尿渗透压降至昼夜之中最低值，而尿量则增大到昼夜之中最高值。尿量在酉时增加与肾血流量增多，肾小球滤过率增加有关，也可因肾髓质的尿浓缩功能被抑制有关，从而在酉时出现低渗多尿。

第三节　按时取穴针刺的灵龟八法

一、灵龟八法简介

灵龟八法以奇经八脉与十二正经交会的八穴为“时穴”，纳入八卦，按日按时针刺的一种方法。“灵龟”指代该法效佳灵验，又指代该法与八卦有关，“八法”指奇经八脉八穴、八卦应用的方法。该法又称“奇经纳卦针法”。

灵龟八法所用的八穴及其与正经、奇经的关系见表28-4。

表28-4　八脉交会穴

正经	交会穴	奇经
手太阳小肠经	后溪	督脉
手太阴肺经	列缺	任脉
足太阴脾经	公孙	冲脉
足少阳胆经	足临泣	带脉
足少阴肾经	照海	阴跷
足太阳膀胱经	申脉	阳跷
手厥阴心包经	内关	阴维
手少阳三焦经	外关	阳维

要推算八穴针刺时间，需了解以下代数。

（1）八穴代数：八穴代数与八卦数字有关，而八卦的数字来源于其在九宫图上不同位置上的数字，这里只介绍八穴代数。申脉1，照海2.5，外关3，足临泣4，公孙6，后溪7，内关8，列缺9。

（2）日干支代数：甲乙和辰戌丑未为10，已庚和申酉为9，丁壬和寅卯为8，戊癸丙辛和巳午亥子为7。

（3）时干支代数：甲乙和子午为9，己庚和丑未为8，丙辛和寅申为7，丁壬和卯酉为6，戊癸和辰戌为5，巳亥地支为4。

以上“和”字前为天干，后为地支。

计算开穴，首先求得针刺日时干支（请参阅本书第十六章时间干支推算），并查出各自的代数，计算出其加数和，再除以9或6（从日干分阴日阳日。遇阳日除9，遇阴日除6），以相除后的“余数”，对照八穴代数，数字相符的穴位即为开穴。如果恰好除尽，无余数，则阳日开列缺穴，阴日开公孙穴。

计算举例：计算1979年7月4日7时10分开穴。

该日干支为壬申，时干支为甲辰，据干支代数壬8申9，甲9辰5。

日数加数和是：8+9+9+5=31。

壬申日为阳日以9除之：31÷9=3余4。

据八穴代数，足临泣为4与此相符，故开穴为足临泣。

八穴又可分为两两相配的4组，每对配穴只要其中一穴为开穴，另一穴亦可同时配用。4组配穴为：内关与公孙，后溪与申脉，足临泣与外关，列缺与照海。

此外，灵龟八法开穴与阴阳干支时日无固定的对应关系，取用的穴位仅受限于奇经与正经相交通的关系。而且除后溪、足临泣二穴属五输穴外，余皆不是五输穴，故取穴时不受五行生克关系的影响。八穴开穴顺序也无固定模式，故各穴开穴时辰也无一定的顺序，有的穴位隔2时辰就会再开旺一次等。

二、灵龟八法的临床应用

灵龟八法的临床应用主要掌握好用穴方法、治疗手法与手段和病例选择三个环节。现根据灵龟八法传统使用法和现代临床应用方法介绍如下。

（一）灵龟八法用穴方法

灵龟八法用穴方法包括：辨证取穴定时针刺、逢时取穴、定时取穴、时病穴合用、结合其他时间开穴法应用等。

（1）辨证取穴定时针刺：根据疾病选取适宜的穴位施治。由于所用八穴为十二正经与奇经八脉相交通的穴位，故辨证时最好既从十二正经病变，又从奇经八脉病变两方面考虑。病变的部位是主要考虑的内容，从而才能选出适合该证施治的穴位。这是灵龟八法辨证选穴中的特点。选取穴位后，再据计算定时针刺。灵龟八法辨证取穴定时针刺，是以穴定时，由于仅用八穴，每穴开旺一时辰，一天十二时辰，且开穴并无特定的顺序，故有的穴位在一天之中重复开穴2～3次，甚至4次。按以穴定时而论则一天之中应按该穴开旺次数确定针刺次数。当然，在该穴开穴达4次时，针刺次数可酌减。也可按每天一次针刺，究竟选该穴何时开旺针刺，可结合病变和其他人体节律知识确定。

（2）逢时开穴：根据患者就诊时间，随时按法计算取穴。所取穴有的与病症相符，有的不符，为提高疗效，可在开取某穴时发现其功用与所治证相去甚远时，可考虑同时或单独应用其配对穴。因每对配对穴，均属同阴阳性质的正经和奇经相交通穴。如后溪为属阳的奇经督脉与手太阳小肠经相交通穴，其配对穴为申脉则系属阳的阳跷脉与足太阳膀胱经相交通穴。二穴同用、互用，在阴阳属性上均不矛盾。

（3）定时开穴：根据患者情况需要定时针刺，如疼痛定时在上午发作，腹泻定时在早晨发生，夜晚定时失眠等。为使用先其发时治疗法，提前截阻病情发作，需要确定针刺时间，根据针刺时间推算取穴，这是以时定穴。鉴于穴位镇痛是其共性，对疼痛的定时取穴针刺可不配穴，其他病变则最好配用病穴，以便更好地发挥针灸治疗效用。

（4）时病穴合用、结合其他时间开穴法应用等，与纳甲法应用基本相同，可参阅之。

治疗手法与手段，灵龟八法各穴可根据病情需要采取或补或泻等各种手法。治疗手段主要是针刺，其他如敷贴、按摩、推拿、拔罐、艾灸、点刺出血等方法施用较少，有的基本不用。

（二）灵龟八法适应证

据《针灸大成》载，该法可治疗244种病症，《针灸聚英》则认为八穴配合可治211种病症，可见该法在古代应用即已较广。现据临床报道，尤其是大样本治验报道总结该法适应证主要是：对各种原因引起的痛证均有止痛作用，对腰脐以下部位疼痛、背部疼痛、下肢关节肌肉疼痛等疗效更好；可用于软组织损伤，如外力撞击伤、跌伤、扭伤等；对急症病变疗效较佳，如输尿管结石绞痛、嵌顿疝、休克、胆绞痛、胆道蛔虫症等。

第四节　人体生物节律针灸法

人体生物节律针灸法是一种根据现代生物学、现代医学研究发现的人体生物节律周期选择针灸时间和穴位作用的现代研究结果选择针灸穴位，进行按时取穴针刺的新方法。

一、关于该法针刺时间的选择

现代生物学、现代医学已发现人体生命活动存在周期变动的节律性。这种节律性即人体物质代谢与功能活动在生理范围内和病理状态下存在相对固定的周期性地多少与盛衰改变，已成为生命活动的一个基本特征。如已发现血液中有形成分一天之中浓度有周期变化，肾上腺皮质激素分泌在22时左右几乎停止，血中浓度几乎为零；肾脏泌尿功能在15时最强；体温在一日之中以黄昏最高；支气管径夜间收缩较白昼为窄等。

任何治疗均需通过人体发挥作用，已经发现机体状态不同，同样的治疗方法，其结果有差异。如大黄白昼服与夜晚服，其泻下作用不同，夜间强于白天。阿司匹林在体内代谢速率直接影响其作用的发挥，已发现7时服药，其在体内存留22时，而19时服则只留17小时。针灸主要通过对机体一定部位的刺激，促进、激发、调整紊乱的机体功能活动与物质代谢。针灸具有双向调节作用，如针刺足三里、承山、合谷等穴，能使胃蠕动过强者蠕动减弱，弱者变强，少者增多，多者减少；又如曲池既可降血压，也可升高血压。针刺的双向调节作用除了与针刺手法及刺激量相关外，穴位发挥何种效应，机体所处状态是重要影响因素之一。某一穴位其功用往往不是单一的，或以某一主治为主，其他为辅，或几种主治并列。如何发挥穴位的某一主治功用，毫无疑问与患者机体状态有一定关系。如果结合病体变化的节律性，在机体最易对某穴相关主治作用发生反应时针刺，其疗效有可能更为令人满意。以上所述可见针灸时间选择应结合机体状态。

作者为此提出根据现代研究发现的人体生物节律性，选择针灸时机，按时针刺，其原则一般有以下几点。

（1）有促进、增加机体功能活动和物质作用的穴位，针刺时间选择在机体生理节律峰值和谷值相位时，以促使节律复常或增幅。

（2）有抑制、减少机体功能活动和物质作用的穴位，针刺时间选择在机体生理节律峰值相位时，以抑制亢进的功能活动和减少异常增多的体内物质。

（3）对有明显的病理变化节律的病变，则主要依据病理节律变化周期择时，一般在病情周期加重前针刺。

根据针灸作用起效时间，结合上述原则确定具体时间。针灸一般针后3～30分钟起效，有的如白细胞减少症针后一般2小时使白细胞上升，故白细胞减少症的针刺宜在一天之中白细胞生理节律谷值相位前2小时针刺。

二、关于该法“时穴”的确定

人体生物节律针灸法主要根据穴位现代功用研究结果选取按时针刺的穴位，即“时穴”。其目的是注重发挥穴位的特异性，并与现代研究发现的人体生物节律内容相适应。

现代研究已经对穴位的传统功效主治做出了明确的描述，并增添了与现代医学相关的新内容。如足三里穴传统描述其有治疗脾胃病变的功用，现代研究不仅肯定其对脾胃病的疗效，还进一步发现该穴可促进促肾上腺皮质激素（ACTH）的分泌，使肾上腺皮质变厚，从而提高血中皮质激素水平，发挥治疗作用。又如肺俞穴，传统认为可治疗气短、胸闷、哮喘、咳嗽等肺系病变，现代研究则发现该穴还有增加肝脏血流量，可治疗肝炎、肝硬化等。人体生物节律针灸法依照穴位的现代研究，从其对器官组织、细胞分子水平的作用来选择治疗穴位，此与生物节律从器官组织、细胞分子水平研究内容相适应。

结合以上内容本法选择时穴的基本标准如下所述。

（1）现代已研究出在器官组织、细胞分子水平对机体发挥作用的穴位。

（2）符合以上条件的穴位，其发挥作用的靶组织还必须具备已发现有周期节律性。

无论是单穴，还是数穴组成的一个穴组，只要具备以上两条规定，即可作为“时穴”择选。

三、该法选择的部分穴位及最佳针灸时间

足三里、合谷能作用于促肾上腺皮质激素、肾上腺皮质等，可使促肾上腺皮质激素增多，肾上腺皮质增厚，提高血中17-羟皮质类固醇含量。皮质激素分泌节律为上午8时为高峰，夜间22时分泌几乎停止，血中浓度几乎为零。治疗肾上腺皮质功能低下、席汉综合征、炎症及中医辨证为阳虚患者，最佳针刺时间为上午7~8时。

1. 膻中、少泽、合谷

其可促使泌乳素、催产素分泌增加。泌乳素分泌节律是18~22时为高峰，治疗缺乳妇人，最佳针刺时间为17~21时。催产素分泌高峰在上午5~7时，治疗月经过多病妇，最佳针刺时间为上午4~6时。足三里、曲池、合谷能增加胰岛素分泌，降低糖尿患者血糖含量。胰岛素上午10时左右为分泌高峰，治疗糖尿患者，降其血糖水平，最佳针刺时间在上午9时。

2. 曲池

曲池能降低血中肾上腺素，调整肾素-血管紧张素系统来降低血压。血压一般在上午6~10时、下午16~20时升高，故治疗高血压患者最佳针刺时间在上午6时和下午16时。

3. 足三里

足三里可降低血液黏滞度和血中纤维蛋白原，防止中风等。血液黏滞性峰值在上午

7～10时，治疗心血管病高凝状态，最佳针刺时间应在上午6～9时。

4. 哑门、华盖

其能提高血液中白细胞数。白细胞一般上午偏低，治疗白细胞减少症患者，最佳针刺时间应在上午8～10时。

5. 膏盲、膈俞、悬钟

其能升高血中红细胞数。血中红细胞数于中午12时左右为峰值，网织红细胞则在晚上20时最高，治疗再生障碍性贫血的最佳针刺时间为上午11时和下午19时。

6. 合谷、内关

其能提高血中血小板数。血小板一般中午12时最高，夜睡时降低。治疗血小板减少症最佳针刺时间应在夜睡前，一般在19～21时。

7. 内关

内关能降低血中胆固醇、β脂蛋白、三酰甘油等血脂的含量。血脂峰值相位在15～19时，治疗血脂升高患者，最佳针刺时间在14～18时。

8. 足三里、中脘

足三里、中脘可促进胃酸分泌，提高胃内酸度。胃酸一般在上午5～11时最少，治疗萎缩性胃炎，最佳针刺时间在上午4～10时。

9. 公孙、内关、梁丘

其能抑制胃酸分泌。胃酸分泌常在19时升高，治疗肥厚性胃炎、浅表性胃炎胃酸过多者。最佳针刺时间应在18时左右。

10. 肺俞、中府

其能增加肝脏血流量。肝血流量以20时以后增加，治疗肝炎、肝硬变等病变，最佳针刺时间在19～20时。

11. 丘墟、阳陵泉、日月、太冲

其能收缩胆囊，降低胆管内压力。一般胆汁由肝分泌经肝管进入胆囊以夜间2时左右为多，而胆囊舒张，B超下胆囊最大面积在6时左右，此时胆汁在胆囊内贮存较多，治疗胆囊结石最佳针刺时间在上午7～8时，此时胆囊经针刺后收缩幅度大，囊内贮存较大量的胆汁可外排，从而促使结石外排。

12. 内关、膻中、足三里

其可改善心脏冠状动脉血液循环，改善左心功能，促进脑部的血液循环。一般冠心病等心脏疾患、脑血管意外等脑部病变夜间发病较多，一般在夜间23～次日2时发病，治疗心脏病、脑部病变，宜于22～次日1时针刺。

13. 肾俞、气海、照海、列缺、太溪、飞扬

其能增强肾脏泌尿功能，降低蛋白尿。肾脏泌尿功能以午后15时最强，治疗肾炎尿少、尿蛋白等，最佳针刺时间是午后14时左右。

14. 肾俞、脾俞、命门

其使血中促甲状腺素升高。该激素血浓度以夜间21～1时最高，18～20时最低，促甲状腺素可促使甲状腺分泌甲状腺素，治疗阳虚证属甲状腺功能低下者，最佳针刺时间是20时左右。

15. 睛明

睛明提高血中抗利尿激素水平。抗利尿激素于0～4时为一日分泌之高峰，较其他时间高出2倍。针刺治疗尿崩症，最佳时间为夜间23～次日3时。

第二十九章　临床病证的时间医学应用

第一节　外感病证的时间医学应用

周期性感冒案

吴某,女，45 岁，1984 年 7 月 17 日初诊。

患者每月 12 号前后即罹感冒，已 5 个月余。虽经中西医治疗可暂时控制，但届时复发如故。现值感冒，头晕，汗出恶风，间或发热，背部酸痛，面色苍黄，形体瘦弱，四肢倦怠，胸胁胀闷不舒，舌红苔微黄，脉弦细微数。此病在少阳，系少阳枢机不利，营卫不和。予柴胡桂枝汤法：柴胡 10g，黄芩 12g，党参 20g，桂枝 10g，白芍 12g，生姜 3 片，大枣 15g，郁金 15g，枳壳 12g。连服 4 帖，其病告愈。此后连续观察 3 个月，未见复发。

评析与思考　定时在每月 12 号感冒，逾 5 个月，如此明显的感冒月周期发作性临床确属少见。这种月周期发作现象可与月亮盈缺变化、妇女月经周期联系起来分析。月亮盈缺变化是以 28 天为一个月变化周期，每月固定在公历 12 号发病，在时间周期上与月亮变化周期不一致，故可排除与月亮变化的关系。患者为女性，45 岁，案中未载明其周期性感冒与月经的关系。但据其性别、年龄推测，其感冒周期发作极有可能与月经有关，且可能是在月经期发作，因经期气血亏虚，正气不足，易受外邪入侵，发生感冒。

夜半寒热如疟案

胡某，男，50 岁，干部，1962 年 7 月 31 日初诊。

患者下半夜发冷发热 23 天。患者因乘凉后发病，每天夜间 1 时左右先恶寒后发热，继之出汗，其热逐渐缓解，至天明时体温转常。每次发热体温均在 40℃ 以上，初则发热时间较长，恶寒时间较短，现在恶寒时间延长，发热时间缩短，并伴有头昏不清醒，四肢不定时抽痛，以下肢尤甚。其痛处之皮下起小核，两踝关节以下肿痛，行动困难。食欲减退，食量减少，进食后感觉上腹部不舒，口不渴，有时思水而不欲多饮，小便无显著变化，近 4 天以来下利脓血便，一天大便 4 ~ 5 次。昼夜耳鸣不止，已呈半聋状态。自发病后曾在某市医院经中西医多次按疟疾治疗，两次于发热时取血检查均未发现疟原虫，给口服和静脉注射奎宁后症状未减轻。病情逐日加重，听觉逐渐障碍，精神亦衰，而转来我院诊治。

患者精神委靡不振，面黄浮肿，自利不渴，食欲不振，结合脉象、舌象，有似太阴之虚寒证。但是夜间发热，头昏不清醒，口唇色赤，下利脓血便等，皆属内热上蒸下注，四肢抽痛，恶寒仍甚，黎明自汗而缓解，证属风寒直犯半表半里。患者虽然素日体健，外形丰满，但是缺乏体力劳动，阴固有余，实为湿胜而阳气不足，抗病能力较弱，兼之治法不当，正气被戕，逐日衰退，邪气渐胜，久留人体少阳之分而生变，病为阳明少阳合病。如《伤寒论》258条云“阳明少阳合病，必下利……”，但该患者为水气结聚少阳，郁久化热，下注肠道，灼伤阴络，正气已衰之证，与大柴胡汤或承气汤之实热证有别，正与《伤寒论》152条所述“伤寒胸胁微结……往来寒热，心烦者。此为未解也，柴胡桂枝干姜汤主之”其证类似。

治以和解少阳，兼以软坚化瘀活血。方以柴胡桂枝干姜汤加桃仁。处方：软柴胡9g，桂枝9g，天花粉9g，干姜6g，黄芩6g，生牡蛎15g，桃仁9g，甘草5g，水煎服。

共服上药3剂，除脚踝部尚有些浮肿外，其他症状皆消失，腋下体温36.5℃，从未复发。

评析与思考 概括本案症状为：下半夜恶寒高热，头昏神糊，足肿耳鸣，下利脓血便。症情较为复杂，但主症是夜半恶寒高热，从时间发病、症状分析，可为少阳半表半里证。因其肢体痛处皮下起小核，下利脓血便。故治以和解少阳，兼予软坚化瘀活血，用柴胡桂枝干姜汤加桃仁。该方由小柴胡汤去半夏、党参、大枣，加瓜蒌根、牡蛎、桂枝组成，可见仍以和解少阳为主，其中牡蛎咸寒软坚，瓜蒌根生津液，桂枝辛甘发散，合甘草散在表之邪，再增桃仁活血祛瘀。诸药合用，月余高热，3剂即解。

定时恶寒寒战案

龙某，男，72岁，1984年12月24日诊。

患者于半月前外感风寒，未及时治疗，3天后，每至下午16时许即恶寒，虽覆棉被3床，亦战栗不止，持续约2小时而后渐缓解，无发热，伴全身酸痛，胸胁满闷，在当地医院用西药治疗罔效，某医又用辛温解表，继用温里散寒之剂治疗，病情反而加甚，而邀余诊治。恰遇患者恶寒发作，盖被3床，其子横卧被上，亦觉周身冰彻，战栗不止，伴胸胁满闷，全身酸痛，时而恶心呕吐，口苦，纳呆，咳嗽，大便紧，小便黄，舌淡红，苔薄黄白，脉沉弦稍数。辨证属邪郁少阳，枢机不利。治宜和解少阳，开郁助枢，投小柴胡汤加减：柴胡20g，黄芩、党参各10g，青蒿12g，姜半夏、陈皮各9g，甘草3g，生姜3片，大枣7枚。3剂。

二诊：服药1剂恶寒发作提前，已无战栗、恶心呕吐。全身酸痛消失，服药2剂，恶寒大减，胸胁满闷已除，3剂痊愈。

评析与思考 本案恶寒战栗有时，合之恶心呕吐、口苦等症，是属《伤寒论》中的小柴胡汤证。故医家运用小柴胡汤治疗完全正确，结合本书中其他相关应用小柴胡汤案例中疾病定时发作的表现，说明小柴胡汤证中往来有时、定时发作的疾病特点，应是运用小柴胡汤的主要依据之一。患者服药1剂后，原先定时发作的恶寒时间出现了提前的变化，诚如本书中定时发作病变的特点中所总结的，当原有发作的时间发生改变时，往往说明药物对症，开始起效了，此时重要的是守方不变，才能最后治愈疾病。

上呼吸道感染下午往来寒热案

刘某，女，73岁，1985年5月14日晚急诊。

患者自诉有慢性支气管炎病史十余年，近3年来，每逢受凉感冒即发生寒热往来。1周前外出受凉，次日下午即发热，肌肤有如火烤，热退后则恶寒彻骨，每天下午发作1次，在当地医院肌内注射青霉素、链霉素，同时服中西药物治疗无效而来我处诊治。寒热往来如前，伴咳嗽、气促、咳黄稠痰、口苦咽干喜饮、恶心呕吐、头痛、纳呆、大便硬、小便稍黄，舌红，苔黄少津，脉弦细结代。辨证属少阳证，投小柴胡汤加减：柴胡、太子参、瓜蒌壳各15g，黄芩、法半夏、杏仁、桑白皮、陈皮、青蒿各9g，甘草3g，生姜3片，大枣7枚。3剂。

二诊：服药1剂见效，3剂后，往来寒热、恶心呕吐、头昏痛已除，饮食增加，仅见咳少量黄稠痰，转用宣肺化痰止咳治疗而愈。

评析与思考　本案以现代医学诊断可谓是上呼吸道感染所引起的临床症状，医家采用中医辨证方法，从其寒热发作于下午的定时特点，口苦咽干、恶心呕吐等小柴胡汤见证，而采用小柴胡汤治疗应该说是辨证准确，施治用方恰当，故可收到良效。从本节中有关小柴胡汤的应用几乎都涉及疾病发作有时这个特点，小柴胡汤可谓是一剂治疗定时发作性疾病的时间方剂，临床凡见有疾病具定时发作性特点时，若再伴有其他小柴胡汤见证，就可考虑以小柴胡汤进行加减施治。

辨证逢时开穴，一针治愈感冒案

李某，男，23岁，农民，1984年1月11日诊。

患者于该日上午开始恶寒发热，头痛咽痛，周身骨节疼痛。检查示：体温37.7℃，咽充血，面微赤，舌质淡红，苔微黄，脉浮数。证属感冒头痛，系风热阳邪所致。时当甲辰日甲戌时（19时），以纳甲法阳日阳时开阳经的规律，应逢时开足少阳胆经的窍阴穴。通过辨证本病属邪在阳分，选取足少阳窍阴穴是穴与病相宜，为辨证逢时开穴，故取双侧窍阴穴，用泻法。行针15分钟后，头痛咽痛均已消失，体温下降至37.2℃，脉平缓，乃出针。

评析与思考　辨证逢时开穴指的是以就诊时间推取当时的“时穴”。所取时穴功效与时穴所在经脉的属性等若恰与病症符合，疗效一般较佳。患者上午发病，下午就治，治之及时；证属外感实证，双穴同刺用泻法，方法对证；又属辨证逢时开穴，时穴与病相宜。施针15分钟诸症即除，是在情理之中。

酉时刺开穴治疗外感案

朱某，男，21岁，1986年6月11日初诊。

患者头痛，恶寒发热，咳嗽7天。他医先后取少商、曲池、尺泽、丰隆等穴，连针4天未愈。刻诊：咳吐黄痰，痰出不爽，头痛，咽红口干，咳时胸痛，夜寐不实，纳减，体温38.4℃，舌红，苔黄腻，脉滑数。此乃风寒化热，痰热蕴肺，拟方清热化痰。治法：下午18时40分为酉时，肾经当令，肾为肺子，先刺开穴太溪，再配尺泽（点刺出血）、膻中。留针20分钟中患者感喉咙有清凉感，胸痛大减，咯痰易出。次晨热退，咳减，纳增。苔脉渐趋正常，诸症皆轻。仅针一次，第三天即告痊愈。

评析与思考　证属风寒化热，痰热蕴肺。此是病后第十一天的诊断，病发初期与此肯定不一样。病至第七天开始取穴针刺，第十一天开始按时取穴针刺，所用穴位不一致，后用穴有效，初用穴无效，但就此不能认为初用太溪穴等也会有效，因前后病情变化不同。也不能作为自身前后对照来对待，因两者没有可比性。太溪穴当肾经却治愈了肺经病症。肾为阴经，却对阳性病症有治疗作用，这全然是按时取穴纳子法应用的结果。当然配穴尺泽、膻中二穴功不可没。仔细思之，三穴配合很巧妙，上肢、下肢、胸部各一穴，循经取穴、邻近部位取穴、按时取穴各一。尺泽清泻肺热，膻中宽胸利膈，太溪可治热病等三穴配合，故仅针一次而病愈。

寅卯之交刺血开穴愈春温案

房某，男，5岁，1985年3月30日初诊。

患者发热咳嗽3天，经他医用青霉素、磺胺甲噁唑、安乃近等治疗，诸症未减。查血：白细胞7.05×10^9/L，中性粒细胞0.75，淋巴细胞0.25。胸部X线：肺纹理略增粗，余正常。诊断：病毒性感冒。改用盐酸吗啉胍片等亦未好转。查体温39.8℃，神情烦躁，面赤气粗，唇干欲饮，咳嗽咽红，扁桃体Ⅱ°肿大，颌下淋巴结大如枣核，大便2日未解，腹诊不合作。舌红，苔黄，脉数。此症似属春温，急当清热通腑。当时是5点15分，寅卯之交，急以三棱针，针刺肺、大肠表里二经开穴少商、商阳，各出血十余滴。3月31日7时二诊：昨天针后约1小时许，体温渐降。中午患儿求食，喂粥汤半小碗，下午解大便1次。今天咳嗽好转，体温37.6℃，取少商（左）、商阳（右），配尺泽（左）、鱼际（左）、合谷（右）各点刺出血。次日下午，家长特来告孩子病已愈。

评析与思考 此案以纳子法寅卯之交肺、大肠开旺为理论依据，开取肺经少商，大肠经商阳。二穴有清肺热、止咽肿痛的作用，配以肺、大肠二经尺泽、鱼际、合谷诸穴，以点刺出血泻热方式治之而愈。案中商阳为大肠经本穴，按照纳子法，在开穴时辰未到或已过，疾病较急，可在病经上取与该经五行属性相同的本穴或原穴针刺，阴经以俞代原，故开取商阳有据。但少商不是肺经本穴、俞（原）穴，何以开穴？若以开旺经脉上可循经开取其经穴位的方法来说明，则尺泽是肺经穴，鱼际、合谷为大肠经穴，何以称为配穴，而不称其为开穴？少商于其时作为开穴值得推敲。

定时针刺外关治疗感冒案

李某，女，35岁，工人，1984年11月15日初诊。

患者头痛、咳嗽，寒热往来1周，伴有眩晕，体倦乏力。查：体温38.5℃，脉象浮紧带数，舌红，苔白，舌边淡黄。辨证：风寒袭表，病邪传变，阳维脉受病。治法：时当初诊日上午10时，为甲子年乙亥月癸丑日丁巳时，依灵龟八法开穴外关，同取足临泣，配取风池、头临泣，行泻法，留针20分钟，起针后头痛明显减轻。甲寅日己巳时（11月16日上午10时左右）二诊。开穴足临泣，同取外关，配取风池、头维（均泻法）。针治2次，汗出热退，咳嗽亦除，疾病痊愈。

评析与思考 案载症状是明显的风寒感冒，按时开穴外关，该穴可清热解毒，通经活络，治疗热病。足临泣是外关配穴，可治头痛、鼻塞、目眩，二穴合用有助于感冒症状的消除。医家采用的是取穴定时针刺法。

午后定时发作疟疾，巳时针灸案

胡某，女，50岁，1980年5月25日初诊。

患者素有疟疾十年余，每日午后必发，病体黄瘦，就诊时日为1980年5月25日10时，晴天，值戊戌日丁巳时，取列缺（灵龟八法开穴）、照海（飞腾八法开穴，亦为列缺的配对穴）、大陵（纳甲法开穴）为主穴；大都（纳子法补母穴）为辅穴；大椎、陶道（病穴）为配穴，留针58分钟，加灸，后即不再发。

评析与思考　治疗疟疾常称截疟，即在疟未发前2小时针刺，对此国内已有多文报道有效。此案妙在应用纳甲、纳子、灵龟、飞腾诸法，结合辨证等取时穴和病穴，于巳时针刺灸疗而疟不再发。如此将众多按时取穴法综合应用，尚不多见。

第二节　肺系病证的时间医学应用

夏至病喘，苓桂术甘汤合拍案

赵某，女，32岁，1988年7月29日初诊。

患者自6岁起即患哮症，夏秋发作较频，逐渐哮少喘多，或伴咳嗽，几无宁日。冬春则甚少发病，偶因外感致咳，却不哮喘。10岁以后，每年夏季必哮而兼喘，间作咳逆，终日喜暖微恶风凉，延至秋后，始得缓解。22岁结婚，迄今10年，发病时间形成定律，即夏至发，冬至愈。西医诊断为支气管哮喘。用药仅能取效于一时。近来咳而上气，喉间呀呷之声闻于室外，胸闷憋气，一呼一吸头俱为之俯仰。夜间倚息不得卧，每致夜不成寐。所幸饮食尚可，虽久病未至大虚，脉象缓滑，舌苔底白上浮黄，证属哮喘。用《备急千金要方》射干汤加减：制射干、炙麻黄、法半夏、炙紫菀、白苏子、苦杏仁、白前各10g，炙甘草8g，煨生姜5g，黑大枣7枚。

初服3剂。痰气稍降而喘平，再服则哮喘如初。更医按肾不纳气论治，也不著效。遂复来就诊，以冀弋获。考多数喘证均冬春重而夏秋轻。本例则一反常态而夏至发冬至止，谅有痰饮水气留于胸膈肺系。故值夏至阴生地湿上腾之际，内外相引而病发。改用白茯苓15g，制白术10g，川桂枝、炙甘草各9g以蠲饮生阻治其本；加射干、麻黄、厚朴、杏仁利肺降气以治标。5剂服尽，哮喘顿挫，夜能平卧。但咳嗽反增，乃气畅痰豁之佳象。再单投苓桂术甘汤6剂，竟愈。1989年经夏，历秋，至冬，从未病喘。

评析与思考　夏至病喘，确较冬季喘发为少。医家据时论病，认为胸膈肺系有痰饮水气，逢夏至阴生地湿之机，相引而病。遂去射干汤，用苓桂术甘汤。该方来源于《金匮要略》，药即茯苓、桂枝、白术、甘草，功能健脾渗湿，温化痰饮，更加利肺降气之品，5剂见效。11剂痊愈，因时诊断可知重要。值得提出的是此例患者，病程较长。是否病程长时，易于形成具有周期变化的病理节律现象呢？从天人相应而论，有此可能。

慢性支气管炎入夏夜咳不宁案

汪某，女，52岁，1991年6月24日初诊。

患者一入夏后自午夜至黎明则干咳不已5载，且有逐年加重之势。咽痒无痰，白昼渐瘥，迭经中西医诸法罔效。面色虚浮晦滞，神情委顿，然纳食、二便尚可。自云冬季畏寒尤甚。舌淡暗胖润，苔白薄，脉沉细略弦。西医诊为慢性支气管炎。证为肾虚阳弱，伏风于肺。治当温补下元，祛风散寒止咳。处方：熟地30g，山药20g，山茱萸10g，紫石英30g，五味子6g，淮牛膝10g，骨碎补10g，麻黄3g，附片6g，细辛6g，蝉蜕10g，苏子10g，金沸草10g。5剂。

二诊：上方3剂即效，5剂吃完竟夜宁不咳，出奇之效，实为医患始料之不及。上方去金沸草、苏子、牛膝，加当归，继服7剂以资巩固。

评析与思考 慢性支气管炎病变的发作或加重常常在寒冷的冬季出现，这是因为呼吸道与自然外界相通，冬季吸入的寒冷空气可刺激慢性损伤的呼吸道黏膜，降低局部抵抗力。同时，在冬季，室内空气流通不畅，空气中病菌含量相对较多。容易造成呼吸道局部炎症。加之部分患者发病可能与过敏有关，冬季所穿的棉毛衫及盖的被褥等藏有过多的过敏原如螨等，故咳嗽哮喘等呼吸道病变多见于冬季发作。然本案病则起于夏季，且主要在下半夜干咳。医家综合其发作时间与临床症状认定为肾阳不足、伏风于肺，应用温补下元、祛风散寒法治疗，取得意想不到的疗效，说明结合病作时间辨认疾病，有时是诊治疑难病症的好方法，值得提倡。

急性渗出性胸膜炎午前发热午后恶寒案

甘某，男，57岁，1986年6月20日入院。

患者于6月3日突然出现高热、恶寒、左侧胸痛，无头痛、鼻塞。在本村卫生所予以氨基比林、青霉素等治疗3天无效，每天上午发热，下午恶寒，交替而作，左侧胸痛减轻，但胸胁胀满，气促，咳嗽，少痰，转诊于乡卫生院，经X线透视、胸腔穿刺等检查，诊断为左侧胸膜炎、胸腔积液。经抗生素治疗半月无效，而转我院诊治。发热恶寒交替而作，左侧胸胁胀痛，满闷不适，咳嗽少痰，气促，平卧加甚，大便硬，小便黄，有灼热，口苦纳呆，舌淡红，苔根部黄白厚腻，脉细弦滑。查体：体温38.5℃，脉搏78次/分，呼吸18次/分，血压92/60 mmHg，左侧肋间隙较饱满，左肺叩诊呈实音，语颤及呼吸音均消失。肺底可闻及少许啰音，右肺（-），心率98次/分，律齐。胸部摄片示：左侧自第三前肋以下见普遍性均匀的密度增高影，其上缘不规整。左膈肌完全掩盖，右肺野及右肺无特殊，提示：左侧大量胸腔积液，左下大叶性肺炎。胸腔积液微浑。李凡他试验（+），红细胞1.0×10^{12}/L，白细胞3.5×10^{9}/L，单核细胞0.9，多核细胞0.1，红细胞沉降率（简称血沉）80mm/h。辨证属邪阻少阳，气机郁滞，三焦不利，水饮蓄居胸胁，阻塞清道。治宜和解少阳，开郁调气，疏利三焦，理肺清热化痰。投小柴胡汤加减：柴胡、瓜蒌皮各15g，鱼腥草30g，太子参20g，条芩、法半夏、枳壳、葶苈子各9g，桑白皮、杏仁各10g，甘草3g，大枣7枚。

服药5剂，抽胸腔积液1次，寒热、口苦消失。胸胁胀痛满闷、气促、咳嗽大减。以上方稍加减，连服1个月，诸症消失。胸部X线示：原左侧胸腔大量积液消失。左肺尖结核灶大部分钙化。出院后继续治疗半月以巩固疗效。随访1年未发。

评析与思考 急性渗出性胸膜炎多数属结核性，临床一般要配合应用抽胸腔积液的方法开展治疗。从我国古代中医临床文献记载的疾病及其治疗，甚至于有专书介绍“肺痨”病的症状描述及防治的实际情况看。我国古代患结核病者众多，为了有效治疗这种传染病，古代就已创造了抽取胸腔积液的方法，这在我国最早的医学典籍《黄帝内经》中就有记载。本案结合抽胸腔积液的方法，应用小柴胡汤加减进行治疗，可谓是中西医结合，或谓发扬了中医传统正确的治疗方法。本案可以采用小柴胡汤加减治疗的依据，主要是：①患者有寒热定时的临床表现；②有胸胁胀痛的症状；③有口苦的现象。临床在遇及类似疾病时，无论该病属于西医的何种病变。都可以考虑应用小柴胡汤加减。

冬至、立春咳嗽案

崔某，男，32岁，1992年12月23日初诊。

患者每逢冬至、立春之间，发病咳嗽，后渐次平复，已历时5年，虽经中西药治疗而未愈。查诊：咳嗽，痰少而黏，疲乏，腰膝酸软，记忆力减退，头晕眼花，舌苔薄白、质淡，脉沉而细。辨证：腰为肾之府，肾气不足，则腰膝酸软；肾主骨生髓，脑为髓之海，肾精不足，髓海空虚，则头晕、眼花，易致健忘，记忆力减退；肾为作强之官，肾虚则不耐劳累，故疲乏。脉沉者，主病在里、在下，舌苔薄白质淡者，虚寒之象也。从节气论，冬至乃为至阴，属肾，为阴盛之极而阳气欲出，阴阳交替之际；立春为阳气已出，渐致生发之时，在脏为肝。从冬至到立春为由阴转阳，阴消阳长的过程。就脏腑而言，肝肾乃乙癸同源，为母子关系。肾水不足不能涵木，以致肝阳升发太过，形成木火刑金之势；肺与肾，为金水相生，肺主肃降，肾主收纳，肾不纳气，肺之肃降功能自会失调而上逆，故致咳嗽，痰少而黏。此咳嗽，其本在肾虚而不纳气，其标为木火亢盛而刑金。治法：添精补髓，助肾纳气，滋水涵木，以制肝火。处方：大补元煎合八仙长寿丸化裁。生地10g，熟地10g，山药20g，山萸肉15g，当归10g，沙参10g，杜仲10g，枸杞10g，麦冬10g，知母6g，甘草6g，五味子6g。4剂，水煎，早晚服。

二诊：服上药咳嗽大减，它证均有不同程度转轻。药证合拍，上方继服，4剂。

三诊：咳嗽治愈，唯劳累用脑之后，仍感腰酸腿困，头晕，健忘。此因肾气不足而未彻底改观，仍以补肾壮精之法调理。药用前方去麦冬、五味子，加黄芪30g，何首乌20g，川续断10g，桑寄生15g，以益气补血，强筋壮骨，增强疗效，另以壮腰健肾丸以固其根。

本案于1994年12月追访，咳嗽未犯，5年之沉疴，从此痊愈。

评析与思考　本案对诊治疾病的思维过程详加论述，理法俱全，说明医家很重视应用理论指导临床实践。案中强调了发病的时间与疾病的脏腑定位和性质的关系，对诊断疾病，进而立法施药起到重要的作用。一般而论，疾病在一定的时间内发病或加重，总与其时的某些因素有关，有的与外界气候变化有关，有的则与机体的生理节律变动有关，诊治时要重视结合这些因素。由于案中已就发病时间进行了理论阐释，故在此不再赘述。

哮喘20年，夏季施治案

张某，女，68岁，农民，1985年7月就诊。

患者哮喘20年反复发作，每年冬季气候寒冷则加重，喘甚则胸闷、气促、喉间痰鸣，不能平卧，颜面及口唇青紫，颈静脉怒张。平时动则气促，胸闷，纳呆食少，消瘦，畏寒肢冷，大便溏薄，夜尿频多。西医确诊为支气管哮喘。近2年发作频繁，夏天天气稍有变化即发生哮喘。观其舌质淡嫩，苔薄白，诊其脉沉细无力。思之久病哮喘，脾肾两虚，肾不纳气。根据冬病夏治之理，春夏气候温暖，更服温肾壮阳之品，以药之温补，借助自然之阳热，以温脾阳、消阴寒、起沉疴。

处方：熟地90g，山药75g，枣皮50g，丹皮30g，泽泻30g，肉桂30g，附块60g，淫羊藿75g，胡桃肉10枚，冬虫夏草40g，白芥子50g，炼蜜为丸，每服9g，日服3次，温开水送下。连服半年，哮喘发作甚微，后2年仅夏季服此药，冬季哮喘很少发生。

评析与思考 哮喘冬季加重，偶亦于夏季气候变化时发作，伴畏寒肢冷，大便溏薄，夜尿频多，属脾肾阳虚。上述处方是基于桂附八味丸加上温肾助阳之品组成，具有温阳壮脾肾之功效。诊治时正在7月夏季，连服半年丸剂，经秋冬而取效。如此服法，目的在于连续作战，深入病所。后2年又一变而为"仅夏季服用"，盖取"文武之道，亦张亦弛也"。可见本案所采用的冬病夏治法之中，寓有常变结合之意，以适应病情需要，宜仔细参详，认真发掘其妙。

入冬咳喘，冬病夏用附子汤案

李某，男，老年，1986年立春前就诊。

患者慢性气管炎40余年，年老体弱，病情逐年加重，入冬即发。咳喘满闷，痰多清稀或呈泡沫状，气候越冷病情越重，中西药仅能暂时缓解症状。查其不思饮食，舌苔白腻而滑，脉弦滑。证属阳虚寒饮内留，治宜温阳化饮，经用小青龙汤化裁治疗后症状消失。嘱其到立春之日复治，采用春夏养阳、冬病夏治法。届时用《伤寒论》当归四逆汤：当归、白芍各9g，桂枝、细辛各3g，通草6g，炙甘草5g，大枣20g。每周服2剂，连服3个月。

夏治时改服《伤寒论》附子汤：制附子12g，党参、白芍各10g，白术、茯苓各20g。每周2剂，连服3个月。

1986年秋冬，遇气候变化，仅有轻微咳喘，未服药。1987年春季3个月，每周服当归四逆汤1剂，夏季3个月每周服附子汤1剂，至1988年秋冬咳喘未再发作，1989年12月随访，病已痊愈。

评析与思考 患者阳虚体弱，寒饮内生，病经40余载。秉"急则治其标"之旨，用小青龙汤治疗后症状消失。旋即采取冬病夏治法，从立春之日起服用温经散寒、养血通脉之剂，夏至时则改用益气壮阳、散寒利湿强心之方，从冬病夏治法"春夏养阳"法则发展而来的情况分析，本案自立春用药直至夏季，有可能较自夏至服药直至秋冬为佳。且治标之后，即考虑治本。虽翌年春夏之际，仍用汤药，但每周只用原服之"当归四逆汤"或"附子汤"1剂，终获良效，此亦其治疗特色。

肺气不足型哮喘三伏日灸贴治疗案

陈某，女，33岁，农民。

患者咳嗽、气喘10年多，每年发作1~2次，发病时昼夜不能平卧，胸闷。呼吸困难，经多种平喘药治疗1周后症状才能改善。今年来几乎每天咳嗽气喘，四肢无力，疲倦，动则呼吸困难加重，舌苔白，脉细弱。胸部X线透视心肺正常，嗜酸粒细胞直接计数352个。证属病久肺气不足型哮喘，于1965年7月15日、7月25日接受三伏灸贴麝香哮喘膏治疗后，哮喘发作停止，能参加体力劳动。后于1970年、1981年2次随访，哮喘已痊愈16年。

评析与思考 此案治疗系属冬病夏治法，即利用夏天人体阳气旺盛，肌腠疏松，毛孔开启，以温阳药助阳驱寒，达到防止冬天气喘发作之目的。我们曾在秋季采用上法，用的是同样药物、相同穴位，治疗同一患者，结果夏季敷贴处反应明显，秋季时敷贴处几无反应，足见在时间上选择夏季三伏日施灸是有道理的。有关用药与穴位，请参阅第十五章第二节中介绍的第二方。

虚寒型哮喘三伏日灸贴治疗案

刘某，男，38岁，工人。

患者幼年开始咳嗽气喘，症状逐年加重。近几年来每天需服氨茶碱。发作严重时昼夜不能平卧，胸闷气促，呼吸困难，口唇发绀，痰稀量少，喜热饮，舌苔白滑，脉沉细。胸部X线透视肺纹理增粗，嗜酸粒细胞直接计数540个。证属虚寒型哮喘。于1971年接受三伏日灸贴无麝香哮喘膏，治疗后显效。1972年继续三伏日灸贴治疗，哮喘发作停止，1973年三伏日继续巩固治疗。后于1980年随访哮喘病已痊愈8年。

评析与思考 此例为虚寒型哮喘，前案为肺气不足型哮喘，可见其型别不同。此例用无麝香哮喘膏灸贴，前案用有麝香哮喘膏灸贴，因而用药亦异。说明三伏日灸贴治疗哮喘可适用于多型，且其功效不是仅仅依靠麝香一药。有关灸贴药物与穴位可参阅第十五章第二节中介绍的第二方，但不同型别是否穴位亦异，惜未提示。

痰热型哮喘三伏日灸贴治疗案

王某，男，5岁。

患发作性咳嗽哮喘2年，每20天至2个月发作一次，发作时不能平卧，呼吸急促，有哮鸣音，痰黄难咯出，苔黄，脉数。胸部X线透视心肺正常，嗜酸粒细胞直接计数320个。证属痰热型哮喘。于1970年接受三伏日灸贴无麝香哮喘膏治疗后显效。1971年继续三伏日灸贴治疗以巩固疗效。1981年随访，发作性咳嗽哮喘已痊愈10年。

评析与思考 此例是一痰热型哮喘患者。综合前两案哮喘，已涉及虚、寒、热等多种类型，治疗有效后随访数年，有的长达16年未见哮喘复发，足见择时灸贴治哮喘的方法值得重视与推广。本法亦可扩大治疗病种。有关用药及穴位，请参阅第十五章第二节中介绍的第二方。

夜间喘咳、五更加甚案

郭某，女，22岁。

患者咳喘气促2个月余，既往无类似病史。经治白天咳喘转好，唯夜晚不已。观前医之治，大致为青龙、六君及苏子降气诸方。仍无效验。病家入夜即作，始感喉痒，继则咳嗽气喘，尤以五更之时为甚，伴发作时汗出。舌淡，苔薄白，脉沉缓无力。白昼为阳，夜晚为阴。阳不胜其阴，故入夜即作。而黎明之时，阳气未振，阴寒较甚，故咳喘尤甚。又《素问·逆调论》云："夫不得卧，卧则喘者，是水气之客也。夫水者，循津液而流也。肾者，水脏，主津液，主卧与喘也。"《素问·评热病论》亦指出：正偃则咳甚，上迫肺也。此即指肾邪上迫于肺。遂诊为肾阳虚衰，水邪上逆之咳喘，治拟"益火之源，以消阴翳"，以真武汤温肾阳，化水邪；加桂枝、细辛温化水饮，且取桂枝平冲降逆之功；入沉香温肾纳气。处方：附子12g，生姜30g，白茯苓30g，炒白术12g，白芍9g，桂枝15g，细辛15g，沉香6g，连进6剂即咳止病瘥。

评析与思考 证见喘咳，初无定时发作特征，经治而定时在夜间，又经施治一段时日，夜间喘咳未除，又见五更时尤为加甚。其病历经2个月之久。定时发病形成过程，此例较为明显（可参阅本书定时发病的治疗一节）。案中对喘咳定时发作机制释之较详，可细读之。唯所用细辛达15g，与“细辛不过钱（3g）”说，相差甚多。临床应用须灵活对待，不可盲目效仿。

五更咳嗽案

郭某，女，30岁，农民，1982年5月4日诊。

患者自述病已2个月余，日夜不咳，仅于每晨起五更时左右咳嗽阵作，甚则短气喘促，持续半小时后渐缓解，咳前喉痒，干呕，咳后吐出成块的白色黏痰而稍觉舒适，饮食二便正常。曾服止咳糖浆等药20余日未效。舌质淡，苔薄白，脉沉细。诊为五更嗽，此乃黎明阳气始萌，患者肾阳虚衰，摄纳无权，肺失温养，不司呼吸，气机升降出纳失常，故每于黎明时咳嗽阵作。诊为肾虚不能摄纳肺气，治以温肾纳气宁肺，方以四神丸加味：补骨脂、罂粟壳、炙紫菀、炙枇杷叶各12g，吴茱萸、肉豆蔻、五味子各9g，明党参18g，炙甘草3g，水煎服，日1剂。

连服3剂后咳嗽大减，继进3剂而愈，随访1年半，未见复发。

评析与思考 从应用方药推知，此案咳喘痰少。医以咳喘定时作于五更诊为肾阳虚衰，摄纳无效，乃仿五更泻治法用方。四神丸可温肾，合以酸收敛肺之品摄纳肺气，标本同治，五更咳嗽愈。提示：定时发作的病变，若发作时辰相同，可互相借鉴，互取其方加减施治。

夜半咳嗽加重案

刘某，男，1.5岁，1980年1月24日初诊。

其母代诉：患儿咳嗽闷气，每晚半夜至黎明病情加重，不能平卧，四肢发凉，出冷汗，天明后吐出几口黏痰病情稍有好转。用青霉素、链霉素及止咳平喘药治疗3天，病情未见好转，改用中医治疗。

患儿阵发性咳嗽闷气，痰声漉漉，声如拽锯，面色青黄，毛发焦枯，精神疲惫，四肢逆冷，骨瘦行迟，出冷汗，舌淡苔滑腻，指纹淡红。此属脾肾阳虚。夜半厥阴主时，一阳之气始升，自然界的阳气可助人体之阳气以引动体内伏痰，致正邪交争而咳喘增剧。黎明后阳气更盛，伏痰得以外泄，气机得畅，则咳喘暂平。治宜温补脾肾，佐以化痰止咳平喘，方药：人参8g，白术6g，茯苓6g，陈皮4.5g，附子4.5g，生山药12g，半夏4.5g，葶苈子4.5g，五味子6g，甘草5g，1剂，水煎徐徐服下。

药后病情好转，虽仍咳嗽闷气，但未见大发作，已不出冷汗，能平卧安眠，四肢转温，食欲稍增。上方加熟地6g，继服3剂。疗效明显，症情更加减轻。再2剂，患儿咳嗽、闷气已全部解除，用人参健脾丸改汤服用以善其后，随访2年未见复发。

评析与思考 咳喘发作或加重在一日之中多见于下半夜，在一年之中多见于冬季，此与人体阳气在夜半后、冬寒时不足有关。本例即如此。病发1月份冬寒夜半以后，可知其阳虚，咳嗽发喘与肺、脾、肾三脏相关。脾肾阳虚常可致痰生，气不摄纳，发于肺部而见咳喘，故温补脾肾以治本，化痰止咳平喘以治标。采用徐服药物煎液，是因患者为小儿，仅1.5岁之故。须加重视的是附子用量为4.5g，对1.5岁小儿来说，药量较大。葶苈子，大寒，为清化痰热之品。《本草求真》谓："葶苈辛苦，大寒，性急不减硝黄，大泻肺中水气，膹急。"用之脾肾阳虚证，尤其是患者为小儿时，须加慎重为妥。

夜热昼凉咳嗽案

周某，男，26岁，1980年3月6日初诊。

患者始见寒热咳嗽，初不介意，3天后诸症加剧，咳嗽胸闷，彻夜不得卧，更兼口渴多饮，至当地医院诊为感冒，经治诸症好转。越日入暮则发热，咳嗽频作，咯痰不畅，神疲乏力，饮食尚可。经某医院检查诊为支气管炎，夜间体温38～38.5℃，用西药治疗一周罔效，改服中药，病情如故。辗转求医月余，未见效机。来诊时症见：夜热无汗，咳嗽无痰，心烦不寐，口中干燥，渴不欲饮，昼则热退，诸症均除，精神疲乏，胃纳减，二便调，面色暗滞，舌紫红，苔白黄干，脉沉滑数。此乃风热时邪初客肺卫，失于疏解，邪气深入，郁于阴分，痰血互结，耗伤阴血。治拟养阴透邪，清热化痰，助以活血，以青蒿鳖甲汤加减。处方：青蒿、丹皮、赤芍、丹参、知母、浙贝母、天竺黄、海浮石各10g，鳖甲（先煎）、生地各20g，3剂。9日复诊：服药2剂，夜热渐退，微似有汗，咳嗽减轻，咯痰较畅，睡寐略安。3剂服完，昨夜未热，咳嗽少许，即能安寐，口中稍干，舌红，苔薄白，脉细数，此乃伏邪得透，痰化血行，而阴虚未复也，原方增损继进3剂，病愈。

评析与思考　此案邪郁于阴分，阴血耗伤则咳嗽、发热。因邪伏阴血，夜属阴，阴血用事，伏邪乘势而发越于外，故夜热。一般而论，阴血分病变多见午后发作。但须区别单纯性阴虚，抑或有兼杂证。一般单纯阴虚发热，在时间上多见起于未申时辰，患者自觉发热，但体温测之一般不高。伴有兼杂证则视兼杂证性质而有不同。如本例兼杂风热时邪，其热虽在午后，但在暮分酉时左右发生。发热时可测出体温异常升高，如此例体温38～38.5℃。在治疗上，单纯阴虚以滋阴即可，必要时可少加清虚热药。兼杂者则需养阴透邪等，在伏邪得透之后，若阴虚未复，再行滋阴，如此案施治。

丑时阵咳案

彭某，男，45岁，1988年10月20日初诊。

患者诉干咳2个月，每晨1～3时即发阵咳，经治效果不佳而就医。刻诊：每发咳引胸胁痛，伴面红口苦，急躁烦闷，口渴咽干，持续2小时许，其咳即止，白天一如常人，大便干，小便黄，舌红，苔黄少津，脉弦略数。早晨1～3时属丑时，为肝之值时经脉所主，再结合其时所表现的证候分析，辨为肝气有余，木火刑金所致。

治宜清肝泻肺，润燥止咳，方用化肝煎加减：炒山栀、青黛、黄芩、贝母各10g，赤芍、桑白皮、炙枇杷叶、瓜蒌仁、沙参、麦冬各12g，生甘草6g，4剂。日1剂，水煎2次取汁混合，于丑时前一次温服。进4剂后，咳大减，余症亦见好转。效不更方，原方续进6剂而愈。

评析与思考　此案以丑时发病，定病位在肝，以症状面红口苦、胸胁痛等定病性为有余，以阵咳定肺金受损。诊属肝气有余，木火刑金有根有据。用药方法采用了丑时前即子时一次将水煎 2 次混合药液温服，以迎而夺之，制止痛作，结果显效。子时乃夜间 23～1 时，如此深夜服药，若医家对时间医学理解不深，断不会采用此法。

夜半发喘案

周某，女，44 岁，工人，1979 年 2 月 23 日初诊。

患者于夜半至天明，每发胸闷而喘，半年以来，其症时轻时重，未曾间断，虽经多方治疗未能痊愈。患者颇觉痛苦。脉象沉弦，舌质淡红，舌苔白薄中黄。胸闷而喘，发自夜半至天明，按时辰为子、丑、寅 3 时，为胆、肝、肺 3 经主时之刻，方用酸枣仁补益肝胆之气，再加川贝母降肺气以疏肝。斟酌试之。

处方：酸枣仁 30g，川贝母 10g。水煎 1 杯，夜间 22 时迎病服下。

上方连服 4 剂，胸闷作喘即平。效不更方，再予原方 6 剂续服，巩固疗效。

评析与思考 对下半夜喘证以十二时辰脏腑经络气血开旺说释其病位，结合症状选用药物，药仅 2 味，4 剂喘平。以亥时服药，迎而夺之，提前截阻病作，此择时进药是药物收效的重要因素之一。

卯时喘咳案

何某，女，59 岁，1984 年 3 月 27 日初诊。

患者素有支气管炎病史。每天上午 5～7 时即发喘咳，7 时以后勿药亦平，十年之苦从未得释。痰白黏而时夹血丝，舌苔淡黄较厚，脉滑数。笔者先投金水六君煎症减，但药过复作。又以金匮麦门冬汤降其火逆之气亦未闻佳音。众多止咳平喘药屡投未效。后思卯时气血注于大肠，又为阳明燥金当令之时。苔黄脉滑者，阳明郁热之象。阳明之热得主气所助，其燥热之气，由腑及脏，上迫于肺，于是喘咳应时而作。所谓"当其时则痛"是也，前以一般止咳平喘之剂实为扬汤止沸，当以上病下取之法改投小承气与小陷胸汤合方。4 剂后下黏液粪便数巡，苔退脉缓，卯时喘咳渐止，且随访半年未发。虽未能尽愈其病，但卯时喘咳数年之苦得释焉。

评析与思考 初未从卯时喘咳识证，忽视了发病的时间性，故诸治罔效，后以十二时辰经脉脏腑气血旺衰说和五行十二时辰配属脏腑说。识其卯时喘咳而治，结果显效，说明时间因素在诊断中不可轻视。案中提及上病下取法是指喘咳表现在上，病在肺，肺脏居上。此谓上病，用下法祛除腑中秽浊之物，以除燥热之气上迫于肺，此为下取。临床多种病症可用此法，读者可参考用之。

亥时咳喘案

罗某，男，10 岁，1990 年 1 月 20 日初诊。

患者自幼咳喘，近月余每到晚间 21～22 时大发作，至子夜后渐安。发作时咳喘倚息，大汗淋漓，口唇紫绀，四肢发凉，并伴剧烈头痛，捶击头部而稍舒。某医院诊断为阻塞性肺气肿，经治疗效不显。查其食少腹胀，大便干燥数日一行。舌苔白厚，舌质淡红。证属三焦气化不利。法当通利三焦兼顾久病之虚，予四磨饮加减：沉香 10g，枳实 15g，乌药 15g，槟榔 15g，厚朴 20g，人参 6g，白果 10g，水煎服，日 1 剂。药进 3 剂，定时咳喘缓解，继服 6 剂复常。

评析与思考　哮喘发作多见子夜后，此案则发作在亥时。子夜后反而渐安。患儿自幼咳喘，此次发病月余定时在亥时，亥时为三焦主时，久咳不已则三焦受之。医家诊其三焦气化不利是属不谬。四磨饮具有破滞降逆，兼以扶正功效，加用枳壳、厚朴、白果，可增下气平喘之功。只是10岁小儿，药量较成人通常用量亦大，读案者若用其方，药量宜斟酌之。

戌时服药治哮喘案

林某，男，45岁，1981年3月就诊。

患者患哮喘病20余年，发无定时，曾多次住院，经抗过敏、止咳、平喘、祛痰等中西药治疗无效，近日复发来院。

观其面色苍白，眼睑浮肿，呼吸急促，伴痰鸣。自诉四肢凉，纳差，夜不能寐、大便正常，小便余沥。舌质淡，苔白，脉沉细。脉证合参，考虑症虽属肺，其本为肾。肾阳不足，寒水上凌心肺，病位在肾。拟方：茯苓15g，当归15g，白芍10g，白术15g，附子10g，黄芪30g，党参10g，生姜3片。据子午流注法“随而济之”之理，嘱患者戌时煎服，当夜症减。

翌日，原方续进，病减大半，喘息偶发，浮肿明显消退，夜可卧眠。为巩固疗效，原方续进5剂。鉴于久病，卫气较弱，为御外邪，加服玉屏风散，食后服10g，1个月后停药，随访至今，病未复发。

评析与思考　“随而济之”是子午流注纳子针法中对虚证行补法的一种手法与时间选择。手法是针尖顺经脉气血流注循行的同一方向刺入。如手三阴经从胸走手，手三阳经从手走头，足三阳经从头走足，足三阴经从足走腹。顺此方向针刺即为随而济之。时间选择：在经脉脏腑开旺后紧接的下一个时辰用针，因此时经脉脏腑气血刚刚灌注过，处于虚衰之时，用针补之，即为随而济之。肾气开旺时在酉时，酉后为戌，患者病本在肾，肾阳不足，寒水上凌心肺而哮喘，取戌时服药，随而济之补肾，结果当夜症减。此将纳子针法的治疗方法及时间要求用于药治，实属可贵，值得借鉴。

五更咳喘案

李某，男，54岁，1986年1月4日初诊。

患者素有慢性支气管炎病史十余年，近2年咳喘加重。诊前1个月每夜端坐呼吸1～2次，每天凌晨发作咳喘15～30分钟，咳喘声低而无力。动则头出汗，倦怠无力，痰多稀白，纳少，便溏，肢冷伴浮肿，舌淡苔白，脉细。西医诊断：老年慢性支气管炎，阻塞性肺气肿，肺源性心脏病。中医诊断：肺脾气虚，肾阳不足。治宜补肺健脾，温肾益气定喘。选用四君子汤加黄芪、桂枝、蛤蚧。药用：黄芪20g，党参15g，茯苓10g，桂枝6g，甘草3g，白术10g，陈皮10g，吴茱萸肉10g，熟地10g，山药10g，蛤蚧1对（研末分10日冲服）。每天于晨5时、晚17时分别服头、二煎，择肺、大肠、肾脏的气血运行时辰服药。辅西药抗菌消炎，服中药7剂后显效，服15剂后痊愈，但常有复发，若再用上方仍有效。

评析与思考　凡五更发病，肾阳不足多见，但病变脏器不同而表现出症状也不同。如泄泻、哮喘、溢乳、震颤等。诊断时可据病变脏腑或诊为脾肾不足，或诊为肺肾两亏等。此例五更咳喘，即因病位在肺脾。病发五更，而诊为肺脾气虚、肾阳不足，治用四君子汤加味，并按纳子法所述脏器旺衰时辰，于寅酉二时分服头、二煎。寅时肺旺，酉时肾旺，择其时而用药，可顺二脏生理旺盛之势，更好地发挥补肺健脾温肾益气定喘功效。

晨咳案

贾某，女，25岁。

患者1个月前曾患感冒，愈后遗晨咳症，晨起后咳嗽频频，喉中痰鸣，咳吐黏痰，色白量多，胃脘痞满，早饭后咳平如常人，舌质淡红，苔白厚，脉弦滑。

根据张家口杨春梅医师之说："晨咳甚者，胃有宿食积滞，宜用二陈汤加消导药治之。"朱丹溪应用消导药治食积痰，以及虞抟《医学正传》"早晨嗽多者，此胃中有食积"等经验，笔者自拟加味二陈汤治之。处方：陈皮6～9g，清半夏9～12g，云茯苓9～15g，焦山楂、炒神曲各10g，炒麦芽12g，甘草6g。水煎，分夜寐时与晨起后2次服。3剂咳减。4剂后症除。

评析与思考 医家以他人经验和古代医籍记载为参考，对晨咳者，从胃有食积着手。用加味二陈汤施治，此临床诊治方法值得学习。二陈汤燥湿化痰，理气和中，是一首应用广泛的化痰和胃方剂，用于此案，一举两得，消食积而除咳。因咳在清晨，故迎病服药在夜寝、晨起之时。

迎而夺之服药法治愈子时气逆呛咳案

胡某，女，41岁，1994年6月12日就诊。

患者素有支气管炎，时患感冒咳嗽，多以西药治愈。此次咳嗽，经青霉素、氨苄西林等治疗20余天未止，近2天咳嗽益剧，故求治。首诊：喉痒气逆，呛咳少痰，咳则胸腹痛，胸中灼热，口干咽燥，大便秘结，舌边尖稍红，苔白且干，脉细缓。拟滋阴清热、润肺止咳法，投玄参、玉竹、沙参、桑叶、黄芩、杏仁、前胡、射干、甘草，4剂。但呛咳仍不止。首诊用药当无大谬，何故其咳不止？于是再细询之。其言：近1个月来，咳嗽以夜间为甚，均在0时左右发作。前言"气逆呛咳"等症，实为胸正中一线有火辣之气上冲，火气上冲至喉，则呛咳大作，此时甚觉咽干欲裂，必以茶水润之始舒。如此断续发作近1个多小时后方能入睡。又问得其素有月经提前、经色紫红、量少质稠、手足心热等症。

窃思：胸正中一线及咽，乃任脉经所过之处，任脉系于肾，且肾经亦系于咽；今火气循经上冲到咽喉而致气逆呛咳咽干，且病发于子夜少阳之气升发之时，而患者素有月经先期与五心烦热等肝肾阴虚火旺所致。病本肝肾阴虚火旺，当阳生之时，阴不济阳，虚火妄动。上灼肺金，肺失清肃，故气逆呛咳咽干应时而作。其治也当因时施治。此首诊之所失也。证属肝肾阴虚，火灼肺金。治当滋肝肾，育阴清热，降火止咳。药投：玄参20g，熟地黄15g，枸杞子15g，麦门冬15g，白芍20g，川楝子10g，桑白皮10g，黄芩10g，淮牛膝10g，甘草10g，4剂。嘱其夜间20时服头煎，23时服二煎，以迎而夺之。2剂净，火气衰而呛咳轻；4剂净，诸症除。

评析与思考 疾病的诊断是否正确往往对治疗产生较大影响。本案前后诊疗的共同点是均认识到本案阴虚有热的病性。区别在于：初诊只认定病限肺部，治疗也局限于润肺，结果效果不佳；再诊时则据发病时间及症状出现的部位提出病变还涉及肝肾，治疗时滋养肝肾，结果有了疗效，说明临床诊断应当考虑多方面的疾病情况，综合分析，才能做到准确无误。采取疾病发作前用药，可使药力在疾病发作时正好起效，可达到迎而夺之的效果。诊断、用药及服药时间正确，病症岂有不除之理。

寅时咳嗽背冷丑时末服药案

肖某，男，46岁，1991年3月15日诊。

患者自诉近4个月来，每于晨3～5时出现咳嗽背冷，咯痰清稀，色白呈泡沫状，胸闷气短，但2小时许，其症自行缓解，曾经中西药多次治疗未效。察其舌质淡红，苔白腻，切其脉沉而迟。患者身体肥胖，平素喜食甘腻生冷食品。甘能助湿生痰，冷而生寒。然肺属太阴，起于中焦脾胃，寒痰乃循肺脉上贮于肺。结合其病按时而作，晨3～5时为寅时，为肺之值时经脉所主，辨其时所发之证候，断为寒痰留伏于肺无疑。治宜温肺散寒，化痰止咳。且嘱：忌食甘腻生冷食品。方拟姜辛苓桂五味二陈汤加味：干姜、陈皮、五味子各6g，茯苓15g，法夏、紫菀、款冬花、杏仁各10g，桂枝5g，细辛、甘草各3g。4剂，日1剂，水煎2次，取汁混合，于寅时前一次温服。4天后，背冷消失，咳吐痰沫大减。药已中病，守上方续服4剂而愈。

评析与思考 案中医家已将病因阐述得很清楚，采取的是子午流注学说中脏腑值时理论概念。择选的服药时间在寅时前，当属丑时，因为靠近寅时，故应该是在丑时末服药。特别是将2次煎液一次性在丑末时温服，更是将时间作为治疗方法中考虑的要素，目的是在病作前及时制止。至于疾病发作时，是否其时机体对药物特别敏感，抑或此时病灶对药物有趋化作用，都有待进一步研究。但不管怎么说，提前服药，在药物起作用时，正好达既往疾病发作之时。这可能正是本案取效的重要原因之一。此外，患者咳嗽，同时伴有背冷，医家诊其为寒痰伏于肺，属肺寒实证，有一定依据。是否实证的治疗都可以采取提前用药的方法呢？值得探讨。

夜行致喘从肾论治案

郑某，男，32岁，1980年3月初诊。

患者因急事夜行60余里，夜半突发哮喘，喘息抬肩，喉间哮鸣，约3时许，自行缓解。此后每至夜半病作，过后如常，二便调和，口略干，舌红少苔，脉细数。诊为肾阴亏损，气失摄纳，治宜补肾纳气。生地、女贞子各30g，怀山药20g，泽泻、丹皮、茯苓、五味子各10g，枸杞子15g，沉香2g，5剂。药后喘减，后即未作，继以六味地黄丸善后，迄未再发。

评析与思考 以“一日分为四时”而论，夜半为冬，肾气应之。“劳则伤肾”，“肾主纳气”。本案夜行远路引致哮喘，定时发作在夜半，和上述肾脏与时间的关系、肾脏功能及致病原因有关。医家故以肾阴亏损、气失摄纳诊断之，所用方药基本以六味地黄丸去山茱萸，加五味子、沉香、枸杞子、女贞子组成，可补肾纳气，故5剂即效。

子时哮喘案

种某，女，53岁，1987年4月16日初诊。

患者罹“慢性支气管炎”、“肺气肿”十余年。10天前因感冒诱发咳痰气急加剧，经予消炎、镇咳及平喘西药后，病情好转。但每晚23～1时即发喉中哮鸣，喘促不宁，气短难续，胸膺胀满，咽噎不适，自汗淋漓，痰少味咸难咯，需端坐榻上2小时则自行缓解，伴畏寒怯冷，腰骶酸痛，舌淡苔白润，脉沉细。延诊之际，见端坐床榻，目窠浮肿，喘促喉鸣，桶状胸廓，三凹征（+），双肺闻及哮鸣音，心率82次/分，律整，双下肢无浮肿。证属上实下虚之子时哮喘，当防喘促欲脱，亟宜固肾纳气，化痰肃肺。处方：熟地20g，山萸肉10g，生山药10g，丹皮10g，泽泻10g，茯苓10g，熟附片6g，肉桂3g，清半夏10g，陈皮10g，沉香6g，炙甘草3g。3剂，水煎温服，日1剂。10日再诊，患者述效出意外，服第一剂药后当晚即哮喘未作，得平卧入睡，他症亦减而未除。效不更方，继予上方3剂甫毕，诸症愈。随访至今未复发。

评析与思考 夜间为肾水配属之时，此系按“一日分为四时”说所论，故肾不纳气之喘哮易于其时发病。患者证见肾阳不足而畏寒怯冷，又有慢性支气管炎、肺气肿十余年，此证遇寒即发，时值4月，春寒料峭，夜半为一日寒极之时，故证发子时。所用方药是以桂附八味丸合二陈汤加沉香而成，桂附八味丸温肾纳气，二陈汤化痰肃肺，沉香可增强方中温肾纳气功用。1剂即效，3剂而愈，1年余病未复发，疗效甚佳。

一更咳喘案

孟某，女，44岁，1987年8月3日初诊。

患者咳喘年余。1年前患感冒，继而咳嗽，久治不愈，病情日甚，渐致喘促气急。经地、县级五处医院的中西医诊治，耗资千余元，只能取效于一时。现咳嗽不甚，吐痰较多，以喘为主，白天甚微。每于夜间1时左右咳喘大作，咳逆倚息，不得卧，剧时汗出，遗溺。遇怒、劳累、感冒均加剧。时有往来寒热，胸胁满闷，口苦食减，大便干，小便黄。

查见形体发育一般，神疲倦怠，面色萎黄带青，舌老红有瘀斑，苔厚微黄，气短息促，两肺干啰音，少量哮鸣音，脉弦涩无力，两关尤弱。西医诊断为慢性支气管炎。

治拟小柴胡汤加味：柴胡15g，半夏12g，党参15g，甘草8g，黄芩12g，枣仁30g，赤白芍各15g，桔梗12g，浙贝母15g，金银花、连翘各30g，麻黄8g。姜枣为引，水煎服，每日1剂。

8月23日二诊：咳喘锐减，往来寒热已除，白天偶有咳嗽，一更前后仍有轻度喘憋胸闷，但可平卧，饮食增，大便仍干，苔薄白，舌暗红，脉缓滑，两关尚弱。上药共服6剂，因事十余天未服药，有加重之势。继用上方加瓜蒌仁20g，牛蒡子8g，6剂，痊愈，随访至今未发。

评析与思考 夜间1时属子时，系一日之中阴阳消长转化的4个关键时辰之一。凡于此时发作的病变，是小柴胡汤最适治疗的病症。患者若有往来寒热、胸胁满闷、口苦等小柴胡汤适应证，则用小柴胡汤更为合拍。此案患者子时咳喘，又有小柴胡汤适应见证，故用该方加味，增入止咳平喘、清热解毒类，前后共服12剂而愈。

此案获效是与中医辨证施治分不开的，与中医时间医学认识也是分不开的。案中涉及定时发病，若再突出一个择时服药，对中医时间医学来说，意义就更大了。

寅时百日咳痉咳案

罗某，女，7岁，1988年5月3日就诊。

患者顿咳1个月，咳时面红耳赤，涕泪交流，伴恶心呕吐，吐出黏稠痰液且夹少量食物残渣，纳少，病初以夜间为甚，经服化痰平气、清肺镇咳剂20余剂，效果不显，近10天来咳嗽每以凌晨4～5时为主。外周血常规检查，白细胞2.4×10^9/L（中性粒细胞0.28，淋巴细胞0.72），舌质红，苔薄黄，脉弦滑。诊断为百日咳痉咳期，证为痰阻气郁，改用小柴胡汤加味：柴胡6g，炒黄芩5g，党参6g，法半夏6g，生姜3g，大枣10g，生甘草3g，炙百部10g，浙贝10g，竹黄6g，鱼腥草10g，陈皮5g。

服药3剂后，顿咳明显减轻，呕吐已止，续服5剂，诸症痊愈，血常规复查已趋正常。

评析与思考　百日咳痉咳期时的咳嗽症状很重，不仅连续咳嗽，而且可引发呕吐。患儿常因此出现眼结膜充血，舌系带因剧咳而受损，声音嘶哑。患儿初咳时在夜间，后出现在凌晨，说明其发作定时。虽经化痰平气、清肺镇咳方药治之不效，后来医家重在根据咳嗽定时起伏，按照《伤寒论》经文所言，从发作定时出发，选用小柴胡汤加味，结果收效。足资证明重视古人经验，强调时间因素的重要性。

肺结核、支扩子丑时咳嗽案

麦某，男，63岁，1992年5月10日初诊。

患者在治愈肺结核及支气管扩张病后，每于夜晚1～3时咳嗽频频不断，痰清稀白，难咯，一直持续至天明，白天却无咳嗽。经多家医院中西医诊治。病情未有好转。此症状已有7～8个月时间。刻诊：面色淡白，唇红，背驼，夜间口干渴饮，纳差，不寐，短气乏力，二便正常。舌红暗胖，苔黄白，脉弦大，伴有上述子丑时咳嗽症状。诊断：咳嗽（阴阳气不相顺接）。治法：和枢机，调营卫，交阴阳。处方：柴胡12g，黄芩10g，太子参10g，苏半夏8g，怀山药12g，莲子肉（去心）12g，柏子仁12g，炙甘草6g，大枣4枚，生姜3片，紫菀9g，款冬花9g。3剂，水煎服，复渣再服，并嘱于晚上21时以后服药。

二诊：患者服药后咳嗽时间推迟，咳嗽频发程度减轻，夜间可有少许时间入睡。效不更方，以此法加减。四诊夜间咳嗽症状已愈，追访至今未发。

评析与思考　该病起于丑时。延及整个下半夜发病，白天不咳嗽，医家据此嘱患者用药定时，选择在晚上21时以后服药，期望在病作前药效能够及时发挥。此实为迎病截治法的临床运用，说明本案医家熟练掌握了中医因时制宜治疗法则。但案中要求水煎服，复渣再服，也就是每剂药要求水煎两次服用。这两次服药是否均要求在晚上21时以后服？如果均要求在晚上21时以后服，则两次服药的间隔时间要多长？惜案中未能明确提及，对他人参考应用有所影响。

二十年喘促，太冲开穴针除案

张某，男，42岁，干部，1980年9月25日初诊。

患者每天凌晨喘促不能平卧，伴有气短、胸闷，需端坐吸入“气喘喷雾剂”5分钟后方能缓解，翌日如常人。曾在上海、黑龙江、湖南等地工作，病发无间，罹病20余年，多方治疗无效。以纳子法推算，凌晨3时乃丑时交寅分之时，其病在肝经，取肝经俞穴太冲针之。嘱停用“气喘喷雾剂”，亦不服药。第二天患者来告，昨夜未发。1985年又来信：自扎针以后，喘促未再作。

评析与思考 此例与丑时腰痛针肝俞案用穴方法类似。均据病作时间确定病经，再取病经俞穴太冲针之。从案中“第二天患者来告，昨夜未发”，可知针太冲时间不在夜间丑时。二案医家是同一人，说明其在临床多次应用此种取穴方法，并有效验，值得学习。

慢性支气管炎丑时咳嗽案

肖某，男，45岁，干部，1986年12月16日初诊。

患者每晚丑时阵发性剧咳10年，加剧3年。10年前因患感冒缠绵数月，经治疗余症均愈，唯夜咳不止，每晚于零点30分~2点30分阵阵剧咳，喉痒，咯痰不爽，吐出白色泡沫痰涎或少量稠痰，至凌晨2点30分以后，其咳自止。曾在各级医院检查，诊为慢性支气管炎，长期服中西药多方治疗罔效。近3年来，夜咳加剧，每晚于零点30分~2点30分剧咳不休，咳时两胁作痛，痰量增加，白天精神倦怠，纳差，日见消瘦。由于长期服药无效，患者对服药已无信心。诊视形体消瘦，面色略青，舌质嫩红、苔薄腻，脉沉弦细。经云：“五脏六腑皆令人咳，非独肺也。”（《素问·咳论》）本病例之咳，其发约定于每晚肝经流注之丑时，肝属木，木火刑金，故令咳也。再观其面青，咳引两胁作痛，更确信其病位在肝经无疑，应诊为肝咳，前医忽视辨时，专事治肺而不治肝，故不效，今当改弦易辙，治病求本，以治肝为主，佐以宣肺化痰为法。患者厌服药，故用针治。

取肝经原穴太冲，配以胆经络穴光明为原络配穴法，再加任脉玉堂，三穴均用先补后泻手法，每天1次，每次留针30分钟，运针时，太冲之针感向上传至两胁，光明之针感向下传至第4趾，玉堂之针感上下感传。如上法连针3次，夜咳大减。再如上法针治7次而诸症均愈，随访年余，迄今未再发。

评析与思考 本案患者病起10年前，且每咳必在夜间丑时，可谓病久病奇。而3年咳剧，前医未能从时辨治，诊治思路保守，一味从肺论治，结果患者剧咳依旧。现医能结合病作时间，从丑时肝经旺盛的学说入手，综合患者临床咳嗽伴发症的分析，得出肝咳之论，有依据。最重要的是由此诊断进行施治，取得实效，证明其诊治思路、方法与用药是符合病情实质的。本案医家针刺手法中要求各穴的针感传导上下不同，值得探究。

第三节　心脑病证的时间医学应用

子时眩晕案

曹某，女，40岁。

患者常于半夜0时左右，脘中似抓，肌肤麻而醒，随即眩晕如在雾中，泛吐清涎，口干稍饮即吐，舌淡苔薄白腻，脉缓。证属命门火衰，不得蒸化精微而为水饮，饮邪上泛清空不宁，拟温阳化饮。

熟地15g，党参10g，焦白术10g，茯苓10g，炙甘草6g，淡附片10g，桂枝10g，补骨脂10g，紫石英30g（先煎），陈皮6g，10剂而安。

评析与思考 夜间子时眩晕甚为少见，以温阳化饮法施治而安，说明与阳虚水饮有关。子时为阴中之阴时，乃一日之中寒之极，病与时合而发眩晕，此其理也。本案若采取迎病服药法，先挫其势，或许疗程更短。

阳虚午后胸痛案

徐某，男，50岁，干部。

患肺结核已硬结，近日来每值午后胸痛即发，始为隐隐作痛，渐之增剧，至子时方见减轻。曾用抗痨药及止痛剂治疗均未见效。诊见其两鬓斑白，舌质淡，苔薄，脉沉细，尺脉无力。患者已属肾气衰竭之年纪。一日之午时为一阴初生、阳气初衰之时，缘于患者阳虚不能胜其阴寒邪气，故疼痛顿作。症属阳虚阴盛，脾肾不足，治用附子理中汤加砂仁、半夏，服药6剂后疼痛缓解。后嘱常服附桂理中丸而胸痛遂愈。

评析与思考 肺结核患者在中医属肺痨。此例虽有肺痨病史。但已硬结，故用抗痨药无效。肺痨多有阴虚见午后发热，鲜有因阳虚而致胸痛者，故此案胸痛与肺痨关联不大。本医家从胸痛作于午后诊属阳虚阴盛。据此治疗而效，反证诊断正确。

午时心痛子时缓解案

徐某，女，28岁，工人，1975年11月5日就诊。

患者因心痛彻背，背痛彻心，每日午时即发，持续至子时方渐缓解，痛有定时，呈撕裂状，病已有余。曾经西医血、尿、便常规检查，淀粉酶、肝功能、超声波检查均属正常。用阿托品、硫酸镁、硝酸甘油片等，痛不消，用复方氨林巴比妥能暂缓一时，但不能中止其发作，作实验性驱虫仍无效。诊察所见：神志清楚，皮肤及巩膜无黄染，面色略青，舌质淡红，苔中根厚腻，少津，脉细滑无力。心肺正常，腹软，肝脾未扪及，无压痛及反跳痛，血压86/60mmHg，复查血尿便常规及血清淀粉酶均正常。于就诊当日下午17时疼痛又作，呈阵发性痛。经用治冠心病之西药，中药行气解郁之剂，及乌、附、姜、椒大辛大热逐寒止痛之品，均未能中病。

窃思心痛之作，每交午初即发，至子时方减，有一定时间性。午时一阴生。正值阳气初衰之时，缘人身一点元阳从子时起渐之而盛。至午则渐渐而衰。疼痛之作，系患者阳气虚衰不能敌其阴寒之气，阴气盛，阻其阳气运行之机，阴阳相攻故而痛作。苔腻、脉濡缓为湿痰内滞之征。证属阳气不足，湿痰内滞，治用补气温阳，健脾去湿消痰。方用附子理中汤加砂仁、半夏（附片60g，党参30g，白术、干姜各15g，砂仁、法半夏各12g，炙甘草10g），服1剂后症减，续服上方5剂后，疼痛消失而病瘥。

评析与思考 下午及上半夜为阳气衰减、阴气渐盛之时，症状发于此时则或为阳虚，或为阴盛，或阳虚阴盛同在。案中血压偏低，又在午时至子时发作，阳气不足之证可诊。但曾用大辛大热逐寒止痛之品不效，此证故非单纯阳虚。其苔腻，脉濡缓为有痰湿，湿痰内滞可导致心痛，而阳虚不足与湿痰内滞的产生有关联。湿痰为阴邪。在阴盛之时，其证易发，据时据证乃诊为阳虚兼有湿痰内滞，治用补气温阳、健脾去湿消痰药。此案证治正确并效，实与时间诊治有关。而开始虽以多种药物，包括西药试治也未治愈，乃与不注重时间有关。

此外，从患者心背疼痛时间持续较长分析，不会是冠心病等所致“心绞痛”，因后者疼痛发作仅历时1～5分钟，偶可延续15分钟之久，用硝酸甘油有效。“心肌梗死”则疼痛剧烈持久，范围较广，疼痛常持续达数小时、十数小时，甚至1～2天以上，且常在休息时发生，用硝酸甘油无显著效果，血压下降。根据患者症状，有可能系本证，特别是国内有1/6～1/3病例疼痛性质及位置可能不典型。本案未见记载心电图检查，说明有可能忽视之。

应用方药中附子量达60g，该药有较强的强心作用，若证属心肌梗死，则该药的使用，尤其是如此大量应用，则发挥了主要治疗作用。用方虽名之为附子理中汤，其中实含有四逆汤，该方可回阳救逆，是中医救治心肌梗死等急症的常用方。

综合以上分析，此案可作为应用中医时间医学诊治急难危重症的范例。

心病子时发作案

梅某，女，48岁，教师。

初诊：患者2年前患“病态窦房结综合征”，服西药与养心和营通脉之中药，诸症未改善，每在夜半骤作，先胸闷如堵，继则心悸气短，头晕目眩，语音低微，视物无力，颜面虚浮，四肢不温。脉迟缓；舌质淡带蓝。此乃心气虚弱，心阳不足，鼓动无力，血运不畅，脑失所养，心脉痹阻之故。前投药无效，乃一味治标之故。治病求本，当以温补阳气为先，和营通脉为辅。熟附块9g，川桂枝4.5g，炙甘草6g，紫丹参、全当归、大生地、炙黄芪各12g，杜红花3g，淡干姜4.5g，水煎服。

复诊：服上剂后未获效，胸闷如窒，子时尤甚，系药轻病重之故，再从前法增益：熟附块12g，上肉桂3g，淡干姜4.5g，炙甘草6g，潞党参、大生地各12g，紫丹参15g，杜红花3g，大麦冬9g，水煎服。经药后，诸症改善。续进上方月余，交夜眩悸基本控制。

评析与思考 心脏疾患多见夜间发作，此例“病窦综合征”亦在夜半骤发胸闷，心悸，气短等。夜半阳气虚衰，阴气隆盛，心脏疾患常见心阳不足，心血瘀阻，故病发夜半。施治方法用药切中病症，却因药轻未效。增量后病情方才控制。可见，药物剂量多少，各药比例多少均是药效发挥的重要因素，不可忽视。

戌时眩晕身摇案

李某，女，45岁，1989年10月5日初诊。

其夫暴亡，悲哀过度，昼夜烦躁不安近3周。于4天前19时突发腓肠肌痉挛，眩晕不可坐立，数分钟后身摇心颤，形寒而栗，十余分钟自止。此后，每天届时其症必发。查其神情凄楚，面浮不华，舌质淡，苔薄白，脉沉弦。证系心肝阳气虚衰，饮邪上犯。法当扶心阳以化饮邪。予苓桂术甘汤加味：桂枝15g，茯苓30g，白术15g，炒甘草15g，炮附子6g，水煎服。当日服1剂，次晨续进1剂，届时发作仅2分钟即止，继服3剂而愈。

评析与思考 戌时为手厥阴心包经开旺之时，但心包经病症为：沿经脉所过处手掌心发热，肘臂部挛急，腋下肿，剧烈时胸胁部支撑胀满，心中憺憺地跳动。包络相火炽盛时面部可以发赤，目珠也会发黄，并嬉笑不止。本案病症与此不甚相符，且心包经循手部。患者有小腿腓肠肌痉挛，属肝经经脉循处。症见眩晕身摇，“诸风掉眩，皆属于肝”。故此案似与肝关系较大。但苓桂术甘汤功用健脾渗湿，温化痰饮，是治痰饮病的主要方剂。此例虽在方中加用附子6g，只是增强该方温阳作用，全方功效并未变更，用此方而见效，以方测证，则此案应为痰饮为患，病位在脾胃。以五行十二时辰脏腑配属关系论，戌时属土，配属脾胃故病发其时，发病时辰与以方测证相符。可见对定时发病的认识，需结合症状、治疗方药与疗效进行。

从肾论治酉时心悸发作案

田某，女，48岁。

患者于每天17时后半小时内呈阵发性心悸，发作过后一如常人，已十余天。日日如此，时间不差，素有五更泄病史。现伴见四肢酸困，食少。心电图示室性并行性心动过速，伴不规则的外出传导阻滞。血压100/70mmHg。面色少华，形体消瘦，脉迟沉弱，舌淡紫苔薄。病发酉时属肾所值，加之脉沉迟弱，素有五更泄病史，认定肾虚。处方：何首乌30g，枸杞15g，杜仲15g，菟丝子20g，狗脊30g，赤石脂10g，桑螵蛸10g，白果10g，草豆蔻10g，藿香10g，合欢皮30g，远志10g，柴胡10g，香附10g，乌药10g，郁金10g，龙牡各60g，炙甘草12g，苦参10g，琥珀6g。连服4剂，未见复发。

评析与思考 本案系综合病情发作时间与症状、病史进行诊断的，并据此加以施治而效。所用药物共计20味，每剂量共约328g，此乃本案用药特点。患者心悸，每日发作半小时，均固定在酉时，何以如此？除以子午流注经脉脏腑按时开旺学说解释之外，现代医学如何解释？均当详究。

夜中4时昏迷案

张某，女，44岁，1982年6月29日初诊。

2个月来，患者每夜4点先觉心慌，四肢瘫软，全身肌肉关节如脱如解，继感头昏不支，随即昏迷不省人事，呼叫不应。无抽搐，无痰鸣。10～20分钟始醒，醒后自若不知。中西医曾按癫痫、厥证、神经症等论治无效。月经愆期，量少色黑，苔白润，脉缓。笔者诊毕，亦愕然束手。无寒无热，无痰无瘀，虽经少色黑而又与昏迷无关。实乃无证可辨，无方可投。退而思之，凌晨4点属寅时之正中，此时气血当注于肺，并将由肺始循周身。同时少阳少火亦在是时升发。头为诸阳之会，脑为元神之府，头脑之阳神一时一刻不能离开气血之充养。而气血之能上达于头脑，必资肺气为之斡旋。肺又赖生阳之气以为助。今少阳少火生发不足，肺中大气不能应时输转，气血不能下贯心肺而心悸，不能外充周身而骨肉犹脱，不能上达于脑，元神失养而昏迷。治以温升少阳，补益肺气，予黄芪建中汤加当归，6剂而瘥。

评析与思考 此案应用十二时辰经脉脏腑气血旺衰节律和五行十二时辰脏腑配属关系论其病发寅时，乃因肺气不能应时输转，少阳少火不能应时生发所致气血不能上达于脑，出现昏迷。鉴此，仅用黄芪建中汤加当归施治而效，实为时间治疗学的功劳。临床遇及疑难杂证，不妨多从时间上予以考虑，或可能取得意外效果。

子时心悸案

王某，女，45岁，1982年9月诊。

患者于1978年10月12日（寒露后）行痔术。该日11时30分，术者取截石位于12点及9点位置，用普鲁卡因先后循序注射，9点处注射尚未完，患者即感肛门处似有一股潮水涌上胸间，突然心慌不宁，继而晕厥。经救治复苏后，每日晚11时半（子时），即感心慌自汗少气，心跳加快，剧时190次/分；惶恐欲死，畏寒身栗，周身紧束，似挛非挛。发作时自服地西泮0.2g或葡萄糖溶液可稍安。重则须送医院救治。然一般发作至子夜后2时可自行缓解。遂经医院诊查，未发现器质性病变，近2年来服中药虽有好转，仅发作程度减轻，子夜觉轻微心慌。若月经来潮，经量过多，亦按时诱发心慌。1982年9月以来，作阴阳气血不足论治，才得以控制。药用：熟附子9g，菟丝子10g，黄芪10g，山药24g，生龙牡各30g，肉苁蓉30g，五味子3g，炙甘草3g，阿胶9g，制首乌15g，枣仁9g，每剂分2次，分别在晚18时及21时各服一次，治疗3个月余而愈。半年后随访，未再发作。

评析与思考 患者病起于应用麻醉药后（即手术日的上午），经救治苏醒竟留下子夜心悸的后遗症。观本书一些定时发病时间均与其最初受损时间一致，而本案却出现上午用药受损、晚上定时发病的时差，是为定时发作病变的又一型别。为何在子夜发作心悸呢？尚难解释。从病因、病情发作与缓解情况分析，此案与心理因素有关，采用了迎病服药法，收到一定的效果，说明该法有应用价值。前医应用中药治疗2年而获小效，可能是未重视服药时间的缘故。

早晚异药分治癫狂案

胡某，女，20岁，1981年9月6日初诊。

患者于1981年3月患头痛不寐，服磁石、朱砂安神、酸枣仁汤等2个月余，非但弗效，且增癫狂。住某院治疗三旬，癫狂虽愈，复增震颤。服调气养神汤20余剂，效仍不显，同年9月6日前来医治。诊见：头摇手颤，夜睡则止，晨起则重，头胀头痛，夜卧则剧，晨起则减。每夜服氯普噻吨100mg能浅睡两三小时即因头痛而醒，一夜常服2次。腿亦软弱，步履如足踏棉，脘胀纳少，渴饮不多，便干溺黄，经水4个月未行，舌红无苔，脉弦细而硬。证现两极，夜睡时血气因体位之平，易于奉脑，然逆气亦趁此机而干扰清窍，故卧则头痛、头胀、神难守舍，此乃肝气实；晨起，行坐虽利于血气、逆气下行，以上症状得减，但首、手又因此失养而摇、颤，属心肾阴血虚。虚实互见，上下矛盾，故以早晚异药分治：晨起醒神濡脑，滋肾益心药，用六味地黄汤加减（红茶20g，生枣仁40g，生地30g，山茱萸、丹皮各20g，龙眼肉、柏仁各30g。水煎、早起至日晡饮尽）；临睡前宜镇肝潜阳，引血下行，药用张锡纯建瓴汤化裁（生山药40g，牛膝25g，生赭石40g，生龙牡各30g，生地、柏仁各20g，炒枣仁30g，水煎，寐前顿服）。本法用5天小愈，服至9天，寐安神宁，震颤停止。遂予归芍地黄丸缓复其康，四旬后月水亦至。

证是立法唯一根据，本例症状早、晚迥异，拟法亦必随其异而异之。若晨昏俱用醒脑滋益剂，则有益于昼而增剧其夜疾；反之，若朝夕皆施镇肝安神药，则有益于夜而加重其昼疾。故分而治之，遂获相得益彰之效。

评析与思考 早晚异药分治，在明朝薛己的《校注妇人良方》、清朝新安医家程杏轩所著《杏轩医案》及近人施今墨《施今墨临床经验集》中多有记载，但这些记载对早晚异药分治法的应用并未强调疾病本身应有发作的时间性，主要是根据病性病位及药物作用，采用顺势治法观点指导应用。本案则进一步强调疾病的时间发作性，分别采用早晚服用不同药物，是应用“先其病而治之”的提前截阻法，这是本案的特点。

胸闷夜重辨为血瘀案

张某，男，27岁，1992年5月21日初诊。

患者胸部烦闷，时觉有重物压迫感，昼轻夜重，尤其当子夜至黎明前一段时间为显著，精神焦虑，夜寐不宁，食欲不振，易疲劳，病已年余，曾多方求治无效。胸部X线透视、摄片，食管钡透，心电图等检查未见异常，血尿常规正常，乙肝表面抗原阳性，肝功能正常，舌质淡白，苔根腻，脉沉。观前所服中西药，无非镇静安神、宽胸理气之品，均系常规用药，何以不效？细审病情发现：该病除胸闷有重物压迫感外，尚有昼轻夜重之特征。据阴阳气血昼夜变动节律：阴血有病多在夜间发作之，结合王清任在《医林改错》中提到的胸似有重物压迫感为血瘀的经验，遂拟诊胸闷为血瘀所为，施以活血化瘀之法。

处方：桃仁10g，红花10g，川芎6g，赤芍10g，枳壳10g，紫丹参15g，桔梗10g，青陈皮各10g，当归10g，广郁金10g，延胡索10g。

二诊（1992年5月26日）：服上方4剂，诸症基本消除，患者如释重负，精神明显较佳，继服上方4剂，半年后随访，除乙肝表面抗原仍为阳性外，余症均除，未见复作。

评析与思考　血瘀者胸闷伴有重物压迫感，早在王清任《医林改错》中即有记载，并有方药供选用。此外，本案还进一步提示，若上述症状出现在夜间，或夜间加重者则血瘀更易确诊，这是时间诊断学的临床应用。为何前医未如此诊治呢？一因未明胸闷似重物压迫感与血瘀的关系，二因忽视时间诊断的方法。

子时耳痛眩晕案

陈某，女，32岁，1980年8月7日诊。

患者每夜0时左右，先觉有气循两胁上走头部，旋即耳中及咽喉作痒，须臾耳底疼痛如锥刺，痛引头角如割如灼，阵作咳嗽，头晕目眩，床屋即刻若倾倒状，历时半小时左右方息。平息后神倦乏力，咽干口苦，心中愦愦。如此已3个月。经五官科、神经科检查未发现内耳及头颅病理征象。平日时有腰痛眼花之感。舌红苔白，左脉细缓，右脉略弦。

子时为阴尽阳生之际，又为气血流注于足少阳胆经之期。当此阳气生发之时，阴不济阳，少阳风火独升，少阳经脉环耳而行复入耳中，风火上扰清空，故耳痛作，眩晕起。诚如《素问·至真要大论》云“少阳之胜……耳痛”，《伤寒论》谓：“少阳之为病，口苦、咽干、目眩。”根据《内经》“少阳之胜，治以辛寒，佐以甘咸，以甘泻之”之旨，投以柴胡加龙骨牡蛎汤，竟2剂而痊。后以肾气汤调之，腰痛眼花亦愈。

评析与思考　0时为子时，每逢其时发病，且只持续半小时，从时辰上看属胆经病变。其症见耳痛、眩晕、咽干、口苦，从症状上看，亦属胆经病变。柴胡加龙骨牡蛎汤属柴胡类方，为治少阳病方之一。只是方中铅丹现用于内服较少，此例案中只言用柴胡加龙骨牡蛎汤2剂而愈，有无用铅丹则未明言，似嫌不足。

冠心病五更心痛案

李某，男，70岁，1991年6月7日诊。

患者患冠心病已16年。近1个月来每晨4~5时则心前区闷痛，伴心悸，活动或饮温水后得以缓解。心电图示：冠状动脉供血不足。舌质淡红，苔薄白，脉沉缓无力。证属肾阳不足，心阳不振，阳气内郁，治以温补肾阳，振奋心阳。药用：补骨脂、五味子、肉豆蔻各12g，吴茱萸10g，生姜3片，大枣16g，附子6g，桂枝10g，党参16g，麦冬20g。每天1剂，水煎服，两煎相合睡前1次顿服。共用10剂，症状渐归于平。后以此方调养1个月，至今未发。

评析与思考 晨间是诸多疾病的好发时间，如我们的调研发现，高血压患者的血压多见早晨异常升高，周期性瘫痪患者发病在凌晨，风湿性与类风湿关节炎患者晨间可出现关节僵硬疼痛现象等。此案因心脏的冠状动脉供血不足而在清晨出现心前区闷痛，医家借鉴了五更泻的识病论证与治疗方法，诊为肾阳不足，心阳不振，采用四神丸治疗有效，而未用现代人们常常根据中药药理学研究采用的丹参、红花、延胡索、川芎等活血化瘀止痛药，也收到了良效，提示不同的疾病，发作的时间相同时，可以考虑疾病的性质相似、病机相仿，治疗则可同法同方。

暮时胸闷案

张某，男，38岁。

患者每至暮时，胸闷似窒。患者3年前因惊吓而起病，致胸部剧痛间作。发时四肢不能动弹，2小时后缓解，四处求医，均对症处理，服用山莨菪碱等西药，病情月增年重，语声无力，不耐多言。舌苔薄白，舌质淡红略大，脉弦。自诉每次发病，先觉胸中纠结，旋即痛作，继而纠结之处似水堤被决，顿觉上下疏通，四肢回阳，其痛缓解。溯因为过劳伤气，又惊吓逆乱气机，气机升降出入无常，故胸闷胸痛。治以补益劳伤之虚，理顺逆乱之气，人参五磨饮加味治之。药进6剂，胸闷胸痛渐止，言语有力。但每天时之入暮，胸中不适，似有窒塞，2小时后自行消失。余析之，暮分阳气已衰，人体阳气入里护脏。然少阳枢机未调。气机出入阻碍，每至半表半里则滞，滞则胸闷。和解半表半里，则枢机可斡，气机出入无阻，故以小柴胡汤合人参五磨饮子治之。春柴胡10g，淡子芩10g，制半夏8g，台党参30g，生甘草5g，生姜3片，大枣5枚，台乌药10g，花槟榔10g，沉香粉5g（冲），生黄芪15g，煎药法同上。药进1剂，次日暮分胸闷未作。停药此症又现，再以前方3剂。后告病愈。

评析与思考 暮分胸闷，乃少阳枢机未调，用小柴胡汤合人参五磨饮治之，以前者为和解少阳之方；后者乃寓补于攻之方，切中病机，自无不当之处。但此案患者病起于惊吓，难道精神因素亦可致少阳枢机不调？值得深究。

巳时寐证案

朱某，男，15岁，1986年3月12日初诊。

患者因上课困睡，影响学习20天初诊。20余天前感冒，自用强力银翘片后症状消失。此后，每天上午9~11时，先有心烦不安，全身发热，两太阳穴隐痛，继则困倦，顷刻酣睡。虽于其耳边呼唤，亦张目又睡，不能自制。11时后渐醒若常，余无不适。前医多投以健脾养心之剂，罔效。舌尖略红，苔薄白黄，脉弦细。

细思《伤寒论》“伤寒，脉弦细，头痛发热者，属少阳。……伤寒中风，有柴胡证，但见一证便是，不必悉具”。患者证属外感风邪，表证虽去，邪伏少阳，素体脾弱，木气乘之，上午9~11时，乃巳时脾土主气，故巳时发病，枢机不利，气机郁滞，卫阳不得外达。《灵枢·大惑论》：“卫气留于阴……不得人于阳则阳气虚，故目闭也。”阳郁为火，火邪内扰，故发热，上干心神，故心烦不安；气血逆乱，清窍不利，故头痛，是以小柴胡汤和解少阳，入连翘以清郁火。药用：柴胡15g，黄芩10g。清半夏10g，党参12g，连翘12g，炙甘草5g，大枣5枚（掰），生姜3片。2剂，水煎服。日1剂。

1986年3月15日复诊，上午困睡等症已除，但精力尚感不足，舌淡红，苔薄白，脉细弱。嘱常服人参归脾丸善后。随访3个月，患者精力旺盛，病未再发。

评析与思考　困倦酣睡常使人们首先考虑应用补气法。本案应用子午流注学说中关于脏腑气血开旺认识，从时间发病着手确定病位，释其病机，再以《伤寒论》条文作为选方指导，以小柴胡汤进治而效。证明了子午流注学说不仅可用于针灸时机的选择，对疾病的诊断也有意义。说明古代经典著作条文有临床指导价值，但也有需补充完善之处，即对疾病发作时间的描述不够，有待我们去补充。

定时失眠，小柴胡汤有捷效案

汪某，男，26岁，1988年9月5日初诊。

患者自诉失眠2年余，每于子夜醒后即不能复睡，心烦意乱，以待天明。久之，并觉目涩，唇干，头昏，思维有时迟钝。若睡过子夜，虽醒也能复睡，晨起则精力充沛，能胜任繁忙工作。怪在每月望日（农历十五日）及其前后2天睡眠极佳。上旬、下旬的半夜至早晨总是无眠，郁郁不乐，已成规律。脉舌无明显异常。思夜半是子时，阳气开始萌发孳生，天时之阴阳交感与之寤寐理本一致，阴阳相抱则寐。此证属少阳升发与枢转失其常度，用小柴胡汤：柴胡、半夏、黄芩、党参各10g，甘草8g，生姜5g，大枣7枚，4剂。嘱每晚睡前服头煎，翌晨服二煎。时隔两旬，患者欣然来告曰：“服完第3剂即能熟眠达旦，今已无恙。”

评析与思考　本案在发病时间上有两个特点：一是子时醒则难以复睡，余时醒则不然。二是月望日前后共5天睡眠极佳，上、下旬则寐差。医家责其枢转失常，阴阳失调，小柴胡汤可和解少阳枢机，纠正阴阳失调，并采用睡前迎病服药、晨起服药，故而收效。其晨间服药可能利用寅卯之际，阴阳消长转化关键时刻，调和阴阳。失眠2年，结果3剂药而熟眠达旦。值得提出的是，为何本案在月望日左右睡眠极佳呢？尚难给予满意的解释。

酉时昏睡服小柴胡汤案

候某，女，18岁，学生，1990年4月22日诊。

患者近1个月来，每晚18时~18时30分即感胸闷、烦躁、恶心，继之即扑倒昏睡1小时左右，昏睡时他人呼之不应，醒后如常人。经某医院诊为癫痫病，服药治疗1个月不效，求中医诊治。刻诊：面色黄而有华，目光有神，语言清晰，活动自如，心肺无殊。B超检查肝、胆、脾无异常。舌边尖偏红，苔薄黄，脉弦。诊为少阳经气不利，相火内郁。治以清少阳，利枢机。药用：柴胡10g，姜半夏10g，党参10g，黄芩10g，炒山栀10g，生甘草10g，大枣10g，生姜10g，3剂，水煎，每剂分早晚2次温服。

4月27日其父亲告，药尽病除。随访至今未复发。

评析与思考 本案为酉时昏睡用小柴胡汤有效，前案子时失眠用小柴胡汤亦有效。子午卯酉是一天之中4个关键时刻，子午为阴阳交替之时，卯酉是阴阳持平之时，交替不当，当平不平均可发病，小柴胡汤对治疗此类病症显示不可忽视的优越性，临床可试用。

子午时痴迷案

季某，女，10岁。

其父抱持而来就诊，合眼哆口伏在肩上，四肢不自主地下垂软瘫，如无知觉之状。其父代诉孩子之病已3天，每到子时和午时左右即出现这种症状，呼之不应，但过1小时，即醒起如常人，延医诊视，不辨何病，未予针药。我乃深加思考，认为子时是一阳生之际，午时是一阴生之际，子午两时正阴阳交替之候，而该女孩于这两个时辰出现痴迷及四肢不收之病象，则治疗应于此着眼，但苦无方剂，又辗转思维，想到小柴胡汤是调和阴阳之方剂，姑且投以2剂试治，不意其父隔日来告，服药2剂，已霍然如恒状，明日即拟上学读书云。

评析与思考 费伯雄说：唯少阳受病，方有起伏。日本相见三郎说：所有定时发作疾病都是小柴胡证。本案子午时发作，起伏定时。用小柴胡汤有根据。子午是阴阳交替之时，亦是人体阴阳转化之际。少阳为枢机，枢机不利，阴阳失去调和，则易于发病，人与天地相应，故亦易在子午时发作。此案应用小柴胡汤调治子午时痴迷所提供的经验，可供一切于子午时定时发作的各种病变诊治时参考。

午间心悸，小柴胡汤可治案

郭某，男，62岁。

患者自述心慌阵发半月余，每值中午12时半～13时发作，心中惊惕不宁，心前憋闷，烦不欲语，静时慢慢缓解，逾时则如常人。多次发作心悸时心电图示频发室性期前收缩，其他时间则正常，予普萘洛尔、地西泮、双嘧达莫等药，罔效。午间心悸日重，平时心情抑郁，每有度日如年之叹，以致夜寐不安。察其舌质黯苔薄，脉沉而细。古人云：午时一阴生。此证于阴阳交替之时而发，良由阴阳失调，难以接续所致，治当以调和阴阳，畅达气机为要。遂投以小柴胡汤加味，药用：柴胡、炒黄芩各12g，清半夏6g，党参15g，茯苓40g，龙齿、龙眼肉各30g，炙甘草10g，大枣7枚，生姜5g。嘱其午饭前、夜间入睡前各温服1次，连进12剂，心悸竟得痊愈。随访半年，病未再发。

评析与思考 午时为心经主时，亦属一日之中阴阳消长转化的关键时刻，午时心悸，药用调和阴阳之小柴胡汤施治有效。说明存在着阴阳失调之证，其心悸亦可能根因在此。龙齿、龙眼肉可养心宁心安神，增入方中有抗心悸之效，其中茯苓一药用量达40g，为其特点。该方服用时间分别在午饭前与夜间入睡前，午饭前用药以迎而夺之，夜间入睡前用药之理不清。

小柴胡汤治疗发作性睡眠病案

刘某，男，25岁，农民，1993年3月2日初诊。

患者患发作性睡眠病已2年余，一般每隔月余或2～3个月即发作一次，近日发作更为频繁，有时1周发作一次。每次发作不论何时何地，倒地便卧，呼之不应，推之不醒，1～2小时后自醒，醒后自觉疲惫不堪，间歇期则一如常人。病初发时，常先觉头晕、懒言，接着惊叫、手颤，后便入睡。不久这种症状就消失了，发作时间亦逐渐固定在午后13时与晚上21～23时。经我院神经内科检查未见阳性体征，脑电图检查为正常图形，劝其做CT检查，因经济困难未做。曾服用中西药（名称不详）施治不效。

经细询，患者病起于与人斗殴时，头部被木棒击中之后，近期发作频繁，诊见其精神焦虑，面容现疲劳之貌，眼下青黑，苔薄白，脉细弦。本欲拟诊为瘀血阻络，用活血祛瘀法，后思及小柴胡汤可治疗发作性病变的经验，遂先试用该方如下。

柴胡、半夏、黄芪各10g，潞党参15g，甘草8g，生姜3片，大枣7枚，7剂。

二诊（1993年3月9日）：诉服药期间病未发作，余无异常发现。嘱其继服小柴胡汤7剂，若不发作可停药观察。后随访近半年，病情从未发作。

评析与思考　此案除发作性特征外，余无应用小柴胡汤指征，相反若以症状辨治，应用活血化瘀、益气醒脑较为相合。然据小柴胡汤治疗发作性病变经验，试予治之，结果疗效出入意料，显示出小柴胡汤治疗定时发病的作用有深入研究的必要。中医辨证施治是特色，但其理论内容、方法均需不断发展、修正和完善。将定时发病的时间作为辨证内容之一，实际上是应用了“因时制宜”原则于辨治之中，惜在目前用之较少，亟需重视。此外，方药知识也在不断更新之中，有的认识被肯定，有的被否定，也有的增入新内容。根据本书应用小柴胡汤于定时发病中而收效的经验，对小柴胡汤的功效记载就应增加可治定时发作性、病变的内容。

子时胸痹欲绝案

叶某，女，33岁，农民，1991年9月2日诊。

患者患心下痞塞7年，每于夜半0时左右发作，先感心下痞闷阻塞，呼吸不畅，渐次如有气逆胸闷如窒，常在睡梦中憋醒，轻则起坐后揉胸捶背胸闷渐舒，重则闷窒欲绝，多次急诊入院治疗。排除冠心病和胃脘疾患，7年来久治不愈。诊见形瘦神疲，面色萎黄，心下按之软而不痛，舌质淡胖，舌边见少许淡紫斑，舌中白腻苔，边尖光滑，脉沉细弦。问之，知7年前新产不久，夜半遇盗，惊吓而起，昼轻夜重，或每晚发作，或两三天一作，最长不过半月必作。乃诊为心胆虚怯，阴气痹阻，柴胡桂枝汤去白芍，加茯苓、龙骨、牡蛎各10g，3剂。去渣再煎，于晚饭后少少频服，至睡前服完。是晚安睡达旦，3剂而停服。日前偶遇，知从此未发。

评析与思考　夜半遇盗受惊吓，结果夜半胸痹欲绝，这种受病之刻成为以后发病之时，在本书中还有类似案例。提示定时发病的形成，即病理节律的形成，除了受人体生理节律、致病因素节律的影响外，还与致病时间有关。本案病作于夜间子时，属胆经开旺时，每逢其时胸痹欲绝，说明胆经当旺不旺，是属虚怯之象，故诊为心胆虚怯。采用柴胡桂枝汤的理由仍然是考虑到病作时间乃阴阳交替之时。采用晚饭后至睡前少少频服药液，亦属具有创意的择时服药法。

开穴加配穴治疗面瘫案

梁某，女，38岁，会计，1989年11月1日初诊。

患者右侧口眼㖞斜3天，说话、吃饭不便。诊见嘴歪向左侧，右侧不能抬额、闭眼、皱眉、吹哨、露齿、鼓腮，鼻唇沟消失。

治疗：11月1日（乙丑日）申时，用纳甲法开穴、局部与循经远端取穴相结合，取合谷（双）、翳风、颊车透地仓、阳白、牵正，留针30分钟。配合艾条灸，经治10次痊愈。

评析与思考 本案采用纳甲开穴法、局部与邻近部位取穴法、循经取穴法，以及上病下取法等配穴针刺。因面瘫常发生于冷风等突然刺激后，中医故多认为系风寒引起，案中配合艾条灸治穴位即为祛寒而设。

因时取用远端穴治愈口眼歪斜案

王某，男，58岁，采购员，1981年6月11日初诊。

患者口眼歪斜2个多月，经某医院检查诊为周围性面神经麻痹。经采用针刺、穴位注射、理疗及内服中西药均无明显疗效。诊视其脉象弦数，两尺均弱，舌边尖红、舌中心有一小块光剥无苔，舌根有薄黄苔。查询前医针刺、穴位情况，系取地仓、颊车、下关、迎香、翳风、承浆、太阳、阳白、上星、合谷等穴，或用透穴或加电针或用强刺留针，针感尚佳，但无疗效。

今观本例舌脉，实乃肾阴素亏，水不涵木，血不营筋所致。如再针面部诸穴已无必要，乃改用子午流注针法取远端五输穴，以滋肾养肝，润阳明经脉为治。恰好本日为庚日，辰时之开穴与病情相适应，乃于本日上午8时先开商阳以引经导气，次针补经渠（金生水）、太溪，针泻太冲以为配穴。留针15分钟。约次日下午再针。

二诊（1981年6月12日）：昨天针后自觉面部麻木已有好转舒畅之象。再于本日（辛日）14时半（乙未时）先开胆经原穴太冲用针泻法，次补经渠、太溪、复溜、至阴，均留针20分钟。针后自觉满口生津，面部有舒畅感。

三诊（1981年6月13日）：昨天针后额纹已见稍有恢复，眼睑闭合恢复一半，嘴唇已稍能向患侧移动，舌上黄苔略退。于本日（壬日）上午8时（甲辰时）先开胆经侠溪穴，用平针法，次针补太溪、阴谷、太渊，留针20分钟。

经以上5次开穴针刺后，面肌麻痹日渐好转，左眼睑已能闭合（但不紧），额纹恢复大半，不笑时口角已不见歪斜。再按纳甲法（必要时结合纳子法）按时选取上穴针刺5次，额纹全部恢复，眼睑闭合如常，面肌麻木完全消失而痊愈。

评析与思考 用时穴针治前，前医选取穴位采用了局部与邻近部位取穴法，基本是面部穴位，但针之无效。本案医师能及时分析病情，认清病机，改用上病下取法，以用上下肢肘膝以下五输穴为主，按其开穴时间针刺。主穴分别是商阳、太冲、侠溪等。其中商阳为手阳明大肠经穴，太冲为足厥阴肝经穴，侠溪为足少阳胆经穴，其大肠、胆经经脉统行于面颊，从经循部位来讲，针刺之可使经气流通。但商阳功用主要是清肺利咽、开窍苏厥，太冲穴平肝泻热、清头目、理下焦，侠溪穴利胸胁、祛湿热、通经络等，三穴均无治疗口眼歪斜所具备的祛风功效。查阅针灸治疗口眼歪斜症常将其分为风邪外袭和虚风内动两证，所用穴位处方除个别有太冲穴外，本案其他穴位，包括配穴均未见应用。但只按纳甲法取上述穴位作为时穴竟能获效，应该承认这是按时取穴针刺的效果。

巳时针然谷治疗眩晕案

毛某，女，35岁，1982年7月27日诊。

患者因眩晕不适就诊，坐未定，突诉眼前发黑，语音低弱。旋即面色苍白，汗出肢冷，仆伏于案，脉沉微，乃气虚厥。

按子午流注纳甲法推算，值辛亥日癸巳时，独取右侧然谷穴。弱刺激，捻转法运针。待2~3分钟后，临床症状消失，脉缓唇红。留针5分钟出针，患者辞行，头目清晰，神态亦佳。

评析与思考 然谷为肾经穴位，有退虚热、益肾阴功效。但对本证的治疗若仅从然谷穴的功用主治上去认识，则似乎难以理解。本案以时择穴，注重的是该穴的时间功效。至于为何然谷穴在其开穴时，就能扩大临床应用范围，目前还很难深入地回答这个问题，有待今后研究探索。

定时开穴针治眩晕案

迟某，女，47岁，营业员，1976年8月15日初诊。

患者头痛、眩晕，患高血压已2年之久。近2周来，时发头痛、眩晕，兼有耳鸣（左侧），偶有惊恐，入睡困难，多梦善恐，小便多，大便间日一次，停经3个月，用降压药效差。查：发育正常，营养佳，四肢活动自如，面赤体胖，舌赤苔腻，脉沉牢有力，两尺小弱，血压200/120mmHg，余无异常。诊为眩晕症。

治疗：根据脉证，显见病由肾水不足，不能上荣肝木，肝阳上亢，魂不守舍所致。宜滋水涵木以平肝亢，定时开穴治疗。第一次于甲日癸酉时，互取肾经俞穴太溪补之，益肾水而养肝木，加太冲平肝阳，再配风池以止眩；第二次于己日癸酉时，开取太溪，配神门安神镇静：第三次于丙日癸巳时，互取肾经荥火穴然谷，配风池；第四次于戊日乙卯时，开取肝经合水穴曲泉，配风池。4次针后，血压160/100mmHg，眩晕止，睡眠佳。随访半月血压基本稳定。

评析与思考 定时开穴的优点是，可据病情需要，选择好与病相宜的五输穴，在其开穴时针刺。此案第一次开穴太溪是按合日互用原则，甲与己合，在甲日癸酉阴时无穴开的情况下应用己日癸酉开穴。第二次针刺距第一次针刺有5天之久，第三次针刺则又距第二次针刺有7天，第四次则距第三次针刺有2天。虽前后针4次，治疗时日则有15天。全部治疗基本以肾经开穴为主，并合肝经穴位。选穴与治法相宜。配穴主要为风池，该穴在胆经循行部位，有清头明目、通利宫窍之效，辅治眩晕，穴与病宜。眩晕病位在头，风池穴在枕项，又可发挥局部治疗作用，配之得当。如此组方，选穴定时针刺，自然疗效颇佳。本案虽眩晕症状消除，但血压尚未控制到正常理想水平，如何进一步施治还有待探索。

偏瘫针刺时穴案

李某，男，62岁，干部，1987年8月26日初诊。

患者右侧肢体活动不遂22天。有高血压病史十余年，血压波动在180~140/120~100mmHg。患者于1987年8月4日晚饭后看电视时，突然出现头晕痛，右侧肢体活动不灵，言语謇涩，当时无昏迷、呕吐等症状，急送某医院，CT检查见左侧丘脑部有一块高密度影，最大径线2.0cm×1.2cm，揭示：左侧丘脑区脑出血破入侧脑室。经对症处理后，病情稳定，后遗右侧肢体偏瘫。

体检：神志清楚，轻度右侧中枢性面瘫，说话成句而表达不全，右上肢肌力Ⅰ级，手臂可前后略摆动，手指不能自主屈伸，右下肢肌力Ⅱ级，髋关节可摆动平移，右足趾不能自主活动。右肱二头肌、肱三头肌腱反射亢进，右膝腱反射亢进，右巴宾斯基征(+)。舌质暗淡，苔白根腻，左脉弦滑，右脉细弦。证属高血压性脑出血，风痰瘀血，痹阻脉络。

治疗：初诊日8时30分为丁卯年戊申月丁亥日甲辰时，子午流注开穴阳陵泉，按同宗交错，同取侠溪，配取环跳、支沟，阴中隐阳手法。逐日按时开穴，针刺12次后，右上肢肌力增至Ⅱ级，右下肢肌力Ⅲ级，可在搀扶下室内活动；针治36次后，能扶杖户外散步。1987年12月30日，共治疗72次，疗效评定：积分25分，基本痊愈。1988年12月随访，血压140/90mmHg，言语清晰，肢体运动、感觉正常，唯右手指精细动作不够灵活。

评析与思考 目前对于中风偏瘫，针灸是主要治疗手段之一，可达到缓解病情，促使瘫肢恢复到一定程度的效果，特别是在偏瘫早期，一旦急性发作经对症处理病情稳定后就应及早施针。因在病发后3个月左右，瘫肢可有不同程度的自然恢复，加以针刺，可促使其尽快更好地恢复。此例正是在自然恢复期中应用针刺疗法治疗的。医家采用了纳甲法，逐日按时取穴，并合病穴施针，结果除手指精细动作不灵活外，余皆复常。对于中风后遗症，能取得这样的效果，按时取穴针刺法发挥了一定的作用。

案中提及“同宗开穴法”，该法是一种按时辰干支配合开穴的方法：天干有五合五行，地有六合五行，内容为：甲己化土，乙庚化金，丙辛化水，丁壬化木，戊癸化火，以上为天干相合。子丑化土，午未化土，寅亥化木，卯戌化火，辰酉化金，巳申化水，以上为地支相合。根据上述干支五行相合，可据纳甲法取一时穴后，据该时穴开穴的日干和时辰干支再取一穴，或本时无穴，依此法有穴可开。如甲日甲子时为闭穴，据上所知甲与己合，子与丑合，甲子同宗合为己丑，己丑为阴时，丙日己丑时开太白、太冲，故甲日甲子时，同宗开太白、太冲2穴。本法类似纳甲法合日互用取穴法之意扩大开穴，但具体做法不同，合日互用是取阴阳相关2日阴阳2时穴位互相补充，保证每日每时有穴可开，若某时阴阳相关2日均无穴可开，则只有取纳子法时穴。本法则既有合日互用取穴法的结果，又有增加开穴，使某时有多个开穴的作用。如乙日庚辰开阳溪穴，乙与庚合，辰与酉合，庚辰合化为乙酉，故可同开乙酉时开穴大敦。

本案丁亥日甲辰时开阳陵泉，同宗开穴是侠溪，按上述同宗开穴法，丁日甲辰时，甲与己合，辰与酉合，甲辰合化为己酉，己酉为阴时，此时同宗开穴应为大都穴才是。此例开穴为侠溪，实际是按丁与壬合取同时辰开穴，即丁日甲辰时开阳陵泉则取壬日甲辰时同开侠溪。这种取穴根据待考。

瘘躄的时间针灸案

曾某，男，15岁，1985年5月21日诊。

患者左侧头顶部于4月1日在采石场被飞泻而来的石头砸伤，当即昏迷。诊断为左颅骨粉碎性骨折。经手术去除颅脑碎骨，缝合头皮，治疗弥月愈合，但左侧肢体仍瘫痪。大量使用细胞复活剂、能量合剂等，共计 51 天，未见显效。刻诊见患者神清，消瘦，面色萎白，瘫卧于床，不能自行翻身。脉沉细无力，舌质淡红，苔白厚。查患侧肢体痿软，厥冷，上下肢肌力均为 0 级。证属痿躄（中枢性瘫痪），治宜通经活络、益气化瘀，以纳甲法开穴为主。如 5 月 21 日下午 17 时，为乙丑日甲申时。开合谷、足临泣，毫针补法；再循经取用阳陵泉、风市、环跳、曲池。3 天后患侧下肢能屈伸，8 天后能下地行走，上肢肌力 1 级，加刺肩三针，用 G6805 治疗仪通电。至 6 月 13 日，上肢基本恢复，但仍欠灵活。加用药灸、按摩，并嘱功能锻炼，上肢遂恢复正常。

评析与思考　此案特点是以按时取穴针刺法为主，加用病穴，并辅以药灸、按摩、功能锻炼，多法施治最终治愈痿躄，说明按时取穴针刺法是一种行之有效的方法。但仅凭此法尚不够，还须多法综合应用，特别是病穴即辨证取穴，所取穴位往往可体现治法需要，须配合用之。

按时开穴治疗病毒性脑炎后遗症案

郅某，女，10 岁，1980 年 2 月 12 日入院。

患者于 1980 年 1 月 6 日自觉头痛、发冷，2 天后继而出现高热，抽搐神志昏迷，住某医院诊断为病毒性脑炎，治疗 30 余日后病情稳定，被劝出院后转入我院。

体检：意识清楚，精神委靡，发育正常，营养良好，抬入病房，仰面卧位。言语謇涩，四肢瘫痪，左上肢屈曲痉挛，手拳握固，左下肢伸直痉挛，不能自动翻身起坐。体温 36.5℃，脉搏 100 次/分，血压 100/60mmHg。神经系统：左侧面部核上性瘫，感觉障碍，鼻唇沟变浅，左上肢感觉障碍，梅尔反射消失，腱反射亢进，霍夫曼征（+），罗索里莫征（+），肌力 0 级；右上肢梅尔反射减弱，腱反射亢进，肌力Ⅳ级；左下肢感觉障碍，腱反射亢进，巴宾斯基征（+），查多克征（+），奥本海姆征（+），戈登征（+），肌力Ⅰ级；右下肢感觉减退，腱反射亢进，巴宾斯基征（+），查多克征（+），肌力Ⅲ级。软腭运动欠佳，饮水发呛，颈强（+）。腹壁反射左侧弱，其余无阳性体征。

治疗方法和疗效观察，以按时开穴、配穴治疗的原则共治疗 4 个疗程，每个疗程 12 天，中间休息 3 天。时穴逐日按时先开，次取体针，不留针，再施头针，按其常规，皆每天 1 次。

（1）时穴（1980 年 2 月 28 日辛日 ~3 月 10 日壬日）：太冲、太渊、解溪、历兑、尺泽、液门、劳官、大都、二间、鱼际、临泣、合谷、灵道、解溪。

（2）体针配穴：足三里、绝骨、合谷、曲池、外关、廉泉、气海、地仓，交替取之。

（3）头针配穴：右侧运动区上 1/5 和中 2/5。

（4）疗效：精神状态好转，语言功能提高，饮水发呛减少；左上肢肌力Ⅲ级，肩、肘、掌指关节痉挛屈曲状态基本解除；右上肢肌力Ⅳ级，左下肢肌力Ⅱ级，右下肢肌力Ⅲ级。

从 1980 年 2 月 28 日 ~4 月 25 日共进行 4 个疗程的治疗，时穴、体穴、头针部位等各疗程有所不同，结果右上下肢功能恢复正常，能够自理部分日常生活。在治疗中发现上肢的恢复较快。在 1980 年 3 月 3 日丙日乙未时开劳宫穴时，痉挛握固 40 天的手拳顿时撒开，并能进行伸屈动作，实践说明采用子午流注针法后收到了较满意的疗效。

评析与思考 此案病程记载较全，疗效较好，全部治疗过程应用了时穴、辨证取穴、头皮针等。根据案载疗程时日和所取开穴推算，该案使用时穴针刺时间均在下午13～19时，仅历兑一穴在11～13时，基本上也可算在午后针刺。这种针刺时间规律在本案治愈结果中发挥什么样的作用？有待临床验证观察。本案应用了头皮针，根据时穴针刺时间推论，头皮针施术时间可能也在下午，对头皮穴位来说是否也存在着最佳针刺时间呢？现在已有人对耳穴最佳针刺时间进行了观察，对头皮穴位尚无报道，值得有心者验证总结。

甲日卯时针神门愈精神异常症案

陈某，女，24岁，农民，1977年4月25日初诊。

患者与人发生纠纷后即情绪低沉。凡闻广播声即认为是在批判她。常悲泣，自语，或呆坐不眠，不知饥饿。诊视，患者对答迟钝，否认幻觉而肯定确有其事。面色㿠白，形体消瘦，视线散漫，两睛无神。语言缓慢，声音低弱，呆滞少动，神色伤感，叙述固执。脉细而无力，舌质淡，大便溏，小便清。月经先后无定期，量少色淡，腰痛，疲乏。余用一般配穴法针刺并服中药，十余日未见显效。约患者甲日卯时用针。

二诊（1977年5月7日）：农历三月二十七日甲子。前症依然，昨来月经，量稍多，腹微痛，情绪烦躁，夜卧不宁，悲泣无常，脉舌如前。治法：流注开穴神门（右），二补一泻。辅穴三阴交（右），一补二泻。

三诊（1977年5月22日）：农历四月初五，己卯。己月、甲戌日卯时，针右神门呼吸补泻，二补一泻并辅用足三里补针后，患者精神症状已不明显，对答正常但稍感迟钝，偶尔显示注意力散漫。自述睡眠不佳，早醒，思绪烦乱，心累。脉细弱，舌质淡，苔薄白。治法仍用流注开穴神门（右），呼吸补泻，二补一泻，用七数行针7次。

四诊（1977年5月27日）：农历四月初十，甲申。行动言语已如常人，精神正常，情绪乐观，自述症状如前而稍减轻，脉细弱和缓。治法：流注开穴神门（右），呼吸补泻，纯补。辅穴：足三里，补法留针。

疗效：痊愈，患者已婚，婚后生活正常。

评析与思考 全案基本采用时穴神门，辅穴足三里。三阴交仅用1次，由于定穴于开时针刺，穴位与病症相符。如神门为手少阴心经穴，心主神明，精神异常用心经穴合乎中医理论。神门功用益心气，安神志，通经活络，主治恐悸、心烦、健忘等。适用于对本案病症的治疗，再加按时开取应用，增加了穴位功效。故4次施术，精神复常。

时穴治愈癫狂随访4年案

薛某，女，18岁，1986年9月21日初诊。

患者近月来突然精神失常，无故发笑，笑而无语，或默默不言而凝视。寝食均不自知，有时不识亲疏，随意拉人。因系独生女，家人甚为担心。刻诊：喃喃自语，独自发笑，答非所问，语多重复。手足不停，故作扭捏，且多离奇古怪之言行。苔薄黄微腻，脉弦滑。此乃情志不遂，思虑过度，脾失健运，聚津为痰，痰浊上逆，扰乱神明。治当化痰降浊，安神宁志。针时为戊辰日丁巳时，纳甲法开大陵，配人中行泻法。患者先躁动后渐安静，每5分钟行针1次。

二诊（22日7时，已巳日丁卯时）：昨日针后，病情已趋稳定，下午未乱跑，夜间睡眠很好。纳甲法开神门、大陵、太溪，配丰隆。

三诊（23日16时，庚午日甲申时）：已知饥欲食，纳可眠酣，识人，不乱笑，但寡言。纳甲法开液门、足临泣，配人中。

四诊（24日14时，辛未日乙未时），患者已如常人，昨日傍晚自己已能把衣服换洗好，纳甲法开劳宫、太冲、太渊。

因事停针5天后复诊，一切正常，随访4年余，未曾复发。

评析与思考 本案取时穴以该穴针刺的具体时间所在日而取。其中第三诊开液门穴是因液门针刺时间实际在乙日，第三诊日为庚午日，乙与庚合故取乙日甲申时开穴液门，第四诊劳宫穴是因该穴针刺时间在丙日，第四诊日为辛未日，丙与辛合取丙日乙未时开穴劳宫。这种开穴法与前文偏瘫案中所述的同宗取穴法一样。读者可细思之。

癫痫针刺开穴案

尚某，男，19岁，1965年9月8日初诊。

患者于1963年12月入睡时突然出现癫痫发作，其后大约每月发作一次，发作前感头昏、心慌，几分钟后，大叫一声，四肢抽搐，口吐白沫，有时小便自遗。每次发作约10分钟，苏醒后疲乏嗜睡。经脑电图检示：中度异常脑电图，符合癫痫。经药物治疗1年余，发作时间趋于规律，每次均在黄昏或睡前发作；但发作次数渐趋频繁。每周1~2次。舌苔薄腻，脉弦滑。乙巳年乙酉月乙丑日乙酉时，初诊开穴：大敦，配照海、申脉、鸠尾。9月9日下午14时，丙日未时，开穴劳宫、太冲，配照海、腰奇。宗上法治疗，3周癫痫未发。9月30日上午8时。丁露辰时，开穴阳陵泉、侠溪，配大椎，灸百会。当天癫痫发作，症状重且时间长，1周后，再次灸百会，4小时后癫痫又发作。其后宗息风涤痰、镇心开窍治法，主要开肝经穴位，轮取照海、申脉、腰奇、鸠尾、丰隆等配穴，不用灸法。针治36次后，癫痫症未再发作。共计治60次。随访10年，身体健康，未曾复发。

评析与思考 本例病机分析，乃属肝风内动，触及积痰。心神被蒙，发为痫证。督脉贯脊通脑，与足厥阴脉交会于巅，灸百会，针大椎，可能会引动风阳，风为阳邪，风性主动，火助风威，导致肝风。循脉夹痰上逆，诱发痫证。故临床对癫痫用穴，应慎用百会、大椎。案载初用按时取穴法针刺后3周未发，说明时穴针刺有一定的作用。配用的腰奇穴属经外奇穴，位于骶部，当尾骨端直上2寸，骶角之间凹陷中，功用清神志。

午时开穴治颞下颌关节功能障碍案

项某，男，40岁，农民。

患者颞下颌关节功能障碍，口不能张，经服药与理疗，无效，遂来针灸。诊时所见：口只能张开约1cm。陪伴之人代诉：不能食，仅能从壶嘴里灌些流质以度日，患者十分焦虑。时值丁日午时。按子午流注针法开穴，针刺左后溪贯中渚，行泻法，加刺左合谷，留针15分钟，各行针三度。针毕，颞下颌关节未觉变动，但于当日下午16时许，患者前来告知，针完回去后进午餐时，口能张开了。

评析与思考 针时未见显效，针后不久有效，这是针灸疗效滞后现象。笔者曾以头皮针刺治一中风后遗症患者，情况同此，当夜针后患者无任何感觉。第二天清晨，家属来告，自针后1小时许，患者自觉瘫肢大关节处全部灼热感，延续一夜，晨起自觉瘫肢温热感，伸缩明显进步。类似现象值得探究。

蛛网膜下隙出血应时取穴针刺案

戴某，男，59岁，1982年11月20日初诊。

患者头胀头痛、呕吐，病发于大怒后，血压为190/100mmHg，经西药对症处理未效，转加颈硬，下肢活动困难。发病第四天住院检查：神志清，颈抵抗，克尼格征（+），眼底动脉硬化Ⅱ级，腰穿脑脊液为均匀不凝血性，确诊为蛛网膜下隙出血。经西医药对症处理，头痛仍日益加剧。11月20日协助用针灸治疗。诊见：面赤烦躁，头胀头痛，眩晕，项强，便秘。头痛之剧，触发皆痛；眩晕之甚，微动则天旋地转。舌质红，苔薄微黄根腻，脉弦硬。此乃肝风内动，气血上逆所致，属中风范畴（卒中阳闭证先兆）。针刺以子午流注择时取穴为主，辅以百会、风府、头维、攒竹、阳陵泉等穴平肝息风，清泻阳热。术毕，头痛显减，颈部抵抗好转。翌日再诊，即无明显头痛。针治三四天后，眩晕消失。第五天，征得住院医师同意，破"绝对卧床"之禁，起坐并下床步履，头痛眩晕未发。月余康复出院，随访4年，健如常人。

评析与思考 应该承认针灸对某些病症，如疼痛、偏瘫等有较好的治疗作用，对一些急证也可救治。但也不可否认针灸疗法有其局限性，对某些病变只能够发挥协助治疗作用，而不是主要治疗作用，本案即是其例。同样，对按时取穴针刺法在针灸治疗中的地位也应正确评价，不能任意夸大其作用。从本书所载医案可知，多数采用按时取穴针刺法的同时，均配用辨证取穴，以体现治法，对症治疗。此案即使针刺疗法处于协助治疗地位，也未忘时病穴合用，故而仅配合针刺治疗5次即见显效。

脑卒中脱证纳甲法合病穴治疗案

陈某，男，52岁，1967年7月8日初诊。

患者禀赋丰厚。性喜饮酒。发病前常觉头目昏眩，偏身麻木。1967年7月8日上午8时30分，突然昏倒，不省人事，二便失禁。急邀中医会诊。症见神志昏迷，面色苍白，目合口开，手撒肢冷，汗出遍体，脉微细欲绝。诊为脑卒中脱证。

按子午流注纳甲法推算，时届丁未年丁未月庚寅日庚辰时，即以毫针浅刺两侧商阳穴一分许，中等刺激，间歇捻针：配以水沟、足三里、三阴交、涌泉等穴，俱补法，弱刺激。移时，患者渐苏，然语声低微，偏身瘫痪。转以曲池、阳陵泉、风市等穴治瘫，缓刺间歇捻动留针。针感从无到有，自微及显，渐至瘫肢不自觉牵动。待去针，能扶立移步。翌日，患者缓步复诊，形神俱虚，乃予汤药调理，月余平复。

评析与思考 蛛网膜下隙出血属急危重症，中医称之为"脑卒中"，并分闭证、脱证两种，此案显属脱证。急邀中医会诊，说明已经并正在实施西医救治。但从案中针刺时穴后病情变化看，时穴针刺起到了重要作用。患者苏醒后即行瘫肢治疗，似非常规处理，因一般治瘫固然要求越早越好，但须待病情稳定后才可进行。本案患者当日苏醒当日治瘫而效是否与病种有关，需在临床观察总结。

脑卒中阴闭证纳甲合病穴治疗案

刘某，女，66岁，1968年5月11日初诊。

5月11日凌晨，患者突然昏仆，不知人事，经送某医院抢救无效而返家，9时30分邀中医诊治。诊见其面白，唇紫，昏迷深沉，痰涎壅盛，口吐白沫，鼻起鼾声，四肢不温，静而不烦，脉沉滑。诊为脑卒中阴闭证。

依子午流注纳甲法推算，时值戊申年丁巳月辛巳日癸巳时，主开足少阴肾经然谷穴，先刺之以疏导周身之机运，配用人中、公孙、内关、足三里、三阴交，强刺激量，留针半小时，每5分钟提插捻转1次。依法施术，神志渐清，能简单对话。但口齿不清，口眼歪斜，左半身瘫痪。翌日起，选穴以治瘫为主。经治十余天，患者言语清楚，步履如常。

评析与思考 此案因某医院抢救无效返家后以针灸救治，可基本反映针灸在急危重证治疗中的作用。其中先针时穴，疏导周身之机运，再针病穴，使病穴作用更好地发挥，这种先针时穴、后针病穴的安排可能正是时病穴合用中使时穴发挥了重要作用的一个原因。因为有些时穴功效、所在经脉等均与所治病症无明显关系，用了时穴，效果就好，说明时穴发挥的可能是诱导作用，或如药物组方中引经报使类药，缺之则效差。此案也是救治次日即行治瘫，十余天即愈，此及时诒瘫法，可于临床仔细观察论证。

开穴合辨证取穴治精神异常案

白某，女，28岁，1968年12月3日初诊。

患者因受刺激而致精神失常，躁扰不安，狂言妄语。送某精神病院治疗2个月余，病情好转，家属要求出院针灸治疗。初诊见：神志痴呆，语无伦次，常喃喃自语，时而悲伤欲哭，不思饮食，夜寐不宁，舌苔白腻，脉弦细。戊申年癸亥月丁未日丁未时开穴少冲，配神门、丰隆。12月4日上午10时，戊日巳时，开穴大陵，配人中、太冲。针治后患者食欲增进，睡眠改善，已无独语现象。患者亲属求愈心切，要求增加穴位，使用电针。12月9日上午10时癸日巳时，开穴大陵，配取风池、百会、上星、太阳、间使、太冲、足三里，电针强刺激。针后患者烦躁不安，饮食大减，当晚彻夜失眠。12月10日晨6时45分，甲日卯时，开穴神门，留针时患者思睡，起针后安静入眠。后按子午流注开穴神门，配表里经络穴支正，针治2个月，患者神志完全恢复正常。1969年3月1日上班工作，经11年随访，病未复发。

评析与思考 经与逢时开穴比较，最后择定神门配支正按时开穴针治2个月病愈。此对开穴功效的比较，从中择定最有效的时穴固定按时针刺，在本书中也仅此一例。这是时穴应用中又一种新的经验。

支正是小肠经穴，小肠经与心经为表里经，开取神门穴，同开支正穴是按原络取穴法，又称主客开穴法取用。

案中提及用电针使病情加重亦是经验，犹如有案发现癫痫患者不可灸百会、大椎穴一样，应引起临床重视。

午时泻心经穴治疗失眠案

刘某，男，45岁，干部。

患者失眠多梦1年余。1年前因工作忙，思虑过度，引起失眠，近3个月逐渐加重，有时彻夜不眠，经常头晕脑涨，近期已5个昼夜没有入睡，两眼直视发呆，精神不振，舌微红，苔薄黄，脉细数。证属心火偏旺，肾阴不济，心肾失交，引起失眠。法当泻心火滋肾水，于午时泻心经子穴神门，补肾经原穴太溪。针刺治疗1个疗程痊愈，至今未见复发。

评析与思考 午时为心经开旺之时，午时泻心经子穴神门，并配肾经太溪穴施治以消除心火偏旺，肾阴不济。这是以病定经、以经定时、以时开穴的方法，并配以辨证取穴施治，经治一疗程有效，证明上法应用不谬。但从睡眠生理节律、针灸穴位起效时间来分析，对配穴采用迎而夺之之法，于夜睡前1~2小时施针，疗效可能会更好一些。

午时泻神门治愈癫狂案

李某，男，21岁，农民，1970年3月14日初诊。

患者1年前因思虑过度而得狂症，此后神志失常，狂躁刚暴，狂言骂詈。不避亲疏，面红目赤，舌红苔黄，脉洪实，曾多方求治，未见好转。先用人中、风池、安眠、秩边、内关、劳宫等穴治疗，病情稍见稳定。但起针后依然如故。第二次虽在取穴上增损、手法上加强，疗效仍不满意，于是采用纳子法：取心经之神门（双）以泻之，于次日午时行针，配人中、丰隆，均用泻法，留针40分钟，每隔10分钟运针一次，针后病情显著减轻。连针1周，诸症消失。5年后随访一如常人。

评析与思考 心主神明，但凡神志异常的施治均可由心着手。此案初时未效，一未以心经穴位为主针刺施治，二未按时施针。经用纳子法取用神门穴午时针之，正好纠正初时做法，故有效。神门穴具有益心气、安神志的功用，可治癫疾，不仅是时穴，又是病穴。

寅时刺尺泽，治疗脑血栓形成案

高某，男，59岁，1976年5月13日入院。

患者突然眩晕，恶心，言语謇涩，右侧肢体不遂，已经3天。5月11日上午8时，患者骑自行车赶集，途中突觉眩晕，视力模糊，恶心，心烦，继则舌强语言欠利，右侧手足重滞，半身不遂，血压130/90mmHg，舌质淡，苔薄白，脉沉微弦。诊为脑血栓形成，中医辨证属风中经络。

5月14日凌晨开始定时针刺尺泽穴。当天上午8时，患肢腕关节能抬高13 cm，下午4时10分，能抬高15cm。5月15日前臂能抬高25cm。从以上2天观察，上肢和腕关节的活动在平卧时两臂都能同时抬高。5月16日上午8时开始，肘及肩关节能前后左右活动，并能坐立抬高。从5月17日下午3时开始，平卧和坐立时手能抬高到头枕部。5月18日上午8时以后，手可抬高至头枕部上5cm，手指的中指、无名指、小指均能轻度活动。5月19日，手抬高能高于头顶10 cm，同时，手指开始有轻度握力。

针刺1个疗程，上肢抬举即可达90°，前后左右活动灵活，五指并拢及伸展自然，能生活自理，症状消失。

评析与思考 尺泽穴当肘横纹中，肱二头肌腱桡侧凹陷处，有清泻肺热、和胃理气、舒筋止痛功效，临床主治吐血、小儿惊风。未见有治疗中风功用。此案完全按照纳子法，于寅时仅取尺泽一穴施治，共6天半身不遂症状就消除了，令人惊奇。本案医家用此法治疗脑血栓形成患者30例，结果显效25例，有效3例，无效2例。对10例同样病变患者在非寅时针刺尺泽穴，结果疗效不佳。两组相比较，肯定了尺泽穴寅时针刺的重要性。

脑血栓形成定时针刺案

李某，男，62岁，1979年3月18日初诊。

患者素有高血压史，于1979年3月17日发病，翌晨入院诊为脑血栓形成，经治疗4天无效而用针灸治疗。检查：患者一般情况尚好，右面部有轻度瘫痪，口角向左侧歪斜，右上肢（上臂肩关节）感觉正常，肩关节能活动，肘、腕关节肌肉松弛无力，手指不能伸屈、无握力。血压150/100mmHg。舌质红，苔薄黄，脉弦。中医辨证属风中经络。

自3月19日凌晨开始针刺尺泽穴。当天10时，示指和中指开始能微微伸屈。3月20日，腕及肘关节开始有紧张感。3月21日，肘及腕关节活动较前好转，手有握力。3月22日，肘、腕关节能抬高90°，五指能伸屈，握力增强。针刺1个疗程，肘、腕关节和整个上肢活动良好，能生活自理，共住院15天出院。

评析与思考 此例与前案一样取寅时针刺尺泽穴，收效显著。案中对治疗过程病情变化的记载较详细，有利于读者参考。细析二案。发病与针刺均在春天，季节变化对尺泽穴疗效是否有关，应该观察总结。

有关寅时针刺尺泽穴治疗脑血栓形成的具体方法是：每天凌晨3～5时，在患者睡醒时，用快速进针法强刺激尺泽穴，留针10～20分钟。中间捻转1～2次，进针深度为1～1.5寸，10天为1个疗程。医家发现寅时患者尚睡未醒，针刺前叫醒行针者，疗效优于寅时或寅时未到，患者已醒来等候针刺者。

辰针足三里降血脂案

金某，女，48岁，服务员。

患者近2年右胁及胃脘部反复疼痛，服油腻食物后疼痛加重，曾经B超检示：胆囊炎并胆石症。入院检查：右胁持续隐痛，脘腹痞闷，呕恶厌食，头晕神倦，心悸怔忡，脉细弦，舌淡胖，苔黄腻。按诊：墨菲征（+）。超声心动图报告：二尖瓣闭锁不全。实验室检查：三酰甘油3.22mmol/L。β脂蛋白7.7mmol/L。胆固醇7.8mmol/L。中医辨证：肝郁气滞，胆胃失和，湿热内蕴，炼液成石。西医诊断：①胆囊炎并胆石症；②高脂血症。

治疗经过：单纯采用子午流注纳子法治疗高脂血症。从1987年5月8日起。于每日辰时针刺开穴足三里，用平补平泻手法，留针15分钟。治疗期间患者食欲增进，头晕神疲等症状明显好转，共治疗20次。1987年6月11日复查血脂：三酰甘油1.19mmol/L，β脂蛋白3.85mmol/L，胆固醇6.01mmol/L。除血清胆固醇略偏高外，其余两项均降至正常范围。

评析与思考 以实验室检查指标变化观察纳子法疗效，临床报道尚不多见。此案患者施针前后血脂水平明显不同，针后基本恢复正常。全部治疗单纯应用足三里，定时在辰时胃经气血旺盛时针刺，未用配穴，足资证明择时针刺的重要性。当然，所取穴位足三里与病相宜，此与前案寅时针尺泽治中风有所不同，尺泽穴与中风病不相宜。提示择时针刺既可增强，又可扩大经穴效用。

亥时针开穴、外伤胸痛除案

李某，男，49岁，1982年6月24日初诊。

患者胸骨剑突上部被人打伤7个月，伤处持续隐痛，活动时加剧，有时牵及后背部。查见局部有明显压痛外，别无异常发现。时当初诊日22时5分，属戊寅日癸亥时，以灵龟八法计算开穴为公孙。遂取两侧公孙穴针之，留针30分钟，针后疼痛明显减轻。27日21时针开穴外关。28日20时，针开穴申脉。自觉痛及压痛均完全消失。2个月后随访，痛未再发。

评析与思考 本例均在晚上针刺是其特点，一般外伤可致瘀血，血属阴，瘀血病症多逢夜间阴甚时症增，案中虽未详析此理，但其采用夜间开穴针刺，实寓有夜间迎而夺之之意。在今日夜间施治较少之际，特择录此案，以作示范。

半身不遂辨证逢时针刺案

王某，男，54岁，干部，1983年3月10日初诊。

患者左侧躯体疼痛，肢体活动不利半年余，10年前有外伤史及受寒史，肩、腰、膝、踝关节经常疼痛。近7个月，左侧上、下肢运动功能障碍，左侧躯体上至头颈、下至背胁及股胫外侧酸困疼痛，夜间更甚，不能安寐。查：颈项活动时，左斜方肌牵引疼痛，左肩背肌肉板滞发凉，手臂后旋不能触及腰椎，上举手指尚可触及耳垂，外展平举40°，腰背强直，走路跛行，左足轻度外翻，身体左侧多处压痛，尤以风池、臑俞、阳陵泉、跗阳穴等部位明显。血压130/90mmHg，脑血流图报告正常，脉沉细，舌淡，尖红，苔白腻。辨证：寒湿羁于肌筋，经络郁闭，气血凝滞，久病邪留奇经，阳跷脉气失常。

治法：1983年3月10日14时诊，时属癸亥年甲寅月丁酉日丁未时，以灵龟八法开穴为申脉，热针配取左风池、臑俞、阳陵泉、跗阳（GZH型热针仪）。

戊戌日已未时（3月11日14时）二诊，开穴后溪，按“夫妻”关系，同取申脉，热针左风池、肩髃、阳陵泉、绝骨。宗上法治疗4次，疼痛明显减轻，可以通夜安眠；治疗12次，左肩上举达140°，外展60°，旋后伸拇指触及第12胸椎，左腿运动功能接近正常。治疗24次，颈项活动自如，左臂外展平举90°，后弯拇指抵达第7胸椎，左下肢屈伸自如，行走如常。随访1年，疗效巩固，遇天气寒冷时，偶有关节疼痛，仍能坚持工作。

评析与思考 因诊断本证以阳跷脉气失常、足太阳膀胱经循部位病变为主，故采用了阳跷脉与膀胱经交会穴申脉及其配对穴后溪，定穴择时施治的方法，配穴以有压痛的穴位为主，如此施治疗效较佳，疗效记载也较详。

定时开穴照海针刺治疗癫痫案

陈某，男，16岁，学生，1992年9月24日上午11时2分（癸卯日戊午时）诊。

患者癫痫反复发作5年，每月2～3次，发作时间皆为夜晚。每次发作时卒然昏仆，口吐白沫，作猪羊叫声。患者肥胖，神情淡漠，舌淡胖有齿痕，脉滑。根据患者症状和舌脉，证属脾肾阳虚，痰浊内生，蒙清窍。《针灸大成》引张洁古云：“痫病夜发灸阴跷，照海穴也。”照海为肾经腧穴，故遵古法，以麦粒大小艾炷灸照海左右各5壮，每10天1次，每次皆按灵龟八法推算出照海穴的开穴时间而后施灸，先后共灸10次。

各次灸治时间如下：9月24日上午11~中午13时（癸卯日戊午时）；10月4日上午7~9时（癸丑日丙辰时）；10月14日上午7~9时（癸亥日丙辰时）；10月24日上午7~9时（癸酉日丁辰时）；11月3日上午7~9时（癸未日丙辰时）；11月13日上午7~9时（癸巳日丙辰时）；11月23日上午11~中午13时（癸卯日戊午时）；12月3固上午7~9时（癸丑日丙辰时）；12月13日上午7~9时（癸亥日丙辰时）；12月23日上午9~11时（癸酉日丁巳时）。

治疗期间，第1个月有1次小发作，第2~3月皆未见发作。3年后随访，未再发作。

评析与思考　癫痫是一种难治性疾病，发生此病的原因有多种。本案采用针刺法，并注重针刺取穴的时间性，使该病得到了治疗，随访3年未复发，疗效较好。医家采用的是按照古代医家治疗的经验，结合时间因素进行治疗的方法，始终应用照海穴灸治。说明重视穴位主治功效的同时，也要注重穴位应用的时间，穴位主治与时间因素相结合，才能充分利用古代医家有关穴位主治的经验与人体生理节律，提高临床疗效。灸治照海穴的时间，恰巧均在上午，是否只要在上午行照海穴灸治就能达到本案所达到的效果呢？值得试用。

五更肢体震颤，癫痫样抽搐发作案

房某，男，58岁，1986年8月14日初诊。

患者近半年上夜班工作，每于黎明起床时发生肢体震颤，继而出现癫痫样发作，伴有饥饿，软弱倦怠，无力，出汗，脉细数。患者半月来病情加重，焦虑，紧张，心慌心悸，恶心呕吐。西医诊断：功能性低血糖震颤。中医诊断：脾肾阳虚，宜健脾温阳滋肾，选四君子汤加减。药用：白术15g，生地15g，茯苓15g，山药15g，黄芪20g，党参15g，肉桂6g，菟丝子10g，何首乌15g，覆盆子10g。于巳时、酉时分服头、二煎。4剂后五更震颤、癫痫样抽搐减短，12剂后全部症状消失，随访1年未发作。

评析与思考　此案西医诊为功能性低血糖震颤，每于黎明发作与低血糖在晨时发生有关，而晨间低血糖的出现与凌晨交感神经兴奋性易失平衡和肾上腺素分泌过度有关。医家据其症状判为脾虚，以五更时肾乃一日之最衰时定为肾虚，以病发清晨阳气不足时认为系阳虚，合而治之以健脾温阳滋肾法。须重视的是，结合前案论其服药时间，第一次用药均在巳时（上午10时）；但第二次用药，前案在晚22时，此案则在午后16时，两案一系高血糖，一系低血糖。在服药时间仅见第二次用药差别，其意义如何？有待探讨。而结合前案论其用药，两案健脾滋肾同，前案合以清热法，此案加以温阳法，说明高低血糖，病本一致，但其表现一寒一热，临床施治应予区别对待。

夜间加重性房室传导阻滞案

李某，男，35岁。

患者心悸、失眠半年。患者有精神紧张史，逐渐发生心悸，烦躁，面红及升火感，以上午为重，夜间入睡困难，睡后易惊醒，伴胸闷，脉短细。查体：舌质红，苔薄黄，白天脉细数（脉率80~100次/分），夜间卧床后出现代脉（脉率55~65次/分）。血压

130/90mmHg。白天平卧位半小时后的心电图示窦性心律，心率64次/分，PR间期为0.24～0.26秒，呈Ⅰ度房室传导阻滞。晚间平卧位半小时后心电图则出现窦性心律不齐，心室率58次/分，PR间期0.30～0.44秒，呈递增现象，每3～6个心动后心室漏搏一次，呈Ⅱ度房室传导阻滞Ⅰ型。辨证为心阴虚、心火亢盛，治以滋阴泻火、安神定志。方用补心丸加减：生地15g，麦冬12g，茯苓12g，太子参20g，远志12g，当归12g，炒柏子仁、枣仁各15g，五味子6g，丹参12g，丹皮10g，栀子10g，甘草3g，水煎服，每天1剂。为了减轻白天的心动亢奋，辅以普萘洛尔，于早、午饭前各服10mg。治疗10天后，白天心悸、面红升火感减轻，晚间卧床后心率增至64次/分，脉短绌现象消失，夜间平卧位半小时后心电图由Ⅱ度房室传导阻滞Ⅰ型变为Ⅰ度房室传导阻滞。病情缓解后曾一度停用普萘洛尔，3天后诸症复现，夜间平卧位心电图又出现Ⅱ度房室传导阻滞Ⅰ型。遂复加用普萘洛尔，仍用滋阴泻火、安神定志之剂，以上诸症再次缓解，Ⅱ度房室传导阻滞亦消失。此后逐渐减量乃至停用普萘洛尔，病情未再反复。

评析与思考 午前心动亢奋，夜间房室传导阻滞由白天的Ⅰ度增加为Ⅱ度Ⅰ型，经用滋阴泻火、安神定志方药辅以西药普萘洛尔而效。中医对“心悸”一般从症状入手辨证施治，现在则常参考实验室诊断。本案为中医时间医学增添了新的内容。但若不加用中药，仅用普萘洛尔治疗，其效又将如何呢?

戌时房室传导阻滞加重案

孙某，男，24岁。

患者心悸、失眠、易惊1年。患者平素身体健康，发病前有受惊吓史，继之出现心动悸，失眠，易惊，夜间卧床后胸闷，脉短绌。查体：舌边红，苔薄白，脉细数。血压120/80mmHg。上午9时描记平卧位半小时之心电图示窦性心律，心率98次/分，PR间期0.25秒，呈Ⅰ度房室传导阻滞，夜间坐位心电图仍为Ⅰ度房室传导阻滞，而晚20：30描记平卧位半小时后心电图呈窦性心律，心室率88次/分，PR间期0.18～0.32秒，呈递增现象，3次心动后有一心室漏搏，出现Ⅱ度房室传导阻滞Ⅰ型。辨证为心阴虚，心阳亢盛，治以滋阴潜阳、安神定志之剂。方用补心丸加减；生地15g，麦冬10g，茯苓12g，太子参30g，丹参12g，远志12g，当归12g，白芍12g，炒柏子仁、枣仁各15g，生龙骨、牡蛎各20g，甘草3g，水煎服，每天1剂。并于早、午饭前加服安他唑啉各15mg。用药第8天心动悸、失眠、易惊等症状缓解，上午平卧位心电图示窦性心律，心率81次/分，PR间期0.18秒；夜间卧床半小时后心电图为心率74次/分，PR间期0.18秒，恢复正常心电图。其后改服补心丸，每次2丸，每天2次，逐渐减步乃至停用安他唑啉，以上诸症未再出现。

评析与思考 本案与前案基本相似，只是在夜间查心电图记载了确切时间（戌时），普萘洛尔药物改成安他唑啉（目前安他唑啉已停用），滋阴泻火法改为滋阴潜阳法，并以补心丸善后，基本治疗大法无明显变化。若将两案方药互调，或本案用前案方药施治，疗效如何？能否固定一方，以为总结归纳并经实验成为一代新的中成药，读者可试之。

午时推拿神门以安眠案

韩某，女，39岁，职员。

患者失眠多梦1年余。1年前因工作劳累，思虑过度，引起失眠，近2个月逐渐加重，有时彻夜不眠，经常头昏脑涨，现已3天3夜不能入睡，两眼呆滞，精神不振。此乃肾阴不济、心肾失交引起失眠。法当泻心火滋肾水，于午时施术。除针对性手法外，在午时所开之穴位及心经子穴神门穴加以擦揉，泻其心火，逐日午时进行推拿治疗，连续推拿14次痊愈，至今未见复发。

评析与思考　以推拿方法取时穴治疗是现代涌现的新课题，由于推拿的特点，限于一穴可能不易，以开穴为重点，结合开旺经脉循行部位推拿较为现实，本案不知是否如此施治。案中提及在午时所开之穴位及心经子穴神门加以擦揉，后者以纳子法方法定时定穴推拿，前者不知应用何法取穴？案中若能详明，就便于习案者了。

小儿痿证按时取穴针刺案

钟某，男，1.5岁，1981年7月19日初诊。

患儿自6月28日开始发热，虽经治疗，但仍时退时热，如此拖延20余天，后发现右下肢瘫软，不能站立，就诊时仍有低热，咳嗽，纳少，舌红唇干，右下肢瘫软无力，呈弛张性瘫痪，腱反射消失，肌张力低下，但有痛觉反应。肌力检查：只有足第1、2趾可轻微活动，腿部不引起动作，定为肌力Ⅰ级。治疗以针刺为主，辅以适量中药。针刺首选当日当时子午流注、灵龟八法开穴，次选患肢髋、膝、踝三个关节附近诸穴，既有利于关节，又利于恢复肌肉的功能。采用三五捣针法。如1981年7月30日，己酉日己巳时子午流注脾经井穴隐白开穴先针，续针髀关、阳陵泉、太溪。中药用淫羊藿、川木瓜，加于养胃汤或益胃汤化裁（生地、麦冬、沙参、玉竹、扁豆、桑叶、甘草）。后期结合助阳温经药。

经连续治疗1个月后，患肢能自动伸缩及抬举，但尚不能承受压力，肌力提高至Ⅲ级。继续治疗3个月，患儿能独自行走，肌力提高至Ⅴ级。停针3个月后追访，患儿良好，步行基本正常。

评析与思考　此例属小儿麻痹后遗症，能够基本治愈，主要在于三点：①治之及时，自发病到施针其间仅20余日；②综合治疗，针药并用，多途径治疗；③按时取穴多法合用，以纳甲法、灵龟八法开穴按时针刺，时间针灸法在其中发挥了一定的作用。此外，配穴注重选用患肢关节周围穴位治疗痿证的做法值得验证。

偏瘫定时针刺治愈案

姚某，男，37岁，1985年6月19日初诊。

患者因脑血栓形成住院20多天。右半身瘫痪，嬉笑常不能控制。舌质红，苔黄腻，脉滑数。主诉因长期嗜酒而引起。证属湿热壅盛，心火暴亢，肝风内动，经络气血阻滞。治宜理脏气，调营卫，通脉络。

己丑日壬申时按时取穴法，纳子法开穴委中，配风池、环跳、血海。先针开穴，再针配穴。二诊是庚寅日甲申时，纳甲法开穴足临泣、合谷。配穴及操作同一诊。三诊是辛卯日丙申时，纳甲法丙与辛合，合日互用开穴少泽，配穴及操作同一诊。以后每天针治均以流注开穴（先推纳甲法，逢闭穴则用合日开穴，若当日与合日皆闭穴，则推用纳子法）先针，再针配穴。每天针治1次。得气后留针30分钟，中间行针1次。针治两次后嬉笑能自主，5 次后可自己行走到门诊治疗，10 次后患手握力明显增强，15 次后手会用筷子，30 次后上下肢活动自如。

评析与思考 脑血栓形成住院 20 多天开始施治，共 30 次治愈，由发病到治愈前后共 50 天。按该病在病情稳定后 3 个月内常是自然恢复期，偏瘫肢体不经治疗亦可得到部分恢复的规律，本案施治正在自然恢复期内，又用开穴择时针治，故对偏瘫肌体的恢复有促进作用。针刺定时在每天申时，按时采用纳甲、纳子二法取穴，配以病穴。纵观本书对脑血栓形成后遗症、肢体痿症等病变，或采取清晨，或采取午后针刺，收效均可，其中机制尚待研讨。

第四节　脾胃肠病证的时间医学应用

夜半腹胀大案

贾某，女，26 岁，工人，1973 年 4 月 12 日诊。

患者 3 年前开始出现夜半（晚 10 时至次晨 2 时）腹胀大，逐渐加重。曾去成都、北京、上海等地检查，均诊为神经症，长期服药无效。近来每天天黑开始腹部逐渐胀大，晚 10 时至次晨 2 时许，腹大如孕六七个月，2 时以后逐渐缩小，天明（晨 6 ~7 时）平复如常人，不痛，不便，不嗳气，无矢气，食欲稍减，月经正常。

诊见面色无华，精神疲困，苔稍腻，脉沉虚细无力。根据患者腹胀特点分析，此乃中气亏虚，脾阳不足，气失摄纳，故治以补中益气，温振脾阳，兼疏气机，通腑降逆。以补中益气汤合理中丸化裁。

处方：潞党参 24g，炙黄芪 18g，焦白术 10g，炒升麻 12g，竹柴胡 15g，企边桂 6g，炮姜 9g，炙甘草 5g，川郁金 9g，炒枳壳 9g，川木香 6g，每天 1 剂，连服 5 剂。一周后再诊，腹胀大无明显改善，经仔细询问，始知近一年多，小腹冷如冰，性功能锐减，腰膝酸软。诊为脾肾阳虚，寒凝气滞，治以温振脾肾之阳，兼疏气机。以理中丸合右归饮化裁。处方：潞党参 30g，炙黄芪 24g，企边桂 10g，制附片 18g，炒白术 12g，全当归 10g，熟地黄 18g，砂仁 6g，川郁金 9g，山茱萸肉 9g，怀山药 30g，枸杞子 21g，炙甘草 5g。每天 1 剂，连服 5 剂。

三诊（1973 年 5 月 2 日）：症状大减，心情转快，舌苔薄腻，脉虚弦。原方加鹿衔草 15g，连服 10 剂。

四诊（1973 年 5 月 14 日）：症状消除，腹已不胀大，仅夜半有不适感，食纳亦可。选用熟地黄 15g，怀山药 30g，山茱萸肉 9g，企边桂 8g，制附片 12g，潞党参 15g，炙黄芪 15g，缩砂仁 6g，合欢花 8g，夜交藤 15g，宁枸杞子 12g，炒枣仁 9g，炙甘草 5g。每天 1 剂，连服 10 剂。

五诊（1973 年 5 月 28 日）：诸症除，睡眠佳。嘱服归脾丸、肾气丸以巩固疗效。7 月初康复上班。随访至 1978 年（每年信访 1 次），未见复发。

评析与思考 腹胀大每晚持续约 4 小时，开始减轻至复常又需 4 小时，前后共约 8 小时，基本上在夜半子时和下半夜发病。以阴阳昼夜节律论之，其时为一日之中阳气最为衰少时，亦为最寒之际，阳虚者多在此期加重，此案亦不例外。由于腹胀与脾相关，腹冷如冰，性功能减退，腰膝酸软，病与肾又相关，医家故诊之为脾肾阳虚。此例对经验丰富的医家若细察病情，不考虑时间因素，亦可做出准确诊断。说明了疾病发作时间有时对诊断治疗价值较大，有时较小，当视具体情况而定。应用、研究中医时间医学宜实事求是。

卯时嗳气打嗝案

徐某，女，54岁。

患者患浅表性胃炎已近4年，近2周来胃脘疼痛，时轻时重，咽部不适，咳嗽吐痰，痰色白黏，每天晨起6～7时打饱嗝（不论是否吃早饭），嗳气，活动后减轻，舌质淡，苔白腻，脉弦缓。晨起正为卯时，乃手阳明大肠之气旺盛的时候，邪在大肠，故气盛至大肠经脉之时，邪正交争，出现嗳气打嗝之证。苔腻，脉弦缓，咯吐白痰均为邪在大肠，影响表里之脏——肺的结果。治以温通大肠，佐以调气之品。生大黄4g（后下），干姜6g，半夏10g，厚朴6g，枳壳10g，焦麦芽15g，3剂水煎服。3天后复诊，饱嗝已止。只是咽中仍感不适，如有异物。易方以半夏厚朴汤调治。又服6剂则病愈。

评析与思考　晨起嗳气打嗝，医以时在卯时，邪在大肠，用温通大肠，佐以调气之品治之而效。但对本证发生机制除可用上法认识外，其与体位亦有关，患者由一夜静卧到次晨起床坐立，体位发生改变，可能诱使病情发作。这种与晨起体位改变有关而且定时在早晨发作的病变有支气管扩张、鼻窦炎、慢性结肠炎之腹泻等，医者可结合中医理论识之。

夜半大腹奇胀案

张某，女，42岁，工人。

患者于10年前开始大腹部胀满，且胀满甚奇，白昼一如常人，饮食与二便正常。但每至下半夜2～3时便突发腹胀，且胀势从少腹、小腹上逆冲至大腹部，在睡梦中常因此而醒，致不能入寐，挨至天明即渐舒。每晚如此，影响睡眠，甚为痛苦。10年来四处求医，迭经治疗，均未获效。索观前医所进方，大多为理气、顺气或补脾理气之类。察其面部，尚无明显病容。舌质偏红，两边较甚，脉象右濡，左部弦劲。询知平时感情易于激动。细思腹胀服理气之类以消胀，本属正常治法，进补中之品从久病多虚论治，亦不为谬，何以总不见效？便从其发病的时间上着眼，用子午流注学说分析：夜半2～3时正属丑时，为气血流注肝经之时辰，腹胀当其时发作与肝有关，且其气常从小腹或少腹上逆，此处为足厥阴肝经所过之路，左脉弦，平时感情易于激动，属肝气旺盛之象；舌质偏红，两边较甚，乃肝阴不足、肝火内郁之征。肝气旺盛易于横逆犯脾，大腹属脾所司，故此证病所虽在脾，而病本实在于肝。治宜养阴柔肝以抑肝之逆而顺其气，补脾之虚以治其胀。

方用：生杭芍15g，清炙甘草5g，生麦芽10g，代赭石30g，旋覆花10g，沉香片3g，南沙参10g，苏梗10g，茯苓12g。方中之所以重用杭芍、甘草者，是因肝为刚脏，非柔养不克。肝苦急，急食甘以缓之。芍药与甘草合用，酸甘养阴，为柔肝之要药。用生麦芽者，取其能疏肝气也。代赭石、旋覆花平肝降逆，使上逆之肝气下行。沉香既能理气消胀，又能降气，配以沙参有养阴之作用。此外，在服药方法上，取迎而夺之之意，嘱其白昼停服，临睡18时服头煎，21～22时服2煎，患者服药后泰然入睡，服5剂后复诊，据述服至2剂，夜半已不再腹胀，十分欣喜。药既中病，再以原方加健脾之白术10g，嘱其再服5剂，以巩固疗效。

评析与思考 此例在国内作为时间医学医案发表较早，影响也较大，引用者颇多，可谓时间医学医案中佼佼者。患者在屡治无效后，从临床症状结合发作时间分析得出了肝阴不足、肝火内郁的结论，用药采取迎而夺之服法，结果痊愈。本案应用迎而夺之服药法，择选病作前8小时与4小时分服头、二煎，此与本书中有的医案采用此法时，服药正当疾病发作时不同。关于迎而夺之用药法，究竟何时服药最好？需视所用方药入体后发挥作用的时间长短与病情而定，难以千方一律。医家在采用此法时，可自己据情选择之。

夜半腹胀案

张某，女，53岁，农民，1977年3月10日初诊。

患者每至夜半腹胀，辗转反侧，约2小时后，腹胀自消而安寐。曾服甲丙氨酶无效。病已半月，脉象弦滑，舌淡苔白腻。“胃不和则卧不安”，腹胀不得眠，每到半夜子时发病，按时辰观点进行推测，应属胆气郁滞影响胃气不和。治以和胃宁胆法。处方：酸枣仁18g，广陈皮9g，水煎一大杯，夜间22时迎病服下。上方连服3剂，腹胀不得眠减轻大半，又续服原方3剂而病瘥。

评析与思考 本案以时辰观点诊断为胆气郁滞致胃气不和，提示临床诊断中应考虑与开旺脏腑的相关脏腑病变。案中仅用2味药，并采取迎而夺之法服药是其特点。

酉时胃脘痛案

彭某，男，49岁，1987年12月8日初诊。

患者胃脘痛5个月余，然其每日固定在晚17～19时即发胃脘痛，痛则喜按，胃脘部有冷感，伴见少气懒言，头晕疲乏，小便反多等症。经多方医治无效，精神上很苦恼，舌质淡苔薄白，脉沉细。细辨之：子午流注认为十二正经各有值时，正常时在值时的经脉上表现着“气血生旺”的特殊功能。17～19时属酉时，为肾之值时经脉所主，结合其时胃脘痛所表现的一派脾虚之象，断为肾阳虚。此肾病及脾也，为其时肾虚失主所致。

治用金匮肾气汤：熟地、怀山药各15g，山茱萸肉、泽泻、茯苓、丹皮各10g，肉桂末1g（兑服），附片7g，5剂。日1剂，水煎2次，取汁混合，于酉时前一次温服。5天后，胃脘痛大减，精神转佳，小便正常。药已中病，守原方续服10剂，诸症皆除。随访半年，未再发作。

评析与思考 酉时属肾经开旺，但患者为胃脘疼痛而发作在酉时，医从酉肾论治，用金匮肾气汤施治而效，充分显示出从时间诊治病变的特殊性。此案采取提前服药法于酉时前一次温服2次煎液，药效集中，发挥及时，故收显效。

夜半胃痛案

吴某，女，41岁，1955年9月16日初诊。

患者胃痛、胃胀，不得眠，每至夜半举发，约过2小时胃痛自止，方可入眠。翌日晨起，毫无不适。半年来时轻时重，未曾间断。经多方治疗，未见效果。患者言语低怯，面色萎黄，脉象弦细，舌质淡红，苔薄白。

《针灸大全》“十二经纳地支歌”云：“肺寅大卯胃辰宫，脾巳心午小未中，申膀酉肾心包戌，亥三子胆丑肝通。”夜半为子时，子时为胆气输注之时，胆气虚滞，故应时而病。再三揣摩，出一小方，聊以试之。

处方：酸枣仁30g，炙甘草12g。水煎一大杯。夜间22时迎病服下。

服药1剂，一觉酣睡达旦，胃病未发。翌日又服1剂，胃痛仍未发作，患者颇喜，又照原方服药6剂，其痛竟愈。观察数年，未见复发。

评析与思考 夜半为子时，子时乃胆经主时，医以发病时间，将此例胃痛，诊为胆气虚滞，并仅用酸枣仁、甘草二药施治。酸枣仁入肝胆经，主治多在肝胆，熟用疗胆虚不能眠，与甘草同用，酸甘化阴可滋阴安神。细观本案以胃痛胀而不得眠，疼后则入睡，可见其失眠与胃痛有关。医家以安神催眠之法，制止胃痛，可谓治果（失眠为胃痛影响的结果）除因（胃痛乃失眠之因）法。现代已发现胃痛与精神情绪关联较大。俗语所谓“气大胃痛”亦说明情志改变对胃痛的影响。案中未明胃痛将其由睡中痛醒，而是痛后入眠，痛前推测为难入眠，因恐胃痛，精神焦虑而不眠显而易见。烦躁焦虑与胆有关，从胆着手，宁心安神，促其入眠，致虑除痛止，自在情理之中。其痛作于子时胆经主时亦可得到充分理解和利用。

夜间频发腹痛案

李某，女，36岁，1985年12月诊。

患者于每夜1~3时开始腹部疼痛，屡治不效。患者身体消瘦，面色少华，爪甲干枯，郁郁不乐，每于夜间开始腹痛，虽痛势不甚剧烈，却能痛醒，难以再寐，凌晨4时左右痛止。初病是因崩漏，出血较多，后经治血止，而留腹痛症，历时一载。曾在某医院钡透无器质性病变。诊为“肠功能紊乱”，曾服归脾丸、人参健脾丸之类，效果不显。近2个月加重，伴失眠、多梦，夜间时有抽筋。因病程日久，服药效差而失去信心，工作受到影响。诊其脉沉细而滑，舌质淡，苔薄白，触其腹软而无块，证属脾旺肝虚，试投金匮酸枣仁汤加减：酸枣仁30g，川芎、知母各6g，枸杞9g，当归、何首乌、白芍各12g，水煎服，6剂，嘱其将2次药于晚睡前一次服下。

6剂服完，患者述其腹痛时间缩短，程度亦轻，失眠多梦好转，精神转佳。效不更法，继用上方加女贞子、旱莲草各9g，水煎睡前温服。又服6剂，腹痛消失，睡眠如常，抽筋再未发作，遂制成丸剂，以善其后，今随访未再发作。

评析与思考 足厥阴肝经循腹部，绕阴器。妇人以肝为先天。腹痛起于崩漏之后，故与肝有关。肝主筋，其荣爪甲。爪甲干枯，时有抽筋，此乃肝血不足，不能养营爪甲筋等所致。病发丑时，肝经气血应旺之时，病与肝有关。金匮酸枣仁汤可治肝血不足，养血安神，增入当归、白芍、何首乌、枸杞、女贞子、旱莲草可滋肝养血。同时采用迎病一次服完两次煎液的方法。虽未用一味止痛专药，但因除却致痛之因，故能药后痛除，诸症消失。

子时肝经火旺，横逆犯胃案

刘某，女，56岁，1990年10月12日初诊。

患者3年来经常上腹及两胁疼痛，以夜半0时以后为重。近2周来，每于夜半子时疼醒，上腹疼痛难忍，牵及两胁，1～2小时后逐渐缓解，方可再次入眠。纳呆，腹胀，平素脾气暴躁易怒，大便尚可，舌边尖红苔薄白，脉弦滑略数，证属肝经火旺，横逆犯胃，治宜泻肝和胃。处方：荷梗10g，郁金10g，黄连6g，川楝子6g，延胡索10g，白芍10g，茯苓12g，炒栀子12g，青陈皮各6g，沙参12g，浙贝母10g，杏仁10g，酸枣仁15g，甘草6g，3剂，水煎服，并嘱每晚睡前即10时左右一次服用1剂。1剂痛缓，3剂痛已。追访数月，夜半疼痛未发。

评析与思考 3年病痛可知病程较长，夜半以后痛重。说明其他时间也痛。定时发病的形成往往有一个时间过程，故定时发作的病变多见于久病、慢性病，如本案。定时发作病变的含义有二：一为在某时发作，其他时间正常；一为在某时加重，其他时间也有症状。此例属后者。本案在子时上腹两胁疼痛加重，疼痛部位乃肝胃之处，故诊为肝旺犯胃。治以泻肝和胃，用提前服药法，3剂而痛已，远期疗效亦佳。时间诊治法确需在临床推广应用。

寅申时胃痛案

杨某，男，50岁，1983年2月9日诊。

患者胃脘疼痛3年，冬季作，夏季止，且疼痛每发于凌晨4时和午后16时，余时不作。痛时胃脘䐜胀，并向右腹部攻冲，伴呕恶吞酸，痛约1小时许而止，予药不减，寅申过后不药自平。除大便稀软外，一切正常。做胃镜、钡餐检查亦未见炎症和溃疡。舌苔淡黄而润，脉沉细而弦。

痛发于冬季者，多为中阳不振之故。而又作于寅申之时者，按地支化气规律，寅申为少阳相火主时之期。既为少阳主时，少阳之气必旺，故《伤寒论》云："少阳病欲解时，从寅至辰上。"少阳旺盛之气引动肝木乘中阳不足而横犯，于是胃痛作矣。此即《内经》所谓"气有余，则制己所胜"，亦"亢则害"之义也。后贤有云：治胃者必当调肝，以柴胡桂枝暖土达木，缓急止痛而瘥。

评析与思考 此案以《伤寒论》少阳病欲解时释胃痛定时发作之理。如案中认为，既为欲解则"少阳旺盛之气引动肝木乘中阳不足而横犯，于是胃痛作矣"。从又一侧面证实《伤寒论》欲解时的真实性。同时也为利用欲解时说，提出了思路。

按时服药治愈萎缩性胃炎案

王某，女，43岁，农民，1990年4月初诊。

患者胃脘部饱胀，纳差，消瘦3年，加重1个月来诊。3年来一直感到胃部饱胀，餐后胀甚，纳差嗳气，乏力，身体渐渐消瘦。曾多次在其他医院就诊用药，时好时差，近月来病症加重，遂来就诊。经胃镜检查确诊为萎缩性胃炎。查其舌淡苔厚而油，脉来弦细无力。拟用姜半夏、陈皮、莱菔子、大腹皮、藿香、佩兰、党参各9g，山楂30g，麦芽30g，神曲10g，生甘草3g，以上方药每次加水500ml，煎开至300ml，共煎3次，总量约

800ml许，每于饭前1小时及晚上10时各服1次，每次约200ml，共计每日昼3次、夜1次。6剂后，诸症大减。效不更法，连用3个疗程（14天为1个疗程），诸症消失，体重增加，胃镜检查已愈，随访1年无不适。

评析与思考 萎缩性胃炎病程长，较为难治。本案医家以保和丸为主加减，并择时服药。主治医家认为选择食前服药，是因为胃腺体食前处于分泌节律旺盛阶段，此时给药，既有利于顺从人体正常生理节律，刺激胃腺体细胞，使其分泌功能增加，反射性引起原有的功能恢复，同时食前给药有利于药物作用于食物，帮助消化吸收，缩短食物在胃内停留时间。本案医家以此方药与择时服药方法治疗了33例萎缩性胃炎患者，结果获得临床痊愈11例，有效19例，总有效率达到90.1%，仅有3例无效。

戌时胃脘痛案

孙某，女，52岁，1985年3月6日初诊。

患者胃脘隐痛半年有余，每日戌时发作，子时方休，定时不移，但饮食如常，二便调，舌尖稍红，苔薄白，脉濡。统观此证，唯有胃痛之症可凭，而无它症可参，以其发病之时，治以滋阴和胃，佐以理气。处方：沙参12g，麦冬15g，玉竹12g，茯苓15g，当归15g，香附12g，白芍20g，甘草10g，白及10g，3剂水煎服。

3月14日复诊，1剂痛减，3剂而愈。继以滋阴养胃之品以善其后，半年后随访，未复发。

评析与思考 胃痛定时休作，采取发病之时服药方法是本案要点。这里所言发病时而不是发病前用药，对药物入体吸收乃至发挥作用应有不同。胃为药物入体后首先进入的脏体，若所用方药有局部治疗作用，则病时服用应该说是有效的。医家以其“唯有胃痛之证可凭，而无它症可参”，乃以其发病之时用药，说明主要目的是要发挥药物的局部治疗作用，故而1剂痛减，3剂而愈。

丑时胃痛子时末用药案

廖某，男，50岁，1992年7月8日诊。

患者自诉胃脘痛半年余，但每于早晨1~3时发作，虽迭经治疗，效果不满意。刻诊：每发胃痛，痛引两胁，腹胀嗳气，伴头眩欲呕，心烦易怒，口苦口干，持续2小时许，其痛则止，白天遂如常人，小便黄而短。舌质红，苔黄，脉弦数。早晨1~3时属丑时，为肝之值时经脉所主，再结合其时所表现的证候分析，辨为肝气有余，化火横逆犯胃之胃痛。治以酸敛苦泄，泻肝以安胃。自拟白芍乌梅黄连栀子汤加味：白芍、乌梅、代赭石、延胡索各12g，黄连、栀子、佛手、竹茹、木通、川楝子各10g，陈皮、甘草各6g。4剂。日1剂，水煎2次，取汁混合，于丑时前一次温服。4剂尽而胃痛止，药已应症，仍用前方加减5剂，诸症消失。随访4个月，未再发作。

评析与思考 病作前将1剂药水煎2次的药液合为1次于丑时病作前服用，以达到制止胃脘痛发作的目的，收到了预期的效果，说明按时服药法的临床应用价值。本案要求在病作的丑时前服药，具体时间应该在子时，因1个时辰相当于2个小时，鉴于药液入体后开始发挥作用所需的时间，推测本案服药的时间当在子时末。其时正当午夜人们通常睡眠时，服药尽管有点不便，但可更好地发挥药物的治疗作用是值得提倡的。如果中药方剂能够在剂型上改革，不用煎取，直接服用，则本法的推广就更方便了。本案以胃脘痛发作的时间性结合子午流注学说有关脏腑气血衰旺的时辰对本病进行诊断的思路也是值得记取的，因为以此诊断处方用药，收到了临床效果。

慢性结肠炎晨泻四君子汤合四神丸（改汤）择时分服案

曾某，男，52岁，教师，1991年9月8日初诊。

患者黎明之前腹泻已近2年，曾经某县人民医院检查，诊为慢性结肠炎。服西药有好转，但停药则发，缠绵不愈，转中医诊治。症见面色㿠白，形寒肢冷，腰膝酸软，纳差，尿清，每天黎明前肠鸣腹泻1次，白天不解大便，舌淡苔薄白，脉沉细无力。诊为五更泻，用四君子汤与四神丸合煎，每天1剂，连续20天无明显好转。后改为四君子汤每天1剂，上午1次顿服，四神丸每天1剂，晚上临睡前1次顿服。服药7天，明显好转，守方再服13天，诸症告愈，随访至今未有复发。

评析与思考 本案已明确诊断为慢性结肠炎，属五更泻。医家治疗的特色有二：一是在传统应用四神丸治疗五更泻的基础上，根据病情合用了四君子汤；二是在不分时间合用四君子汤与四神丸无效情况下，重视应用了择时服药的方法，结果取效。因四君子汤可益气健脾，上午服用，可借脾胃经气血旺盛之势，加强健脾祛湿之力；四神丸晚上服，既可扶助阳气，又含有迎病截治法之义。将两种以上的方药，据药物性质与机体生理阴阳气血变化节律相结合，采取分服的方法，古代有明代的薛己、清代的程杏轩等医家提倡与临床运用（可参见胡剑北．杏轩医案并按．合肥：安徽科学技术出版社，1986；胡剑北．《校注妇人良方》因时诊治经验探讨．山西中医，1987，6：7）。这种方法兼顾病情的需要，又能发挥择时服药的优点，是有待于深入研究的课题之一。

朝服附子理中丸夕服金匮肾气丸治愈五更泻

王某，男，31岁。

患者有泄泻病史5年，每于黎明前腹中雷鸣彻痛，必欲如厕，泻下稀便。泻后痛除。伴畏寒、腰酸、腿软。舌淡苔薄白，脉沉细。辨证当为肾阳亏虚，火不暖土，脾土失运。且黎明平旦乃脾病甚时，故发为泄泻。前医予四神丸辈服之少效，盖本患者辨证虽属火不暖土所致。然其忽视了脾肾病的昼夜变化节律，故事倍功半。笔者根据“脾病者，平旦甚”，“肾病者，日昳甚”，治疗采取择时服药，于其病甚时即脏气偏衰时补之。朝服附子理中丸6g，夕服金匮肾气丸5g，以温肾补土。结果治疗2个月余，患者腹痛除，泄泻止。至今3年未发。

评析与思考 如上案所析，数药同用，择时分服法为明代的薛己、清代的程杏轩等名家经常采用。这种方法由于根据人体生理病理节律。按照方药的作用特点与部位，临床择时服药，结果取得明显效果。本案医家择时分服中药方剂是根据《黄帝内经》中提出的“五脏病慧静甚”的病理节律（参见胡剑北．中西医结合时间医学．合肥：安徽科学技术出版社，2007），结合患者脾肾不足的病情，确定服药的时间，以朝服附子理中丸、夕服金匮肾气丸的方法进行药物治疗，所取得了疗效在事实上说明了中医五脏病慧静甚的认识有临床基础。与现代时间生物医学思想也不谋而合，非常一致，有其科学性。

上半夜腹胀大案

魏某，女，37 岁，农民，1981 年 3 月 5 日初诊。

患者于半年前出现夜半腹胀大，每天下午 18 时许开始，晚 20 时至次日 1 时胀甚，如孕六七月状，晨 3 时左右平复如常人。无痛，无嗳气，无矢气，二便正常，食欲可，精神较差，睡眠欠安，月经正常，苔腻，舌胖，脉沉虚细。此乃脾肾阳虚腑气郁滞。治以温脾肾，利气通腑。处方：潞党参 21g，炙黄芪 18g，炒白术 9g，怀山药 30g，炮姜 10g，肉桂 9g，制附片 15g，熟地 15g，柴胡 9g，山茱萸肉 9g，枸杞子 15g，紫丹参 15g，炙甘草 5g，每天 1 剂，连服 10 剂。

二诊（1981 年 3 月 21 日）：症大减，苔薄腻，脉弦见虚。原方去柴胡，加台乌药 9g，小茴香 7g，每天 1 剂，连服 10 剂。

三诊（1981 年 4 月 10 日）：症状消除，嘱服桂附理中丸巩固疗效。随访至今未见复发。

评析与思考　以五行十二时辰脏腑配属关系分析，晚 20 时至夜半 1 时属戌亥子时辰，为脾肾配属时辰。其时阳气不足，阴气上升，故脾肾阳虚，腑气郁滞之腹胀大症于此时发作。方以桂附理中丸改丸为汤合以六味地黄汤之三补：地黄、山茱萸肉、山药。再加黄芪、枸杞子、丹参、柴胡等药组成以温补脾肾为主疗效颇佳。

五更腹胀案

葛某，女，40 岁，1986 年 9 月 3 日初诊。

患者半年来多次抑郁恚怒致脘腹不适。近 3 月来腹胀，每于早晨 5 点左右加剧，坐卧不宁，起床活动后渐减。伴胃中灼热，口干少饮，食减，大便干，小便黄。经多医诊治，皆健脾理气之类，均无显效。查见身体较胖，面色青黄，精神抑郁，舌绛无苔，脉沉细，两尺弱，左关弦。肝脾不肿大，腹部无压痛，叩有鼓音。诊为肝肾阴虚兼气滞之腹胀。

治拟滋补肝肾，佐以理气。方用一贯煎加味：麦冬 15g，沙参 12g，川楝子 12g，枸杞子 12g，熟地 20g，当归 12g，白芍 20g，炙甘草 6g，枣仁 30g，槟榔 15g。水煎服，3 剂，每天 1 剂。

二诊（1986 年 9 月 6 日）：药后腹胀顿除，胃中灼热亦减，大便正常，舌绛转红，稍生薄苔，脉细弱，左关仍有弦象，唯时有泛吐酸水。继用上方加海螵蛸 30g，牡蛎 30g，麦芽 20g，3 剂。随访时已康复。

评析与思考　郁多责之于肝，腹胀多责之于脾，因郁致胀，可知肝气横逆犯脾；舌绛无苔，脉沉细，便干溲黄，口干少饮，乃阴虚之象。早晨 5 时左右为寅卯时辰，以“一日分四时”论，为肝胆配属时辰，肝气横逆犯脾更甚，故而腹胀。一贯煎可滋阴疏肝，药后腹胀顿除自在情理之中。

戌时胃痛案

查某，男，28 岁。

患者有浅表性胃炎史 5 年，胃脘冷痛 1 周，于晚上 9 时左右加剧，泛吐清水，腹部鸣胀似有便意，昼日自安，苔薄滑润，脉濡细滑。脾虚寒湿中阻，温运无权，拟健脾温阳和运。炒党参10g，制半夏9g，焦白术10g，茯苓9g，炙甘草4g，干姜4g，吴茱萸3g，木香6g，乌药9g，炒谷芽15g，伏龙肝30g（包煎）。4剂后泛清水止，胃脘冷痛减，腹鸣胀，大便仍溏。寒湿未净，脾运未复，转予温肾暖土。上方去半夏、茯苓、吴茱萸、谷芽，加补骨脂10g、巴戟肉10g、煨肉果6g，旬余而愈。

评析与思考 以五行十二时辰脏腑配属关系论，戌时为脾胃主时，患者胃痛发作于戌时，与此相关，夜晚阴寒，脾胃虚寒者不耐其寒，亦是胃痛发作之因。观其方药，拟以六君子汤加减，该方可理脾和胃，合之吴茱萸、木香、乌药可温阳和运。关于服药方法，若以病作前迎病服用，或可疗效更好。

命门火衰，天明水泄案

张某，男，59岁，干部，1989年10月29日来诊。

去年秋初，患者自行阑尾切除术后，每天黎明之前，寐醒之时，一翻身或稍一活动，便急于披衣入厕。腹部隐痛，肠鸣，泻后即安，形寒肢冷，腰酸耳鸣，尿频无痛。患者形体消瘦，舌质淡，苔白，脉沉细。此乃肾阳虚衰，脾失温煦，运化失常而致。治宜温肾健脾止泻，方选四神丸加味：补骨脂、肉豆蔻、吴茱萸、五味子、党参、砂仁，4剂水煎服，每天1剂，早晚分服。

二诊：诸症消失，偶尔晨起欲便，但便已成形，舌质淡红，苔薄白，脉沉。效不更方，继服6剂。

三诊：病已痊愈，恐病复发，予金匮肾气丸和人参健脾丸交替服用半月，以善其后。

评析与思考 本案腹泻特点在于：清晨寐醒之时，而不是如某些五更泻患者因为腹痛肠鸣致醒；醒后动作引发腹泻，而不是通常五更泻患者腹泻的发作与动作与否无关。其腹泻特点的形成，可能与阑尾手术有关，这是古代所无法有的诱因。医家根据实际病情，应用古人治疗五更泻的四神丸验方治之有效，说明现代灵活应用古方，有是证即可用是方。

脾虚湿盛，天明土泄案

王某，男，35岁，1987年11月28日初诊。

患者于7月下旬，因食蟹而致腹胀腹泻，每天6～7次，泻为水样物。初服小檗碱等药，腹泻天1～2次，夹黏液，但无脓。每因饮食不节而诱发加重。自11月份以来，清晨急于入厕，大便溏泻，泻后腹胀稍轻。曾作大便培养，无细菌生长，屡用西药罔效，求服中药治疗。查：形体丰腴，舌质淡，苔薄白微腻，脉濡细。此属脾失健运，湿浊内生，治宜健脾益气，升阳助运。方以参苓白术散加减：党参20g，山药15g，白扁豆15g，茯苓30g，苍术15g，陈皮12g，肉豆蔻2g，车前子15g（包煎），升麻4g，羌活6g，焦三仙各10g。6剂水煎服，每日1剂，早晚分服。

二诊（1987年12月5日）：服药后。饮食增进，微有腹胀，晨起仍有腹泻，但不急迫，大便由稀转稠，舌质淡红，苔薄白，脉缓。原方去肉豆蔻、车前子，党参增为30g，苍术减为10g，加黄芪15g，续服6剂。1988年2月20日随访，病未复发。

评析与思考 同为天明腹泻，本案清晨腹泻与上案是有区别的。本案可能系饮食所致，上案则可能与手术有关。本案一遇饮食不节。腹泻即被诱发。上案则术后发病直至治疗未止。但两案有共性，那就是都有明确的外源性因素如手术、饮食损伤了肠胃。饮食所伤，多致肠胃功能紊乱，故采用健脾益气法，以调节紊乱的功能，使疾病得到了控制。两案治疗实践提示，虽然同为晨泻，但可有致病原因不一，临床表现各异，治疗不可刻舟求剑，要重在辨证施治，这正是中医临床的特色所在。

肝郁木旺，天明木泄案

柳某，女，29岁，1986年2月4日。

患者于1月上旬餐后与家人争吵，始感胸腹胀闷，嗳气频频，次日复进凉食而致肠鸣腹痛，痛则即便，便下稀溏，每天4～6次，经肌内注射庆大霉素，腹痛减轻，腹泻天1～2次,但每天凌晨腹部阵痛，睡中痛醒，不得安卧，肠鸣即便，便后腹痛减轻，继用上方加服PPA等药，收效甚微，延余诊治。舌质淡，苔薄微腻，脉濡弦。此属肝气犯脾，脾虚泄泻，治宜抑肝扶脾，方用痛泻要方加味：炒白芍30g，白术15g，防风20g，陈皮12g，升麻4g，柴胡6g，木香10g，砂仁6g。6剂，水煎服，每天1剂，早晚分服。

二诊：服药后症状明显改善，晨起虽欲登厕，但腹无所苦，因煎药不便，改服香砂养胃丸、舒肝和胃丸，交替服用10天，晨泄已罢，未作腹泻。

评析与思考 先有七情所伤，继以饮食伤损，腹泻初起并不固定于清晨，且每天4～6次，后变为每天1～2次时，出现在凌晨，尤其是肠鸣腹痛，凌晨睡中痛醒，痛则下便，这都是本案的特点。医家应用痛泻要方治之，结果有效，说明对晨泻不可一味地只识肾阳不足，专用“四神”，而需临床据证辨治。

寅初服药治疗晨泻案

李某，男，54岁，1990年12月16日诊。

患者腹泻已6年之久，每天黎明前先有腹部隐隐作痛，随即如厕。排泄物为水谷不化，数量从多至少，每晨均在3～5次，年复一年，久治未愈。诊查体质瘦弱，面色苍白无华，倦怠乏力，腰膝酸软，四肢不温，腹冷喜温喜按，纳食尚可，舌淡、苔薄白，脉沉细无力。证属脾胃虚寒，中阳衰微，病沉日久。拟补益脾胃，温中助阳，择时进药之法。仿《症因脉治》补中汤加味治疗。处方：淮山药、诃子肉、人参、白术、茯苓各10g，干姜、肉桂、陈皮各6g，甘草5g。服法：嘱患者每晚将药浓煎2遍（约1杯），在凌晨寅初之时将药加热后顿服，每天1剂，其他时间不予服药。经用此方5剂后，腹冷泄泻明显减轻，自感体质好转，肢温有力，令其继用上法增服12剂，共服用17剂。2天后随访，诸症消失，望其形神，判若两人。

评析与思考 本案能够用17剂中药就将6年沉疴治愈，除了方药对证外，关键在于择时用药。传统服用中药法，多是一剂煎2次，每天服2次，或2次煎液混合后，每天分3次服。本案应用择时用药法，仅服用一次就收奇效。其择时服药是不能仅仅以迎病截治法来认识，可能还与本案证属脾胃虚寒，中阳衰微有关。清晨寅时用药，此时可借机体内营卫之气行阳之际，平旦阳气渐旺之时使药力借势而行，增强温补作用有关，是迎病截治法与顺势施治法的综合，临床可仿效之。

晨服加减升阳除湿汤治疗五更泻案

聂某，女，35岁。

患者有泄泻病史年余，每于五更便泄，泄下如鸭粪，伴体倦乏力，嗜卧肢重。不耐劳累，面色少华，舌淡苔白腻，脉濡滑。根据晨起为脾病甚时。结合四诊合参，辨证乃脾虚清阳不升，水湿内盛。治从升阳除湿。投东垣升阳除湿汤加减。药选防风6g，白芷5g，羌独活、苍白术各10g，黄芪15g，党参15g，葛根10g，升麻10g，煎汤晨服。连服30剂，症情好转，继以原方加减，并配合参苓白术散5g，晨服50天，五更泄止，沉疴竟愈。

评析与思考 对于晨泻患者，人们多遵从肾阳不足病机，采用温肾止泻的四神丸治之。然而临床疾病变化多端，同样晨泻尽管多数与肾阳虚有关，但也有相当一部分晨泻患者是因为肝郁、脾虚、湿盛等所致，临床虽然可以先从肾阳虚角度考虑病情，但要辨证，不可拘泥。本案不仅从腹泻与腹泻时间考虑病情，还注意结合临床表现，诊为脾虚清阳不升、水湿内盛所致，而以东垣升阳除湿汤加减治之，给临床医家又提示了一个治疗晨泻的思路与方剂。此外要求服药时间在晨间，即病作时用药，与其他案例要求在夜间服药的时间又有所不同。究竟什么时候用药最为合适，这可能要根据药物作用产生的时间性来考虑。我们的试验曾发现，中药入体生效，一般需要1~1.5小时。迎病截治也好，治病无后其时用药也好，在选择用药的时间时，要充分考虑中药入体后起效时间。

夜睡顿服痛泻要方合四神丸治疗甲亢晨泻案

余某，女，42岁，1981年7月24日初诊。

患者近半年来，每到凌晨4~5时就出现肠鸣腹痛，继之腹泻，大便如稀水样，夹有不消化食物，一泻为快。泻后痛除，继之矢气。约过1个小时，再次出现类似现象。每天清晨出现2次，白天全天及夜间其他时间没有腹泻现象。患者易于激动烦躁，内热感明显，出汗，汗后又稍有畏寒感，时常感到心悸，食量近半年来有所增加，否则自觉有饥饿感，体倦乏力。经某省级医院行T_3、T_4检查，初诊为甲状腺功能亢进，正在服药治疗。诊其舌质偏红，苔薄白微腻，脉弦数。此属肝旺脾弱所致泄泻，治疗当以抑肝济脾为大法，方用痛泻要方合四神丸加减：炒白芍15g，白术12g，防风10g，陈皮10g，肉豆蔻8g，五味子8g，升麻4g，柴胡6g，补骨脂10g，山药15g。3剂，水煎2次，混合后，临睡前顿服，日1剂。

二诊（1981年7月27日）：上药服后，腹泻减轻，服至第三剂后，清晨第二次腹泻前，没有腹痛现象出现，但腹部有胀感。继以上方去升麻，加神曲、谷麦芽各15g，5剂。服法同上。

三诊（1981年8月1日）：腹胀消除，清晨腹泻仍然有一次，但大便不再急迫，腹痛减轻。嘱仍以原方续进，约服至20剂后，清晨腹泻现象改善，再进10剂，服法改成每天1剂，水煎两次，混合后，下午17时左右服1次，临睡前服1次。10剂服完，晨泻基本痊愈。

评析与思考 此案是本书作者临床治验。患者因患甲状腺功能亢进而出现晨泻症状，所以在治疗晨泻的同时，也要治疗甲状腺功能亢进症，否则仅仅应用中药治疗晨泻是难以收效的。其与慢性结肠炎、肠道功能紊乱、肠结核等引起的晨泻病因不同，治疗也应有相应的变化。案中应用痛泻要方是因为该方可补土泻木，理肝脾；合用四神丸是因为该方用于五更泻疗效显著。该方可能与小柴胡汤一样属于时辰治疗方剂，有人应用此方治疗在五更时发作的多种疾病，均取得了较好的疗效就可说明这一点。在服法上，初期采用两次煎液晚间顿服的方法。是采用了迎病截治法，大剂量冲击，在清晨发病前使药力达到最大，以制止清晨腹泻病作。后期采用黄昏与临睡分服法，是因为疾病已有所控制，久病在获得初效时需缓治，何况本病的起因在于甲状腺功能亢进，需要配合抗甲状腺功能亢进的药物，同步发挥作用。

夜半恶心案

辛某，女，54岁，干部。

患者夜半恶心1个月余。患妇因罹淋巴结核，以软坚散结、苦寒解毒之蛇蝎之品以毒攻毒治之2个月，病情大有好转，血沉趋于正常。但每于夜间丑时出现恶心症状。至卯时自止。神疲乏力。前医按攻伐过分、伤损胃气诊治，投四君子、六君子类无效，又以降逆之黄连、柿蒂、枇杷叶等亦无济于事。余诊视之，确属攻伐过度所致。然非胃气受病，而是伤及生发之气，即木损气少，生发无力，夜半阴盛之时，难以制阴克土，则胃气上逆，恶心见也，卯时生发之气得朝阳相助，疏泄有权，土气自和，故恶心止也。

拟以小柴胡汤和调木气，以利升发：春柴胡10g，制半夏10g，生姜4片，大枣7枚，台党参10g，生甘草5g。以水1000ml，煎取浓液400ml，再以水600ml，煎取浓液400ml。将头2次煎取的800ml，合并煎取400ml，分3次温服，上药服2剂，恶心消失，继以2剂，精神转佳而停药。

评析与思考 医家应用阴阳节律和脏腑十二时辰五行配属关系阐述了夜半恶心症状发生的机制，使用小柴胡汤煎服而治愈。本案特点在于详细交代了小柴胡汤煎服法。《伤寒论》中对小柴胡汤煎服要求以水一斗二升，煮取六升，去渣，再煎，取三升，温服一升，每天三服。本案中煎药用水总量为1600ml，煎后药液量为400ml，两者之比后者亦为前者的1/4。为浓缩药液而煎煮，两者均为1次。但《伤寒论》煎煮药物仅1次，此则为2次。每剂药分3次一天服之，与《伤寒论》要求同。惜在目前用经方，不重视煎服法，基本上为每剂药分2次煎，分2次服，随煎随服，并不浓缩，这对药效不无影响！医家可参考此案用法而仿效之。

酉子定时呕吐案

渠某，男，41岁，教员，1979年9月5日入院。

患者定时呕吐已有半月，每于夜半1时及晚上19时呕吐数次，其余时间一如常人，曾用多种中西药未能控制。体渐消瘦，精神不振。面色晦滞，嗳气不爽，口苦咽干，胸胁胀满。细询之，知病前曾因故生气动怒。当病作时，先觉右胁下有气一股，上冲咽喉，进而烦躁、恶心，片刻，吐势骤作。脉弦，舌淡。X线片提示：食管及胃通过良好，无异常所见，血常规正常。因思子丑之时，为肝胆所值之际，证属肝胆气滞，经气不通，木郁克土，升降失常，胃气上逆。即投加味小柴胡汤，以图和胆疏肝，宣通经气：柴胡12g，黄芩、党参、枳壳各10g，半夏15g，甘草3g，生姜9g，大枣12枚，吴茱萸8g。1剂后，呕吐未作，再进1剂，病愈。随访4个月未发。

评析与思考 病起于生气动怒，怒伤肝。症见口苦咽干，胸胁胀满，呕吐，为少阳小柴胡汤见证。子时为胆经主气之时，病发子时。与胆经有关，医家故诊为肝胆气滞，木郁克土，升降失常，胃气上逆而呕吐。案中对发病时间论述较详，说明其重视时间因素。但对酉时呕吐未加分析。酉时属肾，此案症状，施治用药与肾无关。提示在定时发病之中，若逢定时在两个时辰发作，还须结合症状就其中一个有关时辰认识疾病。本案诸症符合肝胆气滞，子时与胆相关。故子时发作乃系真正有诊断价值的内容，所用方药系小柴胡汤加理气止呕之吴茱萸，2 剂即效。

下半夜胃脘痛案

顾某，男，48 岁。

定时胃痛已近 3 个月，每于夜 0 时左右出现胃痛，至天亮后逐渐缓解，7 时后疼痛消失。曾用中西药治疗，疗效不佳。

患者自述患十二指肠溃疡、糜烂性胃炎已近 10 年。刻诊：形体消瘦，面色晦滞，嗳气不爽，腹满胁胀，恶心泛酸，舌质淡苔薄白，脉沉弦。本例于子时（0 时），出现脾胃之证，乃属肝旺克土所致。子时是肝胆所值之际，肝胆气滞，经气不通，木郁克土，升降失常，气血不通。辰时（7 时）胃气来复，正能胜邪，故疼痛渐缓，直至消失。即投小柴胡汤加延胡索：柴胡 10g，黄芩 6g，党参 12g，半夏 6g，甘草 3g，生姜 5 片，大枣 5 枚，延胡索 10g，3 剂，水煎服。并嘱患者每晚入睡前服药。若半夜胃痛严重，可再服 1 剂，3 天后病愈，遂易以香砂养胃丸善后。

评析与思考 胃痛定时于下半夜出现，清晨即愈，显然具有规律性，此与十二指肠溃疡症情相合。现代医学认为：消化道溃疡常在空腹时疼痛，夜间子时，胃及十二指肠基本排空，故疼痛发作。此案从中医角度，以子午流注学说释其疼痛因由，完善了中医对此病定时发病机制的认识。方以小柴胡汤增入活血理气止痛之延胡索，采取病前、病时等迎而夺之服药法，3 剂即愈，其效甚捷。

呃逆 13 天，大陵、足三里巳时针除案

邵某，男，50 岁，1987 年 6 月 8 日初诊。

患者顽固性呃逆 13 天。原有风湿性心脏病史 23 年，其间偶尔发作。半个月前，因受凉引起胸闷心慌，咳嗽吐痰，经住院治疗胸闷稍有改善，却出现了原因不明的呃逆症，经多方治疗均未收效，13 天来一直呃逆不止，遂邀针灸科会诊。诊查见呃逆低沉，面唇紫暗，精神疲惫，自述每天只能睡 2 小时左右，甚为呃逆而苦。伴胸闷心慌，咳嗽气短，吐痰量多，时痰中带血丝，但无发热恶寒等表症，常自汗出，周身困倦，二便尚可。检查：呃逆约 15 次/分，体温 36.5℃，心率 91 次/分，呼吸 21 次/分，血压 110/70mmHg，两肺闻及哮鸣音，心律不整，心间区闻及舒张期杂音，主动脉瓣区可听到收缩期杂音Ⅱ级。第二心音亢进。肝微大，脾未扪及。双下肢无浮肿。胸部 X 线片示：心影大，呈梨形，右缘双弧征，主动脉球增大。心电图显示：快速型心房颤动。舌淡，苔薄白，脉结代。

辨证为心脾阳虚，失于濡养，胃失和降。治宜温补心脾，和胃降逆。

治法：用子午流注纳甲法，在戊日丁巳时先开大陵穴。针入不久则呃声停止，再针刺足三里，留针 1 小时，每 20 分钟行针一次。以后呃逆基本止住。次日会诊时呃逆未再发作，以后随访，未复发。

评析与思考　顽固性呃逆甚为难治，中药常用半夏泻心汤或丁香柿蒂汤施治，但疗效也不是很理想。此案患者每分钟呃逆约15次，平均每4秒钟即呃逆一次，呃逆如此频发且连续13天甚为少见。大陵穴系手厥阴心包经穴，位于腕掌纹的中点，当掌长肌腱与桡侧腕屈肌腱之间，具有宁心安神、调胃肠、和营血、通经络的功效。该穴正好可体现医家制立的施治大法。足三里是胃经常用穴，配用之以理气降逆，故只针一次就使呃逆中止，随访未发，可见按时取穴针刺法的应用价值。

案中称戊日丁巳时开大陵穴，从丁巳时间来说确在戊日上午9～11时，但以纳甲法计算推取时穴的主气日开穴规律，大陵穴开穴应为丁心主气日血归包络时的开穴。这样的现象在纳甲法中较多，初学者应注意。

神经性呕吐按时与非按时针刺效不同案

李某，女，23岁，营业员，1977年4月2日初诊。

患者于2月份因生气卧睡，醒后吃饭，约半小时许，发生呕吐。经某医院诊为神经性呕吐，服止呕镇静剂无效，而来诊治。查：体健面赤，舌赤苔腻，左关脉沉弦，余无异常。诊为呕吐症。

治疗：据症分析，属肝气犯胃所致呕吐，治当行气疏肝，调中降逆为主。乃针胃募穴中脘降逆止呕，足三里和胃，太冲行气疏肝。连续针治8次，呕吐如常。乃改用流注纳甲法。定时于乙日乙酉时针刺大敦平肝气，加内关止呕，足三里降逆；丙日乙未时互取太冲平肝气，配穴同上；戊日乙卯时开取曲泉行肝郁，配太冲平肝，加内关止呕。经治4次，饭后呕吐停止，2个月后随访知宿疾未犯。

评析与思考　此案对纳甲法取穴针刺的疗效的认识很有帮助。初以中脘、足三里、太冲组方针刺8次未效。改用纳甲法取穴针刺4次呕吐即止。自身前后对照说明了按时取穴针刺效优于非按时取穴针刺。由于定时取穴针刺，故所取开穴大敦、太冲、曲泉等均属肝经穴，可平肝解郁，配穴为内关、足三里、太冲等。可降逆止呕，两者相合，使呕吐停止。可见按时取穴针刺也很讲究穴与病宜，辨证施治。

开穴刺治胃神经症案

郭某，男，24岁，1964年3月16日初诊。

患者在1960年左右即有胃痛。近年来症状加剧，食量锐减，经治无效，延至现在。不仅本人丝毫不敢饮冷，即见他人洗冷水、吃冷饮，甚则看见冰糕等物均可引发胃痛。痛呈绞痛、刺痛或钝痛不一，无黑便史，无呕血史。头昏痛，失眠，记忆减退，疲乏。患者形体消瘦，面色苍白，精神焦虑而忧郁。其脉右旺于左，虚大无力，舌淡苔薄。约患者3月16日卯时针治，时当农历二月初三日甲子。治法：流注开穴神门（左），呼吸补泻，二补一泻，用六数行针6次。辅穴足三里（双）补法留针。

二诊（1964年3月19日）：农历二月初六，丁卯。患者上次针后3天未痛，食欲增加。治法：丙午时流注开穴后溪（左），呼吸补泻，二补一泻，用七数行针5次。

三诊（1964年3月31日）：农历二月十八，己卯。患者针后胃痛多日未发，昨日受凉又微感胃痛。脉虚大，左寸尤甚。治法：己巳时流注开穴商丘（左），二补一泻，用五数行针5次，辅穴内关，补法留针。

四诊（1964年4月23日）：农历三月十二日，壬寅。于甲申清明补神门，丁酉日取大都，荥火穴，土之母，纯补之。胃痛已瘥，饮冷而无不适，情绪甚佳，睡眠良好。依前法再针以固前效，治法：丙午时，流注开穴后溪（左），二补一泻。辅穴申脉（左），补法留针。疗效：痊愈，随访至今18年未复发。

评析与思考 患者胃痛不仅不能饮冷，即见他人饮冷，甚至看见冰物都会诱发，这种现象少见，其中精神因素影响较大。医家据此择穴：心主神明，心经神门穴可益心气、安神志，小肠与心相表里。小肠经后溪穴功用安神志，通经络。脾与胃相表里，脾经大都、商丘健脾和中止痛，所取穴与病相宜，更用纳甲法各穴开穴时间针刺，自然效增痛止。

甲子日卯时本无穴可开，案中神门穴应在癸肾主气日开穴，时辰为丁卯时（5～7时），由于该时辰实际跨越到甲胆主气日，故现在有人按时辰与24小时的关系将甲胆主气日甲戌（19～21时）开窍阴穴，丙子（23～1时）开前谷穴，戊寅（3～5时）开陷谷穴，同开丘墟，庚辰（7～9时）开阳溪穴，壬午（11～13时）开委中穴，甲申（15～17时）开液门穴等改为甲日乙丑（1～3时）开行间穴，丁卯（5～7时）开神门，同开太溪、大陵穴，己巳（9～11时）开商丘穴，辛未（13～15时）开尺泽穴，癸酉（17～19时）开中冲穴，甲戌（19～21时）开窍阴穴。以此改动则甲日卯时开穴为神门，该案第三诊亦为依改动方法取合日互用穴。二诊按未改动法中合日互用原则丁与壬合，取壬日丙午时开穴后溪。但其四诊时，壬寅日甲申时取神门，不知是如何推算的？丁酉日取大都，取穴时辰应为己酉时。

子时针足三里止胃痛案

李某，男，52岁，医生，1988年3月7日诊。

患者凌晨1时许大便时，突感胃脘冷痛，伴头目晕眩，面色苍白，大汗淋漓，四肢不温，不能行走，诊脉细小，苔白腻。此乃寒湿凝滞，经脉闭阻，阳气不达之象。时戊辰年丙辰月辛酉日戊子时，此时为手阳明大肠经主时，大肠引气行，足阳明胃经足三里穴开时，足三里穴正好有调理脾胃、疏通经络、镇痉止痛诸作用，而且有回阳救逆之效。立取足三里（双）针之，得气后，推而纳之，针感沿胃经循行上行，5分钟后，患者即觉胃脘有热感，10分钟后，四肢渐温如常，疼痛消失。

评析与思考 针足三里穴止胃痛是常见的治法。本案在夜间子时针该穴，疗效很好则值得重视，说明有些穴位针刺时机在夜间，可惜的是受人们生活作息的习惯，即使住院患者也难得有夜间受治的机会。该案以辛酉日戊子时为大肠经主时，开足三里穴。严格地说足三里穴是在庚大肠主气日之戊子时开穴，由于戊子为夜间23～1时，跨越庚辛两日，故医者以针刺该穴时间论之为辛酉日戊子时。案中载得气后，推而纳之针感沿胃经循行上行。“得气”指针刺入机体后经一定的行针手法，医生觉指下滞紧，患者觉针刺部位酸胀重麻时即为得气。“推而纳之”是使气至病所的一种方法，当需针感向某一方向传导时，可使针尖略朝病位方向，用左手拇指按住经脉的一端，使经气不至于朝这端感传，并用适当的力量推向病所方向。亦可采用向一个方向试探捻转的方法，若某一捻转方向使针感朝病位的相反方向传导，就需改变捻针方向。通常针感不易跨越关节部位，尚需使用一定的手法才能通关过节，方法常为用手指在欲感传的经脉上进行循、摄、按、叩，以疏通经脉，帮助经气通过关节。

戌时泻开穴止胃痛案

甘某，男，38岁，工人，1983年10月12日诊。

患者于该日下午15时突然上腹部剧痛，已持续4小时30分钟。伴恶心呕吐，吐出胃内容物。诊得面色青，汗出，四肢厥冷，舌质淡红苔白，脉沉弦。腹平软，上腹部有明显压痛，无反跳痛，余无异常。证属胃脘痛，系感受寒邪，气机不利所致。

用纳甲法，依“戊癸合日互用”的原则，当天壬戌时开束骨，并取返本还原开胃经的原穴冲阳。针刺时，针感沿胃经上传至腹部，约10分钟腹痛开始减轻，用泻法行针20分钟，腹痛完全消失，腹无压痛，脉转平缓，临床病愈。

评析与思考　1983年10月12日为癸酉日，该日壬戌时无开穴。故用合日互用原则，戊与癸合，而开束骨与冲阳。束骨乃膀胱经穴。功能舒筋脉、调营血，冲阳乃胃经原穴，功能和胃化痰宁神。

纳甲法治疗十二指肠溃疡案

朱某，男，30岁，工人。

患者胃痛反复发作1年余，加重20余天。患者于1年前开始发生胃脘疼痛，夜间痛甚，食后缓解，喜按，遇冷则发，得热则舒，并伴有泛酸、纳呆，解柏油状大便等症，经中西药治疗不佳。入院前做X线钡餐检示：十二指肠球部处见一龛影。纤维胃镜示：十二指肠球部大弯侧见一黄豆大小之溃疡。诊断为十二指肠球部溃疡（活动期）。1983年9月1日收入院治疗。入院后单纯用子午流注纳甲法取穴，每天针刺一次，每次留针20分钟，5天后胃痛明显减轻，继而疼痛消除，诸症均除。治疗2个月后纤维胃镜复查示：十二指肠球部大弯后前壁处有一肿胀桥形皱襞，诊断为十二指肠球部溃疡（瘢痕期）。

评析与思考　此案症状表明属虚寒型胃脘痛。现代医学检示十二指肠球部溃疡活动期，应用纳甲法取穴针刺5次痛减，治疗2个月使十二指肠球部溃疡结成瘢痕，证明子午流注针法不仅可治功能性病变，且可治疗器质性病变。本案医家应用单纯开穴疗法共治疗胃十二指肠溃疡8例，治疗前行胃镜检查，治疗后复查，以症状与检查结果判断疗效，结果痊愈6例（症状、体征消失，X线钡餐检示龛影消失，或纤维胃镜示溃疡面瘢痕化），好转2例（症状、体征基本消失，纤维胃镜示溃疡面缩小，或X线钡餐透视示龛影变浅）。一般针后1周左右症情减轻，疼痛基本消失。此法对病程短的单纯性溃疡患者疗效较佳。本案惜其未详列主要开穴名称，以便了解穴与病宜的情况，亦未详明针刺时间，以便了解此病用穴的最佳针刺时间。

时穴配太冲、足三里治胃脘痛案

陈某，男，28岁，工人，1984年12月11日初诊。

患者下午因与人口角后，未进晚餐，至夜20时突发脘痛，攻撑两胁，时时嗳气，脉弦。证属肝气郁结横逆犯脾乘土，治以疏肝和胃。该日为己卯日，其时黄昏20点30分（甲戌），足太阴脾经主气。己日戌时无穴可开，遂借甲日戌时代之（夫妻互用），开取井金穴窍阴（双），行平补平泻手法，配以太冲（双），手法以泻为主，足三里（双），手法偏于补，留针20分钟后出针，针后脘痛即止。

二诊：12月12日（庚辰），上午7时50分（庚辰），手阳明大肠经主气。患者来诊时述昨夜针后脘痛未作。“庚日辰时商阳居”。遂开取井金穴商阳（双），行平补平泻手法，配以太冲（双）用泻法，足三里（双）用补法，脘痛未再发。

评析与思考 病起于争吵后，又有嗳气，两胁不适，诊为肝气郁结，横逆犯脾乘土，施以疏肝和胃等诊断治疗均属正确。窍阴、太冲为胆肝经穴，可理气止痛，足三里和胃，为胃病要穴，穴与病宜，只是商阳穴属大肠经，功用清肺利咽、开窍苏厥，与本证不全相符，只仅取其时穴而用。

未时取穴针治呃逆案

任某，男，54岁，1986年12月24日初诊。

患者顽固性呃逆2天，因急性下壁心肌梗死（5年前曾患过急性前壁心肌梗死）、Ⅰ度房室传导阻滞住院治疗。治疗期间患者首次出现频发性室性期前收缩，短阵性室性心动过速，2次出现心室颤动，经3次电复律及积极抢救恢复了窦性心律，度过了危险期。但继之出现了昼夜不止的呃逆症，西药治疗未效，约针灸科会诊，会诊时见病者呃逆连续而急促。约25次/分，声较洪亮，严重影响了进食和睡眠。每因呃逆和深呼吸时，电复律致伤的左胸部即疼痛难忍，甚至有欲死之念。伴有胸闷心慌，烦躁不安，脘腹胀满，但喜按喜揉，嗳气则舒，大便每天4～5次，软便成形，小便正常。血压105/60mmHg，心率80次/分，律整，未闻及杂音，舌质紫暗苔干黄，脉沉细。

辨证为瘀阻心络，母病及子，胃失和降。治则选活血逐瘀，振奋心阳，和胃降逆。治疗初用针刺治疗未能奏效，改用针刺加按压眼眶。呃逆暂止约2小时。在以后停针治疗的2天中，患者内服过中药及外用麝香冰片敷脐法治疗，均未收效。相反，病情愈趋严重。三诊时患者持续呃逆已5天。此时呃声低弱，精神疲惫，昏沉欲寐，面色黧黑，汗出如油，手足欠温，脉沉而细弱，舌体瘦小，舌质紫暗，苔黄厚，已属危候。在停用中药、西药常规治疗的情况下，采用子午流注纳子法治疗。于未时取双侧少冲，配神门、少府、足三里，用补法针之，得气后留针约1小时。当留针30分钟时，行针后呃逆渐止。随后患者疲惫入睡约4小时，醒后亦未再发作。次日因讲话时间过长而诱发，但呈间歇性，故在未时复针，穴位、方法同上，针入呃声即止。以后2天虽偶发呃逆，均能自止。在其后住院的2个月中，未再发作。

评析与思考 此例呃逆可谓顽固，施治方法不少却都无效，最终以纳子法取穴针刺而愈，很难用巧合一词来解释这种结果。提示只要取用得当，按时取穴针刺法可以发挥较大作用。少冲为心经母穴，虚则补其母，故在心经气血开旺之后紧接的时辰未时针刺。少府为心经本穴，神门为其原穴（俞）可同时开穴针刺，配以足三里理气降逆，顽固呃逆终于停止。

胃痛午时针刺案

刘某，女，58岁，家庭主妇，1989年12月20日初诊。

患者胃脘痛十余年，诊为慢性胃炎。经治疗效果不佳，伴吞酸，嗳气腹胀，厌食，喜热饮，抑郁寡欢。这次胃痛十余天，每晚21时始痛，持续到24时，舌淡苔薄白，脉细弱。

治疗：12月20日（甲寅日）午时，用纳子法取胃经足三里、天枢，配中脘、上脘，用补法，于脾、胃经流注旺时取穴施治。治疗4次，症状消失。

评析与思考　脾、胃气血开旺时在辰巳时，以纳子法补母泻子法规定，胃经穴补之宜在巳时，本例在午时。胃经开穴中无天枢，足三里作为本穴，也不是该经时穴母穴，医家取用足三里、天枢等胃穴，在午时针刺并且愈病，值得重视。

丑时胃痛肝寒犯胃案

纪某，男，24岁，1987年10月初诊。

患者每于半夜丑时（1~3时）胃脘部疼痛，已2年。痛不甚剧，喜温喜按，舌质淡红，苔薄白，脉弦。曾做钡透确诊为十二指肠球部溃疡。经服中西药物及针灸内关、中脘、足三里等穴效不佳。按子午流注纳子法理论，丑时气血流注于肝经，夜半为阴气最盛之际，结合患者脉证，此案当属肝寒犯胃。曲泉为肝经合穴，取以针之用热补法，留针30分钟，针后当晚疼痛未作。继针5次痊愈，随访1年内未再发作。

评析与思考　初用穴位是据穴位功效、邻近部位和循经取穴法三法所取，但效不佳。以纳子法判断胃痛发于丑时与肝有关，改用肝经时穴曲泉针刺补之，结果显效。说明纳子法有诊断价值。本案曲泉何时针刺未载明，是为不足。

巳时针商丘治疗胃痛案

陈某，男，42岁，农民，1979年9月2日初诊。

患者近日因过食肥甘，致胃脘胀痛，痛而拒按，舌苔厚腻，脉弦滑，曾服用西药及针刺中脘、足三里等穴治疗，均无明显效果。患者于上午10时45分来诊，9~11时为巳时，恰值气血流注入脾经之时，脾与胃相表里。此症乃饮食不节，胃实而痛，治疗当用泻法。取商丘穴以泻之，进针后，疼痛大减，起针后，疼痛全除。

评析与思考　为何常用于治疗胃脘痛的穴位针刺无效，用纳子法在巳时仅用商丘一穴针一次而痛除？择时针刺看来是疗效不同的主要因素。其次，商丘功能健脾利湿，可治痞满不适，较之中脘、足三里，与本证更为合拍。说明同是胃脘痛，因起因不同，病机不同，所用穴位也应有所不同。

七年腹痛辰时一针病愈案

尚某，女，1958年9月1日诊。

患者自1952年春即现阵发性腹痛，初痛微逐渐加甚，痛甚时则呕吐，泄泻数次。吐泻停止后腹痛也逐渐消失，每次发作持续3天，每隔20余天发作1次，7年来一直如此，曾经中西药、针灸治疗无效。今天痛复作，时值辛日，痛始于天未亮前，按子午流注针法辰时给她针刺足三里穴1次，留针1小时余，疼痛逐渐消失，吐泻未作。经数月观察，迄未复发。7年腹痛，仅一针治愈。

评析与思考　辰时乃胃经气血开旺时辰，其时针刺足三里穴，仅一针就使七年痼疾顿除，疗效确实很好。案中未明曾用针灸施治的穴位。对判断本案疗效不利。此外，足三里穴尚不属胃经时穴中主要的母穴、子穴，医家可能因其功效而取用。

辰时刺开穴治疗晨泻案

张某，男，41岁。工人。

患者大便溏泻5年余。每天早晨5~7时总要腹泻，少则2~3次，多则4~5次，腹泻前有些腹胀、腹痛，泻后痛减，纳差，四肢欠温，形体消瘦，面色苍白，并有心悸、气短、精神不振，脉沉细而滑，舌淡红，苔薄白。证属肾阳不足，命门火衰，固摄无权，故在阳欲复阴未尽消之时（黎明前）泄泻。5~7时属卯时，为大肠经气血运行当至之时，根据随而济之的道理，在辰时取大肠经母穴曲池和原穴合谷，用迎随补泻手法补之，并结合艾灸命门、肾俞、大肠俞，2个疗程痊愈，至今未见复发。

评析与思考 五更泻又称肾泻，临床多见肾阳不足，命门火衰所致，但也有因肝而泄泻者，两者主要以腹痛与否相鉴别。此例案中有腹痛症状，但其肾阳不足症状明显而突出，医家故灵活对待，诊为肾阳不足型。五更泻常见于现代医学中的慢性结肠炎、慢性肝炎、慢性肾炎及轻度甲状腺功能亢进等病变过程中。

不论何因所致泄泻，病变脏腑都在大小肠，卯时大肠经气血开旺，泄泻在此时，故取大肠经开穴。曲池为大肠经母穴，合谷为原穴，病情需补法，则在卯后辰时针刺。曲池功用清热祛风，合谷清热解表，除其时间效果外，穴位功效与病不符，医者配用命门、肾俞、大肠俞弥补了不足。

未时针内关，配合它穴除上腹痛案

孙某，女，42岁，工人，1961年1月6日初诊。

患者有心痛、冷气痛与脐腹胀满等病。时犯时止，已数载矣。形体羸瘦，药饵不愈。曾多方治疗终不见效而要求针治。用灵龟八法，就诊日下午14时针治，属甲辰日未时，其时开穴为内关，此穴与痛证相符，故取之。内关通阴维脉为母，公孙通冲脉为父，二脉交会于胃、心、胸，故再取交会穴公孙。进针得气后，患者即感轻快。再加刺经验有效之配穴大陵、中脘、隐白、天枢等穴，6次痊愈。后信访未再复发。

评析与思考 言简意赅地对公孙取用的因由进行阐述，此对读案者很有帮助，医家注重辨证取穴，时穴、配穴均贯穿此意。

胃痛按时针灸案

周某，女，40岁，干部，1985年1月17日初诊。

患者胃脘及腹部冷痛，大便溏泄8年。10年前精神受刺激，服中药治病1年余，精神症状控制，但自觉胸闷气逆，胃脘及腹部冷痛，腰膝酸软，大便溏泄，每日4~6次。遇有情绪波动，则感胃痛胸痛，胁下支满，嗳气。查面部灰黯，胃脘部皮温较低。两足逆冷，脉濡迟，舌淡，苔白。辨证：气机升降逆乱，阴气内结，阴维脉失调。

治疗：1985年1月17日上午10时为甲子年丙子月丙辰日癸巳时，按灵龟八脉开取通阴维脉之内关穴，同取公孙，配穴筑宾，热针大横（GZH型热针仪），灸中脘。戊午日丁巳时（1月21日上午10时）二诊，开穴公孙，配取内关、期门，热针肝俞透脾俞，灸关元。针灸2次后，胃脘及腹部冷痛减轻，大便减为3次。宗上方治疗36次，胃脘及腹部疼痛消失，食欲增进，大便每天1~2次，1年后随访，疗效巩固，体重增加4kg。

评析与思考　开穴内关通阴维脉，公孙通冲脉。阴维脉起于三阴交穴，沿下肢内侧上行至腹部，与脾经同行；冲脉挟脐上行，经腹部散于胸中，二经均循于腹部，故内关、公孙二穴按时针刺可治胃脘痛。患者症状多见寒象，“十胃九寒”，采用热针仪，灸疗于配穴，以体现温胃散寒治法，8 年胃痛因此而愈。

足临泣未时针除胃痛案

谢某，男，61 岁，干部，1980 年 7 月 9 日初诊。

患者体型矮胖，平时血压较高，曾患中风，现已恢复。既往有胃溃疡病史，7 月 9 日 15 时，突然脘腹剧痛，面色苍白，大汗淋漓。检查：左上腹压痛明显，无反跳痛。血压 230/130mmHg，脉弦缓，舌红苔黄腻。印象：急性胃脘痛。7 月 9 日为癸未日，15 时为己未时。用灵龟八法推算，足临泣穴开穴，刺入一针后，其痛立止，再次测量血压已降为 170/110mmHg。

评析与思考　针刺前血压较高，刺后下降，细析之，这可能与针前胃痛甚情绪紧张，针后痛除神爽气清有关。足临泣开穴有无直接降压作用呢？该穴能清头目，利胸胁，可治目眩，从功能主治上看也有可能，但本案胃痛明显，止痛效果也好，血压升降应与胃痛作止相关。

未时针开穴治疗胃痛案

高某，女，57 岁，农民，1979 年农历 3 月 11 日 14 时。

患者胃痛发作，面色㿠白，形质消瘦，气短神疲，时吐清水，痛甚时以手按于患处则稍减，舌质淡白，脉来沉细。此乃脾阴不振，运化失司，气机不畅而为痛，法当温中健脾。该日为甲辰日，时当未时，取内关开穴合公孙，另配中脘、足三里。内关、足三里用烧山火手法，中脘用灸，公孙用平补平泻法，一次痛止，按上法选日连续 5 次而病告痊愈。随访 4 年未发。

评析与思考　据案载“按上法选日连续 5 次而病告痊愈”。得知采用了以穴定时方法施治。治法为温中健脾，故配用足三里等穴健脾，用烧山火手法、灸法以温中。

亥时针照海治疗急性胃炎案

江某，女，28 岁，护士。

患者 5 月 16 日晚餐吃石盘鱼及鱼子，21 时起上腹部闷痛，继则疼痛加剧，呻吟不止。经注射 1 支山莨菪碱，疼痛不能缓解，22 时上腹部疼痛剧烈。检查：腹部软，压痛明显，拒按，无放射痛至肩胛部，四肢末端冰冷，舌质红，苔白厚。印象：急性胃炎。5 月 16 日 22 时 10 分为己亥日乙亥时，用灵龟八法推演，值照海开穴（双侧），予强刺激，5 分钟后疼痛缓解，并呕吐出未消化饭菜，吐后腹痛即止。

评析与思考　病情较急，随时开穴针刺，取照海于夜间亥时针，5 分钟就治愈，其效甚佳。对其他病变夜间发作。夜间针刺开穴如何？估计亦会有佳效，惜其临床较少用之。

胃痛申时止痛案

陈某，女，45 岁，工人，1982 年 7 月 9 日初诊。

患者昨天突然胃脘痛，经注射阿托品，痛仍未止。诊查：痛苦面容，呻吟，上腹部压痛，喜按，腹软。患者3年前曾患胃溃疡。发病前因服寒凉生冷之物而致。二便正常，脉弦细，苔白。

1982年7月9日15时30分为癸巳日申时，以灵龟八法开穴，当开照海合列缺（主客关系），用补法，针后5分钟，痛势减半，留针25分钟，出针后痛止。

评析与思考 与前案一样，使用西药解痉止痛剂后未效而针刺，且均用照海穴，这一方面说明针灸，尤其是择时针刺疗效较好，一方面也说明人们对此认识不够，求治针灸多在它法无效后。随着针灸时穴疗效逐渐被认识，相信这种现象会得到改观。

因时针刺申脉穴治疗小腹绞痛案

胡某，女，45岁，教师，1982年7月15日。

患者有右肾结核，左输尿管下段结石。昨日清晨大便后，突发左小腹绞痛，大汗淋漓，面色苍白，经急诊治疗后症情缓解，今日门诊以淋证收治入院。以其尿少色黄，左少腹拘急，除服用清热利尿、化石通淋的中药外，尚加服罂粟壳胶囊0.8g，琥珀胶囊1.5g。晚间小便滞涩难出，左少腹拘急绞痛。拟用灵龟八法缓急止痛。针刺时间为20时30分，属己亥日（为阴日）甲戌时。以灵龟八法推算本日、本时的开穴，日干己数10，日支亥数7；时干甲数9，时支戌数5，阴日除数为6。依公式推算：(10+7+9+5)÷6=5余1。余数为1时，当取开穴申脉治疗。患者疼痛时，术者有意不取开穴治疗先针刺列缺、阴陵泉、三阴交等穴，左少腹仍绞痛不止，随后针刺开穴申脉时，疼痛立时减轻。留针10分钟后，疼痛逐渐缓解，排尿正常，安然入睡。

评析与思考 此例治疗过程中，医家主动采用了自身前后对照法观察灵龟八法开穴效果，有一定的说明力，惜其前后用穴不一致，存在缺乏可比性问题。但就穴位功能的普遍性止痛而言，此前后用穴，止痛效果不同已能说明开穴功效优于非开穴。

灵龟八法治愈慢性腹泻案

刘某，男，43岁，1991年5月29日（己亥）日初诊。

患者慢性腹泻7年，伴完谷不化3年。7年前因过食生冷而致泄泻，每天2~3次，夹有黏液，腹痛。由于失治迁延而成慢性腹泻，每天便溏，纳少，习惯于此而未曾治疗。近3年来每天便溏1~2次，每于上午8~10时多见，常有完谷不化，夹带黏液，食生冷、饮酒则症状加重，腹痛，纳少倦怠。实验室检查未见异常。西医曾诊断为“肠道易激惹征”、“慢性结肠炎”等，服中西药、常规针灸，疗效不显。症见形体瘦弱，舌质淡红、有齿痕，苔薄而腻，脉濡细。辨证：寒湿困脾、脾胃失运，日久脾阳不振、不能温化而致腹泻。用灵龟八法、飞腾八法针之，待下午申时取公孙、内关。公孙施泻法，首先祛湿醒脾；内关平补平泻，宣畅胸气，且使气机升降。针后自觉小腹、胃脘部有蠕动感，至30分钟许，舌下口中黏液增多，令其吐之，留针45分钟。次日（庚子）申时来诊，自述昨日针后四肢无力、胃脘隐痛、大便出大量黏液，此为祛脾湿而伤及中气。遂用飞腾八法，公孙穴施补法，仍觉小腹内蠕动，胃蠕动较昨日轻，至25分钟许，口中津液增多，令其咽之。留针45分钟。第3日（辛丑）午时来诊，自述四肢有力，胃脘隐痛消失，大便开始变黄，质软成形，仍用公孙穴施补法。小腹、胃脘有轻微蠕动，口中仍有津液分泌，留针45分钟（以下3天自觉反应、留针时间同，略）。第4天（壬寅）辰时来诊，饮食尚差，守公孙穴补法。第5天（癸卯）申时来诊，自述有饥饿感，补公孙、平补平泻内关。第6天（甲辰）申时来诊，自述昨日针后即有饥饿感，饭谷倍香，大便正常，谨守公孙和内关。经6次治疗而治愈，嘱其忌烟酒、慎生冷。随访2年无复发。

评析与思考　上午8～10时便溏，恰为脾胃经所主，证明脾经受累。首次治疗泻公孙意在解脾之湿困。公孙穴有振脾气、温脾阳作用，内关宣通气机，助津输布，致使脾运谷化而疾却。针刺在开穴时辰前十多分钟进行，旨在刺经之方盛之时，留针45分钟左右。此案自始至终都取用了公孙穴，第1、5、6天3天配合应用内关穴。虽然始终施针于公孙穴，但针刺时间则有3个，第1、2、5、6天在申时，第3天在午时，第4天在辰时。其针刺时间的确定是依据灵龟八法与飞腾八法的取穴法则。如果该病确属肠道易激惹征，而用按时取穴针刺法治愈，确值得重视，因为该病目前尚无有效治疗方法。

卯时推拿曲池、合谷止晨泻案

于某，男，46岁，干部。

患者大便溏泻2年余，每天早上5～7时腹泻，少则2次，多则4次，泻前腹胀腹痛，泻后痛减，纳差，四肢欠温，形体消瘦，面色苍白，伴有心悸，气短，精神不振，脉象沉细而滑，舌淡红，苔薄白。证属肾阳不足，命门火衰，固摄无权，故在阳欲复阴未尽消之时泄泻。早5～7时属卯时，为大肠经气血运行当至之时，在卯时推拿治疗，取大肠经母穴曲池和原穴合谷，重用掐揉手法，逐日按时治疗12次痊愈，未再复发。

评析与思考　以纳子法每天定于卯时推拿曲池、合谷，二穴并无补肾益火固涩止泻功用，但治晨泻有效，类似情况在本书中已多次出现，应该重新认识穴位功用？还是对时穴有个正确的评价？这一切均需科学严谨的前瞻性的大样本研究和实事求是地回顾性的大样本统计总结，才能解决。

定时针刺原络穴缓除上腹痛案

李某，男，30岁，1982年8月17日初诊。

患者上腹部疼痛1周，自诉因摄入生冷食物后引起持续性疼痛，伴阵发性加剧，进食后疼痛加甚，食欲不振，恶心，胃脘部有轻压痛，舌苔白厚，脉弦滑。经服阿托品仅能缓痛一时。时届6时30分（卯时），为气血流注大肠经之时，则取其原穴合谷（右）、络穴偏历（左），10分钟后痛即止。针后半日内仍有微痛，以后渐止而愈。

评析与思考　本案与前两案类似，但三案所取原络穴都不在同一侧肢体。同时应用的原络二穴或均在上肢，或均在下肢，此与疗效有无关系，尚待总结。

辰巳时取穴针刺愈合胃溃疡案

李某，女，44岁，工人，1976年3月6日初诊。

患者胃痛反复发作已16年，近2年来发作频繁，每天发作3～6次，甚则痛无休止，严重地影响工作，休息及服一般止痛药无效。患者面容憔悴，形体消瘦（由病前70kg下降到39kg），舌质黯淡有瘀斑，苔薄白，脉沉细弦。经X线钡餐造影及胃镜检查诊断为胃小弯溃疡（约$2cm^2$）。辨证：中焦虚寒，肝郁气滞。治法：温中益气，舒肝和胃。取穴：

足三里、梁门、天枢、上脘、中脘、建里、公孙、气海（辰时进针）、太冲（泻法）、解溪（巳时进针，补法）。每次行针后，患者自觉腹中温暖，起针后连声嗳气及矢气。1个疗程后，症状明显好转，6个疗程后，症候全部消失，经钡餐造影及胃镜检查溃疡愈合。随访11年。从未复发，体重恢复到60kg，精神、体力均好。

评析与思考 三例采用“某一时辰取相应某经的穴位（取该经从起点到终点的任何穴位）”的方法，选取与病症有关的胃经穴位，在辰时（胃经主时）针刺，见有虚证在巳时加刺解溪穴，取得满意效果，说明根据因时针灸思想，于临床灵活应用，总结经验，不应囿于传统方法。

肠结核酉时腹泻纳甲法治疗案

王某，男，49岁，工人，1976年7月20日初诊。

患者有肺痨史，经治好转，于2年前发生腹泻，时好时犯。近2个月来，每到下午六七点钟，自觉肠鸣，腹痛，随即腹泻，无脓血，小便清长。经省立医院诊断为肠结核，投抗结核药治疗，服用中药四神丸等。效果不显，遂来我科诊治。

查：发育正常，营养欠佳，面色淡黄，舌苔薄白，两尺脉沉弱无力，心肺（-），腹软，肝脾未触及，诊为肾泻。证属肾阳不足，命门火衰，脾失温养所致。治以温补脾肾法，乃取命门以补肾火、益阳气，加脾经大都、胃募天枢，以调整胃肠，扶助脾气。经治4次，病仍如故。

考虑人体气血酉时（下午17～19时）循入肾经，该患者腹泻乃由肾阳不足引起。经用经络测定仪测查肾经原穴太溪，结果表明左16μA，右7μA，乃改用流注纳子法开穴。时值己日癸酉时，正当肾经俞穴太溪值时，遂取28号毫针，采用补法，留针15分钟，仍配命门、大都、天枢，次日大便提前2小时；再诊庚日乙酉时无穴可开，乃采用肝经大敦补之；辛日丁酉心经灵道开穴，壬日己酉无穴可开，乃采用脾经火穴大都。经上述4天按时开穴治疗，休息3天后来诊，腹泻停止，大便成形，均在上午9时左右，病愈。经测肾经原穴，左27μA，右28μA。

评析与思考 肾泻多属肾阳不足，命门火衰，以现代医学论之多见轻度甲状腺功能亢进、慢性肠炎、肠结核等。此案乃肠结核所致，经用辨证取穴针刺未效，改用定经定时方法针刺而泻止。对纳甲法来讲，这种定经于一定时辰而取开穴的要求难以满足。案中以酉时肾经气血开旺为依据，定于酉时取穴针刺的方法，是结合了纳子法对脏腑时辰气血旺盛的内容，取酉时纳甲开穴针刺。纳甲、纳子二法如此配合，实有新意。

随诊时间开穴治疗胃脘痛案

刘某，女，45岁，工人。1994年3月17日8时15分（壬寅日甲辰时）就诊。

患者胃脘痛反复发作8年，多为凌晨时左右发病。胃脘部有烧灼感，泛酸，嗳气，纳呆，时觉胸闷胁胀。舌淡红，苔薄黄，脉弦细。辨证：肝胃郁热。以就诊时辰推算，各法之开穴如下：纳甲法（简称甲）：侠溪、阳陵泉；养子时刻注穴法（简称养）：阳溪；灵龟八法（简称灵）：外关、足临泣；飞腾八法（简称飞）：公孙、内关；十二夫妻相合注穴法（简称夫）：阳池、内关。除重复者外共8穴，其中内关、公孙、阳陵泉甚合本证。遂以此3穴刺之。次日复诊称症状明显减轻。续按上法针刺，共治10次而愈。各次针刺时间和穴位如下。

18日8时5分（癸卯日丙辰时）：足临泣（灵）、内关、公孙（飞）。

19日8时15分（甲辰日戊辰时）：足临泣、外关（灵）。

20日8时27分（乙巳日庚辰时）：足临泣、外关（飞），冲阳（夫）。

21日8时17分（丙午日壬辰时）：公孙、内关（飞），解溪（养）。

22日8时22分（丁未0甲辰时）：公孙、内关（飞），阳陵泉（甲）。

23日8时16分（戊申日丙辰时）：公孙、内关（飞），丘墟（夫）。

24日8时14分（己酉日戊辰时）：足临泣、外关（飞），支沟（养）。

25日9时27分（庚戌日辛巳时）：足临泣、外关（灵），合谷（夫）。

26日9时26分（辛亥日癸巳时）：行间（养）、内关（夫）。

评析与思考 本案针刺时间均在上午8时~9时30分，选择此时针刺治疗，医家是否同时考虑到此时属于胃脾经旺盛时？本案共涉及纳甲法、灵龟八法、飞腾八法和十二夫妻相合注穴法4种方法，共用了11个穴。穴位用得最多的是足临泣5次，涉及灵、飞二法。内关共5次，涉及飞、夫二法。外关4次，涉及灵、飞二法。公孙4次，涉及飞一法。其他穴位如冲阳、解溪、丘墟、支沟、合谷、行间6穴仅针了1次。所用穴位相对集中，应该说医家在考虑穴位功能主治的基础上，重视时间因素的影响，从其为了选择应用足临泣、内关、外关、公孙等穴位，而应用了3种时间取穴法，就可知晓。在应用按时取穴针刺法的临床应用中，应该如本案医家所为。

第五节 肝胆系病证的时间医学应用

寅酉时服药治愈腹胁痛案

彭某，男，42岁，干部，1983年7月24日初诊。

患者右上腹及两胁胀痛4个月余。曾经胆囊造影及钡餐提示：胆石存在及十二指肠溃疡，住院治疗未愈。半月来，每天于19时始，右上腹及两胁作痛，嗳气则稍缓，至夜半后方止。口干不饮，口苦，便稀，舌黯，苔薄黄腻，脉弦数。证属肝郁气滞夹湿。因黄昏金气旺，肝木之气衰，邪势弛张而痛作，夜半后至平旦肝木之气渐旺，阳气渐升，邪退则痛止。乃思《回春录新诠·虚劳》曾以不同药物“早服温肾水以清肝”，“午后培中土以消疾”，叶氏《种福堂公选良方》亦用“午后服健中运湿方”之法。遂以晨起投药赖肝旺之气，与药力相合驱邪于外。拟疏肝理气运脾之法，方用：柴胡10g，白芍24g，枳实9g，丹参15g，砂仁、延胡索、川楝子、吴茱萸各10g，檀香6g，甘草3g，4剂。早晨5时服头煎，晚18时再服，以挫邪势。

二诊（1983年7月31日）：自述1剂后疼痛大减，节律消失。4剂后，仅留口干，舌黯红，苔薄腻。守上方去砂仁、丹参，加黄柏10g，丹皮9g，香附10g，檀香3g。另作化石汤嘱其常用，服法同前，1个月后信访疼痛未再发。

评析与思考 此案腹胁痛在19时至夜半发作，夜半后至平旦则痛止，诊属肝郁气滞夹湿，根据是平旦肝木之气旺，阳气升，邪退痛止；黄昏金气旺，肝木之气衰。邪进而痛作。

按时取穴针刺排出特大胆总管结石案

薛某，女，29岁。

患者胃脘部经常疼痛，泛酸，服止痛药可缓解。半月前突然感右上腹灼热，但未治疗，4天后右上腹疼痛，放射至右肩背，饭后疼痛加剧。经B超检示：胆总管结石，结石为3.1cm×2.4cm。查体温38℃，血压125/80mmHg，巩膜轻度黄染，舌淡苔薄黄，脉弦细，右上腹疼痛拒按。入院后经服用疏肝利胆的中药，针刺日月、期门、中脘、梁门，每回1次，针刺后症状明显减轻而出院。

12天后，又出现右上腹疼痛，当日正值胆经值日，故按时首先选用足少阳胆经合穴阳陵泉穴（双侧），佐以日月、期门、中脘、梁门，行捻转性强刺激。阳陵泉穴（双侧），接针麻仪通电60分钟，电量以能耐受为度。针后疼痛缓解，未作其他治疗，夜间突然高热、恶心呕吐，右上腹阵发性绞痛，继而出现巩膜及全身黄染，持续数小时，待天亮疼痛稍缓解，急诊入院。入院后用抗生素静脉滴注，并口服50%硫酸镁40ml。下午2时，随大便排出长5cm、直径3cm的圆锥形特大结石一块，重20g。患者自觉诸症皆除。再次B超检查，胆系已无结石迹象。

评析与思考 **此案针前B超检示证实有特大结石，治后复查结石消失，疗效依据可靠。所以能有此佳效，关键在于按时取穴法的应用和配穴得当。通过纳甲法推算取穴阳陵泉的当日时辰案中未明，从而对施针时穴及配穴的时间不明，或许所有应用的穴位均在其时针刺是排除胆结石的最佳时机。未详载时间，对于作为介绍应用时穴针刺取效的医案来说，确属不足。案中采用电针，用强刺激等，读者可借鉴。术后高热、绞痛、呕吐是特大胆石外排产生的结果，读者若仿效本案治法，对此治后反应也应做到胸中有数，及时处理。**

纳甲开穴开通胆经痹阻案

崔某，女，46岁，1982年5月12日初诊。

患者32年来，每年4～9月，几乎每天凌晨出现左侧小腿外后侧——光明穴周围肌肉憋胀难受，须立即用力按摩20～30分钟方可缓解，最初曾多方治疗，效果不显，以后逐渐习以为常。近数月来，不仅憋胀感加重，且右侧相同部位也有类似感觉。查体未见明显异常，舌质淡红而润，苔薄白，脉细数。

患者唯一症状是足少阳胆经合穴以下憋胀难受，时限于夏秋季每天子时，诊为胆经痹阻，治以疏通胆经，同步节令，用子午流注纳甲法。为验证子午流注针法，先施一般针法，取穴阳陵泉、光明、外丘、丘墟、胆俞、肝俞、日月，每天1次，10次为1个疗程。至5月30日共12诊，除针治第三次后，憋胀感稍有减轻外，余皆变化不大。6月5日上午11时，值己未日己巳时，开隐白穴，并配用以前所用之各穴。6月6日上午11时，病情有减，稍发即止，时值庚申日壬午时，开通谷（足），配前穴。6月8日上午8时30分（壬戌日甲辰时），子时不再有憋胀感，开侠溪，配前穴。6月13日上午8时50分（丁卯日甲辰时），4天来未发作，开阳陵泉，配前穴。以后又间断针治数次，疗效基本巩固，临床治愈。1年后，患者来诊，讲述近日原病复发，只是程度较轻，因考虑会加重，要求再予针治。

为再次验证子午流注针法，仍先采用一般针法，另配用维生素 B_{12} 穴位注射。连续施治1周未见好转，遂于7月30日（己未日己巳时）开隐白穴，另配足临泣、阳陵泉等穴。7月31日上午11时（庚申日壬午时），昨日针治后，子时异感稍有减轻。开通谷（足），另配侠溪等穴。如此依时开穴，共治6次，临床治愈。

评析与思考 此案限于春末至秋初每日子时，胆经合穴以下憋胀难受，是为奇事。病变经络与发病时间和子午流注纳子法所论子时胆经开旺说相符。此案更为令人信服的是，医者两次采用自身前后对照法验证了纳甲法的奇效，较之辨证取穴为优。当然，不可否认的是配穴也发挥了一定的作用，时穴与配穴（病穴）相互配合才有如此效果。案中丁卯日甲辰时开阳陵泉穴是根据阳陵泉针刺时辰而言，实际阳陵泉开穴在丙小肠主气日甲辰时，两者实际内容未变，但提法必须言明，以免初学者难以理解。

子时针阳辅治疗急性胆囊炎案

李某，女，45岁，教师。

患者右上腹间歇性钝痛1个月，加剧2天入院。疼痛因饱餐或进食油腻而加剧，伴有口苦，腹胀。面色微黄，舌红，苔黄腻，脉弦数；墨菲征（+）；超声波示：胆囊肿大，收缩功能不良；白细胞 11×10^9/L，中性粒细胞0.75，淋巴细胞0.25。诊断：胁痛（急性胆囊炎）。住院经药物治疗疼痛缓解不明显，针刺胆囊穴、阳陵泉、日月、期门、支沟等，疼痛也只能暂时缓解。改用子午流注纳子法，约患者夜里23～1时开穴治疗。单用阳辅穴（双侧），行泻法，留针20分钟，加用治疗仪强刺激，针刺3次后疼痛减轻，每天发作次数减少。再针5次，疼痛完全消失。观察1周未再发作而出院。

评析与思考 按时取穴针刺法可治疗急症，本例可资证明。初用病穴效不佳，继用时穴效显，择时针刺是关键，且择时仅针一穴，共针8次，就使急性胆囊炎痊愈出院。此例贵在夜间子时施针。目前，即便采用按时取穴针刺法，应在夜半针刺者，有时也很难做到。然而，许多病症的最佳治疗时机可能就在夜间，应该引起足够的重视。除针刺外，是否配用药物治疗，案中未加说明，稍嫌不足。

巳时针开穴，消除胁痛案

赵某，男，52岁，1983年5月17日初诊。

患者左胁肋部因摔倒跌伤1周，腋前线第5～7肋骨处疼痛，尤以深呼吸及运动时为甚。患处有轻度压痛。时当初诊日9时40分，为乙巳日辛巳时，以灵龟八法推算取穴为外关，即针左侧外关穴，留针20分钟。针入5分钟后疼痛减轻，针毕痛减八九。18日10时丙午日癸巳时，针开穴照海，疼痛完全消失，半月后随访，痛未再发。

评析与思考 此例初诊日开穴应为足临泣，外关是其配对穴。计算方法是干支代数，乙10巳7辛7巳4，加数为28，乙巳为阴日除6，商为4余4，4为足临泣代数，故该穴为初诊日巳时开穴。本案是定时于巳时针刺其时开穴，即以时定穴，与以穴定时正好相反。本书收载案例中两者均有多例，疗效均较好，其作用机制有探讨的必要。

辰针申脉治胆道蛔虫症案

王某，女，31岁，1981年9月1日初诊。

患者体形肥胖，诊前1天，右上腹隐隐作痛，自服复方氢氧化铝片无效。当日早饭后，疼痛加重，痛如锥刺，向肩部放射，恶心呕吐，并吐出蛔虫1条，脉弦苔白，全身湿冷，下肢尤甚。针刺迎香透四白，疼痛稍有缓解，半小时后，疼痛又继续加剧，注射阿托品也不奏效。就诊日为己酉日，9时针刺为庚辰时，按灵龟八法计算当时开穴为申脉。即针之，留针3分钟，疼痛、呕吐皆止。后服驱虫药，下蛔虫20余条而痊愈。

评析与思考 申脉为足太阳膀胱经穴，又是阳跷脉起始点，阳跷脉沿外踝后上行，经腹部、胸部后外侧，最终到达耳后并与足少阳胆经会于项后。开穴申脉针刺治疗胆道蛔虫症有其经脉循行部位的基础，合之时间因素而能取得较好疗效。

纳甲、灵龟二法合用治胆道蛔虫案

蔡某，女，22岁，1982年9月16日初诊。

患者今天上午突发右上腹部剧烈疼痛，在床上打滚，并伴有呕吐。以往曾患胆道蛔虫症。经用解痉镇痛、亚冬眠等药治疗，并针刺足三里、胆囊穴，疼痛不能缓解，遂改用子午流注开穴治疗。9月16日15点30分为壬寅日戊申时，按子午流注开泻子穴束骨穴（右侧），灵龟八法开申脉穴（右侧）。强刺激，酸麻感传至大腿中、上段，留针半小时。针后右上腹疼痛止，再配合驱蛔安扰中药治疗而愈。

评析与思考 纳甲、灵龟虽取穴方法不同，但所取束骨、申脉均属膀胱经穴，这可能是一种巧合。但膀胱经并无支脉循于胆道，束骨、申脉二穴也未见有止腹痛、驱蛔虫之效。本例施治有效只能从穴位针刺时间上考虑，按时取穴针刺存在独特功效。

第六节　肾膀胱系病证的时间医学应用

肾阴虚夜尿频多案

金某，女，45岁，1989年9月17日初诊。

患者因家事烦恼，近1个月来口渴多饮，尤以夜间多饮。夜间起床解溲5次以上，量多色清，每日尿量达2000ml，症状时轻时重。伴有失眠心烦，头晕耳鸣，健忘，腰膝酸软，胃纳减少。舌苔薄干，舌质红瘦，脉细数。查尿糖、空腹血糖、血尿素氮、肌酐等，均在正常范围。证属肾阴亏虚，封藏失职，心火亢盛。治拟滋阴降火固肾。处方：炒麦冬、炒知母、炒黄柏、阿胶珠（冲化）各10g，姜川连3g，大生地、天花粉、大熟地各12g，生白芍、怀山药各15g，陈茱萸肉8g，煅牡蛎30g（先煎），5剂。药后，夜间尿次数及尿量明显减少，全日尿总量在1500ml以下，其他症状也有缓解。续以上方略作加减，共服24剂，诸症告愈。

评析与思考 正常人夜间小便很少，甚而不小便。老年人因肾气不足，气不化水，可见夜尿增多，但无夜饮现象。本例病者正在中年，夜间多饮、多尿，则难以肾气不足论之。综合它症，医以肾阴虚，心火亢盛论治而效。说明对夜间多尿，在不同年龄组的患者，病机有异，临床诊治应区别对待。此案因系肾阴不足导致的尿多，故如阴虚发热一样，在夜间病作。

肝肾阴虚夜尿增多案

钱某，女，27岁。1991年6月12日初诊。

患者4年前产后出现高血压，3年后又因夜尿增多、四肢瘫软，而去某医院就诊，诊为原发性醛固酮增多症。因B型超声波、CT检查均未发现肾上腺有结节块状，故采用药物治疗。自诉夜间小便多达4～5次，尿量超过白昼，全天约2500ml。色清，伴头痛头晕，腰膝酸软，时有四肢抽搐，午后潮热，颧红，咽干口燥，多饮，月经延后15天未至。舌苔少，舌红，脉细数。血压150/105mmHg，血钾测定2.6 mmol/L。证属肝肾阴虚，肝阳上亢，虚热内生。治拟滋阴清热，平肝固肾。处方：炒知母、炒川柏、玄参、炙龟板（先煎）、焙丹皮、明天麻、钩藤各10g，炒生地、炒熟地各12g，怀山药15g，生白芍30g，炙甘草6g，7剂。上方服后，夜间尿量较前减少，头晕头痛缓解，服药4天后再未出现肢体抽搐，月经已行3天，量少色红，血压120/90 mmHg。再以原方进服14剂，夜尿正常，全天总尿量约1500ml，已不多饮，偶有头晕，复查血钾4.2 mmol/L。再拟原方继服7剂，以资巩固。

评析与思考　与前案相比，此案不仅肾阴虚，还存在肝阴虚、肝阳上亢症状。病在阴分，常发在夜间，这在古今中医临床案例中可得到众多明证，其机制可释为：本已阴虚，夜间人体阴气当盛不盛，致阴虚更显。但疑问在于：尿由阳气所化，阳不化气，水液蓄聚膀胱而为尿，为何阴虚而见夜尿多？肾阴是否也在化气利水的体液代谢中发挥重要的直接作用，而不是通过与肾阳的关系发挥间接作用呢？可以研究之。

夜半服药排尿路结石案

张某，男，36岁1983年初诊。

患者经腹部平片确诊为左侧输尿管上段结石，结石如枣核大小，左肾中度积水，患者面色㿠白，心慌乏力，腰膝酸痛，排尿无力。经用补肾益气、利水通淋等法治疗4个月余。摄片复查：结石未见外排。

患者证属肾气虚弱，用上法治疗本属不谬，何以不效？《素问·脏气法时论》说：“肾病者，夜半慧。”《伤寒论》：“少阴病，欲解时，从子至寅上。”少阴病主要指心肾阳虚，上述内容均说明肾中病变，可考虑利用其于夜半欲解时趁势用药。于是嘱患者每于夜半0时仍服用原先之药，连服12天后，患者在清晨排出一枣核大小多刺的结石而愈。此因时服用补肾通淋之药，加强节律优势，使石排出而病解。

评析与思考　同样的方药因服用时间不同，疗效不同，采用夜间子时用药以趁疾病欲解之势而收效，值得效仿。如今夜间几不服药，除西医夜间应用输液、静脉滴药方法给药外，余在夜间0时给药极为少见，尤其是煎服之中药汤液。从时间医学观点分析，这种现象丧失了部分病变的最佳治疗时机，应该引起重视。本案择时参考了五脏病慧静甚节律说和六经病欲解时说。

巳时开穴针除慢性肾炎蛋白尿案

成某，男，18岁，1965年4月15日初诊。

患者于1962年8月患急性肾炎，住院治疗月余，症状消失出院。近2年来，多次做尿常规检查，均有蛋白（+）～（++），红细胞4～6个/HP，白细胞2～4个/HP。曾服中药百余剂，尿中仍有蛋白。初诊见：面色苍白，倦怠无力，食欲不振，腰膝酸软，下午足踝轻度浮肿，舌淡红，苔薄白，脉沉细。时当乙巳年庚辰月己亥日己巳时，开穴隐白、商丘，配脾俞，灸命门、关元。4月17日上午10时，辛日巳时，开穴然谷、阴谷，配肾俞，灸水分、脾俞。宗上法，按时开穴，适当配穴，共治疗36次。7月12日检查尿常规正常。后多次检查，尿中均无蛋白。随访3年，体健无恙。

评析与思考 慢性肾炎蛋白尿属难治症之一，故用中药百余剂而未效。应用按时取穴纳甲法合辨证取穴治疗36次而愈，随访3年未发，疗效甚佳。尿中蛋白异常，中医常责之脾肾，多为脾肾阳气不足。故以脾肾经脉开穴为主，刺灸并用。但观其开穴中己亥日己巳时还有商丘，辛日巳时还有阴谷，根据纳甲法使用方法：合日互用开穴法、刚柔相济开穴法、表里相合开穴法、顺时相生开穴法等，均难以在其时取二穴为时穴，医者究以何法所取？或以何据认二穴为其时开穴？留存待考。

石淋疼痛用照海，按时针刺案

陈某，男，45岁，1981年4月1日初诊。

患者素有输尿管结石病，今日又突发剧烈绞痛，并向阴部及右下肢内前侧放射，伴呕吐，尿检红细胞（++），白细胞（+），经中西药物治疗后，疼痛稍减。现腰腹痛又剧烈发作，拟用灵龟八法治疗。针刺时间为16时35分，属己酉日壬申时。灵龟八法开穴应为照海穴，遂取照海，针入痛止，呈昏昏欲睡状，痛未再发。其间留针15分钟。

评析与思考 照海为肾经与阴跷脉交会穴，二经均循腹部。该穴可利小便，合之开穴施治，故针入痛止。

石淋绞痛针开穴案

杨某，男，26岁，1980年7月16日初诊。

患者因输尿管结石绞痛，相邀会诊。用灵龟八法进行治疗。7月16日为庚寅日，9时45分为辛巳时，灵龟八法推演正值申脉开穴。针刺申脉后痛缓而渐止。

评析与思考 同样石淋疼痛，前案用照海，此案用申脉，是由按时取穴所引致。二穴均针入痛止，说明时穴疗效好。二穴共同点是与跷脉相关，跷脉分布到腹，这可能是照海、申脉止石淋疼痛的共同基础。

午时尿蛋白异常案

刘某，男，24岁，干部，1983年6月8日初诊。

患者2年前曾出现过蛋白尿。1个月前，患者又发现尿时有泡沫，经尿检有蛋白（+）～（++），经治疗后有效。

现上午、晚间尿检正常，未见蛋白，唯在中午则有蛋白（±）～（+），少量血细胞。双腿酸沉乏力，晨起心悸，食欲一般，量稍减，饮水量多，大便正常，经用中西药未能获效。精神尚可，眼睑略有浮肿，舌苔淡黄稍厚，脉象沉缓，左寸独强。肾炎之蛋白尿，晨起量少，活动后增多，乃属常见。本例在中午出现，其他时间均属阴性，则有其特性矣。腿酸无力，口渴思饮，眼睑稍有浮肿，乃是肾阴不足、开合失司、水道不利之候，蛋白独见于中午，午属心经，左寸又强，正是肾阴亏损，不能济心而心阳亢盛，遂下移热于小肠，致使泌尿失常，而蛋白出焉。故不循肾炎治疗的陈规，而从时间考虑采用滋肾清心之法，方以二至丸、导赤散加味调制。药用：旱莲草20g，女贞子15g，黄连6g，生地18g，竹叶6g，木通6g，元参15g，牛膝15g，白茅根20g，生甘草6g，7剂。药后诸症消失，尿检阴性。原方继服数剂，以资巩固。

评析与思考　仅见午时尿蛋白异常，以子午流注学说为指导，不循肾炎治疗的常规，而采用滋肾清心法，7剂药即愈，这是按时诊治的结果。其中清心一法的制订完全据午时属心经开旺，蛋白尿异常于此时，为心阳亢盛、移热于小肠的认识。一般肾炎蛋白尿的治疗多从脾肾着手，本案因时施治，另辟蹊径，确值得临床参考。此例是以现代实验室检查异常变化的时间性辨时论治，可作为现代病理节律变化及中医择时施治实例参考，故列于此节中，以便引起重视。

时穴合耳穴排出尿石案

龚某，女，40岁，工人，1985年9月30日初诊。

患者左腰部酸痛伴血尿半月余。9月12日曾摄尿路平片示：左输尿管下端结石，有一绿豆大小之钙化致密阴影。尿常规：蛋白（+），红细胞（+++）。诊断：左输尿管结石。诊见：左腰部酸痛，尿频，尿痛，淋沥不断，排出无力，面色㿠白，神疲，食少纳呆，脉细无力，舌质淡，胖嫩有齿痕。B超提示：左肾盂积水，输尿管上端扩张。曾服过中药排石冲剂，多饮水多做跳跃活动等未能奏效，故来我院针灸门诊治疗。证属下焦肾阳不足，气化失司。治以温阳益肾，通淋排石为主。

处方：来诊当日，9月30日（壬申日巳时），针刺按灵龟八法取穴照海，留针30分钟；耳穴压丸（选用王不留行子）：肾、输尿管、膀胱、内分泌、神门（均双侧）。针刺2小时左右，自觉左腰部阵发性剧痛，有尿意。小便排出棕色绿豆大小结石一枚，随后诸症消失。12月12日B超复查提示：双侧肾脏大小正常，轮廓清晰，集后系统光点未见分离现象，输尿管亦未见扩张。

评析与思考　灵龟八法取照海，辨证取耳穴，均在巳时针刺或压丸，排出尿石。前面有案提及以纳子法开耳穴，此案是否可考虑耳穴肾、输尿管、膀胱、内分泌、神门与照海一样可用灵龟八法推算，作为其耳部时穴对待？推而广之，对耳穴分别用现有几种常用的传统方法及作者独创的人体生物节律针灸法进行验证，确定其中具有最佳针刺时机的穴位，将时间针灸法拓至耳针。

隐匿性肾炎应用纳甲、纳子、灵龟合病穴法治疗案

王某，男，16岁，1989年1月28日初诊。

患者自觉神倦腰酸已9个月余，经县医院检查，尿蛋白（+），尿胆原（++），红细胞5～15个/HP，白细胞时有时无。诊断为隐匿性肾炎，曾先后用中西药治疗无效。查精神疲倦，腰酸痛，易汗，面色萎黄，瘦弱，手足凉，舌质淡嫩，苔薄净，脉软弱无力。证属脾肾两虚，脾虚不能摄血，肾虚不能封藏，故精血失敛。以子午流注纳甲法治之，并对症配穴。

1月28日9～11时（戊日巳时）大陵开穴。

1月29日17~19时（己日酉时）开太溪、太白，得气行补法。

1月30日11~13时（庚日午时）开通谷穴补之。

1月31日9~11时（辛日巳时）开然谷补之。

2月1日11~13时（壬日午时）开后溪、阳池、京骨，均补之。

2月2日9~11时（癸巳日丁巳时）取公孙配内关，另于11时后补大都用纳子法。

2月3日5~7时（甲日卯时）开神门、太溪、大陵，用艾灸太溪。

配穴：三阴交、复溜、交信、足三里、二间、委中、公孙、内关、太冲，每天选其中2~3穴。

第1个疗程结束后，自觉症状明显好转。自1989年2月11~17日，依第1个疗程之法取穴针刺。疗程结束，患者自觉症状消失，实验室检查正常，病告痊愈。

评析与思考 隐匿性肾炎除实验室检查有异常外，临床症状较少见，与肾炎无直接联系的全身症状常是中医结合尿检验结果辨治的依据。对尿检中蛋白异常，中医多从脾肾着手施治。鉴于纳甲法逢时开穴，时穴功效不一定与病相宜，故配以对症穴位。7天为1个疗程，共取用大陵、太溪、太白、通谷、然谷、后溪、阳池、京骨、公孙、内关、大都、神门等，涉及心、肾、脾、心包、膀胱、小肠等经脉。其中第一次和第七次取穴均按时穴实际针刺时辰所在日载明日干。如第一次戊日巳时开大陵，实际为丁心主气日丁巳时血归包络取大陵，只是该穴针刺时间在戊日。又如甲日卯时开神门，实际是癸日肾经主气日卯时开神门，因其针刺时间在甲日等，初学者宜识之。第六次是用灵龟八法计取公孙穴，并用配对穴内关，合之纳子法开穴大都穴。应该说本案是纳甲、纳子、灵龟三法合病穴共同作用使得病情痊愈。

第七节　气血津液病的时间医学应用

夏至定时发热案

岳某，男，40岁，干部，1970年夏就诊。

患者主诉头晕，发热，胃痛。常年脘腹胀满，泛酸呕逆，食少神疲，四肢无力，腰酸腿软，溲清便燥。每到夏天，全身发热，体温38℃左右，形体更加衰惫，精神委靡，头晕欲倒。因病不能工作已七八年。

患者曾确诊为神经症、慢性胃炎合并溃疡。夏天发病之时，不论服用何药，药后发热更高，头晕更甚，胃纳更呆，病情更加严重。应用一般解痉止痛、抗生素类西药均无效果：应用丸散膏丹类中药是补则上火，凉则腹痛。多年来每到冬至以后，身体自然好转，虽不用药，纳呆、头晕、身热很少出现；而一到来年夏至，胃痛、纳呆、头晕、身热又再次准时发作。这次又值发病期间，初诊脉沉弦，舌燥质红无苔，显然为脾肾阳衰，内有饮邪及阴盛格阳之象。究其多年来所以有冬安夏甚之症情，系因冬至一阳生，阳气来复，阳衰而得阳气之助，是以好转；夏至一阴生，阴气来临，阳衰而阴气复乘，是以多病。遂予附子理中汤加茯苓、白芍，以降饮镇逆，扶阳抑阴。服3剂后，患者头晕、身热等症完全退去，饮食增加。以前小便次、量均少，服药后次、量均多。唯腰腿酸软，足膝无力，迄未能止。此为久病阳损及阴，肾阴亦亏。将附子理中汤合金匮肾气汤加鹿茸、巴戟天、菟丝子、女贞子、枸杞，连服10余剂，腿腰自如，小便正常。后改为丸药，连服3个月左右，多年夏至发病之疾，竟然痊愈，至今随访未发。

评析与思考　每逢夏至则发热、胃痛、头晕，冬至则一切如常，此与小儿夏季热因时发病相似。但本案患者年已不惑，岂可等同。

诊属脾肾阳衰，用药而效。以四季阴阳盛衰变化与病体阴阳虚实之间的关系释其机制。本案治疗时间较长，提示对具有年周期变动节律病变的治疗应该持久，以巩固疗效。

午前甘温，午后凉润法退热案

黄某，女，6岁，1978年夏就诊。

患者体禀瘦弱，每届夏令则纳差身热，经多方检查诊为小儿夏季热，于1978年夏来诊。患儿发热始于黎明前寅卯之际，至辰巳之间（上午9时左右）最高可达39℃，自觉面部烘热，乏力，至午时热降至37.5℃左右。口渴欲饮，自汗纳差，苔薄舌偏红，脉细数两寸皆虚。

此系气阴两虚之证，治分两途。午前治以甘温，药用：党参、黄芪各15g，柴胡12g，升麻、白术、陈皮各6g，甘草3g。嘱清晨服头煎，9～10时服二煎。午后治以凉润，药用：太子参、麦冬各15g，五味子6g，罗汉果1只，煎汁代茶频饮。经治5天，热平纳增，乃改为：太子参15g，麦冬、功劳叶各12g，五味子、陈皮各6g，甘草3g。连服半月以巩固疗效。并于同年冬至开始服两仪膏调治一冬。次夏访正常而告愈。

评析与思考　小儿夏季热多见于3岁以下体质虚弱的婴幼儿，以七八月份发病居多，主症为发热，虽高热但少神昏痉厥之象。由于该病发热特点是随外界温度高低而升降，故多见午时及午后高热。此案上午发热，午时及以后热降，症属特殊，在西医称之为“巅倒热”，多见于肺结核患者。证即特殊，气阴两虚，据时分治，午前益气，午后养阴，并用迎而夺之服药法，5天热即复常。其于冬至服药最终治愈本证，开创了夏病冬治的先例。

在服药时间上，本案以午时为界，分别于午前服甘温药，午后用凉润药。这种方法古已有之，如明代薛己、清代程杏轩等，今人施今墨、胡仲英、李济仁等亦常采用，疗效较好。由于午前阳气升旺之际用甘温药，午后阴气渐升而旺之时用凉润药，均可借助人体阴阳生理节律变化趋势，达到用药目的。说明午前午后分服药物不是简单地防止多种方药之间的不良作用，也不是随便确定服药时间，以多种方药治疗复杂病变，而是一种有目的地据病、据药、择时施治的方法。

瘀血内阻午后低热案

许某，女，42岁，工人，1979年8月2日初诊。

患者午后低热1年余，伴口干，手足心汗出，身体时痛，曾求医多人，屡治不效。观其病历前医皆诊为阴虚发热，用药不外乎滋阴清热之品。因想：既热之由在阴虚，为何补阴而热不除？故又详察之：其人口渴但欲嗽水而不欲咽，身痛犹被棍打，舌红少津，脉细涩，又见颈部肌肤色黑而粗糙。脉证相参，系瘀血内阻无疑。法宜活血祛瘀兼养血清热。

处方：红花9g，桃仁9g，丹参15g，川芎6g，赤白芍各9g，当归尾9g，柴胡6g，秦艽9g，地骨皮9g，甘草6g，3剂，水煎服。

二诊（1979年8月6日）：身痛大减，余同前。原方继服3剂。

三诊（1979年8月9日）：身痛消失，发热，手足汗出大有好转，口渴欲饮，舌脉同前。原方加西洋参9g、麦冬9g，又进6剂，诸症皆除，2个月后随访未再复发。

评析与思考 血属阴，阴虚多发热在午后，瘀血所致发热亦在午后。临床对阴虚发热时间较为熟识，对瘀血发热时间则较为生疏。此例先以滋阴清热法施治即是明证，治之不效，才重新审察病症，认定瘀血内阻，用桃红四物汤加减以活血祛瘀、养血清热而效。可见，定时发作的病变须鉴别诊断，不可仅凭午后身热就认为系阴虚所致。

气虚血瘀暮热早凉案

何某，女，26岁，1981年10月8日初诊。

患者产后夜间发热无汗，体温38℃，曾先后用庆大霉素、青霉素等治疗罔效。刻诊：产后半月，暮热无汗，昼凉汗多，小腹作胀，按之刺痛，恶露色黑量少，二便调，胃纳尚可，舌略红，边有紫点，苔薄白，脉细数。此乃气血不足，瘀血内阻。治宜益气养血，活血化瘀，以当归补血汤合桃红四物汤加味。黄芪30g，当归15g，赤芍、川芎、桃仁、红花各10g，生地、益母草各20g，3剂。

11日复诊，服药1剂，恶露增多，2剂热退汗少，3剂服完，恶露净，小腹痛除，舌边紫点已退，易八珍汤加黄芪调补气血而瘥。

评析与思考 此案系产后气血不足，瘀血内阻而夜间发热案。因夜属阴，瘀血亦属阴病，两阴相合，瘀血内阻更甚，气滞而不行则夜热。活血化瘀法可除瘀血内阻而气畅血行，虽不用清热，亦可瘀除热退，诸症渐安。

肝肾阴虚夜热早凉案

周某，男，58岁，教师，1972年8月就诊。

患者认为"阳虚"，自拟温热扶阳之剂常服达30余载，唯于1972年起夜间常感遍体烘热、五心烦热、咽干痛等不适，近日来晚间出现神志昏沉，不语。举家惊惶，急来求治。患者面色如妆，舌红深绛而干，苔黑而燥，脉来细数如丝。此因久服辛热之剂，以致肝肾阴虚，浮阳外越。治以滋肾水，涵肝木，引阳归阴，其势自平，选方六味地黄汤加昧。

处方：熟地30g，枣皮12g，怀山药20g，丹皮10g，泽泻10g，茯苓12g，龟板24g，白芍15g，当归10g。

连服2剂，神志渐清，但患者又自改服温热大剂。下咽后，顿觉头晕，神志昏沉如初。乃嘱其停服，仍服前拟之方。又隔2天，神志亦苏矣。越半个月后，病势显著好转。继将原方更汤为丸，早晚常服，半年后，病体霍然。

评析与思考 因温热药过剂，以致肝肾阴虚，浮阳外越而致夜间发热。值得强调的是，阴虚发热主要指患者有五心烦热、面部或遍体烘热等自觉症状，以及面色如妆、舌红深绛而干、脉细数等他觉症状，此时测其体温，可能在正常范围。如此案虽称发热，却无体温情况，即为明证。

阴虚湿热证之子时夜热案

刘某，男，62岁，1982年5月2日初诊。

时值立夏，多雨天热，患者遂感湿热之邪，始病身痛发热头昏，经治半月未愈，前来求诊。症见子时发热，出汗，天明热退汗止，头昏少神，骨蒸，气紧咳声低微，痰黄白结团，脉左虚弦细，右弦大无力，前半舌淡红少苔，后半舌苔腻黄润滑。此乃素体阴虚，感受湿热之邪，伏于肝肺阴分，故子时发热出汗，辰时病退。若滋阴则恋邪，燥湿则伤阴，法取两全，宣肺祛湿与滋阴清热并投。处方：青蒿、薄荷各10g，银柴胡、杏仁、沙参、瓜蒌仁各15g，薏苡仁、扁豆各20g，知母、橘红、佛手各10g。方以杏仁、瓜蒌、薏苡仁、扁豆宣肺祛湿，橘红、佛手理气，气化则湿亦化，沙参养肺阴，青蒿、银柴胡、薄荷微表，引出肝肺伏邪，知母、地骨皮养阴清热。

一剂热退汗止，气不紧，思食，苔前淡后根白腻，脉虚弦数，拟按前方进退：沙参20g，杏仁15g，玉竹20g，薏苡仁25g，瓜蒌仁15g，扁豆20g，桔梗10g，茯苓20g，橘红15g，佛手15g，知母15g，贝母15g，服2剂而愈。

评析与思考　“子时发热，出汗，天明热退汗止”，其热于子时开始，卯时退去（因就诊时为5月2日，天明在卯时），实际上为下半夜发热。案中未描述阴虚内热症状而言发热，加以天明热退汗止的记载等推知，此案发热是可测出体温异常升高的，其与阴虚同时伴有湿热有关。湿为阴邪，故在夜间发热。施治不仅要滋阴，更重要的是祛湿。案中第一方即以理气祛湿为主，兼予养阴清热，一剂即热退汗止。

瘀血内阻、血枯夜热案

杨某，女，20岁。

患者因婚后近2年日渐消瘦，久治无效而求诊。仔细询问始知，新婚之夜，月经适来，房事触伤所致。症见月经逐月超前，经量渐少，淋漓十余日始尽，夹紫色血块，肌肉干瘦，面青，唇紫暗而干，头晕耳鸣，胸口疼痛，经来小腹痛，心烦躁，舌质红绛而干，苔薄，舌边有紫斑，脉细弦数，每于夜间子时发热。此乃房事触伤，瘀血阻滞胞宫，伤及冲任所致。瘀血不去则新血不生，以致肝肾之阴日亏，不能濡润肌肤，渐成血枯之证。治以滋补肝肾之阴，行气化瘀。方用六味丸加味：生地30g，怀山药30g，茯苓20g，枣皮、丹皮各15g，泽泻10g，丹参、延胡索、香附各15g。连服8剂，月经正常，后生2男1女。

评析与思考　所谓“血枯”指因血虚不能濡润筋脉肌肉。出现肌肉干瘦致经血枯少等证。此往往示血虚日久较为严重。病因多系瘀血。但瘀血的成因也有多种，本案乃因经期房事触伤，瘀血阻滞胞宫，伤及冲任所为。血属阴，夜间阴血用事，故血枯发热在夜间。方以六味地黄汤加丹参、延胡索、香附滋养肝肾，行气化瘀，药物用量较大，共9味药，每剂总量为165g，平均每味药18.3g。此案收效，与此可能相关。

午后发热辨误案

刘某，男，35岁，1982年7月20日初诊。

患者午后发热（37.8～38.5℃），历时半月，头昏，胸闷，苔黄，脉濡数。诊为阴虚内热，治以养阴清热，予青蒿鳖甲汤加减：青蒿、丹皮各9g，鳖甲、生地各15g，知母、银柴胡、白薇各6g。3剂后，病情如故。再进3剂，证情增重。乃周密思索，忽有所悟。吴瑭在《温病条辨》中说："午后身热，状若阴虚。"提示湿温与阴虚应予鉴别，不能混为一谈。湿温主要是湿热为患，湿热所致的热型，必伴见头重、胸闷、苔腻、脉濡数等症；阴虚所致的热型，必伴见面红、无苔、盗汗、脉细数、手足心热等症。两者热型虽是类似，但其间伴随症则迥然不同。

本案伴有头重，胸闷，苔黄，脉濡数，呈现了一派湿热之征。其午后发热乃因湿为阴邪，阴邪必旺于阴分，故发热在午后。治以养阴清热，即以阴药治阴邪，两阴相合，同气相应，势必造成锢结不解之后果。基于上述分析，证属湿热无疑。改从湿热论治，拟以化浊利湿、清热解毒的甘露消毒丹加减：藿香9g，滑石10g，茵陈15g，白蔻仁、木通、石菖蒲，薄荷各5g，浙贝母、射干各6g，黄芩4g。药进2剂，其热略减，继服5剂，诸恙消除。

评析与思考 本案重在分析湿热与阴虚所致午后身热的鉴别点，从而提醒医家对午后身热的诊断，既要重视时间，亦应注重证候，两者不可偏废。至于湿热可致午后发热，案中已明析为湿为阴邪，阴邪必旺于阴分之故。

夜热谵语案

华某，女，36岁，1976年10月5日初诊。

患者始于感冒，恶寒发热，头痛而身痛楚，咳嗽咽干，自服疏散草药后略感舒适。不料入夜发热谵语，如有神鬼作祟，翌日急至当地医院诊治。血常规检查无异常。诊为病毒感染，给予西药治疗罔效。改服中药荆防败毒散、银翘散等方数天，头痛咳嗽得除，夜热谵语如故。时见患者面色红润，像无病态，经细问病史，得知缘由感冒，月经适来，自服草药，经来骤止，当日夜间则发热谵语，且见小腹胀满，拒按，按之刺痛，大便秘结，小便自调，饮食尚可，舌苔薄黄，脉沉有力。此为邪热侵入血室，热与血结，乃属下焦蓄血之证。宜桃仁承气汤加味。处方：桃仁、大黄（后下）、延胡索粉（冲）、当归、赤芍、丹皮各10g，桂枝、甘草各5g，2剂。嘱服1剂，得下止后服。2剂毕，大便通下2次，色黑，月经又来潮，昨夜即未见发热谵语，腹痛亦除。继易调和气血之剂而愈。

评析与思考 《伤寒论》曰："妇人伤寒发热，经水适来，昼日明了，暮则谵语，如见鬼状者，此为热入血室。无犯胃气与上二焦。必自愈。"因感冒适逢经期，血室空虚，邪气乘虚而入。血属阴，夜亦属阴，血中邪热逢夜阴之际，发作则见发热、谵语。据《伤寒论》上述条文，此症不需发汗，犯其上焦；若无胸胁满如结胸者，不需刺期门，犯其中焦。所谓"必自愈者"，以经行则热随血去，血下则邪热悉除而愈。然据条文可推测若经水因病适断。可犯其下焦。此案感冒自服草药，经水骤止，既因热与血结，又因服药而下焦蓄血。若除夜热谵语，必先犯其下焦除其蓄血，用桃核承气汤，方证相符可除之，但《伤寒论》中有两处条文必须提及，以便读案者了解本案用方之精妙，医家之治法。

《伤寒论》曰："妇人中风，七八日，续得寒热，发作有时，经水适断者，此为热入血室，其血必结，故使如疟状，发作有时，小柴胡汤主之"，"太阳病不解，热结膀胱，其人如狂，血自下，下者愈。其外不解者，尚未可攻，当先解其外，外解已，但少腹急结者，乃可攻之，宜桃核承气汤方”。前一条文要求热入血室用小柴胡汤。但文中无下焦蓄血证，本案患者也没有续得寒热，如疟状，小柴胡汤故不可用。后一条文用桃核承气汤要求外证已解，血蓄膀胱。本案自服草药后感舒适。又用荆防败毒散、银翘散等方数天，头痛咳嗽得除，未记载有恶寒，可知其外证已解。血蓄部位虽不在膀胱，而在血室，但同在下焦，且少腹急结证在，医家据此认定可以用此方攻之。结果经血复潮，血出热散，诸症消除。对伤寒论条文的理解与运用，可见不可孤立拘泥对待，须前后联系，灵活变通，本案可为范例。

寅时汗出案

臧某，女，42岁，农民，1988年8月16日初诊。

患者近1年来，每于晨间四五时左右身热烦躁，通身汗出而醒。伴汗后身凉，体倦乏力，精神委靡。平素四肢欠温，腰膝酸软，但月经仍能按期而至，且色量如常。曾到烟台某医院诊为“自主神经功能紊乱”，服用大量中西药物效不显而来诊。查：形消体瘦，面色无华，语音低微，精神不振，扪之四肢有凉感。舌淡胖边有齿痕，苔薄微黄，脉沉细弱。据发病时辰脉症合参，是为阳虚汗出之证，治以扶阳散寒之法，方用麻黄细辛附子汤加味。处方：炙麻黄、甘草各9g，附子12g，细辛3g（后下），葛根15g，3剂，水煎，早晚分服。

3日后复诊，汗出大减，效不更方，继服3剂而收全功。随访至今未复发。

评析与思考 晨间四五时为寅时，寅时为万物生发之际。一日之中意味着白昼来临，阳气萌动。患者平素四肢欠温，扪之凉感，语言低微，舌淡胖，边有齿痕，脉沉细弱，体倦乏力等，是属阳虚征兆。阳虚逢寅时自然界阳气萌动之际，故见阳气渐复之五心烦躁，通身汗出而醒等，医以助阳药治之是为合拍，服之故效。值得补充的是，案中用细辛要求后下，细辛据现代研究含有挥发油，诸多效用与此有关。煎煮过长则丧失之，难能发挥其效。有的中药学专著对薄荷等药注明后下，但细辛未注。曾阅众多医案未见细辛载明后下。为此案评析，亦专此查阅多案与药物专书，也未见要求后下。细辛后下与否可见未引起人们注意。此案效佳固与诊断准确，用方合适有关，与细辛后下是否也有较大关联呢？拙见可能。鉴此建议，对凡具挥发油类药物，并视该药为主要功效发挥者，必须在处方上注明或后下，或少煎。

子夜寒战案

符某，女，71岁，1991年1月17日诊。

患者寒栗反复发作，定时在子夜7天。患者从海南到邕近3个月；水土不服，排便欠畅，7天前子夜暴寒战栗，但寒不热（连续几次测体温和血压均正常），加盖2床被子而身寒不解，无汗，头痛，尤以两侧头维处为甚，颈项强硬不适，翌晨自解，复如常人。次日又发至今。查患者虽年老而体尚壮实，国有神，语言流畅，声音洪亮，食欲如常，唯大便难解，形如羊屎，每3~4天一次，右前侧头部热气蒸蒸。

舌质淡红，苔白厚而腻，脉沉略滑大而无力。此乃阳明虚燥，脾湿不运，邪伏少阳。予增液救燥，芳化脾湿，透达伏邪：麦冬10g，玄参、生地各15g，砂仁（后下）、青蒿、枳实、佛手（后下）、木香（后下）、甘草各6g。水煎临睡前顿服，每天1剂。1剂后，整夜安然无恙，清晨解便，2剂而愈。

评析与思考 本案患者以易地生活，水土不服为外因，老年津枯为内因，内外因相合致生阳明虚燥，脾湿不运，邪伏少阳。湿为阴邪，子夜为阴气最甚之时，两阴相加，伏邪蠢动，故寒战暴发于子夜，且但寒不热。结合本书寒战、畏寒案分析，可做如下结论：凡属阴邪，易在夜间发作，凡属阳邪则在白昼发作，凡属实证则发作多在与其病性相符的时间，凡属虚证则发作多在与其病性相反的时间，当然，这只是一般规律，特殊的例外。

午时畏寒案

黄某，女，45岁，工人，1982年4月4日入院。

患者1979年3月起病，每于中午便出现全身畏寒，轻则恶风，加衣可解；重则覆被，仍寒栗不已，历时半小时至1小时而自行缓解，其后一如常人。发作不分冬夏，虽经中西医治疗，始终未效，诊断亦不明了，有胃痛病史。入院后三大常规检查无异常。症见面色萎黄少华，午时畏寒，胃脘隐痛，喜温喜按，恶心纳差，舌质淡红，苔薄白，脉沉缓。证属脾胃虚寒，治宜温中散寒补虚，拟吴茱萸汤加味。药用：吴茱萸10g，党参15g，黄芪20g，陈皮6g，水煎，每天服1剂。4剂后胃痛稍减，午时畏寒未除，加衣被而不解，窃思病发有时，当治其时。故改用原方一剂两煎，取汁约250ml，于上午10时顿服，同时配合双侧足三里艾条温灸15分钟，然后覆被养阳。治疗4天后症减，10天痊愈出院，随访3年未复发。

评析与思考 午时为日中阳陇，人当畏热而不当畏寒。该患者午时畏寒“是不应四时之气，藏独主其病者，是必以藏气之所不胜时者甚，以其所胜时者起也”。患者因脾胃虚寒，心阳不充，阳气不能透达于外，营卫失调，故午时畏寒。待营气渐充，心阳渐复，则畏寒自除。据此用吴茱萸汤温中散寒，其病当愈，但因服药时机未掌握好，不能发挥截治作用乃改为病作前施药，结果2年之难症，数剂中药而除。

子时饮邪上逆案

田某，女，37岁。

患者前年春季患心肌炎后，常于深秋及早春之际，半夜0～1时许，自少腹向上有冲逆感，肠鸣辘辘，胸闷气急，心中悸恐，舌淡微胖苔薄润，舌下筋脉紫，脉细弦寸弱。良由心气不足，肾阳式微，饮邪冲逆，上凌心主，拟养心温肾以降饮邪之逆。

党参10g，焦白术9g，茯苓10g，炙甘草6g，熟地15g，桂枝15g，淡附片10g，紫石英15g（先煎）。症状缓解后以黄芪建中汤、人参养荣汤、金匮肾气丸等交替调治善后。

评析与思考 深秋和早春，一为寒冷渐加之时，一为寒冷将去未去之际，气候均寒冷。在昼夜之中，夜半子时又为一日之中寒极之刻。病情常于深秋早春之季夜半发作，从时间诊断来讲，患者当有肾阳不足之征。此由其有心肌炎病史在前，现见心悸、胸闷，心气不足也可知。肠鸣辘辘，舌淡胖苔润，有自下而上冲逆感，均系饮邪上逆表现。医家故诊属肾阳式微，饮邪上逆。用四君子汤加桂、附、熟地、紫石英等药治之，症状缓解。

气虚午后发热案

陈某，女，40岁。1981年4月10日初诊。

患者午后发热（37.8～38.5℃），月余未退，曾经中西药治疗未见改善，邀余诊之。患者除发热外，伴见头昏，神疲，食少乏味，舌红苔黄而滑，脉洪大乏力以右关为甚。诊为阴虚内热，法拟滋阴降火，给知柏地黄汤加味：生地15g，山萸肉7g，茯苓、泽泻各6g，知母、黄柏、丹皮、地骨皮、青蒿各9g。2剂后，病情如故，再服3剂，热势反增，胃纳更差，神疲益甚，始知药不对症，乃细审病因并对各症进行分析。询知患者于未病前加班熬夜，习以为常，使其元气暗耗。再从脉诊察觉，患者之脉洪大乏力，以右关为甚，显系中气虚馁之证。食少乏味，是因服滋阴药过剂，造成脾阳失运。其头昏神疲为气虚清阳不升所致。至于舌红苔黄滑，是无形湿热，阳不化气使然。正如叶天士在《温热论》中论黄苔时说："若光滑者，乃无形湿热中有虚象。"笔者仿东垣以《素问·调经论》"有所劳倦，形气衰少，谷气不盛……胃气热，热气熏胸中，故内热"的论点为依据，结合患者劳累过度，脾胃元气受伤，脏失所养则阴阳失衡，导致"阴火乘土"而生内热，故予伸展坤阳，斡旋中州，俾清升浊降，火熄热退，以补中益气汤加减：黄芪15g，西党参20g，当归、白术各10g，升麻、柴胡各6g，陈皮5g，甘草3g，生姜2片，大枣3枚。3剂和，4剂已。

评析与思考　午后发热，多属阴虚。本案据证诊属气虚，并用补中益气之品治之获效，说明诊断不谬。同时也表明，午后发热不可一味只考虑阴虚，而延误诊治。唯气虚为何也在午后定时发热。颇难理解，其或与气虚同时伴有的兼杂证，或与服药过度的不良反应有关。

夜间嚎哭案

林某，女，28岁，农民，1988年6月18日初诊。

患者间歇性夜间嚎哭3年。3年前不明原因突发夜间嚎哭，以后则间歇发作，长则一星期，短则两三天一发，以月经期前后发作更频，每次发作均在傍晚天黑之后不久，以18～20时多见，发作前几分钟自觉有说不出的难受，不可忍耐，非痛哭一场不足以解苦之感，发作时神志清楚，能辨识熟人和切题对答，无口吐白沫和捶胸顿足，只是啼哭之悲状，如丧考妣，持续30分钟～1小时，自然平静，正常入睡，次日则若无其事，如常人劳动生活，一切照旧。多次辗转求医，除西医检查治疗外，中医遍用安神、润燥、和解诸法不效，且发作次数有增无减。患者除几年来月经多延期，量少，色暗，夹有少许血块外，余无异常，亦无发病前诱因、旧疾可询。望诊见形瘦色枯，舌暗淡，苔薄，脉沉涩应指。考虑再三，觉其证如狂，似属蓄血，试以桃核承气汤加减。处方：桃仁、生大黄（后下）各10g，桂枝8g，甘草3g，泽兰20g，琥珀粉2g（冲服）。由于患者为外地远途来诊，嘱先服3剂，后无不良反应可续服至10剂再议。

二诊（1988年6月28日）：诉药后无不良感觉，大便质地略软，次数仍正常，夜间嚎哭十天来仅发一次，舌脉依旧，细想沉疴痼疾，即药中病机，亦难愈于一时，必须有方有守。照方加重生大黄用量至15g，续进10剂。

三诊（1988年7月13日）：药后感觉良好，10剂后因事不能来诊，自己按原处方再进5剂，半月来仅发一次，且发作时以叹气代哭，时间亦短，只10分钟左右。服药期间，适逢月经来潮，本次经量偏多，并夹有大量血块，可见内有蓄血无疑，按原方再进10剂。

四诊（1988年7月23日）：药后夜间嚎哭已不发，自觉亦无不舒可诉，舌淡，脉沉，考虑病久药猛，正气有损，处以圣愈汤加益母草善后。一年后追访，未见复发。

评析与思考 蓄血在《伤寒论》中指下焦蓄血，热结膀胱。症状主要是其人如狂，少腹急结，小便自利。所谓“如狂”尚未至狂。患者夜间嚎哭，可视为“如狂”表现。其月经延后，经血有块，以及外形、舌脉等均示有瘀血，虽不在膀胱，其因是否“热结”，也不得而知，但可属下焦蓄血。病发夜间，乃因血属阴，夜亦属阴，蓄血为实证可乘阴盛之夜发作。

治疗下焦蓄血有二方：桃核承气汤、抵当汤。前者治蓄血轻症，后者治蓄血重症。本证蓄血显属轻症。患者形瘦色枯，体质不强壮，用桃核承气汤适宜。该方由调胃承气汤加桂枝、大黄而成，医去芒硝，加泽兰、琥珀粉。全部治疗共服35剂药，细观其效最显者在月经来潮，经血量多，夹有血块排出后，此既说明确为蓄血证，又说明《伤寒论》言其“下血乃愈”是为可信。

寅时发热汗出案

董某，男，56岁，1985年10月15日初诊。

患者定时发热已半月，每天清晨5时前发热汗出，持续半小时后热退汗止，兼见头昏少寐。诊时见面色晄白，舌苔薄黄，脉象弦浮。据证细析：定时发热在5时以前（正值寅时），按子午流注气血运行理论，寅时正属手太阴肺经所主，遂断其发热为肺热所为。乃投泻白散加味。处方：地骨皮、桑白皮、黄芩各10g，百合12g，柴胡8g，白芍10g，甘草5g，粳米1撮，水煎至米熟，临睡前顿服。进1剂，次日病愈大半，连进3剂，病竟霍然，不再复发。

评析与思考 此案从症状上看，似难诊为肺热，因肺热一般均兼见咳喘气促，咯痰，胸闷，或皮肤见症等，此案则无。医家以其病发寅时，寅为肺旺时诊为肺热，是为时间诊断。方以泻白散加黄芩、百合、柴胡、白芍等药。泻白散可泻肺清热，黄芩可增其功效，百合、白芍可养阴，百合可润肺，加入柴胡不仅可增强清热之功，还因该药有对定时发病的特殊调整作用。采用睡前顿服，取迎而夺之之意，半月病变，3剂而愈。值得注意的是，钱乙在《小儿药证直诀》中出，泻白散治肺热日晡尤甚者。日晡在午后未申时，此案则在寅时，如何认识这两种不同发病时间？日晡时在五行属金，和肺与大肠相配属，日晡发热尤甚属肺热，可知依据的是五行十二时辰脏腑配属关系。此案，在寅时发作，诊为肺热依据的是子午流注学说，两者依据的理论认识不同。如何认识同一肺热，病发或加甚时间不同呢？从本案患者和钱乙所论，可能是患者年龄不同造成的。本案患者年已56岁，将近花甲之年；钱乙所提是小儿，按现在一般所论，多在12岁之内。年龄不同可能导致了老年人肺热则寅时发作，小儿肺热则晡时加甚的不同现象。

脾虚客午夜热案

曾某，男，1岁，1982年10月15日初诊。

患者夜间1时发热，白日无热，食少面黄，舌苔淡白，指纹淡青，发热已4天，西医按感冒治之而夜热不退。此由素有脾虚，又受惊吓，伤及肝气所致，乃肝旺脾虚之候，以师传茯苓青皮白芍木通汤加味治之：茯苓、怀山药、白芍各15g，青皮、木通各10g，薄荷、蝉蜕各2.5g。服1剂当夜即不发热。舌苔指纹同前，拟调和肝脾治之。上方去薄荷、蝉蜕，加太子参15g，甘草2.5g、鸡蛋壳3枚（烧）、炒老米15g，调理而安。

评析与思考　患儿食少面黄，舌苔淡白是为脾虚之兆；指纹淡青，有惊吓史，又在夜间肝旺之丑时（1～3时）发热，是为肝病之证。医家诊其为肝旺脾虚夜热实属正确。所用方药中青皮可疏肝。木通泻热，山药、白芍、茯苓健脾，薄荷、蝉蜕疏解风热，一剂热退。继而去散热之薄荷、蝉蜕，增加健脾药物，始终以扶后天之本为要，病去儿安。

午未时发热与葛根芩连汤案

刘某，女，24岁，工人，1982年7月8日初诊。

患者发热（38～39.5℃）已13日，住某医院经中西医治疗无效。透视、摄片和实验室血常规、尿常规、便常规、痰常规及肝功能、血沉等检查，均无异常。予补液加泼尼松，中药投白虎汤、生脉散、清骨散等罔效。考其初起全天发热，尤重于晨起及中午，近4天来则移至午后12～16时，到晚上19～21时发热又高，其他时间则体温正常，伴头晕、口渴、微汗。脉来沉滑略数，舌红苔薄微黄。认为暑伤阳明，拟白虎汤3剂，病无起色，反见小便黄，大便稀，每天数次，便时肛门有灼热感。结合发热时间在午、未、戌，定位病在心、小肠、心包，故拟葛根芩连汤：葛根10g，黄芩10g，黄连6g，滑石10g，白茅根30g，竹叶10g，甘草3g，草豆蔻10g。水煎连服3剂，发热消失，诸症悉除。

评析与思考　（原按）叶天士称："夏暑发自阳明。"王纶《明医杂著》亦谓："治暑之法，清心利小便最好。"可见暑病病机，重在胃、心。白虎汤虽能析阳明之热，但清心经热邪之功稍逊，故用之不效。二诊时根据发热时间分析，午时（11～13时）属心，未时（13～15时）属小肠，戌时（19～21时）属心包经。患者初时病在心胃，用白虎汤后心热未除，成为疾病主要矛盾。治不如法，心热下移，则影响小肠，故未时发热；心包为心之外围，代心受邪，故戌时发热。至于便泄、肛灼，是因小肠分清泌浊功能受碍，邪热夺路外达之故。葛根芩连汤如茅根、竹叶、滑石，重在清心利小便，导火下趋而清泻小肠，葛根尤能兼顾阳明而引邪外达；佐以草豆蔻，芳香护胃。以防清浊相混留弊。全方本末兼顾，主从有次，故能热退身安。

卯辰时发热与白虎汤案

杜某，男，22岁，教师。

患者旧有鼻衄史，近十余天加重。3天前突然高热，体温在39℃左右，而发热常在上午7时以后，10时以前，日日如此，定时发作，伴见口渴欲饮，大汗头晕，衄血时作，量多色鲜，脉来洪数，舌红苔少。时值盛夏。结合卯时属大肠，辰时属胃，两者均为阳明经等理论，认定证属暑热燔炽阳明。故投石膏40g，知母10g，甘草3g，天花粉10g，扁豆10g，荷叶3g，白茅根30g，滑石10g。水煎2剂，2天服完。二诊时发热已退。衄血已止，仍头晕口渴，原方再投2剂齐而安。

评析与思考　阳明病分为经证、腑证两种。本案症见大热、大渴、大汗、脉洪大等，是为阳明经证。其显属经证还有一症即衄血。宋代成无已在《注解伤寒论》中说阳明之脉起于鼻，络于口，阳明气血俱多，经中热甚，迫血妄行，必作衄也。阳明之经脉脏腑为手阳明大肠经、足阳明胃经，二经开旺时辰分别在上午的卯时（大肠）和辰时（胃）。此案发热时在卯辰，亦为阳明病诊断依据之一。由于病于盛夏，医家诊为暑热燔炽阳明，非常正确。白虎汤清热生津是治疗阳明经证的主方，药虽4味，清热除烦止渴之功却很显著。方中加荷叶、滑石、扁豆和中化湿，乃虑及病发时在暑期而暑湿常相兼见之故。天花粉可生津止渴，白茅根止鼻衄。故服2剂而热退衄止。根据《伤寒论》所论，太阳、阳明经病出现鼻衄，往往是泻热的一种方式。此案若衄血不多，以清热为主，不用白茅根止血待热退而衄自止妥否？读者可自思之。

午后身热滋补肾阴案

李某，男，27岁，1964年12月初诊。

患者因半年来每晚工作至0时左右，经常头晕耳鸣，记忆减退，口干不欲饮，食可，腰膝酸软，五心烦热。近来夜间盗汗，二便正常，每天17～20时身热，20时后身热未经治疗渐退，天天如此。诊见患者面色口唇皮肤干燥，精神不振，消瘦，舌红裂纹，苔薄白，脉细数。证属肾阴亏虚，肾精不能上荣于脑，故头晕耳鸣，记忆力减退；腰为肾之府，故腰膝酸软；肾阴虚生内热，故五心烦热；17～20时（酉时，刚入戌时），肾经气血运行时，本脏病见，热自内生，故低热。拟滋补肾阴为治则，用六味地黄汤加减：生地、熟地各15g，山药15g，枸杞15g，丹皮10g，茯苓10g，泽泻10g，地骨皮12g，青蒿10g，桑葚子30g，知母10g。水煎服，3剂。

药后症状减轻，体温基本正常。原方加百合15g，服3剂后病情进一步减轻，后据症加减服药十余剂，继以六味地黄丸调理而愈。

评析与思考 此案对定时发热从时间角度阐释甚明。值得强调的是，阴虚发热多在午后，但因阴虚脏器不同，其在午后发热时间亦不同，如肺阴虚所致发热，多在午后晡时，即未、申时辰，此与本案肾阴虚所致发热时在酉、戌之时就不相同。对二脏阴虚发热在午后的理论认识也不同，肺阴虚热在午后未、申时，依据的是五行十二时辰脏腑配属关系，肾阴虚热在午后酉、戌时，依据的是十二经脉气血流注旺衰节律。临床对午后发热，应认真辨析，以免误诊。本案所用方药以六味地黄汤加地骨皮、青蒿清虚热，桑葚子、枸杞子增强六味地黄汤滋补肾阴功效。全方滋、清结合，以滋阴为主，而取佳效。

午、戌时抽搐案

张某，女，33岁，1989年4月6日初诊。

患者怀孕5个月，每天11～13时全身抽搐。其宫底平脐，胎心正常，左少腹压痛拒按，舌质暗苔少，舌下静脉曲张，脉沉细弦。证为瘀血阻于足厥阴经，化火生风。因虑逐瘀有伤胎元，故予小柴胡汤先清肝火：柴胡20g，黄芩15g，半夏15g，党参15g，甘草10g，生姜10g，大枣3枚，水煎服，每天1剂。药行2剂，抽搐未再发作，左下腹压痛仍在。至产后3个月，偶因气郁抽搐发作如前，时间移至20～21时，且发作前眩晕，抽搐后头痛，忽歌忽泣，左下腹压痛更甚。此乃手厥阴心包经受邪。病在产后，已无损胎之虑，遂予桃核承气汤增损治之：桃仁20g，丹皮10g，桂枝15g，川大黄15g，白芍15g，当归15g，大枣7枚，小麦30g，水煎服，每天1剂。服2剂后，头晕，腹痛减，余症未作。继服6剂痊愈，随访未见复发。

评析与思考　岳美中先生认为子午乃一日之中阴阳消长转化的关键时刻，凡见定时发作于子午时者，均可考虑应用小柴胡汤调和阴阳。患者为孕妇，定时于午时抽搐，医家应用小柴胡汤施治而效，足见岳美中先生所言极是。产后病情又作，发作时间后移至戌时，不在午时，故在时间上已无用小柴胡汤必要。故以桃核承气汤去甘草、芒硝，加丹皮、白芍、当归、大枣、小麦治之。桃核承气汤可破血下瘀，主治下焦蓄血，少腹胀满，谵语烦渴，至夜发热，其人如狂。与本案症状正相合拍，服之有效。以方测证，亦知其夜间戌时抽搐，忽歌忽泣，少腹压痛乃瘀血所致。前后二证类似，但因发作时间不同，医以不同方药治之而效，足见医家不仅重视辨证施治，也重视时间诊断。

平旦郁证发作案

于某，女，58岁，1986年11月12日初诊。

患者2年来，心烦懊侬，悒郁不乐，情绪低，曾服多塞平等药，效不稳定。近来心烦加重，每天清晨即发，烦躁欲死，与人言谈多为哭诉，至下午15时以后则明显减轻，尚能操持一般家务。大便偏干，舌暗苔薄黄，脉弦滑数。证属肝胆疏泄不利，痰热内扰。治以清化痰热，处以柴芩温胆汤6剂，水煎服。11月19日再诊。诸症无明显变化。考虑前诊并无错误，据其症状平旦发作，而午后15时顿减的特点，是肝失疏泄，病受“金气”所制，因午后15～17时为申酉，是肺金配属之时辰，故于原方加浙贝母、杏仁，以佐金平木。处方：柴胡10g，黄芩12g，竹茹15g，半夏10g，茯苓12g，枳实10g，陈皮8g，甘草6g，浙贝母10g，杏仁10g，6剂，水煎服。11月26日三诊，自诉服上方第2剂后，心烦懊侬等症即消失。叙述病情变化时，一扫哭泣抑郁之态。原方加减又服20余剂，以巩固疗效。数月观察，病情一直平稳。

评析与思考　“五行十二时辰脏腑配属关系”是将时辰和脏腑分别赋予五行属性，当脏腑与时辰五行属性相同时，脏腑功能即为旺时，当脏腑与时辰五行属性不相同，则据属性产生生克制约。此案病逢午后15时则减，平旦则发作，以平旦属肝木，肝气疏泄不利之实证，故在此时发作，午后15时为申时，肺金旺，金克木，故肝实证至此时而受克病减，医家据此生克关系，制订佐金平木原则，增入浙贝母、杏仁即效，说明诊断正确，处理方法得当。试问，若不以五行十二时辰脏腑配属关系论该病，施治方中有增入浙贝母、杏仁之根据吗？不增入则效差，可见时间治疗方法在指导临床用药中的意义。

午时哭泣案

贾某，女，26岁，农民，1977年3月20日初诊。

患者每天11～13时必到屋侧其母坟前无故痛哭，约2小时许即如常人，3个月来风雨无阻，每天定时必发，不能自制。更医数人，屡治无效，患者甚觉苦恼，曾拟诊为神经症。症见晨起口苦，心中烦躁，多梦失眠，头昏肢倦，舌苔白腻，脉弦滑。按少阳胆经痰热扰乱心神论治，用温胆汤加味。

处方：半夏、陈皮、郁金（白矾水炒）各10g，胆南星6g，黄连5g，茯苓、丹参、瓜蒌仁、竹沥（冲服）、枳实、夏枯草、竹茹各15g，生姜2片，1剂见效，连进4剂即诸症若失，追访十余年未发。

午时为气血流注心经之际，《内经》说："在脏为肺，在声为哭，在志为忧"，"邪气并于肺则悲"，"肺病者日中甚"。心火旺而灼伤肺金，则哭泣发作于午时。《医碥》认为哭泣是"火灼肺金，金受郁制，无所报告。肺主悲故欲痛哭也"。因以温胆汤加黄连、竹沥、胆南星化痰清热，和胃安神。因时诊断用药而效。

评析与思考 案中对为何午时哭泣阐述较明，主要应用了《内经》中五脏病在一日之中"慧、静、甚"的理论指导诊治的。其用温胆汤，实为清胆也。因该方主治胆虚痰热上扰，虚烦不得眠，药证相符，且择时而服，故收效甚捷。

五更汗

贺某，女，51岁，1987年10月21日初诊。

患者病前因处理丧事劳累，导致每日黎明时汗出额部，晨起后3~5分钟消失。出汗时伴心悸，头晕，耳鸣，食少纳呆，肢体寒冷，大便溏稀，稍有腹胀肠鸣，口淡无味，舌肥大，苔少，脉细。西医诊断为自主神经功能紊乱，经谷维素、脑乐静等治疗半月余无效。中医诊断为脾肾阳虚，选用四神丸（汤）加味。补骨脂12g，吴茱萸10g，五味子15g，肉豆蔻10g，炒白芍15g，焦白术6g，山药10g，炒扁豆10g，麻黄根6g，姜枣为引。每天卯时与酉时服药，3剂痊愈，又复2剂巩固，随访半年未复发。

评析与思考 此案汗出定时在五更，医家以其病作时间结合症状，辨为脾肾阳虚，并用四神丸施治。推测有可能参考了五更泻的发病与治疗。这种依病作时间进行诊治，思路较好。卯时、酉时分别是脾气、肾气开旺时，按脏气衰竭时间论，又分别是肾气、脾气最衰时，取用卯酉时辰用药，寓有趁其脏气旺时用药以顺其势，乘其衰时用药以防其竭之意。

夜间高热案

梁某，女，26岁，1984年4月28日初诊。

患者于1984年4月10日下午突然发热，夜间加重，体温高达39℃以上，经行政村卫生所肌内注射大青叶注射液、卡那霉素治疗4天，发热不退，于4月14日下午来本院内科就诊。体温38.7℃，伴头痛，腰痛，眼痛，球结膜充血，胸部皮肤可见散在的出血点。心率96次/分，律整。双肺（-），血压110/70 mmHg，尿常规（-），怀疑流行性出血热。经肌内注射青霉素，口服地塞米松，体温仍不能控制。查血白细胞6.4×10^9/L，中性粒细胞0.62，淋巴细胞0.38，又疑病毒感染，改用肌内注射柴胡注射液，口服盐酸吗啉胍片仍未效。未查到疟原虫，肥达反应正常范围，外斐试验正常范围，而转中医科诊治。

现症：患者18天来，每天下午3时开始发热，逐渐升高，夜间22~24时体温达40℃，伴有寒战，以后热势渐降而出汗，至次晨8时热退至正常，白天仅感乏力，右下肢酸痛。诊时呈热后病容，舌淡红，苔略黄，脉象弦细而数。

辨证：定时发热，虽不是疟疾，亦为邪犯少阳。外邪入侵少阳，三焦之气机不畅，胆中之相火乃炽，于是高热作矣。夜间高热，可知邪犯阴分。故定病位为邪在少阳，波及阴分。治以清解少阳胆热，兼理阴分之邪。处方：青蒿20g，黄芩12g，柴胡10g，地骨皮10g，白薇9g，板蓝根18g，金银花20g，连翘15g，栀子10g，川连6g，秦艽12g，甘草3g，3剂，嘱发热前迎病服药，下午3时服头煎，晚20时服二煎。

二诊（1984年5月1日）：药后体温略降，夜间22～24时体温仅升至39℃，脉舌如前。投药已效，病重药轻，拟原方加量，改青蒿30g，黄芩15g，柴胡12g。3剂，服法：下午15时服头煎，晚20时服二煎，次晨服第二剂，2天内服尽3剂。

三诊（1984年5月3日）：体温又降，夜间22～24时体温38℃，发热时两足发凉，热退时出汗，右膝关节痛，稍肿胀，右髋表面上1/3处明显压痛，未触及包块。苔黄，脉沉数。药已中病，而邪痹右下肢，正气略虚，原方加用桂枝9g、白芍12g、甘草6g、太子参30g。3剂，服法同二诊。5月6日患者来文说，1剂后夜间未再发热，3剂服完，右腿也未再痛。1985年7月20日追访，上症未再发。

评析与思考　午后15时开始发热，逐渐升高，至子时达40℃，次晨8时热退，再至午后发热。发热周期完全符合《内经》所谓旦慧、昼安、夕加、夜甚的疾病昼夜变化规律。这种病情变化常是多种病变的普遍规律，一般示邪气尚未深入脏腑，否则将"藏独主其病"，发病时间各具特点，很少遵循上述规律了。此案以六经辨证定为邪在少阳，波及阴分。六经辨证常用于伤寒外感的诊断，少阳病变位于半表半里之间，其热循普遍规律，说明病变未深入脏腑，故用青蒿、柴胡、金银花、连翘类清热解毒、和解少阳，并分别于病作前、病作最甚时及病作将止之下午15时、晚20时、次日清晨分服。2天服尽3剂，以迎病服药法最大可能地发挥了药效。

清晨服药治愈寅卯时全身冰冷案

李某，男，32岁，1992年6月21日就诊。

患者每至清晨4时全身冰冷，已4年有余，曾多方求治未验。经细询得知：1988年7～8月盛暑之时，为考研究生，常彻夜通读，每至清晨4时左右，便在冷水龙头下淋浴，后继续攻读，如此月余。当初只患鼻塞，并无其他不适。约10月份起，始觉体质下降，时感洒淅形寒，且每睡至清晨4时便全身冰冷而拥厚被不解。大约持续到6时，身体方始转温，4年来均如此。平素则四肢欠温，早晚常患鼻塞，夜间看书稍晚便觉胸背寒凉，且感冒咳嗽频发。余况均可。视其舌淡苔薄，切其脉缓有力。

细思经脉脏腑功能旺衰时辰规律，清晨3～5时是肺经气血旺盛而膀胱经气血最衰之时。当此阴阳更迁，经脉脏腑气血盛衰涨落之时，患者沐于冷水之下，使营卫同时受寒邪侵袭而失于调和。《素问·咳论》云："五脏各以其气当旺之时受邪而发病。"故患者全身冰冷定时发于清晨4时。营卫既受寒邪郁遏，焉有不洒淅形寒之理？诸证皆然。证属营卫不和，治当因时施治，法拟调和营卫，兼温督脉之阳。方投：桂枝15g，白芍15g，鹿角霜20g，生姜6片，大枣10枚，炙甘草10g，4剂。嘱其必于清晨4～7时分2次温服其药，以随而济之。药后病豁然而愈。

评析与思考　病起于夜间4时受寒，结果病症发于夜间4时受寒之时，可谓之奇案。其至早晨6时多身体才转温，与机体在自然界温度上升情况下形成的生理节律有关。医家从经脉脏腑气血旺衰节律，根据疾病发作的时间进行诊断与用药有理有据。采取病发其时温服药液的方法，符合中医随而济之思想，故能够使4年奇疾以4剂药愈之。

巳时抑郁辰时末服药案

赵某，男，52岁，1991年9月5日诊。

患者素体虚弱，诉近3个月来每天固定在上午9～11时即发情绪低沉，胸中满闷，抑郁不乐，伴见头晕疲乏，少气懒言，食纳乏味，脘腹隐胀不适等症。经中西药辗转治疗，未见好转，遂来诊治。查：舌质淡苔薄白，脉细弦。思上午9～11时属巳时，当脾之值时经脉所主，此即脾之气血生旺之时，然结合其时情绪低沉所表现的一派脾虚之象，则其时脾虚失主，断为脾土虚弱而肝木无以植所致。治宜培土以荣木，自拟益气升脾汤：炙黄芪、党参、茯苓、山药、莲肉各15g，白术、厚朴、炙甘草、鸡内金各10g，陈皮、升麻、川芎各6g。5剂。日1剂，水煎2次，取汁混合，于巳时前一次温服。进5剂后，精神渐振，情绪低沉明显好转，余症亦减轻。原方续进10剂，诸症悉除。继用补中益气汤以善其后，随访半年未复发。

评析与思考 此案治疗方法采用的是迎病截治法，在情绪低沉发作的巳时前服药，病未作前就以药物制止。防止了当天的疾病发作，减少病作对机体的损伤，同时病作前用药，在病作时正好药效发挥作用，此时有可能是机体对药物最为敏感时，故能收到较好的效果。主治医家还根据病作的时间结合患者临床表现进行了疾病的诊断，指导了临床用药，亦是值得学习之处。

脾虚食滞之夜热早凉案

赖某，男，3岁，1983年3月2日初诊。

患儿夜间发热，体温39.5～40℃，昼则热退，已届4天，曾肌内注射青霉素、庆大霉素、大青叶等证情如故，血常规检查示正常范围。患儿面色萎黄，嗜睡，胃纳不振，大便溏泻日夜五六次，舌苔白滑，指纹红滞。此乃脾虚食滞之候。治当健脾升清，渗湿化滞，仿七味白术散加减：葛根、白术、茯苓、车前子、谷芽、泽泻、党参各5g，广木香、厚朴各3g，甘草2g，2剂。

二诊（1983年3月4日）：其父云服药1剂，夜热减，2剂毕，夜热除，余症均减。以原方略为增损续进2剂，病愈。

评析与思考 夜间发热是发热的普遍现象，原因多种，临床不能仅凭发热就断定与阴虚有关，尤其是小儿惊吓、大便不通等均可发生夜热。本案综合分析各个症状认为系脾虚食滞之候，仿七味白术散加减治愈。其发热时间与脏腑病位，以子午流注、脏气法时、六经病欲解等理论均难圆满解释。提示临床不可囿于已有之论，套万变之临床。那么脾虚食滞小儿为何夜间发热？成人若有脾虚湿滞是否也出现发热？值得探讨。

晨笑案

刘某，男，7岁，1977年4月28日初诊。

患儿4岁时，某天早晨突发哈哈作笑一症，醒后又如常人，以后上症每月均有数次发作。当地医院诊为小儿癫痫病，曾用苯巴比妥、苯妥英钠及中草药等医治3年不效。

患儿现每天天明前定时发生嬉笑，笑时四肢摇摆无常，食少纳呆。每次发作时须强力制止，否则笑至15～60分钟不等，醒后不知此事。症见体形娇瘦，面色少华，精神委靡，舌质淡尖红，苔薄白，脉沉细而弱。脉证合参，余断之为后天调养失摄，脏腑不足，心神失养所致。治以补气养心安神为法。处方：党参、炙黄芪各15g，当归、僵蚕各9g，炒枣仁、茯神各12g，龙齿25g，炒远志、炙甘草各6g，2剂。

二诊：晨笑稍制。药中病机，效不更方，乃前方加熟地、枸杞子各12g，再进数剂，药后病愈。随访3年无复发。

评析与思考　定时晨笑，四肢摇摆不休，且醒后不知，此与夜游症夜间发作，醒后不知相似。由于系儿童患者，可能尚未发展到夜间行走或劳动等。本案启示：夜游症在小儿即可发生，开始可以笑、泣等表情改变为异常形式，同时从小儿发病推理，此证与精神刺激可能无关。

午后火郁发热案

余某，女，45岁，1983年11月5日诊。

患者每于午后发热（37.8～38.5℃），历时月余，经西医诊断为不明原因的发热。曾用多种抗生素、激素联合治疗未控制。拟诊骨蒸劳热，治以滋阴退热。用清骨散加减治疗无效。患者每于下午发热。自觉骨髓中如焚，肌肤扪之烙手，心中愦愦，烦杂无奈，莫名所苦，头昏胸闷，胁痛纳减，舌红口干，脉沉弦而涩。病发于与夫吵架后，历时近月，郁郁不乐，遂成此证。细思患者发热，骨髓中如焚，肌肤扪之烙手，皆由火郁于内，未得发越所致。胸闷胁痛，系气机郁滞，木失条达之象。心中愦愦，烦杂无奈，莫名所苦。多梦纷纭，均为郁久化火内扰心神之征。热灼津伤则舌红口干，脉沉弦而涩有火郁气滞使然。据此分析，改从火郁论治。予升阳散火汤：生甘草、炙甘草、升麻、葛根、羌活、独活各6g，柴胡9g，白芍10g，西党参12g。3剂后，体温渐降，饮食渐进，药见效机，继用3剂而愈。

评析与思考　午后发热，证因种种，最常见者为阴虚内热。故本案初用滋阴退热法，其无效，说明不是阴虚内热证。其他如风湿、湿温、阳明腑证、女劳疸等均可导致午后发热，本案并无上述证情。故亦排除。医家以其病发于吵架后，郁郁不乐，而诊为郁久化火，内扰心神所致，似有道理。但火郁发热在午后，有人认为郁而化火乃阴火，故于午后发热，实际上其机制尚难以现行有关学说释之，留存待考。患者女性，年届45岁，此年龄段多见更年期综合征，低热、情绪变化等甚相符合，惜案中有关月经情况未说明。倘若能够确诊，则所用效方即可作为更年期综合征的借鉴。

日晡昏厥案

杨某，女，38岁，农民。

患者18年前因悲愤而致昏厥，后时有发作。3天前因家中失窃，心情不畅诱发。初期腹部渐胀大，断则倦怠思睡，双目难睁，卧床后四肢发硬，凉至肘膝，颈部发紧呈角弓反张状，呼吸微弱，呼之不应，经掐人中、合谷等穴，方渐肢温神醒。先按气厥治，投四逆散4剂未效。详察之，见患者面色晦滞，双目下视，颊有褐斑，唇舌瘀点，舌质淡润，苔白滑，脉沉细而迟。家人告之，此病每于傍晚发作，若不经治疗多在午夜前苏醒。查脑电图未见异常。脉证合参，诊为气滞日久，血脉瘀阻，痰浊停滞之日晡昏厥。方用四逆散合四逆汤、桂枝茯苓丸加减。药用：柴胡10g，枳实10g，白芍12g，炮附子6g，干姜6g，桂枝10g，茯苓14g，赤芍10g，桃仁12g，黄芪18g，酒大黄6g，甘草6g。水煎服，每天1剂。3剂后，突觉腹中疼痛，随即解下烂肉样大便约250g，小便浊如米泔，诸症明显好转，昏厥未作。上方去大黄减附子3g，加党参10g，大黄炭3g，继服12剂，停药告愈。一年后患者又来求诊，上次药后，病情始终未作，5天前因家中母牛难产死亡，遂致此病又复。症状如前，复予上方加减3剂而愈。

评析与思考 昏厥起于18年前悲愤，此次又因家中失窃，心情不畅诱发，可知患者肝郁，气机郁滞日久，必将影响血行而致瘀阻。日晡多在申时，肺金配属时辰，金克木，本郁更甚，气滞血瘀愈重，故证发于日晡。案中用方：四逆散和解表里，疏肝理脾以解郁；四逆汤回阳救逆以治厥逆，桂枝茯苓丸活血化瘀以除瘀阻，三方合用可治郁、厥、瘀等证，方与证符，故用即效。

午时昏睡案

黄某，男，62岁，农民，1989年6月19日初诊。

患者2年前开始出现嗜睡症，以后逐渐加重。午时一到，无论在什么情况下均卧地昏昏而睡，呼之不醒，打之不应，除有呼吸、脉搏外，无任何反应。较严重的一次经西医治疗6小时后方苏醒。从此每月发作一次，昏睡五六个小时后自醒，醒后如常人。近来10天左右发作一次，昏睡三四个小时后自醒。除上述症状外，伴有面色黧黑，耳轮焦干，健忘，反应迟钝，神情呆滞，舌质淡，苔薄，脉细弱。四诊合参乃属肾精不足，脑海空虚之证。治宜填精补髓，醒脑开窍。选方左归丸加味。处方：熟地24g，山药12g，山萸肉10g，枸杞子10g，怀牛膝12g，菟丝子30g，鹿角胶10g，龟板胶10g，远志10g，石菖蒲10g，甘草6g，3剂水煎服。服药后诸症如上，虽呼之不醒，但打之则应，知药已中的，守方继服5剂。治疗半月后昏睡时间明显缩短，但每天仍必发作1次，熟睡1小时左右自醒。口苦，苔薄黄。上方加黄连6g，杏仁10g，再服5剂。前后服药20余剂昏睡消失，诸症告愈。1个月后病情反复，但虽欲睡而能自制。守原方继服5剂，并嘱其常服六味地黄丸以巩固疗效。3个月后随访疾病痊愈。

评析与思考 每逢午时即卧地昏睡，虽呼之却无反应，此不仅在时间上有其特点，且睡眠也与正常人唤之可醒不同，说明昏睡本身已属病态，而定于午时发作更是奇异。有关本案定时昏睡的机制尚难从现有的中医时间医学理论予以阐释，从本案论治用方选药中也难悟出定时发病的道理，值得深入探讨。

五更痉厥案

赵某，女，36岁，1983年4月5日初诊。

患者1979年产后3个月感到头晕不适，未及时治疗。渐渐发展到每夜五更时分即感头晕，唇舌麻凉，两目发黑，继而神志不清。发病时两手握拳，四肢强直，牙关紧咬，周身冰凉，冷汗湿衣，强行喂入温热水或食物，病即缓解。每逢天气突然变化，症状加重，经治不效已4年之久。

诊视患者精神正常，体质一般，面色无华，左寸关脉见滑数，右部稍弱而数，舌质淡红苔少。证属脾肾阳虚，病久伤阴，阴阳失调，气机逆乱，精不上承，导致痉厥。试以温补脾肾，佐以化痰通络为法。处方：党参30g，白术30g，茯苓12g，附子9g，干姜9g，吴茱萸10g，枳实6g，胆南星6g，柴胡10g，白芍20g，钩藤30g，葛根24g，细辛6g，甘草6g。水煎，每天1剂分2次服。

服药3剂，诸症明显减轻，微觉头晕，唇凉，无昏迷。原方去化痰通络之品，重补肾中阴阳为剂续进。处方：党参30g，白术30g，茯苓12g，熟地20g，山药20g，附子9g，吴茱萸10g，干姜9g，补骨脂20g，黄芪20g，桑寄生30g，牛膝20g，水煎，每天1剂，分2次服。

又服3剂，诸症悉除。患者惧其复发，又照方配服3剂。同时嘱服八味丸3瓶，以资巩固。6个月后随访无复发。

评析与思考　为何五更发生痉厥，案中未予介绍，其用药、诊断也没有据时间进行，基本上按中医辨证施治方法诊治。但这并不表明不能作为时间医案，因时间医案内容分为如下几类：定时发病类、按时诊断类、择时治疗类等。本案属定时发病类，对定时发病的诊治可补充与完善中医时间医案，故收录之以示读者于临床遇及类似病变，知其如何处理。

肝阳亢盛昼重夜轻案

刘某，女，44岁，工人，1986年8月10日初诊。

因不慎由床上跌落在地，时间在夜间20时左右，当即昏迷，经救治而苏，次日觉记忆明显减退，昏昏沉沉，精神不振，血压偏高，但每届夜间20时以后诸症反而轻减，1周后又伴见头痛，昼增夜减，经用中西药物施治不效，而来就诊。

症见精神不振，反应迟钝，头痛，头胀，面颊红，口苦，目胀耳鸣，手颤，大便干秘难解，小便黄，食欲不振，舌质偏红，苔黄腻，脉弦。血压140/90mmHg。证属肝阳亢盛，昼为阳，肝阳得助则症显症增：夜为阴，阴气盛则肝阳受控而症减。治以平抑肝阳。

处方：天麻10g，钩藤20g（后下），赤白芍各10g，天门冬10g，怀牛膝15g，黄芩10g，知母10g，生地12g，柴胡10g，丹皮10g，5剂，水煎，每日1剂，早晨与中午分服。

二诊（1986年8月15日）：药后症情减轻，血压恢复正常，自觉夜间20时症减已提前到黄昏时即约18时，继以上方再进7剂病愈，随访半年病未复发。

评析与思考　夜间20时跌落后起病，以后在每天20时以后反而症情轻减，此种现象甚怪。证属肝阳亢盛，病则昼增夜减，这与昼则阳盛阴衰，夜则阴盛阳弱有关，肝阳亢盛与昼阳旺盛相逢则症情加重。经施治，其症状发作的昼夜节律改变，继而治愈，提示疾病节律在施治中若有改变，可据其判断疗效。究竟什么样的改变预示疗效属好，什么样属恶呢？需要在临床进一步探索归纳总结。本节前述内容是作者个人体会，可供有兴趣者参考。

定时晕厥案

胡某，男，43岁，1992年2月6日初诊。

患者近2年余，每天下午17时许，定时头晕，视物不清，3～5分钟后即昏厥不知，30～60分钟后，逐渐苏醒。醒后颈部拘急，强直不舒，手指发麻，伴见胸闷心悸，体倦乏力，食欲不佳，每因劳累病情加重。其人做销售工作，经常出差在外。若下午16时，找一僻静处，闭目休息，静养心神，则发作症轻，仅觉头晕、手足麻而神志稍有不清即过。发作时无遗尿及口吐白沫、角弓反张现象。经脑电图、脑血流图等检查，均未发现异常，排除癫痫。颈椎X片示C_5～C_6有退行性变，诊为颈椎增生。舌黯，苔白腻，脉弦略滑。本证为气血亏虚，痰瘀阻遏致晕厥之证。治宜温阳升津，养血活血，祛痰通络，方用桂枝葛根汤合二陈汤加减：桂枝、炒白芍、葛根、陈皮、半夏、茯苓、薏苡仁、甘草、炒白术、当归、川芎、钩藤、菊花，水煎，下午16时前温服，每天1剂。服药4剂，晕厥未复作。但在下午17时，精神不振，手麻、心悸仍在。效不更方，继服3剂，诸症消失。唯觉颈部活动不灵，此属颈椎增生，经脉不利。上方加鸡血藤、伸筋草、生山楂，2天1剂，服至20余剂后，自行停药，随访2年，病不再作。

评析与思考 突发晕厥，临床常见于癫痫、心源性疾病、脑部瘤体及脑血管病变等。该病临床症状不像癫痫，所做的现代检查也未发现任何异常，却定时发作于冬季的下午，是属临床疑难病症。医家根据中医辨证施治方法，对该病进行了中医诊断，并按中医诊断施治，取得了疗效，说明辨证施治方法确属中医特色，具有临床应用价值。尤其是在发作前服药，使药达病所，可谓迎病截治法的应用。该病能够取得实效，与择时用药是分不开的。本案按说接诊后还可以进行脑部CT、动态心电图的检查，以排除心源性或脑部病变所致晕厥。但从方药效应说而言，该病取得疗效，且随访2年病不再作，可知医家临床经验丰富，在接诊时已经据其临床表现，检查已有所取舍，减轻了患者经济负担，值得同道们记取。

定时发热案

王某，男，27岁，1983年4月20日初诊。

患者于一个半月前患大叶性肺炎，经2周住院治疗痊愈。但近2周来，过午则发热，体温在38.5℃左右，无恶寒，持续约2个小时，振汗后热退，每天必作，作时头晕、胸闷、乏力、时呕，休时如常人，二便正常，舌质淡红，苔薄黄略腻，脉象沉弦而细。证属余邪未尽，客于少阳。治宜和解清热，小柴胡汤加味。

处方：柴胡20g，黄芩15g，沙参10g（另煎），炙半夏5g，金银花20g，知母15g，生姜7.5g，大枣5枚。水煎服，每剂服2次，每天1剂，3剂痊愈。

评析与思考 人们常说的“午”多指中午12点左右，在十二辰中午时为11～13时，“过午则发热”应该指的是过了中午12时就发热，持续约2小时，病作时间基本上还在午时和未时之初。午时亦为一日之中阴阳消长转化的关键时辰，其时发病，小柴胡汤用之多见效。《伤寒论》曰：“血弱气尽，腠理开，邪气因入，与正气相搏，结于胁下，正邪纷争，往来寒热，休作有进，默默不欲饮食。脏腑相连，其痛必下，邪高痛下，故使呕也。小柴胡汤主之。伤寒中风，有柴胡证，但见一证便是，不必悉具。”此案患者虽不全具柴胡汤见症，但“时呕”又休作有时，以辨证施治而论，亦符合应用小柴胡汤。故用此方。2周病变，3剂即愈。所用方药除小柴胡汤外，尚加用了金银花、知母以增清热解毒功效，柴胡一味用了20g剂量，亦属少见，也是本案用药特点之一。

定时高热案

惠某，女，26岁，工人，1990年3月8日初诊。

患者近一个半月来每天下午15时许发高热39℃，3小时后可自行消退，曾住院治疗效不著，亦未查明原因，体重锐减10 kg左右。每次发病，先觉背痛，继之恶寒发热，手足心热甚，恶心胸痛，四肢末端发凉。素纳差，每天进食150g许。舌淡略暗，脉沉细略数。证属少阳枢机不利，瘀血内阻不行，兼太阳之表阳气虚，少阴之里阴液亏。治宜和解少阳，活血化瘀，并温补太阳之表，清滋少阴之里，以小柴胡汤化裁处方：银柴胡10g，黄芩10g，沙参15g，姜半夏10g，丹参15g，山楂15g，桂枝10g，黄芪15g，狗脊12g，白薇12g，胡黄连10g，瓜蒌15g。

4月16日随访，服上方6剂，热退告愈，再未服药。

评析与思考 本案要点是高热定时在午后15时开始，3小时后自退，以时间诊断论，发热在申酉，不在子午交替之时，难以诊为阴阳不和。案中称用小柴胡汤化裁，以和解少阳为主，但方药却与小柴胡汤有别，多见清解虚热之品，连主药柴胡也更为银柴胡。然本案却以定时发热、冷热均见、恶心、纳少等诊为少阳枢机不利，治以和解少阳，所用方药系师之小柴胡汤之法而加减化裁，可为小柴胡汤类似方剂。患者舌淡略暗，胸痛背痛，医家可能以此诊为有瘀血内阻，并用活血化瘀类药增入方中。用方6剂，一个半月之久的定时高热即愈，足见医者有其独到临床经验，值得探讨。

子午时发热与小柴胡汤案

苏某，男，21岁，学生，1982年6月12日初诊。

患者发热十余天，每当中午12时和夜间0时前后高热发作，各持续2小时左右，体温在38～39℃。余时体温正常，饮食二便正常。除发热时微感头疼、倦怠外，别无不适，屡经中西医诊治，病状莫名，症状依旧。诊脉微弦，舌象正常。考其既往治疗，未从时间因素分析，因悟及岳美中老师“子午两时为阴阳交替之时”理论，认为该证系阴阳不协调之候，故拟柴胡10g，黄芩10g，甘草6g，半夏10g，党参10g，生姜10g，大枣5枚。水煎2剂，分2天服。药后发热不高于38℃。发热时间改为上午9时与下午18时左右，病机有所扭转，但尚未改变，故仍于原方加石膏30g，再服2剂而愈，回校复学，至今未见复发。

评析与思考 小柴胡汤系《伤寒论》少阳病主方。本例患者的发热，除以子（夜间23～1时）、午（中午11～13时）时发作为特点外，别无少阳证可取。所以投小柴胡，是以时间为辨证根据。盖子时、午时为阴阳转化之际。倘外邪侵入，扰乱人体正常的阴阳协调关系，则阴阳互争而出现发热。小柴胡汤既和表，又和里，恰能助正祛邪，平调寒热，协和阴阳。药后体温略降，其发热时间迁至上午9时（辰时），辰为胃所主时，故加石膏得愈。

丑时腹大神昏案

童某，男，17岁，学生，1982年10月2日初诊。

患者定时腹大神昏已月余。每于午夜2时，先呵欠数声，旋即腹大如鼓，继而昏不知人，喊之不应，推之不动，待至3时左右，上叹气、下矢气，腹大逐渐消除，神志清醒，一如常人，余时如常。曾经中西医药施治无效。察其面色晦暗，神情默默，形体微消瘦，时心烦喜呕，口苦咽干，大小便正常，舌淡红，苔薄白。细问之，知遇一条大蛇横卧路中，惊吓不已，思之即病发丑时。盖丑时为气血流注肝经之时辰，肝经气滞不通，木郁克土，腹为脾所司，腹大其时，当责之于肝。手足厥阴经气相通，阻滞心胞故神昏，投以小柴胡汤加石菖蒲、郁金，疏肝解郁，宣通心胞。药用柴胡10g，黄芩10g，石菖蒲

10g，郁金10g，党参10g，半夏15g，大枣5枚，生姜2片，甘草5g，服3剂腹大神昏消除。宗原方加白术10g，4剂，以巩固疗效。后患者来告之，药后其病未发。

评析与思考 本案用小柴胡汤依据如下：①病起惊吓后而有肝郁；②丑时发病与肝有关；③症见神情默默，心烦喜呕，口苦咽干等柴胡汤见症。病因、发病时间、症状三者结合诊断定方。方中增入石菖蒲以宣通心胞治疗神昏，郁金疏肝解郁，使全方具和解少阳、疏肝解郁、宣通心胸功效，故3剂即见显效。

夜半盗汗如雨案

姚某，女，45岁，护士，1991年1月16日诊。

患者脾胃素弱，心情抑郁，平时常有嗳气，打呃。3年前患甲状腺功能亢进，目睛外凸，以小剂量泼尼松、丙硫氧嘧啶维持治疗。6天前盗汗，初起汗出仅局限于两下肢，2天后汗出渐多，腰以下尤甚，始求诊。服养心平肝敛汗3剂不效，而汗出涔涔，遍及全身，内衣可绞出汗水，心中谵谵，坐卧不安，纳食不香，转诊于余。诊见：精神萎弱，面色微黄，凸睛如泡。赤纹满布，舌质淡，边尖有细小红点，苔薄白，舌中泛黄，脉微弦。细询，知每于晚23时许汗出，汗后畏寒，心中恐惧，不敢再睡。初欲与温阳敛汗之剂，细思终觉欠妥，良久，忆及岳美中老中医曾以小柴胡汤治愈子午二时嗜睡软瘫案，谓其有调和阴阳之功。乃师其法，与柴胡桂枝汤原方加龙骨、牡蛎各10g，3剂，嘱于当晚21时服。是晚汗出大减，仅两股内侧少许汗湿。上方再服3剂而收功，至今未发。

评析与思考 子午是昼夜之中阴阳交替的时间，人体生理节律与病理节律一般在此时往往出现较大的变化，由于疾病的机体适应与调节能力都发生了变化，因此此时也如清晨五更时一样是疾病多发时期。23时为子时初，从本案医家所借鉴的其他医家经验及所用的方剂可知，此案可能被诊断为阴阳失调证，而采用可调和阴阳的柴胡类方即柴胡桂枝汤加味，并采用了迎病截治法的服药方法而取效。从本案治验可以得出这样的结论：要注意吸取其他医家成功的经验，要重视柴胡类方治疗时间性疾病的经验。

逢时开穴救治行将厥脱案

徐某，男，71岁，工人，1985年2月12日初诊。

患者年老眠少，却忙于佛事，又吃素持斋，体极虚惫。是日凌晨觉醒，即感眩晕目花，呼吸困难，胸脘难受。旋即面色苍白，大汗淋漓，神志欠清。阖第惊慌，晨3时许亟延余诊。诊其面目肤凉，目阖神倦，气息低微，脉沉迟而极虚软，心率36次/分。此乃阳气虚衰，行将厥脱之候。时值壬午日壬寅时，按纳甲法先刺开穴至阴，以鼓舞周身之机运；配足三里以扶运中气，补土强身；再刺内关以振奋心阳，宽胸和胃。俱弱刺激，补法，间歇捻动留针。针行少顷，神志清楚，半小时后脉搏增至48次/分。待1小时，心率回升到62次/分，肢温体适。因夜间无药，遂令服干姜热汤1碗。温中助阳。

当日上午，患者即能坐立。翌日缓步复诊，神态平好，舌质淡白，脉缓弱。

评析与思考 此系用时穴抢救急症案，其中时穴系至阴一穴。其余穴位如足三里、内关均为配穴。寅时针刺现在一般应用较少，此案若非急症寅时延诊，可能也不会采用寅时针刺。此案寅时针刺有效，说明从时穴观点出发，夜间、凌晨等时间也应视病情需要给予针刺。足三里被人喻为“人参穴”，有强壮作用，内关对心脏有双向调节作用，配用妥当，更增时穴至阴清头目、调阴阳之功效，合以干姜热汤温振中阳，自然肢厥复温，神志恢复正常。

二十五年奔豚气，纳子七诊而愈案

刘某，男，64岁，工人，1981年10月28日初诊。

患者自诉少腹部有股热气上冲胸间及咽喉。每天凌晨2时发作，兼有口苦舌干、舌麻、肢麻，须将衣被掀开，坐起片刻，待热气消散则自愈，睡至凌晨4时，症复如故。25年来叠进中西药物无效。以纳子法推算，病发丑时寅时，病气旺于肝肺二经，针刺肝经太冲、肺 经太渊二穴。

二诊时，述病大减。

三诊时，丑时症状停发，寅时症状亦减。

至五诊时则取太渊，佐以尺泽。患者老年体弱，正气虚衰，25年之痼疾，7诊方愈。

评析与思考 奔豚气往往查不出器质性病变，目前有人归之为自主神经功能紊乱。本案病发定时在丑寅时，医家以病变发作时诊断，确立病变经脉脏腑，再取病经五输穴针刺施治。与该医家被收录于本书的其他几案一样，穴位针刺时间并不局限于病变发作时间，或病经正常气血开旺时，采用的是纳子法中遇病情较急，气血开旺已过或未至时用本穴、原穴针刺的方法。

肾虚气逆酉时头痛，奔豚气案

钱某，女，42岁，1988年4月初诊。

患者2年前因工作劳累致头痛，呈空痛感，每于下午17～19时许加重，伴健忘、失眠，自觉少腹有气上冲咽喉，舌质红，苔薄，脉细，尺弱。下午17～19时为酉时，为肾经旺时，其时头痛，又有少腹有气上冲咽喉，实为肾虚气逆。拟诊：①肾虚头痛；②奔豚气（神经症）。太溪为肾经原穴，有益肾纳气之功，故针取双太溪穴，用补法，留针25分钟，每天1次。针2次后，头痛减轻，继针10次，头痛止，冲气感亦基本消失。继用益肾健脾之中药汤剂以善后，随访3年病未复发。

评析与思考 此例亦是根据病变发作时间在酉时而诊断为肾虚气逆证的，其所以用肾经原穴（俞穴）太溪，除因该穴有益肾纳气作用外，还因纳子法遇急症可用本、原穴的规定。本案针药结合，应用益肾健脾药善后值得参考。

巳亥时服药治疗尿糖阳性案

梁某，男，57岁，干部，1981年10月28日初诊。

患者于1981年6月上旬发现患有糖尿病，血糖为16.8mmol/L，尿糖（+++），在某院住院治疗4个月余，每天口服苯乙双胍由100mg增至150mg，但血糖仍在11.20mmol/L上下波动。根据患者精神较差，形体消瘦，头昏头晕，口干且苦，渴喜多饮，皮肤干燥，尿多且以夜间为甚，大便尚可，舌质稍红，苔薄白，舌体瘦小，脉关弦尺弱等临床表现，辨证为阳明里热，兼气阴两虚。拟清补并用。方选白虎加人参汤加减：生石膏30g，肥知母10g，绵黄芪20g，西党参30g，天花粉15g，粉甘草15g。同时嘱降糖灵减半服用。

进上方7剂后，病情稳定，脉寸关弦，尺仍弱。守原方加白术15g，淮山药30g，丹参30g，山萸肉20g，清热、健中、补肾三法同用，并嘱停用苯乙双胍。10剂后，口干、尿多明显好转，血糖6.27mmol/L。尿糖（-），唯第一次晨尿尿糖仍为（+）或（±）。原因何在？思之良久，估计与服药时间有关。因为现代医学研究发现，糖尿病患者在早晨4时左右对胰岛素最敏感，而我院住院患者是按上午10时和下午16时两次常规给药，这就使第一天末次服药时间到第二天首次服药时间相隔约18小时之久，显然恰恰在糖尿病患者对胰岛素作用最为敏感的时候却缺乏药物调整或促进胰腺分泌功能，所以第一次晨尿仍出现尿糖阳性。根据这种推断，仍守原方，加熟地20g，但调整服药时间，第一次在上午10时，第二次晚上临睡服（22时左右）。次日，第一次晨尿尿糖即转阴，后按此法，在原方的基础上稍事出入，连服30剂，痊愈出院。

评析与思考 应用现代时间生物学研究成果，指导中药服用时间的选择，本案可作为代表之一，并应成为中医时间治疗学中选择治疗时间的方法之一。本案未择时施治则晨尿始终未转阴，择时用药则病愈，自身前后对照结果充分肯定择时用药的临床应用价值。但若按本案择时依据去择时，则必须了解现代时间生物学研究成果。

第八节　经络肢体病证的时间医学应用

午时头痛案

唐某，女，45岁，1982年4月25日就诊。

患者5年来，每至夏季中午12点左右即发前额疼痛。痛时头额如裂，眼球鼓胀如脱，抱头抵物，揉按捶打而不缓。服阿咖酚散、罗通定、去痛片等镇痛剂可获小歇，但翌日复痛依然，每次持续1~2小时自止。曾疑为“额窦炎”、“颅内占位性病变”，但经头颅摄片、造影无异常发现。脑电图、脑血流图亦无异常。又按“血管神经性头痛”、“神经症”治疗终未见效。所服中药亦众，多为川芎茶调散、半夏白术天麻汤一类祛风除湿之剂。患者月经、血压、饮食、睡眠均属正常，唯舌尖较红，苔白少津，脉浮稍数。夏季者心火当令，午时又为君火司令之期，当此阳旺之际，火热炎上，循手少阴之脉从心系上达咽，入目系，窜于头面，故头额痛作。治当清泻少阴之火，试投泻心汤以稍息之。迄5月12日二诊，服药2剂头痛大减，续拟竹叶膏汤予之。2年后，因它病来诊，询之，自服上药后，头痛2年未作，诸恙平复。

评析与思考 中午头痛，找不出原因，屡治无效。后以时间发病为依据，从季节、昼夜阴阳节律变化出发，结合具体证情，诊为少阴之火引发头痛，用泻心汤而奏效。提示诊断时，不可忽视证情变化的时间性。可以说，注重时间因素将成为诊断中重要的内容之一。

上午头痛案

张某，男，57岁。

患者头晕发作近2个月，其头晕头痛的特点是每天早晨起床后疼痛，持续到中午。午后疼痛消失，一如常人。头痛头晕时伴肢冷，浑身乏力，倦怠。舌淡有齿痕，脉沉。该病发于卯时值阴阳相和之际，阳生不足，不能胜阴而头痛发作，至午时阳气鼎盛之时，始能消阴而头痛止。有鉴于此，用温补肾阳之法：炮附子、肉桂各6g，补骨脂、何首乌、枸杞、山药、丹皮、泽泻、茯苓各10g，熟地15g，山茱萸肉、川芎各10g。嘱患者于每天清晨之际服药。每晚在睡觉前用脚心涌泉穴部位踩小面杖在地下滚动100次，以通行肾阳之气。3剂药后再诊，患者言其头痛头晕程度明显减轻，持续时间亦明显缩短。下肢发冷也有所改善。原方去川芎，加吴茱萸10g。继服3剂。3天后，患者诉其头晕头痛消失，下肢变暖。易之以金匮肾气丸20丸。每天晚服2丸以善其后。

评析与思考 此例症状仅见肢冷、舌淡有齿痕等，以此诊断为阳虚，似难定论。结合头晕头痛发作时间在上午的特征诊断，才能确定用温补肾阳法。药用桂附八味丸加味，用迎而夺之服药法，得效后以丸善后，仍用提前服药法。此案尚有三点特色：①对头痛以阴阳昼夜节律法析之甚详；②以面杖滚动刺激涌泉，通行肾阳法；③无论采用汤丸及穴位刺激施治均采用“迎而夺之”，提前用药截阻法。

夜晚关节疼痛案

哈某，女，49岁，工人。

患者手指关节疼痛，旧病复发，一周来，每于夜间静息之时则痛作，影响睡眠，前医曾投活血祛风、通利经脉之品未见功效。面目虚浮，舌苔色白，脉细缓。因手指为诸阳之末，夜半则阳气衰弱，病由阳气不足，温运无力，不能通达于四肢，血行迟缓，泣而不行，不通则痛。经云：“治不法天之纪，不用地之理，则灾害至矣。”故从原法，加用助阳之剂：熟附块9g，川桂枝4.5g，杜红花、北细辛各3g，全当归、嫩桑枝、鸡血藤、潞党参各9g，水煎服。上方服5剂后，手指关节疼痛之症全消。

评析与思考 此案对病症发作时间给予重视，进行分析，仅在原用治法上加用助阳之剂，获得显效。若不重视时间因素，此例是否最终也会加用助阳之品呢？也有可能。只是病程可能延长，增加患者痛苦。病程延长亦可生变，致证情更为复杂难治。

寅时腰痛案

胡某，男，35岁。

患者每逢夜里3时开始腰痛，持续至天明即止，病已半月之久，日日如此。患者除自述腰痛外，无其他自觉症状可以剖析。观其舌质淡，苔薄白。笔者根据时间分析：夜里3时至天明，基本上属寅时，此时正是阳气逐渐向旺阶段，患者可能为阴寒太过，阳气初增不能克之，随着阳气渐旺，与阴交争而致腰痛。腰为肾之府，故投以温补肾阳之品以助阳胜阴，药用淡附片15g，肉桂6g，巴戟天10g，菟丝子10g，枸杞子15g，炒白术10g，炒薏苡仁15g，服15剂，腰痛消失。

评析与思考 若以子午流注论，寅时为肺经当旺之时，但症见腰痛，与其论不符。应用阴阳昼夜节律则患者肾阳不足，阴寒太过。寅时初萌之阳与之交争，力不能克，而腰痛，则于理相通。对定时发病究竟应用何种中医节律认识疾病为好。有个选择问题，需要医家共同努力，总结规律。

上午头痛案

耿某，女，17岁，学生，1984年2月10日诊。

患者每天上午7～11时，头后部疼痛如裂，抱头嚎叫，须注射复方氨林巴比妥或布桂嗪方可缓解，午后疼痛逐渐减轻，夜间则如常人。病已2个月，治疗无效而休学。诊脉弦，舌质红，苔薄白。药用：金银花25g，连翘10g，蒲公英10g，黄芩12g，菊花30g，薄荷10g，白芷10g，蔓荆子10g，防风10g，辛夷10g，苍耳子12g，全蝎5g，川芎30g，甘草5g。3剂，头痛大减，8剂痛止而复课，1年后随访未复发。

评析与思考 上午头痛，祛风为主治疗，其效较好。释其机制：风为阳邪，上午阳气升旺，两阳相合，故头痛病作。按本证分析，多属现代医学所述的鼻窦炎，观其所投之剂，以祛风胜湿、通肺窍为主，多与治鼻炎、鼻窦炎有关，故效。

未申时头痛案

朱某，女，39岁，1990年6月10日初诊。

患者5天来每于13～16时前额剧烈胀痛，昏蒙，连及目眶，伴有胸脘胀闷，恶心，小便黄赤等。查其形体肥胖，舌红，苔白厚腻，脉洪滑。血常规及五官科检查未见异常。证属湿热扰于手足太阳之经脉，法当清利湿热。予导赤散加减：木通10g，竹叶10g，甘草6g，蔓荆子15g，牛蒡子15g，升麻10g，竹茹10g，陈皮10g，灯心草3g，水煎服，每天1剂。服上方1剂诸症大减，继服2剂而愈。

评析与思考 （合原按）未时，为手太阳小肠经气血流注之时；申时，为足太阳膀胱经气血流注之时。小肠为丙火，目眶为其支脉所过；膀胱为壬水，其脉起于目眦，上额交巅，是动则病冲头痛。湿热之邪居于二经，致气血流注不畅而发病，故清利二经湿热则病除。在未、申时发病除与小肠、膀胱经开旺有关外，与湿热病邪有无关系呢？可参阅本书中湿热所致定时发病的时间。

辰巳时眉棱骨痛案

崔某，女，37岁，1964年9月初诊。

患者头痛2年，每劳累则发作，以前额及眉棱骨处为重。甚时不欲睁眼，懒言，每在上午8～11时（辰巳时）剧痛，过后自行缓解。面色萎黄，表情痛苦，精神不振，舌淡红，苔薄白，脉沉细。证属脾胃气虚，清阳不开，浊阴不降故头疼，劳则气伤，故劳累时痛甚。上午8～11时为辰巳时，脾胃经气血运行之时，故用调理脾胃以治之。予以补中益气汤加减：黄芪15g，党参15g，白术10g，陈皮10g，升麻6g，柴胡10g，川芎10g，白芷10g，细辛3g，水煎服3剂。

服上方3剂后头痛明显好转，疼痛已能忍受。加菊花10g，继服3剂，头痛止。2个月后又因劳累、生气而复发。原方又服6剂，痛止。

评析与思考 本案除按头痛发作在上午辰巳时，辰巳为脾胃经开旺而虑及脾胃病位外，还依据了痛在前额、眉棱骨，系阳明经循之处与胃相关，脾胃相表里等症状与理论。患者遇劳即发，劳则气伤，故考虑属气虚病性。补中益气汤调补脾胃，升阳益气。方证相符，故以该方加减，加入川芎、白芷、细辛以止头痛，其中白芷为治阳明经头痛要药。原方中当归补血，本案主要为脾胃气虚，故去之。但方中甘草未用，不知何故？

下半夜恶寒肢厥案

秦某，女，28岁。

半月来，患者每晚定时发冷抖颤，诸医弗效。细审病情，恶寒肢厥每于夜间0时发作，由轻渐重，4小时后大汗如水淋漓，甚至被褥全濡，难以入寐，直至黎明，汗止栗定。夜夜如此，时刻不差，伴气短心悸。食后腹胀，少腹冷痛，经色紫暗而质清稀，夹有凝块而量多，半个月淋漓不断。形体消瘦，面色晦暗，舌淡紫，苔薄白，脉沉细弦。血压70/50mmHg。出血日久，血脱气伤，亟当益气助阳，投补中益气汤加浮小麦不效，而更添咳嗽，痰稠黄、咯吐不爽。乃据子丑为肝胆主时，寅为肺旺所值之说，结合阴阳之气交接于肝肺的观点，认为证系“阴阳气不相顺接”，故投乌梅丸加减：乌梅12g，细辛3g，干姜6g，黄连6g，当归12g，附子12g，桂枝12g，党参6g，黄柏10g，沙参20g，枇杷叶12g。2剂后，汗厥颤诸症悉除。再予八珍汤调理而愈。半年后随访未见复发。

评析与思考 （合原按）本例辨证定位，为厥阴肝经气血不能顺交于手太阴肺经。因患者半夜0时战栗发作正值子时，继而病重丑肝之际。4时后大汗栗止，恰值寅肺所旺，故用乌梅丸顺接阴阳，使气畅血行，阴阳协调，而栗止病愈。一般在子午定时发作的病变多属于阴阳失调，临床用小柴胡汤和调者多，用乌梅丸改汤者亦见增多。二方组成不同，功效有别，如何区别应用之，有探讨的必要。窃思二方均可属调整阴阳枢机之方药。乌梅丸为厥阴经方，方中热药较多，小柴胡汤为少阳经方，方中热药几无，从时辰上论二方均可用于子午发作的病变，但前者适应于以子时发作为主的病变，后者应适于以午时发作为主的病变。从证候上论，乌梅丸对厥热胜复之证，患者自觉恶寒时其肢体他觉寒凉之证可用；小柴胡汤对寒热往来，患者觉寒时其肢体他觉温热或灼热之证可用。当然，两者区别应用之处较多，关键在如何对子午时发作病变的区别应用。以上内容仅供参考，权威性的结论还有待从实践中归纳得出。

巳时头痛案

李某，女，38岁。

患者头痛反复发作3年余，每天上午9时开始发作，至午后13时左右才自行缓解，痛在前额及眉棱骨，由轻渐重，伴头晕、心悸，四肢乏力，不欲睁眼，只喜卧床闭目休息，劳累过度则加重，腹部重坠，白带较多，经行先期，量多色淡，质清稀，舌质淡、苔薄白，脉细弱无力。证属脾经气血不足。治宜健脾益气，宁心安神。药用：党参、黄芪各30g，白术15g，当归、茯神各12g，陈皮、炒枣仁、远志、龙眼肉、白芷、菊花各10g，柴胡、升麻、炙甘草各6g，生姜3片，大枣5枚。服上方3剂，诸症明显好转。效不更方，继服3剂，诸症消失，随访7年未见复发。

评析与思考 本案特点是头痛发作有时，医家根据头痛发作节律，结合子午流注关于脏腑气血流注时间和患者临床表现，进行了诊断，认定为脾经气血不足。因为病作的巳时属于脾经气血旺盛之时，该经当旺不旺，则会出现该经气血不足的一些临床症状，临床当然不能仅仅依赖发病时间，关键是本案医家结合了临床表现，得出了诊断结论。从其按此诊断处方用药，仅用6剂中药就将7年沉疴治愈的结果可以说明，这种因时诊断的方法具有临床应用价值。

申时偏头剧痛6年不愈案

左某，女，24岁，1993年3月9日下午就诊。

患者自读初中起，即间断发作右侧偏头痛，至今已10余年。曾诊断为三叉神经痛、血管神经性头痛等。始起服去痛片、阿咖酚散可止，后头痛越发越频，乃至高中辍学。近6年来，头痛竟每天1次，且于下午3点半定时发作，其痛如拽如裂，伴目胀目眩，频频呃气，口苦欲呕，持续1个多小时后，其痛自止。服止痛药已无效，曾经针灸、穴位注射治疗，也服过不少中药均无效验。故每次头痛发作，只得卧床呻吟，待其缓解。问得其素有心烦易怒，喜叹气、呃气，且月事先后不定期，经来腹痛等症。视其舌质暗红，切其脉弦细且滑。

患者偏头痛定时发作于下午3点半，此时已属申时。病在肝胆，为少阳头痛。然何故久治不愈？忽思《内经》云："凡治病，乃治之无后其时。"于是，立即取银针，于患者风池（双），太冲（双），右侧阳白、太阳、率谷、承灵诸穴各一针，得气后，行泄法，持续运针约3分钟，后留10分钟，其痛得止。继拟疏解少阳，柔肝舒络止痛法，投柴胡10g，黄芩10g，当归20g，川芎30g，白芍20g，丹参20g，延胡索10g，香附10g，甘草10g，5剂，嘱其上午服药1次，下午服药必在3点半头痛始作时，以迎而截之。果然，5剂后，头痛如摘。1995年4月16日三访之，2年无恙。

评析与思考 采用依时诊断、发时用药法，将十余年的偏头痛治愈。这不能不归功于时间诊断与时间治疗法。医家采用针药结合，以针止痛快捷而采用针刺止痛，再以中药以柔肝止痛，并采用了头痛开始时即时服药的方法，5剂药就将长年的头痛治愈，令人称奇。足资证明病发即时用药对某些疾病所具有的奇效。临床可深入研究，探讨不同病变应该采用何种择时施治方法为好，以增添治疗方法，提高疗效。

寅时腰痛案

白某，男，26岁。

患者左侧腰髋部呈闪电样疼痛2个月余，经投独活寄生汤2剂后，疼痛减轻。唯于每晨5时疼痛发作，由轻渐重，直至上午9时疼痛方止，止后一如常人。每天如此定时发作，再用独活寄生汤不效。因病发有时，依据"朝则为春，日中为夏，日入为秋，夜半为冬"的自然周期现象，以五行推论，晨属春，与肝胆相应，认为证属肝胆气滞，经络交接失畅，气血运转失灵，"不通则痛"。故应顺天之时，疏肝胆以活血。拟疏气止痛汤加味：木瓜12g，木香6g，乌药10g，白芷6g，川芎10g，钩藤15g，蜂房10g，鸡血藤30g，延胡索12g，丝瓜络10g，䗪虫10g，桃仁10g。1剂药后，次日晨起疼痛未发。唯感腰部有轻微酸困，两腿稍感麻木。脉见弦细，舌紫苔白。药虽得效，但病机未变。继服前方加白芍30g，当归15g，熟地15g，6剂后基本缓解。

评析与思考 一天分为四时是按古人一年四季的变化说明一天的变化而提出的，内容是朝则为春，肝气应之；日中为夏，心气应之；日入为秋，肺气应之；夜半为冬，肾气应之；脾则主四时之末。此案在治疗无效的情况下，以病发平旦论之为肝胆气滞，改变用方，以疏肝旺，并以活血法施治而效。纵观全案症状，若不从时间识证，很难认定为肝胆气滞。

黎明发痉案

王某，女，30岁，1987年3月3日初诊。

患者自述每天黎明时分精神烦乱、项背强直，四肢抽搐已半月余，发痉时虽头身汗出却无恶寒发热，意识尚清，头目眩晕，无口吐涎沫及作猪羊叫。每次发作持续1小时左右，发作过后神疲短气。既往有癔病史1年余。平素精神抑郁，多思多愁，寐少纳差。观其舌质淡红，苔薄白，脉沉细而迟。此乃津衰血少，筋脉失养，营卫失调所致痉证。治以瓜蒌桂枝汤加味：桂枝10g，白芍30g，天花粉10g，葛根10g，生龙骨30g，生牡蛎30g，珍珠母30g，蝉蜕6g，五味子10g，炙甘草10g，茯苓15g，陈皮10g，大枣10枚，生姜3片。水煎服，日1剂，早晚2次分服。共服3剂而愈，随访至今未复发。

评析与思考 黎明时属寅卯，或谓平旦、日出。按五脏病慧静甚说，平旦乃肝病慧，脾病甚时。所谓"慧"，系指病情轻减，患者精神爽快。只有脏腑气血功能旺盛，正能胜邪时，才能病慧。平旦肝病慧，说明肝旺于平旦。所谓"甚"，系指病情加重，患者精神不佳，甚或神志昏糊等，只有脏腑气血功能衰弱，正不胜邪时，才见病甚。日出脾病甚，说明脾衰于日出。患者忧郁，多愁多思，又为脏阴不足之体，以致心脾受伤，气血化源不足，津血暗耗，不能营养筋脉所致。黎明肝木旺盛，脾土衰弱，木旺克土，脾土更虚，化源枯竭，阴液亏乏，阴不制阳，阳升风动发为痉证。所用诸药可和营生津，平肝息风。化源足，津血旺，则风息痉止。

宣肺法治愈日晡头痛案

李某，男，24岁，学生，1986年9月3日初诊。

患者十余天前由外地乘车归校受累，翌日即感头痛，微恶风寒，口微渴，咽干，体温37.8℃，诊为感冒，服药不效。近日每到下午15～19时头痛即作，难以忍受，低热汗出，余时则安。舌质红，苔中心黄厚。脉滑数有力，尚有微咳便秘、口渴等症。辨证属肺胃郁热，腑气不通，浊实上蒸，壅塞清窍。治当宣泄肺胃以通腑泻热，投麻杏石甘汤加瓜蒌仁、制大黄等。

处方：炙麻黄6g，光杏仁12g，生石膏15g（先煎），粉甘草3g，霜桑叶9g，薄荷6g，制大黄6g，瓜蒌仁9g，桔梗6g，3剂。3天后复诊。咳止便通，头痛已减。守方去制大黄，再服2剂，诸症悉愈。

评析与思考 日晡约当申时，是肺金配属之时，这是以五行十二时辰脏腑配属关系而论。若以五脏病慧静甚论则肺病者下晡慧。此案日晡头痛，宣肺告愈，病位和时间与以上两种学说均相符合，只是与病情轻重变化时间不相符。究其因，可能与病性虚实有关，五脏病慧静甚说可能说明的是虚证病情的时间变化规律。若遇实证则反在其"慧"时而甚，因实证遇及脏腑旺时，正邪相搏，其证发作。此案咳、便秘、口渴、苔黄，初为外感，用宣肺法结合泻胃热以通腑。使头痛顿减，显为实证，故在下晡不"慧"反甚。

夜半腰痛晨愈案

荀某，女，38岁，1980年12月24日诊。

患者腰痛3个月余，每天夜间2时开始疼痛，必以手按腰方得缓解，至次日天明自愈，曾服祛风除湿、活血通络止痛之剂30余剂，并用针刺理疗均未见效果。舌淡苔白脉细迟，诊为少阴寒盛，肾阳亏虚。此病初发于夜间2时，乃丑时，愈于天明，正值寅卯。《伤寒论》291条说："少阴病欲解时，从子至寅上。"此时正值阳进阴退、阳长阴消之际，阴阳交争则腰痛，天明阳气转旺，故其痛自愈。治当扶少阴阳气，投以右归丸加减：巴戟天、续断、熟地各28g，山药、枸杞、鹿角胶各14g，山茱萸、当归、肉桂、熟附片各10g，菟丝子12g，盐炒杜仲、续断各15g。服3剂后，其病若失。

评析与思考 下半夜腰痛，天明则愈，医家以六经病欲解时，结合寅卯时辰痛止诊为少阴寒甚，肾阳亏虚证，并指导立法用药。是案应用欲解时诊断是其特色。纵观上述诸案可知，六经病欲解时不仅真实可靠、可信，且可用于临床诊断、治疗与预后。

定时抽搐案

朱某，女，35岁，1988年9月20日初诊。

患者14岁时患头痛，时轻时重。20岁后加重，并出现无规律性抽搐，抽时牙关紧闭，双手紧握，落泪，10分钟即好，随之头痛，十余年间断发作。1978年以来，劳累加情绪不好，开始频发抽搐。近3个月来，每天上午9时抽搐，20分钟自止，随即头痛，丧失劳动力。曾按癫痫服西药无效，针灸1个月也未见效，脑电图、CT检查正常。症见面色苍黄，消瘦，舌淡红，语声低微，时叹息，每天上午9时必抽，20分钟后自愈，发作时呵欠频作，泪流满面。二便正常，月经后期，白带不多，口干，脉弦。证属心脾两虚，虚风内动，拟滋阴清热、养心安神，以百合地黄汤、甘麦大枣汤、黄连阿胶汤加减。百合18g，生地15g，知母10g，黄连6g，白芍12g，何首乌藤24g，五味子10g，炙甘草10g，小麦30g，石菖蒲10g，鸡子黄2枚，水煎服，3剂。

9月23日自觉服药症减，继用2剂。24日诉昨天上午病未作，转至晚上21时发作。余思脉弦，时间性发作，何不试以小柴胡汤之意，遂于方中加柴胡10g，黄芩10g，半夏10g，服7剂后未见再抽，终以养血安神善其后。1990年9月追访，2年未病作，身体很好，一直参加生产劳动。

评析与思考 头痛日久，近3个月出现定时抽搐，持续20分钟自止。初用滋阴清热、养心安神之法治之，抽搐移至晚上9时发作；继用小柴胡汤治之病愈。本案要点提示定时发病常与病程有关，多出现于病程长、慢性病患者，治愈过程往往有原先定时发作的时间后移，再治而愈。这些规律值得记取。

午前眉棱骨痛案

张某，男，23岁，1975年12月30日初诊。

患者自述右侧眉棱骨痛，以内眦侧鼻根凹陷处为甚，随脉搏跳动作痛，定时起止。每于黎明时发作，逐渐加剧，早饭后则剧痛难忍，至午时痛止，午后至夜间则如平人，次日黎明又发，症状同前，天天如此，竟成规律。现已发作十余天，曾用镇静止痛药及针灸等多方治疗，都不见效。诊见其面赤体壮，身无寒热，两腿略感无力。右脉洪大，应指有力，左侧短弱，尺部兼见虚涩。脉证合参，盖系胃阳素盛，肾水不足，肝血亏虚，以致阴不济阳，水不制火，胃热上攻而作痛也。治宜养肝滋肾，清泻胃火，以玉女煎加减。

处方：熟地24g，石膏5g，葛根12g，白芷9g，当归9g，川芎9g，知母9g，甘草6g，水煎服，1剂。

二诊（1975年12月31日）：药后痛势大减，两手脉渐平，较为缓和，效不更方，继服2剂痊愈。

评析与思考 单侧眉棱骨痛，内眦鼻根处为甚，且发作定时出现，诸种现象与副鼻窦炎很相似，但案中未记载患者鼻腔流脓涕、鼻塞等症，似难断定。医家诊其为胃阳素盛，胃火上攻而致，依据主要是患者痛在眉棱骨，此处为阳明胃经循之处，故定病位在胃；患者面赤体壮，右脉洪大，搏指有力，故定病性为火热。上午为阳气升盛之时，辰巳又为脾胃经旺之际，故胃火所致病变易于上午发作。玉女煎可清胃滋阴，药证相合，故3剂即愈。

定时发作性咳喘案

林某，女，41岁，1990年10月13日诊。

患者咳嗽10天，无恶寒发热，咳嗽昼轻，1周来每天晚上约23时定时骤发咳喘，喘时不能平卧，咳嗽频作，连续不断，胸胀气促，伴上腹部隐隐作痛，频频嗳气，持续5～10分钟，咯出少许黏痰后，咳喘才渐渐缓解，舌苔薄黄，脉弦滑。服宣肺化痰、下气止咳、清热解毒中药，夜间咳喘仍按时发作，症状无减轻。思忖再三，咳嗽日轻夜重。且定时发作，伴气喘胸胀，胃脘隐痛，按寻常法则施治无效。当另辟蹊径。从五行生克入手，辨证为木火刑金克土犯胃，拟用疏肝泄木肃肺和胃法。处方：白芍15g，柴胡、黄芩、法半夏、北杏仁、枳壳、瓜蒌仁、海浮石、苏子、桑白皮各10g，桔梗、甘草各6g。服1剂，当晚咳喘虽依时发作，但明显减轻，须臾缓解。服药2剂，咳喘竟平。续用川贝止咳露调理。

评析与思考 本案医家从疾病定时发作出发，结合子午流注学说中子时（晚上23～1时）为胆经主时论，胆与肝互为表里，断为该病乃因肝火气旺所致，治以柔肝养阴以敛气火。以柔肝、清肝、疏肝药物为主，肃肺下气、清热化痰、和胃降逆诸药配合，使定时发作性咳喘得到治疗。故子午流注说不仅是指导临床针刺择时的理论，也是临床诊治疾病的指导方法之一。

五更发痉案

张某，男，50岁，1990年4月9日诊。

患者因情志不遂而致每天五更时精神烦乱，项背强直，四肢抽搐10天，意识尚清。每次发作持续约4分钟，发作过后气短、乏力、懒言，舌质淡红，苔薄白，脉沉弦无力。证属肾阳亏虚，阴血亏耗，筋脉失养，治以滋阴温阳、生津养血、濡养筋脉。方用：补骨脂14g，五味子26g，肉豆蔻12g，吴茱萸3g，生姜3片，大枣16g，生地、白芍、鳖甲、阿胶（烊化）、熟地各16g，川芎6g，当归12g，附子8g。上方共服5剂而愈。随访至今未复发。

评析与思考 五更是夜昼交替的关键时期。从人体生理节律来论，有人发现婴儿出生在此时最多；男性阴茎往往在晨间有自动勃起现象。即便有性功能障碍的患者。其清晨阴茎勃起现象也会存在，这往往成了临床医生判断阳痿患者是否是心因性所致的一个重要指标，以及判断病情轻重的依据之一。临床上发现很多疾病的转归也在凌晨之际。有的病在清晨发作，如腹泻，常在清晨肠鸣腹痛而泻下。有的则在清晨好转，如小儿发热，常常在凌晨时汗出热退，所以有经验的儿科医生，在清晨一般不给患儿应用退热针药。而病情危重患者的死亡也多在此时。说明清晨五更时间是疾病好发与危险时间，临床医生与护理人员应该引起高度重视，对危重患者做好抢救的预案。本案为七情所伤而致发痉，病发于五更，医家从五更之时属肾经衰时考虑，结合临床症状，诊为肾阳亏虚，采用治疗五更泻的四神丸加减进治，取得疗效，表明“异病而病情发作在同一时间”，可采用同法同方施治，这无疑补充了中医异病同治的内容。

未时偏头痛案

兰某，男，54 岁，干部，1985 年 11 月 4 日就诊。

患者午后 14 时左侧头抽痛 7 年，遇寒冷疼痛更甚，痛时服止痛药无效，1 小时后自行缓解，历经多处求医。脑电图、脑血流图及 CT 检查均无异常，曾接受养血祛风、平肝和营、温经散寒、活血通络等剂及多种西药治疗无效。以往有胃痛史，刻下头痛，胃脘不适，食欲不佳，嗳气频作，口苦，四肢倦怠，血压 110/80 mmHg，舌红，苔薄黄，脉弦细。翻阅以往治法，头痛的常用治法均已用过，根据头痛发作有时，且遇寒加重，又有口苦、嗳气等少阳经证的特点，辨证为邪郁少阳。治宜和解试之：柴胡 10g，炒黄芩 10g，法半夏 10g，生姜 10g，大枣 15g，陈皮 5g，党参 10g，生甘草 5g，川芎 6g，炒谷芽 15g，白蒺藜 10g。

随症加减 20 余剂，头抽痛减轻，余症好转，停药 10 天后诸症复发，但较前为轻，再以上方加减调治 2 个月余，服药 74 剂，头痛痊愈。随访 3 年没有复发。

评析与思考 本案特点有三：①定时在每天未时发作头痛，且历时较久，达 7 年之长；②辨证施用了各种治疗头痛的常规方法和药物及西药，未见效；③经检查未发现任何器质性病变。应该说，本案是属疑难病症之一。但本案能根据《伤寒论》关于小柴胡汤的适应证中所言：“当见一证便是，不必悉具。”按照头痛病作有时的临床特点，结合患者具有的口苦的临床表现，采用小柴胡汤加味治疗，结果疗效满意，既说明了《伤寒论》中有关方药应用的经验值得记取，同时也肯定了注重时间因素，有可能会给临床带来意想不到的疗效。

上午头痛案

张某，男，29 岁，1992 年 10 月 14 日初诊。

患者头痛时轻时重已持续 3 年，曾用中西药治疗而未愈。诊查：每天晨起（6 时左右），头先发紧似束，后开始疼痛，以两侧为主，痛时恶心，口微苦，胸胁满闷，舌红苔薄黄，脉细弦。随着时间延伸，直至 12～13 时，诸症始见缓解。辨证：从三阴三阳之主气看，早晨 6 时左右正是卯时，少阳主气，日中 11～13 时正是午时，属太阳。少阳者，幼阳也，其经起于目外眦，上头角，下耳后，入耳中，出耳前。由于少阳升发不足，遇邪风外扰，少阳经气滞涩不伸，故觉头痛如束，重在两侧。“少阳之上，火气治之”，口微苦为少阳胆火上炎所致。胸胁为少阳经所过之地，其气不畅故胸闷。恶心为胆气犯胃，胃气上逆之表现。太阳者，盛阳也，巳午之时阳气大盛，少阳得天阳之助，其气得以伸张转枢，转枢既利，痛则渐平。舌红为热象，脉细为本虚，弦为少阳主脉。头晕乏力也是本虚之征。此为少阳头痛。治法：和解少阳。处方：小柴胡汤加味：柴胡 24g，半夏 10g，党参 15g，黄芩 6g，陈皮 10g，云茯苓 10g，桑叶 10g，菊花 10g，僵蚕 6g，炙甘草

6g，大枣6枚，生姜5片，川芎15g，4剂，水煎分2次服。第一次必须在早晨寅时（4~5时）服药。

二诊：服前药后，头痛大减，时间也缩短到上午11时。舌苔转常，舌质如前，脉细弦。效不更方，前药再进4剂。

三诊：上药服至3剂后头痛即止，4剂服尽，3日未发，而于昨日上午6时忽痛须臾，今早未痛。观口苦、胸满、恶心诸症已去，舌脉如前，此乃余邪未尽，故仍以上方出入治之。处方：柴胡15g，半夏10g，党参10g，黄芩6g，茯苓10g，枳壳6g，竹茹10g，石菖蒲6g，川芎15g，杭白芍10g，炙甘草6g，大枣4枚，生姜5片。4剂，煎服如前。先后服药18剂而愈，经追访再未复发。

评析与思考　本案不从阳气在昼夜不同时段的多少，而从早晨为少阳的角度，对疾病的发作时间进行分析，得出属少阳头痛的结论，并据此而应用专门治疗少阳证的小柴胡汤和解为主，这亦属临床认识疾病、选方用药的方法之一。当然临床除了从疾病的发作时间上认真地分析辨证外，还应结合临床症状得出正确的结论。本案除具有定时发作的特点外，还具有口微苦、恶心、胸胁满闷、头痛位于少阳经循所过的头部两侧等症状，这就为采用小柴胡汤提供了足够的依据。然而本案辨治所用的方法，即阳气在一日之中不同时段多少不同而属于不同疾病的时间认识方法，与子午流注纳子法的脏腑气血流注旺衰、五脏病慧静甚等从时间认识疾病的方法之间是否矛盾，能否相互协调整合，则需要加以研究。否则诚如我们在《中西医结合时间医学》“中医时辰医学与现代时间医学之间的联系与区别”一章中所提出的问题那样，目前存在着的各种时间认识疾病的方法，在临床应用时，随意性过强，没有标准，如究竟什么时候、什么性质的疾病可以采用哪种时间认识方法较为合适等应用标准，似乎还没有得到重视，从而有碍时间医学在临床应用的推广与发展。

颈斜头颤开穴针治而愈案

张某，女，40岁，记账员，1982年7月26日初诊。

患者于1979年恼怒之后右手震颤不止，继之头颤、颈斜。近一年来经常腹泻、纳差、日渐消瘦、面色潮红、精神委靡、视物不清、头眩、失眠、梦多，经西医诊为神经性斜颈、神经症，曾在某市医院服中西药效果不显著。诊其脉沉弦，舌质红绛，苔薄黄。患者素禀脾失健运，而致肝血虚，阴虚阳亢，复由恚怒伤肝，肝阳上亢，火动引风。故治以健脾柔肝，息风镇痉。取风池祛风邪，太冲疏肝气，三阴交调补肝、脾、肾三经，取曲池、手三里、合谷通调阳明。经针18次，病情如故。

改用纳甲法，9月20日（丙日乙未时）开劳宫、太冲以泻火柔肝。9月21日（丁日戊申时）无穴可开，借取壬日主穴解溪，取胃之经穴以健脾胃。9月23日（己日己巳时）开脾之井穴隐白，以调脾经之经气。9月25日（辛日乙未时）开太冲过太渊、劳宫。9月26日（壬日戊申时）开当时主穴解溪。以上配穴均同前。针5次后，颈斜头颤已消失，手颤减轻，取得显效。

评析与思考　初以局部与邻近部位取穴法选用4穴，合辨证取穴法取2穴，针18次而未效，改用纳甲法用时穴仅针5次即效，以其自身前后对照很能说明问题。观所取时穴共为5穴，其中除太冲穴与初用穴位相同外，其他4穴均不同，但穴位所在经脉基本相同。所取时穴有4穴位于下肢，仅1穴在手部，有上病（颈斜头颤）下取之意。辨证取穴与用纳甲法取用时穴所产生的不同疗效，可能不仅与穴位的针刺时间有关，与取用穴位也有关。

偏头痛因时针灸案

赵某，女，74岁，1984年10月1日初诊。

患者体质素虚，罹头痛宿疾。近年来，头痛反复发作，每于劳累过度后复发。日前，因外出感寒，致偏头痛宿恙又作。曾购安乃近、索密痛服用，其痛亦不见减。刻诊症见左侧头痛阵作，夜不安寐，左侧头部呈撕裂样疼痛，微恶风寒，发热（38.2℃），神疲乏力，纳谷不馨，舌苔薄白，脉弦。病属偏头痛，乃体虚感受风邪诱发宿恙，足太阳、少阳二经经气郁滞所致。遂取风池（左），翳风（左），太阳（左），合谷（双），以疏风清热止痛。考虑到患者年高体虚，手法采用重泻轻补，留针15分钟后出针。

二诊：10月2日（己巳）下午15时（辛未），足太阴脾经主气。患者经昨日针刺后，热减（37.6℃），恶风除，而偏左头痛不见缓解。昨夜因头痛而通宵未眠，乃易以子午流注纳甲法开穴。"未开肺经穴鱼际"，开取荥火穴鱼际（双）。配以风池（左）、翳风（左）、太阳（左）。用重泻轻补手法。

三诊：10月3日（庚午）上午11时（壬午）。手阳明大肠经主气。患者告昨日针刺后头痛即得缓解。昨夜能安然入睡。今晨食已知味。查体温36.8℃。"午时通谷荥水穴"，开取主穴通谷（双），行平补平泻手法。嘱明日早晨6时30分予以针刺。

四诊：10月4日（辛未）上午6时40分（辛卯），手太阴肺经主气。诉昨夜寐安，头痛未作。乃用"卯井肺经少商穴"，开取井木穴少商（双），行平补平泻手法。

评析与思考 本案偏头痛由感寒诱发，经辨证取穴针刺后感寒证消失，头痛仍存，而所用穴中有止头痛之风池、太阳穴等却无效。易以纳甲法逢时开穴针刺而痛除。本案用时穴特点基本上是：①逢时开穴与定穴择时结合，如二诊后嘱三诊晨6时左右再针。属定穴择时，二诊为逢时开穴等；②全部治疗过程基本上以肺经穴为主，以单一时穴（双侧）针刺为主。

三个月头痛未时针刺一次愈案

张某，女，24岁，工人，1982年12月24日初诊。

患者反复头痛3个月。发病时曾有畏寒发热，头痛，以后头部为甚。经过治疗头痛未除，余症消失。经药物及非按时取穴针刺未效。近日头痛加剧，经常规取穴针刺治疗5次未效。第六次按纳甲法取开穴针刺。其时为就诊日下午14时，属壬戌年壬子月辛巳日乙未时，为肺经主气日肝经俞穴太冲开穴，刺之得气后，疼痛即渐渐缓解，留针30分钟，并加取天柱、昆仑、太阳。以上各穴用圆利针点刺。均用泻法。针后头痛明显减轻，后未复诊。1983年3月4日追访，患者诉自那次针后，头痛未再复发。

评析与思考 太冲穴有平肝泻热、清头目、理下焦作用，治疗头痛，穴与病宜。加以择其开穴时针刺，增强了太冲穴效用，用圆利针点刺加强泻法作用，合之配穴，诸种因素综合，使3个月的头痛一次治愈。但须注意的是除择时针刺以外，止头痛穴有多个，但本案能择选太冲穴，亦与纳甲法逢时取穴有关。

时穴针治头痛，二十年未发案

周某，女，34岁，工人，1962年3月8日初诊。

患者10年前因恼怒、情志抑郁而发头痛。来诊时巅顶及两颞剧痛，日轻夜重，不得安卧，易怒，头眩，服止痛药能暂减，平时经行不定期，来潮腹痛，量少，色紫暗。

诊其脉沉弦微数，舌红，苔黄，因起恼怒证当属肝阳上亢头痛，当疏肝胆气，泻火降逆。取穴太冲、百会以疏肝气，临泣、太阳以清胆火，用泻法，留针20分钟，连针2周眩晕稍减，但入夜仍剧痛不休。遂用纳甲法：3月23日庚日乙酉时用肝经井穴大敦，为合日互用，配穴同前去太冲，针后显效，入夜痛减。3月24日辛日乙未时开主穴太冲过太渊（返本还原）、客穴劳宫。3月25日壬日甲辰时开主穴侠溪，为胆经荥穴，客穴阳陵泉，为胆经合穴。治疗3次痛止病除。后又随访20余年，未复发。

评析与思考　10年头痛，3次针刺痛止病除。随访20年未复发，疗效确属较佳。整个治疗均疏利肝胆之气，只是穴位不同，择时用穴中阳陵泉、大敦、侠溪等在非择时用穴中未用。这应是纳甲法应用取效原因之一。案中3次针刺分别在酉、未、辰3个时辰，而此3个时辰正是就诊3日肝胆经穴开穴时辰。是医家主动做此安排，预约时间针治？还是逢时开穴，偶然巧合？因案中未详细说明，难以确认。

血管神经性头痛因时针刺案

惠某，男，20岁，农民，1982年10月13日初诊。

患者头痛2年，无外伤病史。来诊时两额角下方跳动，痛时血管显露，伴头晕，晨起及日暮痛重，恶风，恶心，心悸，失眠，梦多，健忘，面色苍白，体质虚弱，精神疲惫。曾在某医院神经科检查，诊为血管神经性头痛，服药不见效。

诊其脉浮而无力，左寸细弱，苔白，舌尖微赤。患者气血不足，经脉失养，复受外邪侵袭，留而不舍，脉络受阻，不通则痛。治以祛风活络，补气养血。适值当日己日癸酉时，取开穴太溪，为肾脉所注之俞穴，过太白为脾之俞穴，温灸中冲，心、脾、肾三经同用以治本。配以循经取穴，泻风池、阳陵泉以祛风活络，取三阴交佐开穴以补三阴经之经气，留针20分钟。10月14日庚日甲申时取开穴足临泣过合谷、液门。配穴三阴交、解溪。10月15日（辛日）乙未时开主穴太冲过太渊，客穴劳宫，配穴同前。10月16日（壬日）甲辰时开侠溪、阳陵泉，配穴同前。针4次而痛减，晕止，睡眠转佳。

评析与思考　经诊断患者气血不足，复感外邪，脉络受阻而头痛，治以祛风活络、补气养血。但应用纳甲法等按时取穴针刺法推算取穴不一定就能取到能体现治法的穴位。如10月13日己日取太溪穴，功能滋肾阴、退虚热、壮元阳、理胞宫、强腰膝。10月14日取足临泣穴，功用清头目、利胸胁、理气散结。10月15日取太冲穴，功用平肝泻热、清头目、理下焦等。仅用时穴难以体现治法祛风活络、补气养血的要求，因此，医者加用风池、三阴交等穴以增效用，这实际上提出了一个很重要的问题，按时取穴是否需要治法，并受治法限制？我们认为制订治法必不可少，对时穴应正确认识，不能认为只要是时穴，就什么功用都具备，什么病都能包治。时穴只是在原有功用基础上增效而已。对时穴恰与治法相合者，临床可不用或少用辅穴，对与治法不符的时穴，则应据证辨析加上有关辅穴。本案主辅穴同用，体现治法，增强效用，针4次而2年头痛多次施治不效症，获得痊愈。

头痛按时与非按时取穴针刺效异案

徐某，男，28岁，工人，1982年9月14日初诊。

患者于1974年元旦感冒后头痛，过劳或精神稍有刺激，如晚睡、看电影，则疼痛加重。曾用中西药及针灸治疗，时轻时重已8年余。5天前突发右侧太阳及眉棱部剧痛，恶风，恶心，昼轻夜重，痛不得卧，神经科诊为血管神经性头痛。诊其舌红，苔薄，脉弦滑。该病缘于感冒后余邪不清，留滞经络，遇烦劳则气张，气激邪动，故痛甚连绵，时作时止。复感于邪，两邪相搏，病势乃剧。痛在右额太阳及眉棱，此为少阳、阳明经气受阻之故。治宜祛风活血、疏通经络，故取外关、临泣、风池、瞳子髎透太阳、阳白透鱼腰，泻法，留针20分钟，每天1次。连针7天痛稍减，但夜痛仍剧，不能入寐。

改用纳甲法：9月21日（丁日）甲辰时开主穴阳陵泉，胆经合穴；客穴侠溪，胆经荥穴，以调少阳经气，配穴同前去外关、临泣。翌日来诊，症状明显减轻，夜间已能入睡。9月23日（己日）戊辰时，借用支沟，系三焦之经穴，同气相求，以疏通少阳经气。9月28日（甲日）戊辰时，再取互用穴支沟，配穴均同前。针3次痛消病除，停针观察3月未复发。

评析与思考 配穴一致，主穴则非。非按时用穴是：外关、临泣；按时用穴是：阳陵泉、支沟。结果效果不同，前者连针7天痛稍减，后者只针3次则痛除，疗效相异。按时取穴有效究竟是穴位不同所致，还是针刺时间不同所致？亦可设问按时取穴作用是易于因时寻及最佳治疗穴，还是同穴不同时用而效异？可能两者都有，只是前一种提法尚属新的见解，留待实践证实。对案中非按时连针7天，与按时针3次要有正确认识。针3次是自9月21～28日共7天中择时针3次。在治疗时间上非按时与按时疗法一致，只是施针次数后者比前者少一半以上。当然，这是医生以穴定时施治的结果，但也提出一个带普遍性的问题：施针连续应用和间断应用和疗效的关系如何？值得深思。

申时刺开穴止三叉神经痛案

赵某，男，25岁，工人，1989年4月5日诊。

患者于1987年4月开始牙痛，有时连及右侧鼻翼、面部，持续10分钟，因痛不能饮食、睡眠。在某医院诊为三叉神经痛，疗效不显。今日牙痛又作，伴恶心发热，胸闷气短，心烦口苦，大便干燥，苔白脉弦。辨证系肝阳乘胃，风热上扰，治拟祛风清热。余约当日17时针治，因其时为己巳月乙未日甲申时，此时胆经主时，胆引气行，气纳三焦而流注肝经。此时迎而夺之，泻其肝阳，肝阳既平，风热当灭，胃当和纳。取合谷、液门、足临泣，针刺得气后，迎而夺之，行针2分钟，留针25分钟，当即痛止。

评析与思考 此案根据胆经主时，实际上是胆经俞穴足临泣开穴时，定穴择时约患者按时来针，这种方法利于穴病相宜，提高疗效。案中载就诊日为1989年4月5日，为乙未日，该日为阴日，阴日阴时无穴可开，故该日申时本无穴为开穴，医者根据合日互用的原则，据乙与庚合规律，取庚日甲申时开穴足临泣，又据返本还原选用大肠经原穴合谷，并加三焦经液门穴组成了针灸穴位处方。案中两处提及“迎而夺之”，其有两种含意，一是当胆经穴开之机针刺以泻肝阳，是指针刺时机；一是应用针尖逆向经脉循行方向，迎着气血泻其肝阳，是指针刺泻法的手法。

开穴治疗三叉神经痛案

孙某，女，69岁。

患者头痛（三叉神经痛）10年，辨证为风火相煽于少阳胆经之络，给予泻肝胆之风火，所以取其光明、支沟，加用局部之穴，点刺太阳、阳白，散其局部瘀血。

二诊：针后，疼痛时间延迟至午后13时才发作，能入睡，脉弦，舌苔黄腻。按时取穴，辛日壬辰时，取昆仑、阳陵泉，配光明、下巨墟、合谷、太阳、阳白。

三诊：壬日取八法穴，太冲、合谷、阳白、太阳，拔罐。共针15次，治愈。

评析与思考　辛曰壬辰时以纳甲法推算是属闭时无穴可开，单玉堂推出了一四二五三的开穴规律使所有的时辰都有穴可开。此例壬辰时开昆仑穴即是单氏按变闭为开方法推取而得。本案应用了纳甲法、灵龟八法2法，针刺与拔罐同用，取得治愈效果，对三叉神经痛病症来说实属不易。

单玉堂变闭为开穴内容：甲、己日庚午时开阳溪，壬申时开委中；乙、庚日辛巳时开经渠，癸未时开太溪；丙、辛日壬辰时开昆仑，甲午时开足临泣；丁、壬日癸卯时开然谷，乙巳时开太冲；戊、癸日甲寅时开侠溪，丙辰时开后溪，己未时开商丘，辛酉时开尺泽。其所补穴位与纳甲法中开穴和纳穴一样，共同遵守“阳日阳时开阳穴，阴日阴时开阴穴”的开穴规律。

申时针止项痛案

王某，男，52岁，残疾军人，1984年10月8日初诊。

患者后项胀痛，不能转侧俯仰已2天，伴咳嗽微恶风寒。左侧风池穴压痛，舌尖红、苔薄白，脉浮弦。证属风寒之邪伤于太阳，膀胱经气失疏，不通则痛。治当祛风散寒，疏解太阳经头部经气。即刺两侧风池穴，行平补平泻手法留针10分钟后出针，患者项痛如故。乃更以子午流注纳甲法开穴。该日为乙亥日，足厥阴肝经主气，其时为下午15时（甲申）。根据“甲申时纳三焦水，荥合天干取液门”。即开取荥水穴液门（左），用平补平泻手法，留针10分钟后出针。针刺手术完毕后，疼痛顿失，头项转侧自如，按压风池穴亦不觉疼痛。

评析与思考　液门为三焦经荥水穴，位于手背第4、5指间，指蹼缘后方赤白肉际处，功用清目、利三焦。手少阳三焦经其支脉从膻中分出，上行出缺盆，至肩部，左右交会于大椎，上行到项，因此用液门治项痛从经脉循行部位来讲是有基础的。而风池穴乃胆经穴，胆经循行至风池穴后，沿颈下行到肩上，前为颈，后为项，胆经在项部循行少，这可能是本案项痛用液门有效、用风池效差的原因之一。以纳甲法取及开穴液门，又逢液门开时针刺，适当的治疗时机增强了穴位通行经络的作用，这可能是本案取效因素之二。

时穴针刺治肩周炎案

丁某，男，57岁，教师，1988年11月18日初诊。

患者右肩疼痛2个月余，屈伸不利，活动困难。经药物治疗效果不佳。诊见右肩活动功能受限，上举痛甚，舌淡苔白，脉沉迟。

治疗：11 月 18 日（丁丑日）辰时，用纳甲法开穴，针患侧阳陵泉，配肩髃、臂臑、条口，针感向肩部传导。11 月 19 日（戊寅日）未时，用灵龟八法取穴。针申脉合后溪，用补法。经过 6 次开穴治疗，自诉肩周疼痛明显减轻。

评析与思考 此案以纳甲、灵龟二法配合择选时穴及针刺时间，结合局部与邻近部位取穴法取穴，后者常是按时取穴法配用穴位的取穴法，因为时穴多位于肘膝以下五输穴，除肘膝以下部位病变外，其他部位病变用五输穴时穴，均可称之为远端取穴法，对于气至病所来讲，若不配以病变局部穴位可能难以诱导经气至病所，从而影响疗效。

本案第一次针刺出现针感向肩部传导，这是针刺阳陵泉穴或是条口穴所致。因肩髃、臂臑就在肩部及其周围，其针感用传导至肩部喻之不妥，但阳陵泉、条口 2 穴，一属足少阳胆经，位于小腿外侧，当腓骨小头前下方凹陷处；一属足阳明胃经，位于小腿前外侧，当犊鼻下 8 寸，距胫骨前缘一横指。两穴距肩部甚远，果真传导至肩，则或因按时针刺，针感传导易于诱发，更加肩部患处局部用穴，诱使气至病所的结果。

指痛应用纳甲取穴针治案

张某，女，42 岁，工人，1984 年 10 月 8 日初诊。

患者左手大拇指及示指疼痛、麻木不仁 4 天。握物无力，以致不能持碗吃饭，指痛以夜间为著。询得病起于浆洗被服之后。刻诊患者面色萎黄，形体羸瘦，舌质淡胖，边有齿痕，苔薄微腻，脉象沉弦。知为素体气血不足，复受水湿浸渍，风寒湿邪乘虚侵犯经脉使然。治宜祛风散寒除湿，疏通经络。用子午流注纳甲法开穴，该日为乙亥日，下午 15 时（甲申），属足厥阴肝经主气。《针灸大全》曰：“阳干注腑，甲丙戊庚壬而重见者，气纳三焦。”乃开取荥水穴液门（左），配以鱼际（左）、合谷（左），施以平补平泻手法后加艾炷温针灸之。

二诊：10 月 9 日（丙子）上午 9 时（癸巳），手太阳小肠经主气。经昨日针灸后，左手拇指、示指疼痛麻木大减，握物亦较前有力。舌脉同前，开取合水穴阴谷（双）。根据丙辛相合，配以夫妻互用穴然谷（双），加鱼际（左）、合谷（左），针刺手法同上。针后加艾炷温针灸之。

三诊：10 月 10 日（丁丑）中午 11 时（丙午），手少阴心经主气。患者经 2 次针灸治疗后，疼痛已去十之八九，握物有力。“丙午时受三焦木，中渚之中仔细详”即开输木穴中渚（双），配以鱼际（左）、合谷（左），针灸并施。

评析与思考 指痛因风寒湿邪乘虚侵犯经脉所致，故需祛风散寒除湿，以疏通经络。全部治疗过程均配用了鱼际、合谷 2 穴，有局部及邻近部位治疗作用。开取的时穴以三焦穴为主，如液门、中渚。针后均加艾炷温针灸之，这是本案用穴特点。只是二诊丙子日癸巳时用阴谷穴值得探讨。丙子日为阳日，癸巳时为阴时，阳日阴时本无穴可开，系用合日互用，又称夫妻互用的方法，据丙与辛合，可用辛日癸巳时穴然谷，案中已用。阴谷穴应在乙时癸巳日开穴，案中以丙子日癸巳时开穴阴谷，是因癸巳时间干支虽在乙肝主气 日开穴内，实际针刺时间在丙日，故丙日取癸巳时辰开穴阴谷。

纳甲法治疗类风湿关节炎案

刘某，男，38 岁，农民，1979 年 5 月 3 日初诊。

患者全身关节肿痛已1年余，加剧3个月，其肿痛以腕、指、膝、踝等关节为甚，腰背较轻，关节肿处有时灼热，有时发凉，与气候变化无关。伴有口苦、尿黄、纳差、头晕等症。被某医院确诊为类风湿关节炎，屡经中西医治疗无效，遂要求针灸治疗。

检查：肘、腕、指、膝、踝等关节均有不同程度之肿胀，以腕、踝关节较甚，扪之灼热，关节活动受限，面色萎黄，全身肌肉消瘦，脉弦滑而数，舌苔黄厚而干。乃为之取神经节段，华佗夹脊及肩髃、曲池、手三里、足三里、外关、合谷透劳宫、环跳、风市、二陵、绝骨、丘墟、太冲等穴。轮流针刺加电针治疗2个疗程，关节肿痛有所减轻，但入夜仍疼痛如故。后改用子午流注纳甲法精简取穴针治。

5月20日（丁日）上午8时（甲辰时），先开阳陵泉，用针泻手法，次取风池、胆俞、绝骨（《针灸集成》方），均用泻法，留针15分钟。针后，当夜身痛减轻大半，次晨但觉口中黏腻如胶，全身有疲乏感。

22日（己日）上午5时（癸酉时），先开太溪、太白（均针补），次针风池、胆俞、绝骨（均针泻），留针15分钟。据23日来诊云：昨晚安卧未再身痛，今晨口中已不觉黏腻，精神转佳，检查见舌黄苔退去大半，肿胀之关节亦明显消退。

23日（庚日）下午3时半（甲申时），先针足临泣，又依次针风池、胆俞、绝骨，用平补平泻法。

针后第三日来诊云：全身关节肿痛全消，活动自如，唯仍感倦怠神疲，腰腿软弱无力。检查舌淡红，苔薄白，脉细弱，膏肓、膈俞、志室、腰俞、足三里、绝骨均有不同程度之压痛，乃改用小麦粒艾炷瘢痕灸法灸上述压痛穴，每次灸2~3穴，调理月余而愈。

评析与思考 类风湿关节炎中医多称之为尪痹，不仅发作时有疼痛难忍等不适，还会导致关节畸形，引起功能障碍，使患者丧失劳动力。该病常见于全身指、趾、腕、踝等小关节，针灸、药物一般均难治愈之。此案经针灸月余而愈，主要采用了纳甲法取穴和病穴，前后共针3次，时穴是：阳陵泉、太溪、太白、足临泣。所用穴均为下肢穴，其中阳陵泉可泻湿热，太溪清虚热、滋肾阴，足临泣理气通络。配用穴固定取用风池、胆俞、绝骨等项背穴为主，用穴甚少，疗效较好。病初先辨证取穴针刺无效，继按时取穴针刺而效。前后对照令人可信。

案中所论按神经节段取穴是现代新创的方法，以西医神经节段解剖知识为基础，据病位选用同节段分布处的穴位针刺，临床常见“西学”中及医学院校毕业的针灸师使用，民间医师及师带徒者较少用之。

纳甲时穴治疗偏头痛案

李某，男，32岁，干部，1974年9月15日初诊。

患者左侧偏头痛半年多，加剧1个月余。发时左太阳穴掣跳胀痛难忍，连及左颞部、头顶及左目，日轻夜重，兼有口苦、泛恶、纳差、夜寐不安等症。屡经门诊、住院服中西药及注射、封闭治疗，疗效不佳。诊视舌边尖红，苔薄微黄，脉弦滑小数。

治疗经过：先针风池、左太阳透率谷、列缺、太冲，连针数天，每次针后痛止，约半小时又复疼痛如故。乃改用流注针法，9月26日（庚日）下午15时半（甲申时）先开右足临泣，用针泻法，留针时自觉有针感沿胆经径路缓缓直上，约半分钟许到达前额后，其痛立止。观察数日未再发作，询其兼证亦陆续消失。又追踪观察1年多，迄今未再发。

评析与思考 风池、太阳、率谷等穴均邻近头痛部位，列缺为治头痛要穴，太冲针对口苦等胆经热证用之，上穴共用治偏头痛而无效。经用时穴足临泣，诱发胆经循经感传，直至患部，头痛立止。循经感传径路距离这么远且明显，在人群中不多。是例启示：针刺气至病所甚为重要，预示有较好疗效；按时开穴针刺对诱发循经感传可能有特殊作用，特别是对于胆经。本书收载数案可相互参照学习。

辰时眉棱骨痛厉兑攒竹针刺案

赵某，男，28岁，已婚，工人，1982年7月1日初诊。

患者左侧眉棱骨痛已10载。1972年8月14日因郁怒突发头痛，经某市第一医院诊断为神经性头痛。口服西药止痛效果不巩固。近1个月来，左侧眉棱骨剧烈疼痛，拒按，每天晨起开始疼痛，上午辰时（7～9时）头痛最剧，9时以后疼痛逐渐缓解以至消失，其他时间无痛感，但伴有口干，喜冷饮，腹胀，易怒，大便干，苔黄，脉弦数。按肝郁气滞，郁久化火，肝气犯胃之证，采用实则泻其子之法，迎而夺之。以清泻足阳明胃经之热邪。取穴：厉兑、攒竹（左侧）。

操作：（辰时）上午8时先针时穴厉兑，后针局部穴攒竹，每隔10分钟捻针一次，用泻法，留针60分钟。当留针20分钟后左侧眉棱骨疼痛减半，出针后疼痛消失，局部感觉轻快。

7月2日又针1次，诸症消失。3个月后随访疼痛未见复发。

评析与思考 病情定时发于辰时，取辰时开穴辰时针刺也属迎而夺之治法之一。本案为实证，宜泻法，故取胃经子穴厉兑，辰时泻之。所谓子穴是指该穴五行属性与所在经脉五行属性之间存在的是经生穴的关系。如厉兑穴属金，胃经属土，土生金，厉兑为胃经之子。厉兑可清胃泻火，镇静化痰，活络开窍。攒竹为膀胱经穴。穴当眉棱骨，可止头痛，发挥局部治疗作用，二穴功用与病相宜。

辰时眉棱骨痛厉兑阳白针刺案

艾某，男，37岁，已婚，工人，1981年6月6日初诊。

患者主诉眉棱骨疼痛9年多。1973年春天，感受风寒十余日引起眉棱骨疼痛，经某院诊断为鼻窦炎。口服西药无效，于1974年经某医院确诊为“下鼻甲肥大症”，曾做切除术，术后眉棱骨痛仍未好转。以后又口服及注射西药镇痛剂，效果不显著，疼痛剧烈时用加倍量止痛西药亦不能完全缓解。近2个月来，每天上午（7～9时）疼痛更甚，局部刺痛，拒按，不愿睁眼，易怒，喜冷饮，小便黄，大便干，舌红，苔黄，脉弦。

治疗：辰时为气血灌注胃经之时，此时胃气方盛，故以迎而夺之，泻胃经之实热。针足阳明胃经井金穴厉兑，再配局部穴阳白。

操作：上午辰时8时先开时穴厉兑，然后再针阳白，施以泻法，每隔10分钟捻转1次，留针1小时，针刺3次后，疼痛消失。为巩固疗效又针15次。1年后随访，疼痛未作。

评析与思考 此例与前案相比，类似之处较多。如发病均定时在辰时，疼痛部位一致，均属实热证，故治疗都开取厉兑穴，迎而泻之。不同的是前例配穴用攒竹，此例用阳白。阳白穴属胆经，可清头明目、祛风泻热，从功用上看二穴均可发挥局部治疗作用。前案仅针2次痊愈，且第一次就有出针后痛止之效。此例共针3次，疼痛方止，巩固疗效针刺了15次。两者相较，似乎配用攒竹为好，不知医者有否试用攒竹治疗此类病变？

纳子针法止三叉神经痛案

张某，男，37岁，农民，1981年3月9日初诊。

患者两三个月来右耳前面部每于6~7时和17~18时发作闪电样剧痛，如锥如刺，痛不可忍，持续1~2小时之后，一切如常，经某医院检查确诊为三叉神经痛。累服中西药并行针灸等多方治疗无效。1981年3月9日上午6时许，症见紧抱其头，忽起忽蹲，高声呼痛，涕泪湿巾。查其疼痛发出处乃太阳、下关、颊车3穴部位，舌红润，苔薄白，脉弦。据子午流注纳子法理论，上午5~7时为卯时，主气血流注大肠，下午17~19时为酉时，气血流注于肾，患者痛于此时，依五行推论，似系金水同病。今患者上午来诊，痛于卯时，又形体壮实，病邪猖獗，急取患侧涌泉穴针刺，以实则泻其子行强刺激手法，当即有冰凉感上行至右胁腹部，诸症顿失，谈笑自如。留针1小时后，以复方氨林巴比妥、普鲁卡因混合注入患部太阳、下关、颊车穴位，以巩固疗效。

评析与思考 三叉神经痛发作时异常痛苦，能及时中止疼痛发作的药物并不多，本案针刺当即止痛，疗效不错。文中虽未论及病情是否最终痊愈。能及时止痛就值得记载报道了。患者痛发定时在卯酉时，医家应用迎而夺之之法，于卯时针刺。涌泉为肾经子穴，宜泻，有冰凉感出现并上行，这是气至病所的表现。卯用涌泉，依据为金水同病而取之，是一种开穴新用法，值得验证。

辰时针刺愈右臂麻木、肌萎缩案

郝某，男，42岁，1979年4月14日初诊。

患者半月前右手被木板砸伤，右手指及第二掌指关节青肿，X线片未见骨质损伤，外敷中草药后肿消痛止，但出现右上肢麻木。1周后，合谷部位骨间背侧肌、拇指肌群及肱桡肌肌张力减退，出现不同程度的肌萎缩。右手拿物会不自主脱落，持笔写字、拿筷吃饭均感困难。1979年4月14日（己未年戊辰月辛日）辰时初诊，开穴曲池，配取合谷，烧山火手法，针后加灸。预约患者每天上午8时进行治疗。针灸3次后，右臂麻木消失，改间日治疗。针灸7次，右臂肌张力恢复，活动功能完全正常。

评析与思考 “痒麻虚补，疼痛实泻”。本例以右臂麻木为主。伴有轻度肌萎缩，故当补。病变部位属手阳明大肠经，大肠经气血流注时间在卯时，补大肠经虚证，当在辰时补其母穴，故约定患者8时治疗，补曲池，随而济之。合谷是原穴，商阳是本穴，亦属调补本经气血之要穴，作为配穴。间或取手三里、阳溪，以助通经行气。阳明为多气多血之经，针灸并施，增强补的作用，气血得充，故症自消。

丑时腰痛针太冲案

陈某，女，45岁，农民，1955年9月7日初诊。

患者腰痛2个月，定时发作，每天凌晨2时左右即疼痛难忍，呈抽掣样痛，痛时不能再睡，必起床撑腰行走数步，其痛始缓，至天亮腰痛若失。曾在某处针灸并用药未愈。

以纳子法推算，凌晨2时是丑时，气血旺于肝经，取肝经俞穴太冲针刺，嘱停服它药。第三天复诊，诉两夜未痛，恐复发，要求再针1次，仍取太冲。

评析与思考 肝经气血旺于丑时，医家以患者腰痛定时发于丑时而取肝经俞穴太冲，但从案中可知，太冲针刺时间似乎不在丑时，此例以时定病经，以经取穴，但不受针刺时间限制，是纳子法临床应用的新思路。

申时挫伤腰背申时针刺案

景某，男，34岁，1980年3月19日初诊。

患者于1980年3月17日下午16时左右，从2米高的台阶上跌下，挫伤右侧腰背及大腿后侧。内服药酒后，腰背痛反加剧，深呼吸及咳嗽时，痛不可耐，不能转侧，夜不能寐。1980年3月19日（庚申年己卯月辛日）申时就诊，查右侧腰背肌肉板滞，略肿胀，右斜方肌、背阔肌、骶棘肌均明显压痛。取穴：委中，透天凉手法，右大肠俞透三焦俞，右譩譆透魄户，龙虎交战手法，并加用电针。针刺时有清凉舒适感，起针后，顿感疼痛若失，即可自如俯仰转侧。当夜安睡，次晨疼痛完全消失。

评析与思考 患者挫伤时间是己日申时，病痛部位属膀胱经。按十二经分配十二时的纳子法，申时正值气血灌注膀胱经之时。气血循环正旺，忽受挫闪，以致气血凝滞，经络不通则痛。针治时又逢申时，故取膀胱经穴，迎而夺之。除委中采用泻法外，背部输穴还采用逆经脉透针法，并通电刺激。加强疏调经气，通经活络。

丑时腰痛针肝俞案

陈某，男，36岁，教师，1969年5月4日初诊。

患者腰痛2年多，每到半夜始痛，渐加重，如折如裂，不能入睡，直抵天明，起床后行走数步，腰痛顿觉消失，夜夜如此，甚为痛苦。曾服泼尼松、安乃近、保泰松等西药无效。按寒湿腰痛、肾虚腰痛行中医治疗皆罔效。针灸疗法曾用俞募、原络、五输补泻及经验配穴，皆未获效。经摄片、实验室检查均未发现异常。

患者营养中等，俯仰、左右旋转腰部均不觉疼痛，唯觉腰背有点酸困，按压脊椎亦无明显压痛，唯肝俞穴、筋缩穴压痛明显。饮食、二便正常，脉沉带弦，舌淡苔薄白。此乃丑时腰痛，当以肝俞穴为主进行治疗。

主穴：肝俞针7分，补法，灸5壮（小豆粒大）。

配穴：太溪针1寸，补法，灸5壮，蠡沟针1寸半，平补平泻。

针灸3次后，其痛大减，5次后疼痛消失，睡眠亦好，唯有酸困不适之感。7次后诸症消失，巩固治疗5次，随访14年未复发。

评析与思考 丑时腰痛，丑时乃肝经气血开旺之时。故取穴应考虑与肝相关的穴位，一般按常规可用肝经开穴或肝经任一穴于丑时针刺。本例应用的肝俞穴则属足太阳膀胱经穴。细思之有道理：肝俞穴有压痛，是疾病反应点，该穴虽属膀胱经，但既言肝俞则必与肝有关，丑时腰痛说明与肝有关，针刺肝俞自然顺理成章。通过此例验案提示：可否在纳子法开穴中在不同经脉开旺时辰直接补充脏腑俞穴为开穴，即膀胱经穴肺俞寅时开，心俞午时开。肝俞丑时开，胆俞子时开，脾俞巳时开，胃俞辰时开，三焦俞亥时开，肾俞酉时开，大肠俞卯时开，小肠俞未时开，膀胱俞申时开，厥阴俞（心包）戌时开，以免纳子法俞募开穴法因一般书中不介绍而被初学者忽视不用。

酉时针刺治肾虚腰痛案

常某，男，38岁，已婚，搬运工人，1984年3月10日初诊。

患者自诉2年前因劳累负重后又行房事，次日即感腰部疼痛，曾服用多种中西药物罔效，某地区医院诊断为腰肌劳损。现症：腰部酸痛，腰膝无力，遇劳则重，卧则减轻，伴头晕，健忘，小便频数。舌质淡红，舌苔薄白，脉沉细无力。此乃肾精不足，腰府失养使然。拟益肾壮腰治法，约其每日下午19时来诊。取穴：复溜（双）、太溪（双）、肾俞（双）、阿是穴1～2穴。手法：复溜、太溪、肾俞均采用补法，留针30分钟，阿是穴采用泻法，或以痛点为中心向四周行放射状针刺，不留针。治疗2周腰痛即止，又针1周以巩固疗效，随访4年未复发。

评析与思考　劳作合房事后腰痛，肾虚多见。采用酉时肾经气血开旺时针开穴，可增强穴位效用。复溜为肾经母穴，虚则补其母，宜在肾经刚刚流注后之戌时针刺，以随而济之，约患者下午19时来诊，针刺时间当在19时之后的戌时了。太溪为肾经俞穴，可在酉时开用。应用肾俞原理同前案，说明纳子法加用脏腑俞穴已在临床运用了。

关于纳子法各经母穴确定方法是按穴位五行属性，所属经脉五行属性之间穴生经的关系确定，如肾经属水，复溜为其经金穴，金生水，故复溜为该经母穴。

三叉神经痛子丑定时发作案

王某，女，67岁，1992年10月8日初诊。

患者每晚至23时，面颊或左或右交替作痛，约3时疼痛自止，已有20天。西医诊断：三叉神经痛。诊查：面颊疼时如刀割针刺，如火之燎，游走不定，烦躁不安，辗转不能眠，有高血压病史，常头晕、胸闷。舌苔薄黄，舌质红绛，脉弦而数。辨证：以子午流注看，0时左右属子时，为少阳胆经所旺之时；下交丑时，为足厥阴肝经旺时：下交寅时，为手太阴肺经旺时。胆寄相火，肝为风木，该病因情绪不畅，肝气郁结而引起，故在肝、胆所旺之时风火相煽，即痛如刀割火燎。风善行数变，故痛游走不定。至寅时，乃肺金旺时，金能克木，肝木之气受金清肃之气制约，故其病势自衰。乘其衰时而攻之，则可收事半功倍之效。治法：凉肝泻火，息风镇痛，兼以佐金平木。处方：羚角钩藤汤合左金丸加减。羚角3g，钩藤15g，生地15g，杭菊花10g，吴茱萸3g，杭白芍30g，茯神10g，川贝母6g，桑叶6g，黄连12g，甘草10g。3剂，水煎服，日3次。

二诊：药后痛愈。为了巩固疗效，故续进原方3剂。后经追访再未发病。

本案因肝胆风火相煽所致，故药用羚角、钩藤、桑叶、菊花凉肝息风，川贝母助肺金以制肝木，重用芍药合生地、甘草酸甘化阴，滋养肝血以缓肝急，茯神入心宁神，再合左金丸以增其清热泻肝之功，故药到病除。

评析与思考　三叉神经痛目前尚未见有较好的药物治疗办法，外科手术治疗有时也并不理想。其痛发作时如刀切剪割，有患者因忍受不了而轻生，也有的因为疼痛难忍而以手掌搓面，面部皮肤因此搓烂而见面肌。病作时间有的在早晨，有的则在晚上，而以晚上多见。本案病于午夜，属于中医子午流注说中的肝胆气血旺盛时，从发作时间上证明肝胆火旺，医家取用凉肝泻火、息风镇痛药施治，能够药到痛除，说明方药对症，6剂中药病痛即中止，足见时间诊断法需要认真对待。

丑时腰痛案

王某，女，42岁，工人，2002年10月5日就诊。

患者主诉：左侧腰痛半年。半年前无明显诱因出现左侧腰部胀痛。平时无明显感觉，但每天凌晨2时左右左侧腰部胀痛，难以入眠。4时左右痛势减轻。经针灸、推拿及口服中药治疗，效果不佳。刻下症见：凌晨左侧腰部胀痛，俯仰不能，二便正常，纳眠差，口微干，舌质淡，苔薄白。辨证为气滞。予以针灸治疗，以调气为主。取穴：太冲、阿是、行间（左）。采用捻转泻法。治疗1次后，自诉疼痛明显减轻，连续治疗4次，患者疼痛消失，随访1年未复发。

凌晨2时为肝经旺时，此时腰痛说明病与肝经有关。根据《内经》中“病时间时甚者，取之输”的取穴原则，取肝经之输穴太冲，荥穴行间，以泻肝经之气而止痛，此为治其本。取阿是穴疏通局部壅滞。而治其标。

评析与思考　凌晨2时定时发生腰痛是本案的要点，其时为十二辰的丑时，属肝经气血开旺时。一般而言，痛证多数属实证，实证多在经旺时发病。本案为痛证，发病时在肝经旺时，按照病症与发病时间，医家诊断为气滞腰痛，取肝经输穴治疗是正确的。有何为证？疗效也。

灵龟八法随时取开穴针治头痛案

李某，女，66岁，农民，1978年9月26日初诊。

患者20余天前的晚上在门外乘凉，突感项后有一股冷风吹来。当即头痛，头胀，枕后部似裂开样剧痛，伴有右上肢发麻窜至小指尖。当即送医院诊治，经中西药及针灸等多种方法治疗20余天症状不减而转院。9月26日初诊见，头痛剧烈，以头顶及枕部最剧，颈强直，不能活动。双眼视物不清，右膝肿痛，活动受限。诊断为：脑动脉硬化，颈椎病。

9月26日下午16时（辛卯日，丙申时），先按灵龟八法取照海针刺并留针，后针风池、风府、大椎、百劳、天柱、脑空，不留针；百会、头维、太阳、攒竹、球后、合谷，用平补平泻法，留针30分钟。

9月27日上午10时许（壬辰日，乙申时），先针外关，后针足临泣；28日上午10时（癸巳日，丁巳时），先针公孙，后针内关，配穴与手法同前。每天随时按灵龟八法取开穴，治疗到10月22日，针达26次时，头痛、眼红肿消失，视力恢复正常。颈项活动自如，膝肿痛消失，出院。同年11月23日和1982年12月30日两次通信联系，症未复发。

评析与思考　督脉行于背项，主一身阳气，冷风吹及项后而头痛，显系风寒侵袭督脉产生诸症，按八脉交会穴中督脉交会穴为后溪，但因逢时开穴用了照海、公孙等，并未局限于后溪。这就产生了在按时取穴针刺中时穴主治与病症之间是否要求相等的问题。此案以时间开穴为主治愈疾病似乎表明在时间与穴位功效之间并不一定需要相符，倘如此，对开穴则无功用特异性可言了。

灵龟八法定时针除头风案

杨某，女，60岁，1990年4月6日初诊。

患者左侧头痛已32年，痛如针刺，每因感受风寒或恼怒而发作。发作频繁，一个月数次。以往服阿咖酚散可缓解，近1年来疗效不佳。头痛日剧，痛苦不堪。诊断为风邪入络，即古之“头风”。日为辛丑，时值未时，即开足临泣、外关，配风池、太阳。主穴以针尖迎着经脉循行方向刺入，用泻法。次日8时半再诊。日为壬寅，时值辰时，即开足临泣、外关，配风池、太阳、头维。如此按时取穴，连续针治7天，头痛全除，精神舒畅。为巩固疗效，5天后行第二个疗程，随访近半年未见复发。

评析与思考 以穴定时是本案采用的方法，这种方法的好处在于注重某穴针刺时间，且穴与病宜。针尖迎着经脉循行方向刺入是迎随补泻手法中泻法操作方法之一，纳子法常用之。

随时开穴治腰痛案

仇某，男，35岁，工人，1982年8月13日初诊。

患者腰痛1周，弯腰起坐困难，腰部酸痛，无力，时当初诊日15时，为戊辰日申时，按灵龟八法开穴，照海合列缺（主客关系），针后20分钟疼痛减轻，起坐自如。次日10时再诊腰痛明显减轻，仍以灵龟八法开穴，公孙合内关（父母关系），针后5分钟，患者出现像静脉滴注葡萄糖一样的全身发热感，针后基本无痛，留针20分钟。16日三诊诉已基本无痛，活动如常。

评析与思考 以灵龟八法逢时开穴法施治，故前后两次用穴不同，这种开穴法不易做到穴与病宜，由于临床报道常常是有效案例。无效者报道很少，故难肯定说明此法较时穴与病相宜的用法疗效为差。若从中医辨证施治精髓分析，时病穴相宜法肯定较时病穴不相宜法疗效好。因为只重时间，不重辨证，则穴穴之间除针刺时间不同外，其他如功用就只有一样了。

时穴针刺治疗坐骨神经痛案

杨某，男，25岁，1982年2月23日初诊。

患者右侧腰腿痛3年，加重1个月，3年前因扭伤而引起腰痛，并向右腿后侧放射，疼痛反复发作，与天气变化无关，尤以咳嗽、喷嚏、大便、弯腰时疼痛加剧。检查：腰4~5椎旁压痛明显，无红肿，右侧沿坐骨神经干臀点、腘点、腓点、踝点均有压痛，直腿抬高试验（+），诊断为坐骨神经痛（干性）。中医属瘀血阻于经络。针刺：腰部阿是穴、环跳、委中、承山、阳陵泉、足三里、悬钟、昆仑，均为右侧。经针刺10天后，疼痛未减。3月5日20时30分改灵龟八法取穴治疗。当日为丁亥，20时30分为庚戌时，值“临泣”开穴，配外关为男女相配，留针20分钟，起针后即感腰腿疼痛大减。3月6日21时10分复诊，为戊子日，癸亥时，值“照海”开穴，配列缺为主客相配，留针20分钟。第二次针治后，疼痛消失。后又按灵龟八法巩固5次，至今未发。

评析与思考 坐骨神经痛患者，初选基本上是沿着坐骨神经分布的穴位，但无效，改用灵龟八法仅用临泣、外关二穴，且分别在上下肢，疼痛大减。第二次用穴与前不同，亦为分布于上下肢的照海、列缺二穴，疼痛消失，其效实难仅从穴位功效、经脉循行上去理解。可见时间因素不可忽视。观灵龟八法八穴分成四组，均是上下肢穴相配，两穴同用，为何如此？有必要深究。

时穴针治热痹案

谭某，女，31岁，教师，1982年5月25日初诊。

患者两膝关节以下疼痛2个月余，痛时两膝关节以下发热，不能下蹲。检查：舌质红，苔黄而腻，脉弦数，双膝以下有散在3cm×3cm红色结节，右侧28个，左侧25个，血沉20mm/h。诊断为风湿性关节炎，中医证属热痹。按灵龟八法开穴治疗。

5月25日9时15分为戊申日丁巳时，值内关开穴，并配以公孙。针后疼痛减轻，并能下蹲。次日9时复诊，为己酉日己巳时，为照海开穴，配以列缺。5月27日9时25分为庚戌日辛巳时，值外关开穴，配以足临泣。5月28日8时30分为辛亥日壬辰时，值申脉开穴，配以后溪。经针刺4次后，患者疼痛基本消失，并发现风湿结节已缩小变软。后又用此法针刺9次，两膝关节以下已不发热，疼痛已止。检查：两膝以下风湿结节全部消失，实验室检查血沉15mm/h。

评析与思考 八脉交会穴在此案已全部应用，针刺时间则基本上在巳时，仅第四诊在辰时，不知是医生定时于上午8~9点钟针刺，按时取穴而巧合采用了全部八穴，还是有意安排针刺八穴，择时在每天上午。若据前三诊均在巳时，最后一诊则在亥时的记载推测，属后一种可能性大。这就提出了两个问题：穴位特异性究竟有无？证属热痹，治当清热通络，八穴均用，治法如何体现？观本书其他案例，有的用配穴和施术方法解决以上两个问题。本案则既无配穴，施术方法亦只有针刺一种，治疗结果却较好，看来只有从时间上去认识，从人体生理节律、病理节律等方面去理解，这就是中医时间医学研究的主要内容之一。

时穴治疗坐骨神经痛案

姜某，男，44岁，1982年7月1日初诊。

患者1981年因扭伤引起腰痛，1982年腰痛又作，曾住院治疗1个月，左侧腰痛不止，牵引下肢坐骨神经痛。患者素有冠心病，伴有眩晕、心悸、气短等症状。脉弦细虚数，舌淡红而暗，苔白。患者弯腰跛行。抬腿20°，腰4~5棘突偏左压痛，沿坐骨神经走向有压痛。X线片示：腰4~5椎体呈肥大性改变，偏左有一游离体，疑为腰椎间盘突出症。诊为根性坐骨神经痛（肾虚型）。拟用灵龟八法治疗，针刺时间为当日20时，属乙酉日丙戌时，当开公孙穴。治疗1次后，疼痛明显减轻，抬腿提高到30°。后依不同的日、时，连续取开穴治疗20次，患者行走如常人，抬腿提高到45°。用开穴针刺期间，每当患者血压升高时，针刺开穴后，血压旋即下降，160/110mmHg下降到150/104mmHg，有时甚至下降到130/90mmHg。患者治疗前胸闷和心绞痛的症状经常发作，在用该法治疗的住院期间，一次也没有发作。

评析与思考 开穴治疗坐骨神经痛，同时发现对高血压、心绞痛、胸闷有疗效，说明灵龟八法按时开穴也可治疗上述各症。惜在本书搜集资料中尚未见到用灵龟八法降压宽胸、宁心止痛的报道。

灵龟法治疗坐骨神经痛案

张某，男，62岁，1982年7月8日初诊。

半月前，患者因暴雨淋湿全身，即觉右下肢疼痛，行动困难。诊见患者弯腰跛行，沿右坐骨神经走向有广泛压痛，抬腿45°，脊柱腰段向右侧弯，左腰眼穴压痛，膝反射亢进，右侧甚于左侧。诊为坐骨神经痛（寒湿型），拟用灵龟八法治疗。针刺时间为当日19时30分，属壬辰日庚戌时，当开足临泣穴。针左足临泣1次后，抬腿提高到80°，疼痛减轻。连续用该法治疗16次后，抬腿试验（-），腰痛基本消失，仅遗有右足外踝轻微酸麻感觉，判为临床治愈。患者反映，每天早晚各针治一次，效果更好。

评析与思考　以足临泣开穴针刺有效后，连续用该法治疗16次。"该法"到底是指灵龟八法，还是仅指择时针刺足临泣开穴法，不太明确。案中记载有两点值得提出。其一，现代医学对坐骨神经痛常诊为干性或根性，如前案。本案从中医角度诊为寒湿型，是辨病分型的一种诊断方式，为进一步明确诊断，利于初学者学习，便于临床治疗，中西医结合诊断能否改为坐骨神经痛（风湿干型，寒湿根型，寒湿干型等）诊断？其二，目前按时取穴针刺法一般每天针开穴1次，即便多法合用也是同时使用开取数穴，或隔日使用，几乎未见每天2次以上取同一开穴针刺。此例医家曾采用了每天早晚各针1次的方法，患者反映效果更好，值得提倡。

灵龟开穴治脑震荡后遗症案

刘某，女，25岁，工人，1978年10月15日初诊。

患者从行驶中的公共汽车上摔下，伤后昏迷，喷射性呕吐2次，经诊为脑震荡，住院抢救4小时后苏醒，醒后头痛，昏沉，以左侧为重，呕吐，不能进食，两腿无力，不能站立，有时嗜睡。左头顶头皮血肿4cm×5cm。脉搏84次/分，面色苍白，舌苔薄白，脉弦细。

中医辨证系髓海受伤，瘀血停留，经络受阻，元神不宁所致，采用活血化瘀、疏通经络、清脑安神之法主治。10月15日下午16时（庚戌日甲申时），先针内关，后针百会、风池、太阳，用平补平泻法，血肿局部用围刺法，留针20分钟。针治1次后呕吐停止。10月16日上午10时（辛亥日癸巳时），先针照海，后针列缺，每天1次，针达5次时，血肿渐消，头痛、头昏、头沉减轻，有人扶着能走40～60步，即出院。10月27日上午10时（壬戌日乙巳时）来门诊时，患者因昨日生气，又出现呕吐和头昏，先针外关，配穴同前，针治1次症状消失。为巩固疗效，在门诊治疗到11月19日，共针治25次，血肿和症状完全消失。同年12月23日和1981年7月28日两次随访完全恢复正常。无后遗症。

评析与思考　用灵龟八法治疗脑震荡后遗症的报道不多，此案有参考价值。纵观施治经过，不仅时穴，病穴同用，且于头部血肿局部周围针刺，所用配穴主要是头部穴位，这对本证的治疗有着重要意义。客观地说，若仅用时穴针刺，恐难在短期内收此佳效。

时病穴合用治脑血管病后遗假性延髓性麻痹案

王某，男，54岁，干部，1979年7月2日会诊。

患者因右侧偏瘫并发吞咽困难而入院抢救。患者曾有高血压、脑血管痉挛、脑血栓形成史，1975年复发，并出现假性延髓性麻痹。1979年4月9日入院，诊断为高血压、动脉硬化、脑血栓形成后遗症、脑软化。在治疗过程中逐渐出现流涎增多，语言不清，伸舌不灵活，吞咽时发呛，诊断为脑血管病后遗症假性延髓性麻痹。1979年7月2日会诊，建议用针灸试治。

患者表情痴呆，有时似哭似笑，口唇半张，口流黏稠液，自己不能吐出。因不能进饮食，故予鼻饲。回答问话时只能发出“咿”、“呀”声音，舌强挛缩，不能伸出齿外。给患者喂水后，噙在口中，多时不咽，偶有下咽动作时则呛咳不止。右手腕轻度下垂，右臂肌肉轻度萎缩，右侧肢体可以屈伸，但不能做其他的动作。体温37.9℃，脉搏104次/分，脉象滑数，舌苔黄而厚腻，舌质赤。此乃痰湿内停，经络阻塞，清窍受蒙所致之中风不语、半身不遂。采用祛痰利湿、疏经开窍之法为治。

当日当时为庚午日丙子时，先针照海、列缺留针；后针上廉泉、下廉泉、天突，用平补平泻法不留针；风府、风池、通天、三阴交，用补法，留针10分钟。针时让患者试喝橘子汁2匙，较为顺利。加针右阳溪后，又喝2匙鸡汤炒面糊，均能咽下。午前继续观察患者吞咽情况，发现唾液吐之不出，咽之不下；当时为辛巳时，针左列缺、翳风，用平补平泻法，吞咽稍好。一天共喝稀面糊500ml。

7月3日11时20分（辛未日癸巳时）二诊，病情有好转，早晨进饮食300ml，脉搏80次/分，体温37℃。先针照海、右列缺、百会、通天、风池、上廉泉、阳溪，手法同前。一天共喝稀面糊1250ml。

7月4日7时10分（壬申日甲辰时）三诊，吞咽好转。先针足临泣、外关，后针右曲池、合谷、环跳、足三里、悬钟，以疏经活络治疗半身不遂。针后右侧肢体活动好转。

从7月5日以后，每天随时按灵龟八法取开穴，手法和配穴同前，治疗到23日，患者每天能吃主食250g。

7月25日患者下地不慎摔倒，又出现舌挛缩，语言不清，加针金津、玉液后，舌能伸出唇外，并能左右活动。至7月28日共针25次，患者能自己端碗进食，并能自己到院外散步，血压140/100 mmHg，苔薄白，脉滑。嘱患者以后经常锻炼而停诊观察。

同年9月9日和1980年10月20日2次随访，患者每天能进食250～350g，右侧上下肢活动自如，能说3～4个字的语言，出院后再未复发。

评析与思考 此例属危难急重案，用灵龟八法逐日按时取穴针刺，或在夜间子时，或在上午辰巳时等，并配病穴，共针25次，疾病基本痊愈，疗效甚为理想。案中按时取穴针刺起了重要作用，但不可否认病穴的作用。

时病穴合用治疗小儿麻痹后遗症案

何某，男，2岁，1982年1月14日初诊。

患者于1981年10月16日开始发热，7天后热退而出现左足痿软无力，在当地治疗2个月，疗效不显，1982年1月14日转我科治疗。检查：患儿唇干，舌质淡红，坐立不稳，左下肢瘫软无力，轻度浮肿，皮下络脉呈网状青紫，比右足冷。呈弛张性瘫痪，有痛觉反应，腱反射消失，肌张力低下，触之肌腱略见收缩，但不引起动作，近乎全麻痹，定为Ⅰ级肌力，按痿症论治，以针刺为主，助以适量中药。用灵龟八法在患肢选取开穴先针，如1982年3月6日为戊子日己未时，先针开穴足临泣，再取患肢环跳、阳陵泉、居髎等。经连续治疗20天，肌力恢复至Ⅳ级。3月27日为己酉日辛未时，先针开穴临泣穴，并针承山、伏兔、环跳。3月29日为辛亥日乙未时先针开穴公孙穴，并针足三里、阳陵泉、风市、髀关。3月30日为壬子日丁未时，先针开穴照海穴，并针三阴交、阴陵泉、血海、髀关、秩边。4月1日为甲寅日辛未时。先针开穴公孙穴，并针足三里、风市、环跳，4月7日为庚申日癸未时。先针开穴足临泣穴，并针绝骨、阳陵泉、环跳。肌力恢复至Ⅴ级，已能独立行走。

评析与思考　此案以灵龟八法逐日按时开穴针刺，案中所举针刺时间基本上都在下午未时及以后，未时居多，其他未载明的治疗时日，针刺时间若也在未时以后，就表明采取了定时取穴针刺的方法。为何选午后针刺？值得思考。针刺时均先针开穴，次针辅穴，所用辅穴几乎遍布患肢上下前后左右，合以中药调治等都是本案取效的可能因素。

定时针刺原络穴治疗腰痛案

王某，女，37岁，1983年9月17日初诊。

患者腰部酸痛已历半载，时轻时重，阴雨天痛尤甚，痛轻时尚能从事一般家务劳动，痛重时活动受限，难于转侧，痛区位于第2～4腰椎部及两侧，有时牵及骶部亦痛，患处有轻度压痛，舌淡苔白腻，脉沉细。屡服安乃近、去痛片等及中药收效不显。时届10时15分（巳时），为气血流注脾经之时，则取其原穴太白（左）、络穴公孙（右），留针20分钟，5分钟后痛始减，起针后疼痛消失。

20日11时（午时）复诊：针后痛未再发。再取心经原穴神门、络穴通里，以巩固疗效。

评析与思考　原穴指十二经脉在腕、踝关节附近的重要经穴，是脏腑原气经过和留止的部位，又称“十二原”。各经原穴是，肺经太渊，心经神门，心包经大陵，脾经太白，肾经太溪，肝经太冲，大肠经合谷，小肠经腕骨，三焦经阳池，胃经冲阳，膀胱经京骨，胆经丘墟。

络穴在经脉别出的部位，十二经各有一络穴：肺经列缺，心经通里，心包经内关，大肠经偏历，小肠经支正，三焦经外关，胃经丰隆，膀胱经飞扬，胆经光明，脾经公孙，肾经大钟，肝经蠡沟。躯干部有4个络穴：任脉鸠尾，督脉长强，脾之大络大包，胃之大络虚里。

所谓原络配穴法，即某经的病症，先取该经的原穴为主，再配用有关表里经的络穴为辅，又称主客表里原络配穴法。

此案按纳子法择时，取用同一条经脉之原穴和络穴。如第一诊于巳时针脾经原穴太白、络穴公孙，第二诊于午时针心经原穴神门、络穴通里。在针刺时间上赋予穴位新意，在原络配穴法上用同经原络穴也不同于常规用异经原络穴法。其最主要的意义在于利用原络穴的关系增加了时穴，扩充了因时取穴针刺内容。

四肢酸麻按时取穴调气血案

郝某，女，45岁。

患者四肢酸麻，辨证为肝血不足，给予按时取穴调气血。癸未日丁巳时，大陵穴开，配太冲、阳陵泉、中渚。大陵为心包手厥阴经穴，可治脏病；太冲穴是厥阴肝经的俞穴，两者同气相求；再配阳陵泉、中渚为其病穴。辛巳日癸巳时，针照海、列缺，配中渚、阳陵泉，此为从阴引阳。共诊5次，治愈。

评析与思考 大陵穴为手厥阴心包经穴，作为纳甲法开穴，开穴时间在丁心主气日丁巳时，由于巳时为上午9~11时，实际针刺开穴时间在戊日，戊与癸合，癸日合用戊日穴，故取大陵。这种合日互用法在临床用者不少，只是与开穴在某日，实际针刺也在某日所计算的合日互用穴。两者尽管内容一致，所取穴及针刺时间也无差异，但易引起人们误解，造成推算混乱，医家应予注意。

纳甲、灵龟二法结合止头痛案

李某，男，62岁，退休干部，1982年1月5日诊。

患者因高血压、脑血管痉挛及面神经炎，于1982年1月3日入院治疗，因头痛不止，请余会诊。会诊时所见：患者卧于床，以手按抚头部呼痛不休，问其痛性质，乃为右头部呈灼胀痛，易怒，口干略苦，舌质淡红，苔黄，脉弦。

1月5日系戊子日，于丙辰时按子午流注针法针后溪（左），其痛显著减轻，再针昆仑（左），其痛立止。

二诊（1982年1月6日）：自诉昨日针后，已获显效，今仅有微痛，是时系己丑日戊辰时，按子午流注针法，刺支沟（左），配合针刺侠溪（左）。

三诊（1982年1月7日）：略感头痛，但轻多了。本时系庚寅日癸未时，按灵龟八法针刺左外关加针左太冲，针后痛消失。又诉，自上次针后，不易发脾气了。以后又曾针风池、内关或行间数次而痛未发。

评析与思考 此案先后应用纳甲法、灵龟法取穴针刺，并配病穴，每次针刺仅用2穴而每次取穴各不相同。故先后应用的穴位较多，这也是逢时开穴施治的一个特点。由于每次针刺后，病症都有改善，故不能因为用穴总数较多而误以为是其中某一穴发挥了作用。本案初诊时日取用后溪穴。经用纳甲、纳子、灵龟三法推算等均不符，不知用何法取得？

纳子、灵龟二法合用止腰麻后头痛案

陈某，男，32岁，农民，1995年4月26日诊。

患者以左侧腹股沟肿物10年为主诉住院。4月22日上午在腰麻下行左侧腹股沟肿物切除术。病理切片报告为精原细胞瘤，术后一般情况尚好。4月26日上午诉头痛剧烈，上至巅顶，用吲哚美辛、复方氨林巴比妥处理，头痛暂时缓解。但下午痛更甚，连及项背，欲呕，疲乏，舌质淡红，苔白，脉弦。无发热恶寒。印象：腰麻引起头痛症。是日15时40分为己卯日壬申时，按子午流注针刺泻子穴束骨穴（左侧），用灵龟八法推演开申脉穴（右侧），留针15分钟，后头痛大大减轻。第二天上午头痛又发作，但较前轻。4月27日15时15分为庚辰日甲申时，取子午流注针刺泻子穴束骨穴（左侧），灵龟八法开内关穴（右侧），留针15分钟，针后痛止。观察10日，头痛未发作。

评析与思考 案中用纳子、灵龟二法取穴，各法取一穴，用穴不同，仅2次就痛止。尤其第二次针刺，疗效优于第一次，这是否与第一次二法同取膀胱一条经穴，穴同在下肢，第二次二法分别取膀胱经、心包经穴，穴位分居上下肢的情况有关呢？

血管神经性头痛案

李某，女，58岁，教师。1993年5月23日8时2分（甲辰日辰时）就诊。

患者头痛5年，以右侧为主，反复发作，每于精神紧张时加重。近年头痛呈规律性，每天上午7时左右开始头痛，有搏动感，至晚上入睡才逐渐减轻，日复一日，不堪忍受。患者神情焦虑，面红，口干口苦，纳呆，失眠多梦，舌红苔薄黄，脉弦数。辨证：肝火上炎。思患者之疼痛有明显的时间性，与气血流注的时间规律关系密切。故采用辨时与辨证相结合之法。电脑推算该时刻各法的穴位如下：纳甲法（简称甲）：支沟；养子时刻注穴法（简称养）：束骨、冲阳；灵龟八法（简称灵）：外关、足临泣：飞腾八法（简称飞）：足临泣、外关；十二夫妻相合注穴法（简称夫）：腕骨、列缺。

上述腧穴中除重复外共7穴，其中足临泣、外关是治少阳头痛的常用腧穴，能泻少阳郁热以止痛，故取之。针刺用泻法，留针20分钟。患者次日8时2分复诊，称今日头痛明显减轻。续按上法选穴治疗5天，未再出现头痛。各日针刺时间及取穴如下。

24日8时2分（乙巳日庚辰时），足临泣（养）、外关（飞）。

25日9时17分（丙午日癸巳时），列缺（灵）、申脉、后溪（飞）。

26日8时2分（丁未日甲辰时），太冲（甲）、申脉（飞）。

27日8时37分（戊申日丙辰时），阳陵泉（养）、丘墟（夫）。

28日8时27分（己酉日戊辰时），足临泣、外关（飞）。

评析与思考　从本案针刺时间可知：①都在上午取穴针刺；②以穴定时。穴时相应。如据穴位主治选择了治少阳头痛的常用腧穴，足临泣、外关，据此择时在上午。兼顾了穴位的主治功能和针刺的时间这两个方面因素。此外，所用的8个穴位中，除足临泣、外关具有治疗头痛的功用外，其他6穴如列缺、后溪、太冲、阳陵泉、丘墟、申脉等均有治疗头痛的功能。说明按时取穴针刺法不是完全按时间随意取穴针刺的，如果那样的话，穴位主治功能的特性就无法体现，穴位也就失去了个性。在有的按时取穴针刺的案例中，尽管有时完全按针刺时间计算时穴，但常加用一些常用对症有效的非时穴，将时间与穴位主治功效结合起来，才能达到治疗效果。

卯时风湿痹痛案

吴某，女，30岁，小学教师，1985年10月11日初诊。

患者于4点半~6点半两大腿外侧酸软胀痛5年余，每天凌晨寅时定时发作，需双手用力捶打，嗳气、矢气频作，始可缓解，6点半后起床即止。曾去县、地区及省级各医院检查，诊为风湿病，服中西药及针灸按摩理疗均无效，近1年来其病加重，6点半起床后痛虽止，而下肢酸软麻木伴纳差便溏、神疲体倦等症。诊视脉沉细弦而缓，舌胖苔薄白，在两腿外侧沿少阳经有1条长约3cm的压痛带。查其病历，前医用药多用独活寄生汤、蠲痹汤等祛风散寒行气之品，西药则多用阿司匹林、安乃近等药，针灸则多取两侧风市、阳陵泉、足三里等穴。治疗似属对证而不见效，乃沉思良久，顿悟其每天定时在寅末卯时发作，病位虽在胆经，病因实在肺大肠经，由于仅肺旺的寅末时发作出现，但发作的主要时间在大肠经旺时，盖卯时为大肠经气血流注之时辰，大肠经气血阻滞，气机不利，金不生木，则水不涵木，捶打患处则嗳气、矢气频作而缓解，益证其肠胃气机不利，且便溏、纳差、倦怠均为阳明土衰之征象。治宜调理肠胃气机为主，佐以舒筋通络，仍用针刺治疗。

一诊：针补手阳明大肠经原穴合谷，针泻足少阳胆经合穴阳陵泉，留针15分钟，间歇运针2次，针感向上下传导。留针时嗳气、矢气不休。

二诊：针后次晨痛减。再针补曲池，泻足临泣，针后次晨痛胀续减轻。

三诊：针补手三里，针泻肝本穴足窍阴，如上法连续轮换，前后共针治12次，凌晨痹痛全止，压痛带消失，纳食及大便均转正常而愈。追踪观察2年，证情稳定。

评析与思考 前医不察下肢痹痛发作定时，而一味地采用传统治疗痹痛的方药与穴位针刺治疗，结果无效。本案医家从发病的时间入手，结合辨证方法，得出诊断结论，再采用因时诊断选穴结合因病变经络部位选穴方法，选取穴位针刺，收到良好的效果，说明了本案医家有着丰富的临床经验，对中医时间医学，尤其是时间针灸学有较深的了解。读案者应该从本案中吸取经验，临床要重视时间因素在诊断与治疗中的影响。

辰时头痛案

王某，女，30岁，街道干部，1987年5月12日初诊。

患者每早晨6点半～8点半眉棱骨发作性胀痛，兼脘腹胀满已5年。加剧1年。5年前不明原因逐渐于早晨6点半～8点半眉棱骨发作性胀痛，兼脘腹胀满，发时泛恶欲呕，吐出少量清涎，口微渴，不思饮，纳差，倦怠。经医院检查，诊为慢性胃炎。5年来遍服六君子汤、香砂养胃丸、复方氢氧化铝片等中西药不效。近1年来症状加重。因服药无效，要求针刺。诊脉沉缓，舌淡苔白微腻。

眉棱骨区属足阳明胃经循行处，从其脘腹胀满，呕吐清涎，微渴不思饮，苔白微腻等症状，知为脾胃虚寒，运化失司，寒饮凝聚胃，沿阳明经上行，阻滞该经气血运行，不通则痛。

6点半～8点半即辰时，为阳明胃经主时，故此时发作。前医多用温补而忽略化饮，未中病机，故不效。今当温经散寒，化痰蠲饮，以治其本。

此时正当发作，患者双眉紧锁，痛苦表情。乃针取阳明经络穴丰隆（双）降逆化饮，先补后泻使针感上行过膝，下至足背，并嘱按摩患处，以疏通气血。行针3分钟即痛缓，留针20分钟，疼痛大减，脘胀亦松解，患者大喜。乃每天1次，如法连针5次而愈。追访1年，疗效巩固。

评析与思考 本案诊断与选取穴位均依据了疾病发作的时间性和病作的部位，诊断既明，取穴无错，治疗自会取得实效。本案病症还提示眉棱骨痛与胃病的关系。本案医院检查患有慢性胃炎，采用胃经穴位针刺得到治愈，这种病症相关及与治疗相互之间的关系，是否说明了胃病的发生，有时会在眉棱骨处反映出来呢？通过眉棱骨处疼痛结合临床消化病症辨别，就可以得出慢性胃炎的诊断呢？从中医的经验来自于数千年的临床这样的实际来看，完全可以做些深入的探讨。

参考文献

白洪龙．1988. 鱼鳔种子丸加巴戟天治疗老年夜间多溺．云南中医杂志，（2）：30
蔡纪明．1981.《金匮要略》的服药八法．浙江中医杂志，（5）：202
蔡抗四．1983.“时间生物学”在《伤寒论》中的反映．江西中医药，（3）：30
曹欣荣．1984. 古典时间治疗学．长沙：湖南科技出版社．2
曹友生．1984. 西学中论文集．湖南中医学院编，3：88
晁恩祥，高世静，吴群，等．1985. 固本止咳夏治片防治慢性支气管炎．吉林中医药，（4）：13
忱士荫，等．1985. 30 例五更泻治验．湖北中医杂志 ，（6）：18
陈放中．1987. 中医时间治疗学特点初探．辽宁中医杂志，（10）：10
陈桂英．1987. 择时服药治疗不寐证 124 例．山东中医杂志，（4）：15
陈俊鸿，郑大正．1984. 从 1294 例患者的死亡时间讨论祖国医学和时间生物学．上海中医药，（3）：43
陈克进．1988. 121 例发热患者的热势与旦慧、昼安、夕加、夜甚的关系．湖北中医杂志，（2）：31
陈奇．1986. 环核苷酸与中医药研究．新中医，（1）：51
程东旗．1988. 影响气功疗效的五大因素．辽宁中医杂志，（5）：10
程泾．1982. 中药周期疗法治疗经前期紧张症 102 例．辽宁中医杂志，（6）：26
程士德．1986. 浅谈《内经》养生学的时间特性．中医杂志，（9）：54
刁金山．1988. 生姜泻心汤治疗心下痞证 245 例．浙江中医杂志，（2）：26
弗伯斯·R·J，克斯特霍伊斯·E·J. 1985. 科学技术史．北京：求实出版社．65
高章营．1983. 灵龟八法治验．中医杂志，（12）：52
郭飞．1985. 时间生物学的临床应用．江西中医药，（6）：25
何裕民，严清．1986. 从海洋潮汐探讨死亡时间与月相关系．安徽中医学院学报，（3）：6
何裕民，张俊，陆志宏，等．1987. 月廓盈亏对小白鼠血象、体温等影响的实验观察．中国医药学报，（6）：20
何裕民．1986. 月亮盈亏与人体机能．北京中医学院学报，2（2）：2
何裕民．1987. 大黄作用昼夜差异的实验观察．浙江中医杂志，（11）：500
洪家铁．1986. 按经期前后气血变化规律辨证治疗实证痛经．辽宁中医杂志，（10）：28
胡剑北，李济仁，泰德平．1985.《内经》法时而治思想探讨．陕西中医，（10）：437
胡剑北，李济仁，泰德平．1986. 论《内经》时间治疗学及其临床意义．皖南医学院学报，（1）：55
胡剑北，仝小林．1984. 用方和服药的经验介绍．中医杂志，（11）：17
胡剑北．1987.《校注妇人良方》的因时诊治经验探讨．山西中医，（6）：7
胡舜华．1983. 中药周期调理闭经的观察．新中医，（7）：23
黄建章．1985. 以子午流注法灸治月经过多的初步观察．中医杂志，（3）：21
黄慕君，乐锦茂，李冠贤，等．1984. 试论病死与节气的关系．上海中医药杂志，（7）：44
黄慕君．1984. 试论病死与节气的关系．上海中医药杂志，（7）：44
黄慕君．1986. 探讨 14058 例新生儿出生时间与阴阳昼夜节律的关系．上海中医药，（2）：10
姜春华，钟学礼，顾天鹏，等．1981. 肾的研究．第 2 版．上海：上海科技出版社．213，261

李白请 . 1983. “脏气法时”针法的设想 . 陕西中医学院学报，(1)：43
李继贵 . 1985. 鉴辰别时治疗宿疾 . 云南中医中药杂志，(3)：39
李克曲 . 1988. 崩漏按时辨证验案 . 新中医，(3)：22
李啸红 . 1986. 从临床实践看祖国医学中有关“生物钟”的理论与应用 . 甘肃中医学院学报，(1)：44
李珍杰 . 1985. 运用灵龟八法治疗软组织损伤 27 例 . 广西中医药，(1)：26
梁式贞，陈肖琼，丁露苯 . 1986. 择时选经取穴针法治疗 544 例瘫痪病的临床疗效观察 . 福建中医药，(1)：11
梁志清，李玲 . 1986. 死亡的时间节律在性别上的差异 . 河北北方学院学报，(1)：43
林海 . 1978. 从临床和科研实践看祖国医学的辨证观 . 上海中医药杂志，(3)：2
刘炳权 . 1984. 灵龟八法针灸治验 . 云南中医杂志，(4)：42
刘炳权 . 1986. 子午流注法取穴治疗血管性头痛 157 例疗效观察 . 中医杂志，(2)：36
刘昌永 . 1983. 内科讲座 . 北京：人民卫生出版社 . 85
刘玉英 . 1983. 三伏日灸贴治疗哮喘 340 例疗效观察 . 福建中医药，(5)：12
刘豫淑，周安方，毛树松，等 . 1983. 子午流注纳甲法治疗周围性面神经麻痹 22 例 . 湖北中医杂志，(1)：47
罗惠平，康世英，毛树松，等 . 1985. 子午流注纳甲法治疗胃及十二指肠溃疡 8 例 . 湖北中医杂志，(6)：39
罗济民 . 1983. 分娩与季节、日干、时辰的关系 . 湖北中医杂志，(3)：30
罗济民 . 1984. 浅谈针刺深浅 . 湖北中医志，(3)：42
麻福昌 . 1987. 子午流注开穴治疗 277 例急慢性疾病疗效观察 . 山西中医，(4)：43
马永泉，顾荣夏，吴寿锦 . 1959. 对素问昼夜阴阳天人相应的初步探讨 . 江苏中医杂志，(6)：6
美国 Reader's Digest. 1979，12
孟景春 . 1981. 应用子午流注学说治愈大腹奇胀症一例 . 广西中医药，(3)：5
聂风堤，狄淑珍 . 1988. 胆囊昼夜节律及小柴胡汤利胆作用的时间治疗学探讨 . 中国医药学，3 (4)：246
钱永益，桂金水，盛定中，等 . 1980. 从祖国医学看人体节律 . 上海中医药杂，(5)：15
邱承雄 . 1983. 结合子午流注，灵龟八法针刺治疗小儿痿证 35 例 . 新中医，(6)
裘月娟 . 1987. 月廓盈亏与出血的关系及护理 . 中华护理杂志，(6)：269
上海第一医学院 . 1977. 实用内科学 . 第 6 版，北京：人民卫生出版社 . 1245
上海市中医院，等 . 子午流注针法的实验观察//全国针灸临床学术会议资料
沈文耀，等 . 1981. 从唾液的生化指标探讨人体昼夜的阴阳变化 . 浙江中医药研究所年报 . 81
司徒铃 . 1959. 从子午流注测知人体 12 经络经穴电位值的初步观察 . 广东中医，(10)：399
司徒铃 . 1985. 子午流注取穴法治疗 417 例痛证疗效观察 . 新中医，(3)：28
宋加太，兰友琴 . 1985. 加味右归丸与姜枣糖合剂择时治疗慢性支气管炎 53 例远期疗效观察 . 中西医结合杂志，(8)：496
宋开源，等 . 1984. 第二届全国针灸针麻学术讨论会会议论文摘要 . 北京：9
宋开源，吴今义，付肇明，等 . 1986. 不同时辰针刺大鼠“涌泉”穴对痛阈和脑内单胺类介质的影响 . 四川中医 (8)：11
宋一亭，顾铠，刘彩英，1983. 阴虚火旺，命门火衰患者十二时辰尿渗透浓度和尿量曲线的初步观察 . 中医杂志，(11)：69

孙朝宗．1988. 枣仁甘草汤治疗夜半子时发病的研究．山东中医杂志，(1)：17
孙兰英．1985. 三伏天灸贴治疗哮喘病 608 例疗效分析．福建中医药，(2)：14
孙国杰，等．对 53 例肢体血流变化的观察//中南地区针灸学术会议资料，1982
唐树德，王谷亮，王宪衍，等．1984. 用子午流注学说探讨高血压患者昼夜血压变化．陕西中医，(11)：24
伊腾真次．1983. 人体昼夜节律．重庆，．重庆出版社．131
田仁．1987. 人的出生与月亮相位关系初探．南京中医学院学报，(3)：48
田云培．1988. 肝癌患者时间节律分折．浙江中医杂志，8，363
汪鲁莎，康世英，毛树松，等．1987. 子午流注针法对心输出量和心排血量的影响．湖北中医杂志，(01)：44
汪明旺．1986. 咳喘哮的冬病夏治疗效观察．陕西中医，(10)：444
汪桐，胡剑北．1987. 经穴时辰节律的皮肤温度与电阻改变．陕西中医，(4)：184
王环玉，李淑华，苏家让．1982. 按时针刺尺泽穴治疗脑血栓形成 30 例．新中医，(9)：38
王玉玺．1987. 因时制宜在养生上的作用．黑龙江中医药，(2)：11
王悦友，王健夫．1985. 门脉高压症易发呕血时间观察．吉林中医药，(2)：25
王风仪，等．1984. 第二届全国针灸针麻学术讨论会论文摘要．北京：95
魏守宽，丁守生，张广俊，等．1982. “慢活肝”肝功变化可能有季节性．山东中医学院学报，(3)：8
魏祥武，曹一鸣．1983. 子午流注“养子时刻注穴”法初探．天津中医学院学报，(1)：25
吴今义．1981. 时间生物医学．国外医学·中医中药分册．1
夏廉博．1984. 医疗气象学．北京：知识出版社．54
肖运勇，王安康．1988. 妇女尿路结石在月经期取变法论治的疗效观察．湖北中医杂志，(1)：16
徐小林．1986. 对 1600 名妇女行经时间与月相关系的调查报告．陕西中医，6（5)：210
薛自强．1985. 试从《伤寒论》六经欲解时来探讨时间针灸学的规律．江苏中医杂志，6（3)：1
亚况．1985. 蝉花散治疗小儿夜啼 158 例临床观察．陕西中医，(8)：8
严清，何裕民．1986. 501 例病案死亡时辰分析．辽宁中医杂志，(7)：28
阎润茗．1985. 子午流注实验观察与临床应用//南京天人相应会议论文资料
杨汉辉，等．1985. 死亡与节气及季节的关系（附 2892 例死亡病例分析）．福建中医药，(4)：18
岳美中．1978. 试谈辨证论治和时间空间．上海中医药，(1)：14
张伯讷，殷文治，费兆馥，等．1984. 正常人脉象四季变化规律的初步探讨．上海中医药，(10)：42
张惠珍．1985. 子午流注针法对早妊盆腔血流图变化的观察//南京天人相应会议资料
张乃辛．1988. 周期服药法治疗女性痤疮 88 例．上海中医药杂志，(3)：12
张年颇，等．1983. 下不厌迟的时间医学意义．浙江中医杂志，(7)：296
张谦．1986. 六经病的欲解时间．上海中医药，(11)：21
张燕华．1986. 子午流注原理探讨．云南中医学院学报，(2)：7
张毅．1988. 治疗石淋证最佳时令初探-附 125 例疗效分析．湖北中医杂志，(1)：15
张玉才．1987. 谈桂枝汤的服药时间．山东中医杂志，(5)：6
赵士魁．1982. 药用量须以三因制宜．吉林中医药，(3)：13
赵玉哲，陈选平，强克礼，等．1986. 1040 例咳嗽与时间关系的调查分析．陕西中医，(3)：110
郑国柄．1987. 随月亮盈缺调治妇科病的体会．山西中医，(4)：25
周桂桐，曹一鸣．1985. 不同时辰针刺对家兔白细胞总数的影响．陕西中医，(1)：34

祝跃平 . 1987. 中医时间营养学思想初探 . 河南中医，（2）：33
Doerner JF. 1981. Circadian rhythm and traditional acupuncture. AmJ Acupunc ture，9（2）：165
Dorothy T Kneger，et al. Neuroendocrinology，Sinauer Associates lac Sundreland Massachsetts，1980.
Goldberg ND Hoddox MK，Estensen R，et al. 1973. Evidenee for aduadism between cyclic GMP and AMP in the regulation of cell proliferation and other cellular processes in cyclic AMP cell growth，and the immune response，ed Brownw et al. NewIYorlP：247-262
lopez M，et al. 1985. 气候条件对哮喘患者的直接作用 . 国外医学・地理学分册 .（3）：117
Wu JY. Neijng chronobiological medical theo-ries. Chinese Medical，1982，8：19

附录　古代中医计时知识

研究与了解中医时间医学需要掌握古代中医常用的计时标准与术语，本章将分为计时术语、计时工具予以介绍。

第一节　计时术语

1. 十二时

十二时即：夜半、鸡鸣、平旦、日出、食时，隅中、日中、日昳、哺时、日入、黄昏、人定。以一昼夜分为十二时始于汉朝太初年改朔之后，如赵翼《陔馀丛考》卷三十四谓："其以一日分十二时，而以干支为纪。盖自太初改正朔之后，历家之术益精，故定此法。"

从十二时名称分析，十二时主要依靠自然界昼夜变化中，太阳在一日之中的位置变动及人、动物活动情况划分的。如平旦指太阳在地平线下欲出未出，晨曦微露时。日出指太阳刚从地平线升起时。食时一般指早餐时。隅中则将近午时，该时间术语出自《淮南子・天文训》："（日）至于衡阳，是谓隅中，至于昆吾，是谓正中。"衡阳、昆吾均为山名。太阳走到衡阳山时，还来到正午，叫隅中。隅有边角之意，隅中的词意即为在正午的边角，尚未达正中，用以代近午时正合。日中指太阳当头，午时左右。日昳指太阳开始偏西下落，约在未时，其与日昃同义。如《书经・无逸》"自朝至于日中昃"。汉孔安国传"从朝至日昳不暇食"之注疏："昃亦名昳，言日蹉跌而下，谓未时也。"《汉书・天文志》故又作"日跌"。晡时在日昳与日落之间，约为申时，靠近日落时又称下晡。日落指太阳落山时。黄昏是太阳落出后至天黑之前一段时间，此时太阳余光微黄，仍照在大地，但大地上万物及天空已不明亮而昏昏然时。人定指人们一日的事情已经做完而安定休息时。《辞源》谓：夜间安息之时。夜半即夜深时，约在子时，黑夜已过去一半，故名。鸡鸣通常在三更天，天将亮时，其时公鸡引颈啼叫。

《灵枢・顺气一日分为四时》篇说："平旦人气生，日中而阳气隆，日西而阳气已虚，气门乃闭，夜半人气入脏。"《内经》又说："诊法常以平旦，以阳气未动，阴气未散……。"《素问・标本病传论》、《灵枢・标本》等也载有十二时内容。《伤寒论》关于阳明腑证所致潮热时间用"日晡潮热"来说明，用的也是十二时概念。可见弄清十二时的概念与内容对学习研究中医时间医学很必要。

要强调的是，十二时主要根据昼夜太阳起落及活动变化而定。由于四季的更替，太阳在天空中的相对位置的变动，同样为日出、日落的时间概念，若以现在二十四小时看待，一年四季各不相同，冬季日出迟而日落早，夏季日出早而日落迟；故同样在八点钟，夏季太阳已升较高，冬季有时则刚刚露脸。而不同地区因太阳光照的不同，其以十二时所定的时间与二十四小时对应的关系，各地又有差别。了解此点，在研究应用古代中医时间医学时就不能简单地将十二时固定地套应现今二十四时的某时了，这不仅有违古人原意，也将有违古人关于人体节律变化的时间认识，亦即有违人体因时变化的客观情况。

2. 十二辰

十二辰源于历法干支，相传为天皇氏所创。十二辰以子、丑、寅、卯、辰、巳、午、未、申、酉、戌、亥十二支作为时间代词，表示一日之中的各个时期。一支代表一辰，一日十二辰正好由十二支代表。用现代一日二十四小时对照十二辰时阈，每时辰约相当于二小时。十二辰与二十四小时配属关系见表附录-1。

表附录-1　十二辰与二十四小时配属表

十二辰	二十四时	十二辰	二十四时
子	23～1	午	11～13
丑	1～3	未	13～15
寅	3～5	申	15～17
卯	5～7	酉	17～19
辰	7～9	戌	19～21
巳	9～11	亥	21～23

十二辰依序各司二小时，各辰时间位置固定不变，但各时辰所在昼夜期间因自然界四季更迭，昼夜长短改变而有不同。一般在春分、秋分前后，昼夜长短大致相等时，十二辰中约有六辰主昼、六辰主夜。当夏至前后，昼长夜短时，十二辰中则约有八辰主昼，四辰主夜。冬至前后则相反。

十二辰在医学上的应用，在《内经》、《伤寒论》中有记载。如《灵枢・卫气行》中载："岁有十二月，日有十二辰，子午为经，卯酉为纬。"《伤寒论》六经病欲解时以十二辰划分。如"太阳病欲解时，从巳至未上"，"阳明病欲解时，从申至戌上"等。子午流注学说也采用十二辰说明经脉脏腑气血旺衰对间。其他如叶天士《临证指南医案》、薛已《校注妇人良方》中论述疾病变化时间时，均以十二辰表示。

3. 十二时与十二辰不宜固定搭配

古今许多医家及现行一些教科书常将十二时与十二辰在时间上固定搭配，这是不妥的。十二时与十二辰在很多方面不相同。

（1）十二时各时时阈长短不一，如夜半时长，日出时短。十二辰则各辰时阈相等。

（2）十二时各时时阈变化随自然而动，在一日中的位置不固定。如日出在夏日可为5～6时，冬日则可为7～8时。十二辰则不因昼夜长短，日升月落，寒暑更替之改变而受影响，每辰在每日的时间位置基本固定不移。

（3）十二时中白天的分期术语多，夜晚的少，昼夜主时上不平衡，这可能由于人类昼劳夜息之生活规律所致，白天生产、交往活动多，对白天的观察也细致，故主时标记多，夜间人安息，活动少，应用时间分期也非必需，故主时标记少。十二辰则无偏重昼日、轻视夜日的时间分期特点。白天黑夜各时辰均等分，只是随四季与地域不同而有变化。

十二时与十二辰在医学上的应用也有不同。它们分别指代的人体生理，病理活动节律各异。十二时所指代者，意味着节律活动受自然外界影响较大，随四时昼夜变化而变化，节律的形成符合生物节律成因的外生论派观点：十二辰所指代者，意味着节律活动对自然外界的变化，反应不明显，它循着如同十二辰固定不移的特点周而复始地、自主地完成节律活动。节律的形成符合生物节律成因的内生论派观点。可知，理解辨析十二时、十二辰概念时，应注意区分异同，不必硬性将两者对应相合。以免得出不恰当的结论，当然，最重要的是不能混淆杂揉两种时间概念所指代的生物节律。

4. 干支计时

甲、乙、丙、丁、戊、已、庚、辛、壬、癸十字，谓之天干，或谓十干；子、丑、寅、卯、辰、巳、午，未、申、酉、戌、亥十二字，谓之地支，或称十二支。两者合称，谓之干支。

十干之名得于古代传说天有十日，十干盖十日之名，如《广雅·释天》曰："甲乙为干。干者，日之神也。"十干用于表示的内容有三：其一，表示春、夏、长夏、秋、冬五季。其二，表示东、南、中、西、北五个方位。其三，表示阴阳消长的一个周期。

十二地支之名得于古代对月亮认识的传说。如《广雅·释天》曰："寅卯为支。支者，月之灵也。"十二支用于表示的内容也有三：其一，表示一年中的十二月。其二，表示一个圆周上的不同方位。其三，表示一个阴阳周期中的十二时段。

古代在用干支计时中，最初天干与地支单独应用，用以纪日、纪年，地支还用于纪月、纪一日十二时辰。汉章帝对（公元150～153年）干支合并用以纪年。用干支合并纪日，据考最迟从春秋时鲁隐公三年（公元前722年）二月已巳日起连续纪日，一直到清代宣统三年（公元1911年）止，计有2600多年历史，是世上最长的纪日资料。用干支合用纪时也是汉以后的事了。

所谓干支合用，即十天干与十二地支依次相配，始于甲子，终于癸亥，由于天干为十，地支为十二，干支全部轮用，重复始于甲子，须六十数，其中各天干轮流六次，地支轮流五次方可完成。六十数又称六十甲，古人称老人六十岁为花甲之年，其意源于此（表附录-2）。

表附录-2　干支合用表

甲子	乙丑	丙寅	丁卯	戊辰	已巳	庚午
辛未	壬申	癸酉	甲戌	乙亥	丙子	丁丑
戊寅	己卯	庚辰	辛巳	壬午	癸未	甲申
乙酉	丙戌	丁亥	戊子	已丑	庚寅	辛卯
壬辰	癸巳	甲午	乙未	丙申	丁酉	戊戌
已亥	庚子	辛丑	壬寅	癸卯	甲辰	乙巳
丙午	丁未	戊申	已酉	庚戌	辛亥	壬子
癸丑	甲寅	乙卯	丙辰	丁巳	戊午	已未
庚申	辛酉	壬戌	癸亥			

十干、十二支可以分为阴阳，并与五行配。以干支合言，则天干为阳，地支为阴。以天干言，则干序数中单数为阳，双数为阴。如甲丙戊庚壬五者的序数分别为1、3、5、7，9，故为阳，乙已辛癸五者的序数分别为2、4、6、8、10，故为阴。十二支也是如此，子寅辰午申戌六者为阳，丑卯巳酉亥六者为阴。干支相配总是阳干配阳支，阴干配阴支，如甲子，甲为阳干，子为阳支。又如乙丑，乙为阴干，丑为阴支。干支配五行的内容是：甲乙木、丙丁火、戊已土、庚辛金、壬癸水，以上是十干配五行。寅卯木、巳午火、申酉金、亥子水、辰未戌丑土，以上是十二支配五行。

阴阳五行学说是中医学重要内容之一。干支用于中医学，不仅取其计时的作用，还利用其阴阳五行配属，说明脏腑气血变化，疾病的发生发展及诊断治疗等，如子午流注、灵龟八法等按时取穴针刺法，运气学说，及五脏病机变化等。现举《素问·脏气法时论》中关于五脏病变变化时间，根据天干配日的五行属性，运用五行生克之理，预测五脏病转归、生死之日期为例来说明。

肝病者，愈在丙丁；丙丁不愈，加于庚辛；庚辛不死，持于壬癸，起于甲乙……。

心病者，愈在戊已；戊已不愈，加于壬癸；壬癸不死，持于甲乙，起于丙丁……。还有脾，肾，肺等脏病变化日期，鉴于前面有关篇章提及，此处故略。

以上举例可知，凡遇五行相生之日，则五脏病减，而五行相克之日，则五脏病增。以肝病变化时日分析：肝属木，木生火，丙丁为火，两者相生，故肝病愈在丙丁日。庚辛日属金，金克木，故肝病加重。壬癸日属水，水生木，故肝病平稳。甲乙属木，两木相加，肝木在该日为自得其位，遇及木日之旺气，故病情易于发作等。

再以干支学说在中医治疗中的作用论之。如子午流注学说，按时取穴针刺是离不开干支的，尤其是纳甲法，离开干支就根本无法按时取穴，且至今尚无其他计算方法来取代。可见，研究中医时间医学必须了解干支计时等内容及应用。

由于日、时干支在中医时间医学中的重要性，故有必要掌握干支纪日纪时的推算方法。下面再介绍日时干支的推算方法，供有兴趣者学习、研究、应用。

（1）日干支推算法：按阳历推算，先以当年元旦干支的代表数字为基础（天干 1～10，地支 1～12）加上所求日数，然后查表按月进行加或减（表附后），再除去干支的周转数（天干 10，地支 12），所余的数即为所求的日干支代表数字，即可按数字转为干支，此为平年日干支的推算法。如遇闰年，因 2 月多一天，所以在用上法推算时，从 3 月份起，应在所求出的日干支代表数字上再加一。

各月干支加减数：一月干支均减 1，二月干加 0 支加 6，三月干减 2 支加 10，四月干减 1 支加 5，五月干支均减 1，六月干加 0 支加 6，七月干支均加 0，八月干加 1 支加 7，九月干支均加 2，十月干加 2 支加 8，十一月干支均加 3，十二月干加 3 支加 9。

以上可归为歌决：一五双减一，二六加零六，三减二加十，四减一加五，七零九加二，八加一七走，十上加二八，冬三腊三九，闰从三月起，余数均加一。

凡求次年元旦干支，可先求当年 12 月 31 日干支，然后推算即知，故各年元旦干支不必详列。

（2）时干支推算法：推算时干支，先需知道日干，再记住“日上起时歌”即可。日上起时歌如下：甲己起甲子，乙庚起丙子，丙辛起戊子，丁壬起庚子，戊癸起壬子，周而又复始。

一日十二时辰，首起于夜半子时，知晓子时干支。就可按干支序列依次推知其他时辰干支。日上起时歌说明了每日子时干支，故按歌内容推算时干支很简便。如“甲己起甲子”就是说甲日和己日的子时干支都是甲子，余顺推。

第二节　计 时 工 具

1. 漏壶

漏壶又名“漏刻”、“刻漏”、“壶漏”，系古代的一种计时仪器。据《周礼·夏官》中已谈及设官以管漏壶来推断，我国使用漏壶计时历史悠久，是古代人民的发明创造，一直到明代，我国有了钟表为止，漏壶才停止使用。

漏壶的壶底或壶边有孔，漏壶贮水后，水由壶孔流出。漏壶分单壶、复壶两种，单壶只有一个贮水壶，壶中有一根本质箭杆，上刻一百个刻度，从漏壶盖上插入壶中，随着壶水的减少，箭杆渐往下沉，从盖边观察箭杆下沉后刻度下降变化，确定时间。单壶缺点是水压变化大，计时精度较低（约一刻）。我国已发现的古代单壶有陕西兴平的漏壶、河北满城的漏壶及内蒙古的漏壶。这些漏壶都是西汉初期的计时工具。复壶有两个以上的贮水壶，漏壶漏出的水聚于下面的接水壶中，接水壶中置有一根刻有一百个刻度的直立箭杆，或固定或不固定，随着水的上升，固定的箭杆上刻度逐渐被水淹没，观察齐水面的刻度而计时。未固定的箭杆则随壶中水位上升而浮起，观察其浮出壶盖的刻度而计时。我国元·延祐年间（1314～1320 年）的漏壶即属复壶。其用四只铜壶，由上而下，互相迭置，上面三只壶底都有小孔，最上一只铜壶装满水后，水即逐渐流入以下各壶，最下一只壶内装一直立浮标，上刻刻度，水逐步升高，浮标随之上升，观察浮标上升刻度郎可计时。

漏壶一般均实行百刻制，一昼夜分属一百刻。以现在二十四小时论，古代每刻相当于 14.4 分钟。

漏壶百刻制计时在古代医学中应用较多。如《灵枢·卫气行》篇说：“候气而刺之，奈何？……是故一日一夜，水下百刻，二十五刻者，半日之度也，常如是毋已……各以为纪而刺之。”这里所谓半日指的是白昼的一半即1/4天，故为二十五刻。《内经》在此提出了以百刻制计时分期说明针刺时机。该篇还以水下刻度计时说明“人气”所在经脉时间。如“水下一刻，人气在太阳，水下二刻，人气在少阳，水下三刻，人气在阳明，水下四刻，人气在阴分……”等。提示了人气在经脉运行的日节律。《伤寒论》中也以百刻计时，对人体呼吸、脉搏变化周期加以解释，“脉有三部，阴阳相乘，荣卫血气，在人体躬。呼吸出入，上下于中，因息游布，津液流通。随时动作，效象形容，春弦秋浮，冬沉夏洪。……尺寸及关，营卫流行，不失衡铨。肾沉心洪，肺浮肝弦，此自经常，不失铢分。出入升降. 漏刻周旋，水下百刻，一周循环，当复寸口”。人体的营卫气血，借助于肺气的呼吸出入而循环上下，由于气息的节律性，脉象也随之节律性变化，而节律的时间周期则以漏刻来确定。

2. 日晷

日晷又称“日表”、“日规”，古代依据日影测定时间的仪器，主要用于白昼时间分期的观察。参考日影移动变化计时在《周礼》中有记载：“匠人建国，昼参诸日中之景（影），夜考之极星，以正朝夕。”日晷由晷盘和晷针组成。晷盘是一个有刻度的盘，中央装有一根与盘面垂直的晷针。晷盘平行于赤道面，倾斜安放。晷针为指向南、北极方向的金属针，针影随太阳运转而移动。刻度盘上的不同位置表示不同的时刻，晷针影达晷盘何处，该处刻度即示其时时刻。我国北京故宫太和殿前保存有明代日晷。

附　时区制度

时区制度是1884年国际经度会议制定。该规定将地球表面按经线等分为24区，称为时区，以本初子午线为基准，东西经度各7.5°的范围作为零时区，然后每隔15°为一时区，以东（西）经度7.5°~22.5°的范围为东（西）一时区，东（西）经度22.5°~37.5°的范围为东（西）二时区，依次类推。在每一区内，一律使用他的中央子午线上的时间，称为该区的准时，每越过一区的界线，时间便差1小时。时区的界限不严格地规定某一子午线，而是参考行政区来划分。

根据时区时间概念，我国首都北京，位于东经116度，属于东八区。中央经线为120度，北京时间，故实际上是东经120度经线的地方时。中医时间医学所使用的对间，主要是根据当地自然变化所显示的时间来指导因时诊治，这符合人与自然相应，随自然变化而变化的人体生理病理节律状况。因此，各地均按北京时间来确定时间时域是不对的。因各地区在地球表面的位置不同，经度也不同，人所处的自然环境变化有早迟，以一地时间为准，似难概括各地人体随自然变化而逐惭形成的人体节律，用以指导临床诊治也会失误。可见根据时区规定了解当地时间进行因时诊治很心要。

关于按北京时间换算地方时间的方法，可按下述公式计算。

北京时间+4分×（当地经度−120）＝当地地方时

上述公式要求掌握当地经度，现将我国直辖市及各省省会经度附录于后，以供参考：哈尔滨126.7、沈阳123.4、长春125.3、天津117.2、太原112.6、济南117、郑州113.7、银川106.3、呼和浩特111.7、西安108.9、兰州103.8、乌鲁木齐87.6、上海121.5、合肥117.3、杭州120.2、武汉114.2、南京118. 8、南昌115. 9、长沙113、广州113.3、福州119.3、贵阳106.7、南宁108.3、昆明102.7、成都104.1、拉萨91。